U0188231

Clinical
Practice in
Renal Tumor

▼

临床肾脏肿瘤学

主编
黄翼然

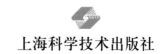

上海科学技术出版社

图书在版编目(CIP)数据

临床肾脏肿瘤学/黄翼然主编.—上海：上海科
学技术出版社，2018.4
ISBN 978-7-5478-3760-3

I.① 临…　II.① 黄…　III.① 肾肿瘤–诊疗　IV.
① R737.11

中国版本图书馆CIP数据核字 (2018) 第266645号

临床肾脏肿瘤学

主编　黄翼然

上海世纪出版(集团)有限公司
上海 科 学 技 术 出 版 社 　出版、发行
(上海钦州南路71号　邮政编码200235　www.sstp.cn)
上海盛通时代印刷有限公司印刷
开本 889×1194　1/16　印张 23.25
字数 600千字　插页 4
2018年4月第1版　2018年4月第1次印刷
ISBN 978-7-5478-3760-3/R · 1486
定价: 198.00元

本书如有缺页、错装或坏损等严重质量问题,请向工厂联系调换

内容提要

本书围绕肾肿瘤的临床诊断和治疗这一主题展开，分别对肾脏临床解剖，肾肿瘤的病理学、影像学、外科手术、内科系统性治疗以及预后模型等专题做了详细阐述，还对临床上几类特殊的肾肿瘤，如肾良性肿瘤、肾窦部位肿瘤和肾盂癌的诊断治疗分别进行了论述。关于肾肿瘤的手术治疗方面，本书基本涵盖了目前肾肿瘤的全部常用术式，包括根治性肾切除术、肾部分切除术、肿瘤能量消融术、腔静脉瘤栓取出术和减瘤性肾切除等，编者对手术指征、操作要点、并发症的预防和处理等重要问题分别进行了阐述；而在肾肿瘤的内科系统性治疗方面，书中对细胞因子治疗、分子靶向药物治疗和当今热门的免疫治疗也做了详尽论述，力求反映学科最新进展。

本书内容全面，并且全部由临床一线医师参与编写完成，在立足于临床研究进展的同时，融入了编者自身临床经验，便于临床医师查阅和通读，以期帮助临床医师提高临床诊治水平，更好地为肾肿瘤患者解决临床实际问题。

编者名单

主 编

黄翼然

编 者（以姓氏笔画为序）

王林辉　海军军医大学附属长征医院泌尿外科

孔　文　上海交通大学医学院附属仁济医院泌尿外科

刘　强　上海交通大学医学院附属仁济医院病理科

刘东明　上海交通大学医学院附属仁济医院泌尿外科

李　萍　上海交通大学医学院附属仁济医院肿瘤介入科

吴小荣　上海交通大学医学院附属仁济医院泌尿外科

吴广宇　上海交通大学医学院附属仁济医院放射影像科

张　进　上海交通大学医学院附属仁济医院泌尿外科

张学彬　上海交通大学医学院附属仁济医院肿瘤介入科

陈　伟　上海交通大学医学院附属仁济医院泌尿外科

陈勇辉　上海交通大学医学院附属仁济医院泌尿外科

徐云泽　上海交通大学医学院附属仁济医院泌尿外科

徐丹枫　上海交通大学医学院附属瑞金医院泌尿外科

郭　军　北京大学附属肿瘤医院肾癌黑色素瘤内科

黄吉炜　上海交通大学医学院附属仁济医院泌尿外科

黄翼然　上海交通大学医学院附属仁济医院泌尿外科

盛锡楠　北京大学附属肿瘤医院肾癌黑色素瘤内科
董　樑　上海交通大学医学院附属仁济医院泌尿外科
蔡　文　上海交通大学医学院附属仁济医院泌尿外科

主编助理

孔　文　黄吉炜

主编简介

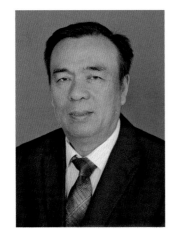

黄翼然，医学硕士、主任医师、二级教授、博士研究生导师，现任上海国际医学中心院长和中华医学会泌尿外科分会常委。曾任中华医学会男科学分会副主任委员、上海医学会男科学分会主任委员、上海市专科医师培训泌尿外科专家组组长、上海交通大学医学院附属仁济医院副院长和泌尿外科主任、上海市男科学研究所所长。

1982年获江西医学院（现南昌大学医学院）医学学士学位；1989年获上海第二医科大学（现上海交通大学医学院）医学硕士学位。黄翼然教授长期从事泌尿生殖系肿瘤的临床诊疗工作，特别在von Hippel–Lindau综合征遗传性肾细胞癌诊治、肾肿瘤保留肾单位手术、肾细胞癌伴腔静脉瘤栓手术和解剖性耻骨后前列腺癌根治术方面有深厚造诣。科研上主要从事肾细胞癌和前列腺癌的基础和临床研究，作为课题负责人主持国家自然科学基金6项，省部级课题11项，累计科研经费超过1 000万元，以第一作者或通讯作者发表SCI论文30余篇，培养博士、硕士研究生共35名。主编《泌尿外科手术并发症的预防与处理》一书，参与编写《吴阶平泌尿外科学》等著作。2015年黄翼然教授率先捐资50万元发起成立上海交通大学医学院"翼然教育基金"，旨在利用上海交通大学医学院附属仁济医院泌尿外科的学科优势，建立临床重要诊疗技术培训、专科护理培训和科室管理培训的平台，提高基层医疗机构尤其是贫困地区泌尿外科的临床诊治水平，培养泌尿外科专科医师，更好地造福患者。

　　黄翼然教授1998年入选"上海市卫生系统百名跨世纪优秀学科带头人"；2004年获上海市"十佳医生"称号和首届上海第二医科大学校长奖；2006年荣获上海市"五一劳动奖章"；2007年获泌尿外科最高荣誉"吴阶平医学奖"；作为第一完成人获2014年上海医学科技奖一等奖、2015年教育部科技进步奖一等奖和2016年华夏医学科技奖二等奖。

前 言

随着影像技术的发展,以外科治疗为主的肾肿瘤正在愈来愈多地被早期诊断;在治疗上随着外科理念的更新和科学技术的发展,手术趋向微创化和精准化。21世纪初,泌尿系肿瘤分子生物学方面的研究进展进入临床治疗领域,抗肿瘤血管生成和抑制mTOR通路的分子靶向药物进入临床应用,开辟了晚期肾细胞癌治疗的新纪元。但是,肾肿瘤仍然是泌尿生殖系肿瘤中最为复杂的病种,肾肿瘤在诊断和治疗上还有许多问题需要临床医师去认识、改进和提高。

本书作者长期致力于肾肿瘤的基础和临床工作,在肾肿瘤的诊断、手术和综合治疗等领域积累了丰富的临床经验。上海交通大学医学院附属仁济医院泌尿外科肾肿瘤亚专业组每年收治和手术的肾脏肿瘤病例数超过1 000例,其中肾恶性肿瘤在700例以上,位于全国前列。在肾肿瘤的治疗上技术全面、并发症率低、住院时间短、临床效果满意,具有鲜明的特色。鉴于国内尚缺少专门阐述肾肿瘤诊治的临床专著,作者希望将自身经验、体会,结合最新的进展,融入《临床肾脏肿瘤学》一书,希望能够给读者,特别是致力于肾肿瘤临床诊治的年轻医师一点启发,使其在临床工作中能更好地服务此类患者。

本书的重点是肾肿瘤的外科治疗。作者将基础知识与临床应用相结合,将书本理论与临床经验相结合,围绕肾肿瘤若干重要的临床问题展开讨论,体现了本书的实用性。比如一些专业书上对肾脏毗邻的前外侧肌群只有简单描述和标准的图示,本书则将临床最常用的腰切口的并发症作为问题,讨论该肌群的主要功能以及神经支配,提出从解剖上预防和减少腰切口并发症的六点意见,为临床实践提供重要参考。本书从疑难肾肿瘤的角度去讨论临床上的诊断和鉴别诊断问题,以及手术治疗的注意事项。比如作者通过一组小肾肿瘤病例,介绍肾肿瘤的影像学诊断与鉴别诊断,讨论各类肾细胞癌、良性肾肿瘤、肾脏炎症以及肾乳头肥大的影像学特点;又比如,作者在讨论肾细胞癌根治术时,从巨大肾细胞癌手术中可能遇到的问题入手,提出手术操作和并发症预防与处理的要点。本书还讨论了一些临床上少见问题的处理思路,比如肾细胞癌局部复发再次手术的临床诊治思路。本书在一些重要章节通过增加一些临床实例来讨论肾脏的解剖与外科手术方法学的关系,讨论肾肿瘤影像学与临床诊断和治疗的关系、肾肿瘤病理学与肿瘤预后和靶向药物治疗的关系、重要脏器功能和全身状况与临床治疗选择的关系等。全书以肾细胞癌为主线,同时介绍了肾血管平滑肌脂肪瘤、复杂性肾囊肿与肾盂癌等临床常见良性肾肿瘤的诊断和治疗,总结作者在诊治此类疾病中的经验和体会,供临床参考。

———————

本书主要由上海交通大学医学院附属仁济医院泌尿外科的医师参加编写,同时邀请病理科刘强主任协助编写病理学章节,邀请放射影像科吴广宇医师协助编写影像学章节,邀请肿瘤介入科张学彬教授和李萍教授协助编写介入和超声章节,还特别邀请了上海交通大学医学院附属瑞金医院泌尿外科徐丹枫教授协助编写腹腔镜手术章节,邀请海军军医大学附属长征医院泌尿外科王林辉教授协助编写机器人手术章节,邀请北京大学附属肿瘤医院肾癌黑色素瘤内科郭军教授和盛锡楠教授编写靶向治疗和免疫治疗章节。力求内容完整,覆盖肾肿瘤诊断治疗的各个方面。

———————

本书作为国内第一本针对肾肿瘤临床工作的系统论著,其中带有许多个人的经验和观点,部分缺少循证医学的支持,有些观点可能不够全面,还有待临床验证,欢迎读者批评指正,以后再版时改正,也期待有经验的泌尿外科或其他相关学科的专家加盟我们的团队,让再版的《临床肾脏肿瘤学》更加完善,更加精彩。

2018年1月

目 录

第一章
肾脏应用解剖

第一节
肾脏的位置与结构

肾脏位于腰部脊柱两侧,位置在第12胸椎与第3腰椎水平,是腹膜后位器官。肾脏长10～12 cm,宽4.5～6.5 cm,厚3～4 cm。肾实质分为皮质和髓质,髓质由7～9个肾锥体组成,内有髓襻和集合管,其顶端称肾乳头。每个肾乳头都被肾小盏呈环形覆盖,每个肾小盏杯口向下狭窄形成一个漏斗。数个肾小盏汇合形成肾大盏,2～3个肾大盏汇合形成肾盂。肾大盏按部位分上盏、中盏和下盏,部分人群只有上盏、下盏,没有中盏。肾盂的形态与大小变异很大,从小的肾内肾盂到巨大突出的肾外肾盂。通过影像学检查可以了解肾盏、肾盂的形态。肾皮质伸展到肾锥体之间的部分称Bertin肾柱,肾血管从肾窦至肾皮质穿过这些肾柱。经皮肾穿刺经肾髓质进入集合系统,可以避免损伤血管。在临床上Bertin肾柱肥大,形态类似肾实质内的肿块,需要与早期肾细胞癌鉴别 (图1-1)。

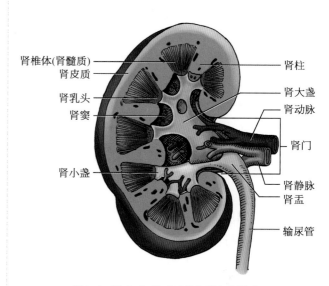

肾椎体(肾髓质) —— 肾柱
肾皮质 —— 肾大盏
肾乳头 —— 肾动脉
肾窦 —— 肾门
肾小盏 —— 肾静脉
肾盂
输尿管

图1-1　肾皮质、髓质及其相关解剖结构

第二节
肾脏的被膜

肾脏从内向外由三层组织包绕,紧贴肾实质的纤维包膜称肾筋膜,伸延至每个肾小盏的末端。该筋膜很容易从肾实质表面剥离,游离肾脏时要在肾筋膜外解剖,若进入肾筋膜以下平面,肾实质渗血严重。行肾切除术时,如果肾周粘连严重,为了避免损伤肾周围脏器,可以选择肾筋膜以下游离肾脏。由于肾筋膜延至肾小盏,经该平面无法解剖肾蒂血管,由包膜下游离到肾门处时必须沿肾蒂切开肾筋膜,回到肾筋膜外,才能处理肾蒂血管。

　　肾周围被一层脂肪囊包裹,称肾周脂肪囊。肾周脂肪囊内含有丰富的毛细血管,该脂肪层对肾脏具有缓冲保护作用。消瘦人群的肾周脂肪囊薄弱,容易发生肾下垂。肾周严重粘连的患者肾周脂肪囊消失(图1-2)。肾周脂肪囊在临床上对于肾脏手术有非常重要的意义:① 肾周脂肪囊是肾脏外科手术分离肾脏的重要径路,简单的肾切除可以在肾周脂肪囊与肾筋膜之间的间隙游离,而根治性肾切除则应该从肾周脂肪囊外游离肾脏。② 经肾周脂肪囊内游离肾脏是非解剖性的操作方法,特别大的肾肿瘤,静脉侧支循环增加,肾周脂肪囊中众多的扩张毛细血管会造成手术创面严重渗血。③ 鉴于肾周脂肪囊的重要意义,要求临床上非肾切除的肾脏手术要保留全部或部分肾周脂肪囊,有了肾周脂肪囊就为再次手术游离肾脏留下解剖径路,否则二次手术将非常困难。④ 肾周脂肪囊的脂肪质地因人而异,有些患者的脂肪组织质软,容易分离,而有些则质硬,与肾筋膜粘连紧密,游离困难。根据笔者经验,中老年男性患者肾周脂肪质硬粘连的可能性较大。⑤ 如果肾周脂肪组织消失,如图1-2是一位曾患急性坏死性胰腺炎的患者,肾周脂肪组织已被胰腺分泌的脂肪酶溶解破坏,严重粘连,经肾周脂肪层游离

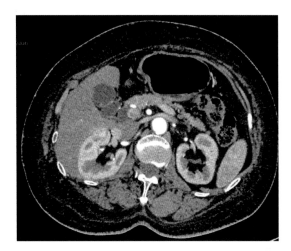

图1-2　左肾肾周有清晰的肾周脂肪囊间隙,
而右肾肾周脂肪囊间隙消失

肾脏将非常困难。

　　肾周脂肪囊周围是一层致密的筋膜,称肾周筋膜,又称Gerota筋膜(图1-3)。Gerota筋膜的外侧和上方融合,下方前后呈开放状,内侧的后层与脊柱筋膜融合,前层与对侧的Gerota筋膜前层融合。Gerota筋膜上方还包绕肾上腺,肾上腺与肾周脂肪组织有纤维组织相连。Gerota筋膜是肾细胞癌根治术的重要解剖标志,手术的解剖平面应当位于Gerota筋膜的外侧。一方面Gerota筋膜是肾肿瘤局部侵犯的天然屏障,在Gerota筋膜外操作符合无瘤

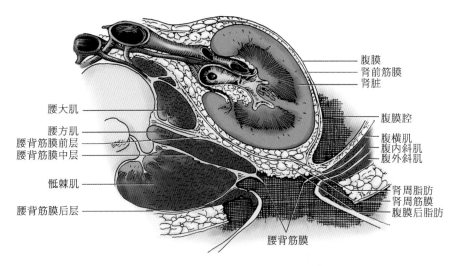

图1-3　肾周脂肪囊周围一层为肾周筋膜(Gerota筋膜)

原则；更重要的是，对于肿瘤侵犯肾静脉或下腔静脉的局部进展性肾细胞癌，肾周脂肪囊内的血管因回流不畅往往严重怒张，只有在 Gerota 筋膜外操作才能最大限度地避免肾周脂肪囊内出血，保证手术视野清晰，有利手术操作。根据 Gerota 筋膜的结构，行肾切除时在肾脏腹内侧要切开筋膜的前层，在背侧则要在 Gerota 筋膜与腰大肌筋膜之间分离。非保留肾上腺的肾细胞癌根治术在 Gerota 筋膜上极的前后融合处分离，而保留肾上腺的肾细胞癌根治术则需在 Gerota 筋膜上极切开筋膜，进入肾周脂肪囊，切断肾上腺与肾上极的纤维组织。如果肾上极解剖平面不准确，手术时肾周脂肪呈"脱袖状"与肾分离。

肾脏背侧 Gerota 筋膜外还有一层脂肪组织，称肾周脂肪组织，是经腰切口切开腹横肌和腹横筋膜后遇到的第一层脂肪组织，分开该层脂肪组织后可见 Gerota 筋膜。

第三节
肾脏的毗邻

一、肾脏毗邻肌群与腱膜

1. 腹后壁　肾脏后方为腰大肌、腰方肌及骶棘肌，腰背筋膜包绕骶棘肌及腰方肌，分布于第12肋下至髂嵴的区域，构成背部腹壁（图1-7）。在行经腰切口时，应该从腰方肌外侧走行，可避免腰方肌离断，最大限度地保护背部肌肉结构。腰大肌起于第12胸椎，止于第5腰椎，约有一半的人群在腰大肌内侧可见腰小肌肌束。腰大肌表面有腰大肌筋膜覆盖，肾切除游离肾脏背侧时，解剖平面应该在该筋膜的表面，进入筋膜的深层会造成腰大肌渗血。肾肿瘤与腰大肌致密粘连常导致分离困难，强行切除常导致难以控制的腰大肌部位渗血。

2. 腹前外侧壁

（1）腹前外侧壁肌群：腹部手术的入路大部分设计在腹前外侧壁。构成腹前外侧壁的相关腹部肌群则称为腹前外侧肌群，一般包括四块肌肉：条带状的腹直肌以及三块宽阔的扁肌，由外向内依次是腹外斜肌、腹内斜肌和腹横肌。

腹外斜肌为一宽阔的扁肌，位于腹前外侧部的浅层，以8个肌齿起自第5～12肋的外面，与前锯肌、背阔肌的肌齿交错，肌纤维斜向前下，后部肌束向下止于髂嵴前部，其余肌束向内移行成为腱膜，经腹直肌的前面，并参与构成腹直肌前鞘，至腹正中线止于白线（图1-4）。腹外斜肌腱膜的下缘卷曲增厚，连于髂前上棘与耻骨结节之间，称为腹股沟韧带。

腹内斜肌在腹外斜肌深面，起始于胸腰筋膜、髂嵴和腹股沟韧带的外侧1/2，肌束呈扇形，即后部肌束几乎垂直上升，止于第10～12肋骨，大部分肌束向前上方延续成为腱膜，在腹直肌外侧缘分为前、后两层包裹腹直肌，参与构成腹直肌鞘的前层及后层，在腹正中线终止于白线（图1-5）。

腹横肌在腹内斜肌深面，起自第7～12肋软骨的内面、胸腰筋膜、髂嵴和腹股沟韧带的外侧1/3，肌束横行向前延续为腱膜，腱膜越过腹直肌后面参与组成腹直肌后鞘，止于白线（图1-6）。这三层阔肌的肌纤维相互交错，其结构犹如三合板的结构，发挥较强功能，与其他腹肌共同作用，有维持和增加腹内压的作用。腹内压对维持腹腔脏器的位置有重要意义。

腹直肌位于腹前壁正中线的两旁，居腹直肌鞘中，上宽下窄，起自耻骨联合和耻骨嵴，肌束向上止于胸骨剑突和第5～7肋软骨的前面。肌的全长被3～4条横行的腱划分为几个肌腹，腱划由结缔组织构成，腱划的纤维与腹直肌鞘的前层紧密交错，剥离困难。腱划内常有血管，经腹直肌切口分开腹直

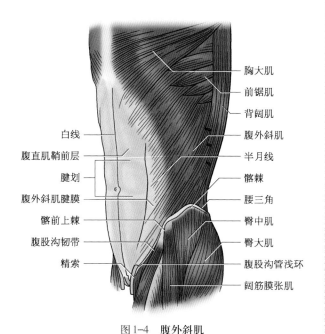

图1-4　腹外斜肌

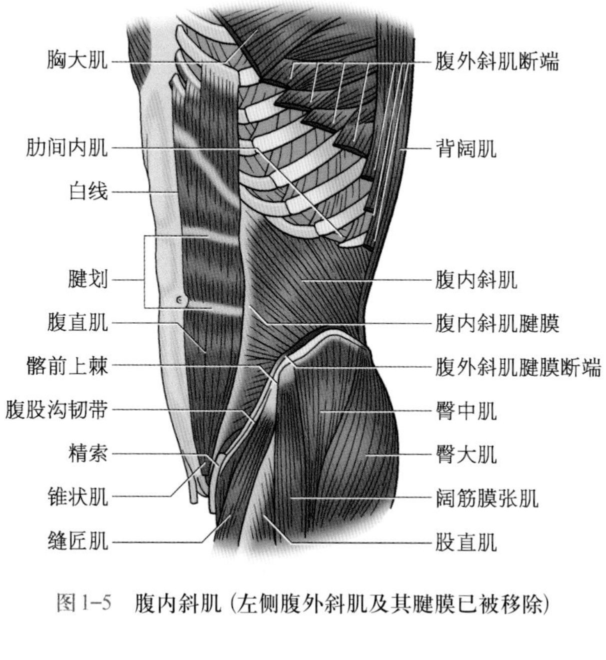

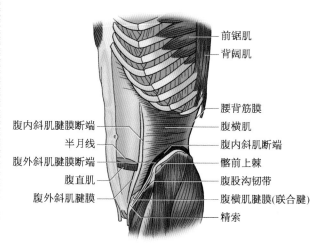

图1-6　腹内斜肌（左侧腹外斜肌、腹内斜肌、腹直肌已被移除）

图1-5　腹内斜肌（左侧腹外斜肌及其腱膜已被移除）

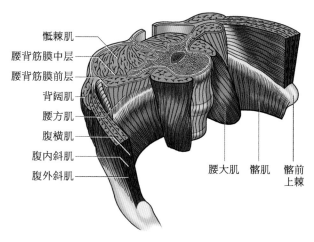

图1-7　肾后方为腰大肌、腰方肌及骶棘肌，腰背筋膜包绕骶棘肌及腰方肌，构成背部腹壁

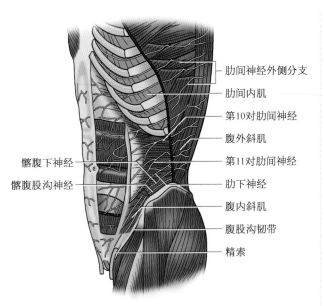

图 1-8　腹前外侧肌群相关神经及其走行

肌纤维时,腱划处应注意止血。在腹直肌的后面,腱划不明显,未与腹直肌鞘的后层融合,所以腹直肌的后面是完全游离的。腹直肌内侧缘紧靠腹白线,外侧缘在腹前壁表面成一弓形的沟,称为半月线。

(2) 腹前外侧肌群神经支配:支配腹前外侧肌群的神经主要包括第 7 ～ 11 肋间神经 ($T_7 ～ T_{11}$)、肋下神经 (T_{12}) 以及髂腹下神经 (L_1) 和髂腹股沟神经 (L_1)。表 1-1 总结了腹前外侧肌群的起止、作用及神经支配。第 7 ～ 11 肋间神经及肋下神经前支斜向前下,行于腹内斜肌与腹横肌之间,至腹直肌外侧缘处进入腹直肌鞘,沿途发出肌支,支配腹

前外侧壁诸肌。其前皮支向前依次穿过腹直肌和腹直肌鞘前层,分布于其表面的腹前壁皮肤;外侧皮支则分布于腹外侧壁的皮肤 (图 1-8)。髂腹下神经起自 T_{12} 及 L_1 的前支,在腹内斜肌与腹横肌之间斜向前下,行于髂前上棘内侧约 2.5 cm 处穿过腹内斜肌,继续向内下方达腹外斜肌腱膜的深面,在浅环上方约 2.5 cm 处穿过腹外斜肌腱膜,其前皮支常经浅环的内侧脚上方浅出,分布到耻骨上方的皮肤。髂腹股沟神经在髂腹下神经下方相距约一横指,并与其平行,在腹股沟管内位于精索的外侧,出浅环后分布于男性阴囊 (女性大阴唇) 前部的皮肤。经腰径路肾脏手术的切口要切开腹外斜肌、腹内斜肌和腹横肌,常损伤和切断肋间神经、肋下神经、髂腹下神经、髂腹股沟神经以及这些神经分出的运动支和感觉支。切断运动神经造成腹前外侧肌群张力部分下降,同侧腹前外侧部位隆起,如腹壁疝样改变。切断感觉神经会造成切口下内侧皮肤麻木,甚至感觉异常。所有这些神经均从外后向内前潜行,逐步分支进入腹前外侧肌群。最新的研究表明,第 11 肋间神经对于维持前外侧腹部肌群张力最为重要。肋间神经和肋下神经在肋下的肋间沟内行走,离开肋骨后行走 3 ～ 4 cm 后即分支进入前外侧腹部肌群。在临床做腰切口时,了解这些神经的走行,可以减少腰切口相关的并发症,如尽量避免切除第 12 肋,因为切除肋骨必定将损伤肋骨下缘血管神经束。

表 1-1　腹前外侧肌群的起止、作用及神经支配

名　称	起　　点	止　　点	主要作用	神经支配
腹直肌	耻骨联合、耻骨嵴	胸骨剑突、第 5 ～ 7 肋软骨外面	脊柱前屈、增加腹压、下降胸廓	肋间神经 ($T_5 ～ T_{11}$)、肋下神经 (T_{12})
腹外斜肌	下 8 肋外侧面	白线、髂嵴、腹股沟韧带	增加腹压、脊柱前屈、侧屈、旋转、提睾、封闭腹股沟管	肋间神经 ($T_5 ～ T_{11}$)、肋下神经 (T_{12})、髂腹下神经 (L_1)、髂腹股沟神经 (L_1)
腹内斜肌	胸腰筋膜、髂嵴、腹股沟韧带外侧 1/2	白线、下 3 肋、耻骨梳		
腹横肌	胸腰筋膜、髂嵴、腹股沟韧带外侧 1/3	白线、耻骨梳		

二、肾脏与膈肌和胸膜毗邻

膈肌为一向上隆凸的薄肌,位于胸腹腔之间,成为胸腔的底和腹腔的顶。膈肌的肌束起自胸廓下口的周缘和腰椎的前面,可分为三部:胸骨部起自剑突的后面;肋部起自下6对肋骨和肋软骨;腰部以左右两个膈脚起自上第2～3个腰椎。各部肌束均止于膈中央的中心腱。膈的周围是肌性部,中央部分是腱膜。左肾上1/2与右肾上1/3的后方与膈肌相邻,在做腰切口时要切断其后方的膈肌纤维。胸腹联合切口经胸腔切开膈肌可以更好地显露肾脏的上极,是肾脏上极巨大肿瘤或肾上腺巨大肿瘤的一个重要手术路径。

胸膜分为脏层和壁层。胸膜脏层紧贴肺表面,胸膜壁层贴附于胸内筋膜、膈肌上面、纵隔侧面。在胸廓前方止于第8肋,腋中线水平止于第10肋,肩胛中线水平止于第12肋。在外侧弓状韧带的上方为腰肋三角,该处胸膜与Gerota筋膜紧密接触。胸膜的壁层薄,与第12肋和Gerota筋膜粘连紧密,非常容易损伤。在临床上,第12肋下切口在腰肋三角处

将胸膜与Gerota筋膜仔细分离,第11肋间切口从第12肋腋后线开始将胸膜自第12肋和腰肋三角仔细剥离,以避免胸膜损伤。上海交通大学医学院附属仁济医院泌尿外科采取改良的第11肋间切口,在第12肋上方切开该肋骨的骨膜,从骨膜下分离第12肋和腰肋三角,使胸膜损伤的概率减少(图1-9)。

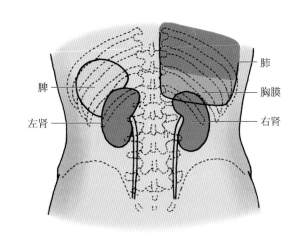

脾　　　　　　　　肺
左肾　　　　　　　胸膜
　　　　　　　　　右肾

图1-9　腰肋三角为胸膜易损伤区

三、肾脏与毗邻脏器

1. 右肾毗邻脏器　右肾上极前方为肝右叶,前下方有结肠肝曲,前内侧有十二指肠降部,内侧有下腔静脉(图1-10)。肾脏上极与肝脏之间有一层腹膜相隔,做肾脏上极游离要在腹膜的外侧平面进行,从腹膜内侧分离容易损伤肝脏,也无法游离肾脏正常的解剖平面。

经腹入路必须游离升结肠和结肠肝曲才能显露十二指肠降部,经腰途径需在肾脏前下方腹膜外将升结肠从Gerota筋膜游离开才能显露肾脏腹侧面。在绝大多数病例中,结肠为腹膜间位器官,结肠

的后壁与肾前下方无筋膜相隔,如果肾周脂肪组织有粘连,如二次肾手术,非常容易损伤结肠后壁。外科手术拉钩牵拉不当也会造成结肠后壁破裂,特别是结肠本身有病变的情况下,如结肠炎症。此外,升、降结肠的位置取决于Gerota筋膜前层、后层在肾外侧会合形成侧椎筋膜的位置,会合点的位置偏后,则升、降结肠的位置可相应地后移。对于肾后结肠的肾细胞癌患者,术中尤其应注意肠管的保护。在左肾下极肾后位结肠的发生率约为1.9%,右侧约为1.1%。在临床实践中,认识肾后结肠的存在对于经

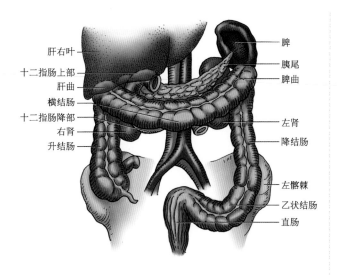

图1-10 肝右叶及结肠肝曲与右肾毗邻

图中标注：肝右叶、十二指肠上部、肝曲、横结肠、十二指肠降部、右肾、升结肠、脾、胰尾、脾曲、左肾、降结肠、左髂棘、乙状结肠、直肠

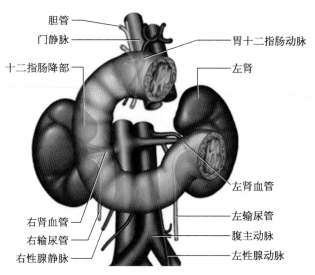

图1-11 十二指肠与右肾毗邻

图中标注：胆管、门静脉、十二指肠降部、右肾血管、右输尿管、右性腺静脉、胃十二指肠动脉、左肾、左肾血管、左输尿管、腹主动脉、左性腺动脉

腰切口腹膜外根治性肾切除术中避免结肠损伤具有重要意义。

十二指肠是腹膜后间位器官，于第一腰椎右侧始于胃幽门，呈C字形包绕胰头部，于第二腰椎左侧十二指肠空肠曲处与空肠相接，长25～30 cm。分上部、降部、水平部与升部四部分（图1-11）。十二指肠降部始于十二指肠上曲，沿腰椎右侧垂直下降至第三腰椎转向右形成十二指肠下曲，接第三段水平部，长7～8 cm，位于腹膜外，横结肠及系膜于其前跨越，贴近右肾腹侧及肾门部。十二指肠降部与右肾肾周脂肪组织之间没有明确的筋膜组织相隔，十二指肠降部的浆膜层与肾周脂肪组织直接黏附在一起，一旦有炎症粘连或肿瘤浸润，分离时极易损伤十二指肠。经腹路径将升结肠以及结肠肝曲向内下游离后可见位于右肾前内侧有十二指肠降部，将十二指肠降部向内游离才能显露下腔静脉和肾脏内侧间隙。经腰路径在将肾脏腹侧的腹膜游离时，在肾门部位可见裸露状的十二指肠降部，仔细将其与肾周筋膜分开才能显露右肾静脉。十二指肠损伤是严重的并发症，肾脏手术时必须注意十二指肠降部位置以及与肾周筋膜邻近的特点，在行右侧肾蒂游离等手术操作时，应注意用纱布等轻柔推开十二指肠，保护十二指肠降部，以避免十二指肠损伤

及术后肠瘘的风险。

右肾的内侧是下腔静脉，不论经腹路径还是经腰路径的根治性右肾切除都要从肾周脂肪组织与下腔静脉和脊柱外侧之间的间隙将肾脏的内侧游离开。除了离断肾静脉和肾静脉后方肾动脉外，该间隙还有肾上腺中央静脉、生殖静脉、下腔静脉后外侧的腰静脉等（图1-12），操作不当将引起严重的下腔静脉出血。

2. 左肾毗邻脏器 左肾前方与胃毗邻，外上方有脾脏，左肾上极有胰腺横过，左肾下极前方为降结肠以及结肠脾曲，左肾的内侧为腹主动脉（图1-13）。

脾脏是腹膜内位器官，位于左侧季肋区的肋弓深处，后下部与左肾、肾上腺为邻，脾门邻近胰尾。脾有胃脾韧带、脾肾韧带、脾结肠韧带与膈脾韧带与周围脏器相连，其中脾肾韧带和脾结肠韧带与根治性肾切除术密切相关。脾肾韧带是自脾门至左肾前方的双层腹膜结构，内含有胰尾及脾血管、淋巴结及神经等。脾结肠韧带位于脾前端与结肠脾曲之间，此韧带较短，可固定结肠脾曲并从下方承托脾。经腹入路根治性左肾切除时，需离断脾结肠韧带后打开结肠旁沟，并将降结肠向右侧推开。若不离断脾结肠韧带而将降结肠向右侧强行牵拉则可能使脾包膜撕脱，引起脾出血。脾脏与左肾肾周脂肪组织以

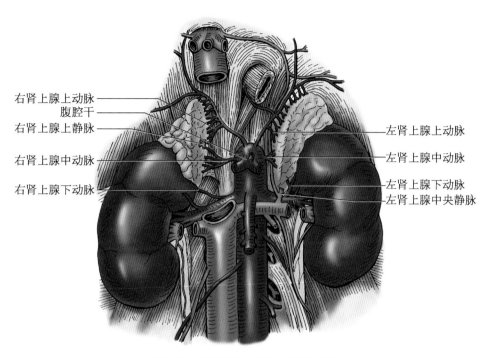

图1-12 双侧肾脏与腹腔大血管的毗邻

右肾上腺上动脉
腹腔干
右肾上腺上静脉
右肾上腺中动脉
右肾上腺下动脉

左肾上腺上动脉
左肾上腺中动脉
左肾上腺下动脉
左肾上腺中央静脉

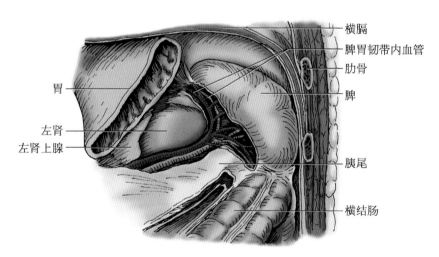

图1-13 与左肾毗邻的胃、脾、胰腺、降结肠以及结肠脾曲

横膈
脾胃韧带内血管
肋骨
脾

胃
左肾
左肾上腺

胰尾
横结肠

腹膜相隔,根治性肾切除要在腹膜外脂肪组织与腹膜之间无血管组织间分离,避免损伤脾脏。在肾脏上极有时可见副脾。

胰腺位于腹上区与左季肋区,横过第1、2腰椎前方,分头、颈、体、尾四部分,除胰尾外均属腹膜外位。胰尾末端直达脾门,行经于脾肾韧带的两层腹膜之间。脾动脉与脾静脉走行于胰腺上缘。行根治性左肾切除时,正确的操作平面应在胰腺下缘,若在胰尾上缘操作可能导致脾血管损伤,引起难以控制的出血。正常情况下肾周脂肪组织与胰腺下缘面之间是疏松结缔组织,容易分离。将胰腺向上牵拉,可以显露其后下方的肾上极和肾上腺。如解剖层次不清,容易损伤胰腺,甚至将胰尾作为肿块切除,引起术后胰瘘。

降结肠以及结肠脾曲位于左肾前下方,同样有少数患者降结肠位于左肾的后方,应注意防止手术损伤。

左肾的内侧是腹主动脉,腹主动脉与左肾之间除了左肾动脉、左肾静脉以外没有重要解剖结构,但是在左肾动脉上方和下方,腹主动脉的前面分出肠系膜上动脉和肠系膜下动脉 (图 1-12)。肠系膜下动脉离断对肠道影响不大,肠系膜上动脉损伤将造成致命的小肠缺血坏死。做左肾手术时要牢记,腹主动脉前面发出的动脉血管是不能损伤的。

第四节

肾脏的血管

一、肾动脉解剖

肾动脉多为一条总干,源于肠系膜上动脉下方的腹主动脉的两侧 (图 1-12)。左侧肾动脉在左肾静脉的后方向前斜行进入肾门,左肾动脉在腹主动脉起始部位置较深,入肾门部位肾动脉分支位置较浅。右肾动脉在左肾静脉、下腔静脉以及右肾静脉的后方进入肾门。经腹路径寻找右肾动脉可以有两个部位,第一是右肾静脉的后方,右肾动脉多行走在右肾静脉与下腔静脉交角的后下方;第二是腹主动脉与下腔静脉之间,左肾静脉的后下方。

肾动脉在进入肾门前发出肾上腺下动脉及供应肾盂输尿管上段的分支。肾动脉分成前后两支进入肾窦,前支为肾脏动脉血供的主干支,走行于肾盂与肾静脉之间,分成尖支、上支、中支及下支四个分支,分别供应肾脏的尖部、上段、中段及下段。后支跨过肾盂后方供应肾后段。前支供应约4/5的肾实质,后支供应1/5的肾实质 (图 1-14)。肾动脉前后两支供血的肾实质区域之间有一个无血管平面,这个纵向的平面位于肾脏后方外侧。在这个平面切开肾实质,出血或终末动脉的

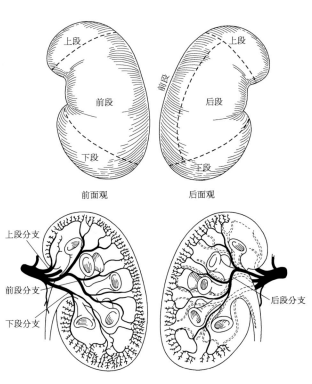

图 1-14 肾动脉分支及其血供区域

损伤将明显减少。各支段动脉都是终末动脉，其间没有交通支，任何段动脉的阻塞或损伤都会引起该肾段肾实质的梗死。但是，肾动脉的分支会有变异，肾动脉造影或CTA可以帮助临床医师了解肾动脉分布情况。

段动脉分出叶间动脉，这些叶间动脉向外周走行进入皮质的Bertin肾柱。在肾锥体的底部、肾皮质外周缘，叶间动脉分支成为弓状动脉。弓状动脉不是向外周走行，而是平行于皮髓质交界处边缘走行。弓状动脉分支成为小叶间动脉并呈放射状走行，最后分支形成入球小动脉进入肾小球。

了解肾动脉分支的走行对肾脏部分切除手术有重要的指导意义：① 肾动脉前支位于肾静脉后面与肾盂的前上方，只有将肾盂上缘向下、向后牵拉才能暴露其三级分支的尖支、上支、中支及下支，而肾动脉的后支在肾窦部位跨过肾静脉和肾盂后上方进入肾实质，同时行肾部分切除时，解剖到肾大盏、肾盂部位要将紧贴走行的肾段动脉分开，避免损伤。

② 肾动脉的前支与后支之间有一个无血管平面，位于肾脏外侧的后方，从该平面切入肾实质可以减轻对肾实质的损伤。③ 因为肾动脉的三级分支又分成若干叶间动脉呈放射状进入肾实质，切开肾实质切口应该与叶间动脉平行。④ 在完成肾部分切除后，集合系统关闭应该是肾盏、肾盂切口的黏膜对黏膜缝合，避免缝扎集合系统旁边的段动脉和叶间动脉，肾实质创面的血管止血应该在皮髓质交界处，缝扎弓状血管即可以达到止血效果，肾实质的小叶间动脉可以不需缝扎止血 (图1-15)。

肾动脉存在一定的变异率 (图1-16) ，人群中大约23%的单侧肾脏和10%的双侧肾脏有多支肾动脉供血。可起自腹主动脉、肾动脉主干、肾上腺下中动脉、左右髂总动脉分叉处。入肾部位以肾上极最多，其他进入肾下极、前面、后面等处，这些变异增加了手术中出血的机会。右侧的变异肾动脉多从下腔静脉前方跨过进入肾脏。

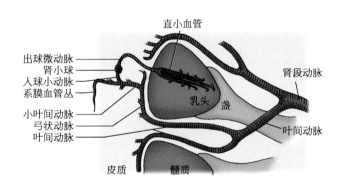

图1-15　弓状动脉

二、肾静脉解剖

肾内各段静脉分支与动脉分支伴行 (图1-17) ，相互之间存在广泛的交通支，出肾后常汇成一条或数条总干，位于肾动脉的前方，右肾静脉均汇入下腔静脉。左肾静脉较长，从腹主动脉前方跨过后，其上方有左肾上腺中央静脉汇入，对应的下方有生殖静脉汇入，后方有一支或两支腰静脉汇入。在行左肾根治性切除时必须有这些静脉的分支解剖概念，以免手术损伤引起严重出血。右肾静脉较短，极少有肾外静脉汇入。右侧肾上腺静脉及右侧生殖静脉一般直接汇入下腔静脉。与肾动脉相比，肾静脉出现多个分支的情况少见。

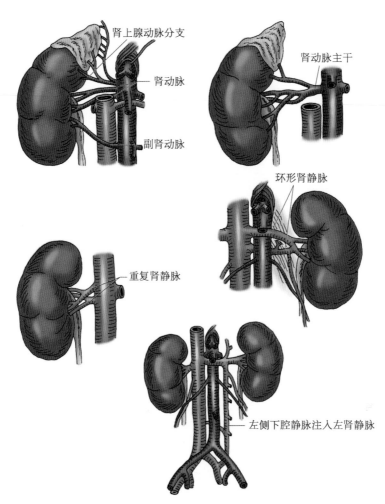

图1-16　常见肾动脉变异形态

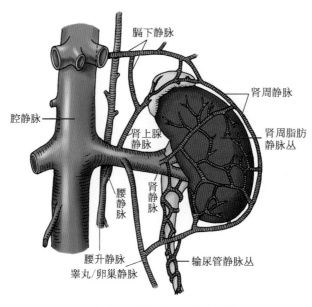

图1-17　左肾静脉分支及其走行

三、肾周脂肪组织内的血管网

肾周脂肪组织内含有丰富的毛细血管网,正常情况下该血管网管腔细小,血运不丰富。但是,当巨大肾细胞癌压迫肾静脉,或肾静脉和下腔静脉癌栓导致静脉回流受阻时,肾周脂肪组织内的血管网作为主要的侧支循环途径,毛细血管代偿性增粗,管壁薄。因此根治性肾脏切除术游离肾脏时手术平面必须在Gerota筋膜外侧,进入肾周脂肪组织将损伤肾周脂肪组织内毛细血管网,引起严重的创面渗血,影响手术正常进行。

四、肾　窦

肾窦位于肾脏内侧缘中部,为肾门向肾内延续的盲袋状腔隙。肾窦四周由肾实质包围,称为肾门。肾门的肾实质有腹侧的前唇和背侧的后唇,从前唇和后唇之间进入肾脏的有肾动脉、肾静脉和肾盂,三者组合称为肾蒂。肾蒂的组织排列从上到下顺序为肾动脉、肾静脉、肾盂,从前到后排列顺序为肾静脉、肾动脉、肾盂 (图1-18)。

肾脏前唇和后唇与肾蒂之间的间隙称为肾窦间隙,正常肾窦内为脂肪组织。肾窦分为背侧肾窦和腹侧肾窦。背侧肾窦的脂肪组织与肾实质之间含有毛细血管网,而与肾盂之间为无血管区,临床上在显露背侧肾窦时应紧贴肾盂外膜钝性分离,可以顺利进入肾窦且没有明显的渗血。肾内肾盂的鹿角型结石行肾盂切开取石术都是通过该途径将结石取出。腹侧肾窦的结构非常复杂,肾静脉的分支位于肾窦脂肪组织中,形成丰富的静脉网,肾动脉以及二

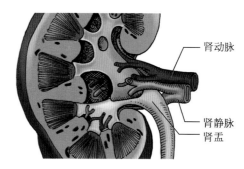

图1-18　肾蒂处肾动脉、肾静脉及肾盂的排列顺序

级分支在肾静脉分支的深面,但是,肾动脉的后支跨过肾静脉的分支表面,支配肾实质的后段。因此,经腹侧肾窦的手术解剖时要将肾静脉的分支结扎切断,但是对于跨过肾静脉的肾动脉分支尽量不要结扎,以免造成肾脏背段实质梗死。

（董樑　黄翼然）

参考文献

[1] 柏树令.系统解剖学[M].北京:人民卫生出版社,2005.

[2] 梅骅.泌尿外科手术学[M].3版.北京:人民卫生出版社,2008.

[3] 王怀经.局部解剖学[M].北京:人民卫生出版社,2005.

[4] 张朝佑.人体解剖学[M].3版.北京:人民卫生出版社,2009.

[5] 钟世镇.临床应用解剖学[M].北京:人民军医出版社,1998.

[6] Wein A J. Campbell-Walsh Urology[M]. 9th edition. Philadelphia: Saunders Elsevier, 2007.

[7] Standring S. Gray's Anatomy: The Anatomical Basis of Clinical Practice[M]. 14th edition. New York: Churchill Livingstone, 2008.

第二章
肾肿瘤病理

第一节
肾肿瘤病理分类

虽然肾肿瘤病理组织学类型繁多（表2-1），但绝大多数肾肿瘤在组织发生上来源于肾小管上皮，且以肾细胞癌为主，良性病例比较少。表2-2总结

了上海交通大学医学院附属仁济医院（上海仁济医院）病理科2005～2012年8年间所诊断的常见肾上皮性肿瘤类型。

表2-1 2016版WHO/ISUP肾肿瘤病理组织学分类标准

肾细胞肿瘤	后肾间质瘤
肾透明细胞癌	肾母细胞性肿瘤
低度恶性潜能的多房囊性肾细胞瘤	肾源性残余
乳头状肾细胞癌	肾母细胞瘤（Wilms瘤）
遗传性平滑肌瘤病和肾细胞癌（HLRCC）相关性肾细胞癌	部分囊状分化的肾母细胞瘤
肾嫌色细胞癌	儿童囊性肾瘤
集合管癌	间叶性肿瘤
肾髓质癌	主要发生于儿童
MiT家族易位性癌	肾透明细胞肉瘤
琥珀酸脱氢酶（SDH）缺陷型肾细胞癌	肾横纹肌样瘤
黏液性管状和梭形细胞癌	先天性中胚层肾瘤
管状囊样肾细胞癌	儿童期骨化性肾肿瘤
获得性囊样肾病相关性肾细胞癌	主要发生于成人
透明细胞乳头状肾细胞癌	平滑肌肉瘤
未分类的肾细胞癌	血管肉瘤
肾乳头状腺瘤	横纹肌肉瘤
肾嗜酸细胞腺瘤	滑膜肉瘤
后肾肿瘤	骨肉瘤
后肾腺瘤	Ewing肉瘤/外周性神经外胚层肿瘤
后肾腺纤维瘤	血管平滑肌脂肪瘤

(续表)

上皮样肾血管平滑肌脂肪瘤	大细胞神经内分泌癌
平滑肌瘤	小细胞神经内分泌癌
血管瘤	副神经节瘤
淋巴管瘤	嗜铬细胞瘤
血管母细胞瘤	淋巴造血组织肿瘤
肾球旁细胞瘤	淋巴瘤
肾髓质间质细胞瘤	白血病
神经鞘瘤	浆细胞瘤
孤立性纤维瘤	生殖细胞肿瘤
混合性上皮和间叶肿瘤	畸胎瘤
囊性肾瘤	绒毛膜癌
混合性上皮间质瘤	转移性肿瘤
神经内分泌肿瘤	
分化好的神经内分泌肿瘤	

表2-2 上海仁济医院2005～2012年肾上皮性肿瘤类型及例数

类型 \ 年份	2005	2006	2007	2008	2009	2010	2011	2012	合计
透明细胞癌	121	149	191	227	244	308	367	422	2 029 (88.4%)
乳头状肾细胞癌	4	6	13	17	16	18	15	26	115 (5.0%)
肾嫌色细胞癌	5	9	12	10	15	15	22	27	115 (5.0%)
肾嗜酸细胞腺瘤	2	1	0	3	6	1	6	4	23 (1.0%)
其他		5			3	1	2	2	13 (0.6%)
年度总数	132	171	216	257	284	343	412	481	2 295

上海仁济医院2005～2012年间诊断治疗的各类肾上皮性肿瘤2 295例,其中肾透明细胞癌2 029例(88.4%),乳头状肾细胞癌115例(5%),肾嫌色细胞癌115例(5%),嗜酸细胞腺瘤23例(1%),其他肿瘤13例(0.6%)。此外,上海仁济医院等国内4家医院泌尿外科曾对2000～2008年间手术治疗的非转移性肾细胞癌共1 544例进行了回顾性分析,其中肾透明细胞癌1 371例(88.8%),乳头状肾细胞癌89例(5.8%),肾嫌色细胞癌44例(2.8%),肾集合管癌4例(0.3%),其他未分类肾细胞癌36例(2.3%)。

一、肾实质上皮性肿瘤

（一）良性肾上皮性肿瘤

1. **肾乳头状腺瘤** 肾乳头状腺瘤起源于肾皮质近曲小管,肿瘤直径小于5 mm,境界清,单发或多发,常无临床症状,尸检或手术时偶见。组织学上肿瘤细胞呈乳头状或腺管状排列,肿瘤细胞异型性小,免疫表型和遗传学特征与乳头状肾细胞癌相似。通常肿瘤大于5 mm者可诊断为乳头状肾细胞癌。

2. **肾嗜酸细胞腺瘤** 肾嗜酸细胞腺瘤是肾腺瘤中最常见的类型,国外文献报道中可占肾上皮肿瘤的5%左右,国内报道的比例不高。肾嗜酸细胞腺瘤可能起源于近集合管的细段肾小管。多见于老年男性,多无临床症状,少数有血尿,常在影像学检查时发现。

肾嗜酸细胞腺瘤大体上边界清而无包膜,平均直径6 cm。切面呈棕色或褐色,1/3左右的病例有中央瘢痕是其特征之一,罕有坏死。组织学上瘤细胞排列呈实性巢状、腺泡状或小管状。瘤细胞多边形,胞质丰富、强嗜酸性,核小居中,染色质均匀,核仁小或不明显,偶见大而不规则且深染的细胞核。基本无透明细胞及乳头状结构,罕见核分裂,间质透明,血管不丰富（图2-1、图2-2）。免疫组化结果通常显

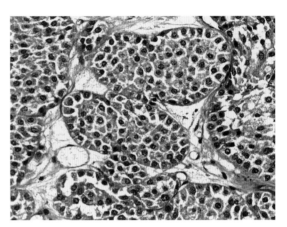

图2-2 肾嗜酸细胞腺瘤 (HE染色×400)

示肿瘤细胞CD117阳性、Vimentin阴性、CK7多为阴性,胶体铁阴性。

肾嗜酸细胞腺瘤多数瘤体较大,术前难以明确诊断,常规组织学与肾嫌色细胞癌及弥漫胞质强嗜酸性颗粒状的透明细胞癌难以鉴别,准确诊断常须结合大体、组织学、免疫组化甚至电镜综合考虑。

3. **后肾腺瘤** 后肾腺瘤为起源于后肾的良性肿瘤,罕见,可发生于儿童和成人。多见于女性,常无临床症状,影像学检查时偶然发现。肿瘤直径3~6 cm,境界清,无包膜（图2-3）。组织学上肿瘤细胞丰富,排列紧密呈小腺泡、腺管或乳头状结构,部分可见砂粒体,瘤细胞核小,染色质细腻,胞质少。肿瘤间质少,水肿样（图2-4）。免疫组化染色肿瘤细胞CK阳性、Vimentin阳性、WT-1阳性、CD57阳性。起源于后肾的肿瘤尚有后肾腺纤维瘤和后肾间质瘤,均为良性,罕见。

（二）恶性肾上皮性肿瘤

1. **肾透明细胞癌** 肾透明细胞癌是肾肿瘤中最常见的类型,文献报道一般占肾细胞癌的70%~80%,上海仁济医院的统计比例达88.4%。因肿瘤细胞胞质富含糖原和脂质,常规制片过程中

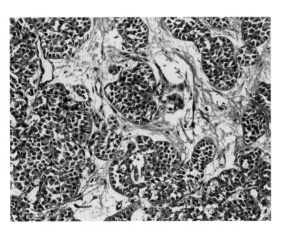

图2-1 肾嗜酸细胞腺瘤 (HE染色×200)

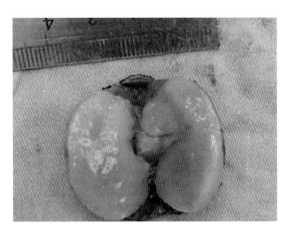

图2-3　后肾腺瘤（大体）

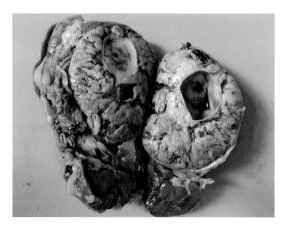

图2-5　肾透明细胞癌（大体）

经有机溶剂溶解后胞质空透、明亮而得名。

　　肿瘤可发生于肾实质的任何部位，常突出于肾脏轮廓之外。肿瘤境界清，大小不一，常挤压周围肾实质形成假包膜。典型的透明细胞癌切面呈金黄色，如伴出血、坏死则呈多彩色；如果肿瘤细胞胞质呈嗜酸性颗粒状，则大体呈棕褐色；如果肿瘤伴肉瘤样变，则呈灰白色，质硬；肿瘤可有囊腔形成，囊内充满清亮液体或血性液体（图2-5、图2-6）。透明细胞癌可侵犯肾静脉系统。

　　镜下肿瘤细胞大小不一，多边形，排列成巢状、腺泡状结构，多无腺腔。肿瘤内常有大小不一的囊腔，沿囊壁排列单层或多层透明细胞，部分可见乳头状结构突入囊腔内。肿瘤细胞胞质丰富透明，部分病例细胞质呈嗜酸性颗粒状伴有多少不等的透明细胞，曾使用"颗粒细胞肾细胞癌"的名称，现已废止不用。肿

瘤细胞核的大小、形态以及核仁的特征与肿瘤的分化程度有关。癌巢间丰富的薄壁毛细血管网是肾透明细胞癌重要的间质特征，有助于组织学诊断，除毛细血管以外的间质通常较少。部分区域瘤细胞稀少，间质丰富，透明变性。少数病例间质钙化或骨化。少见的情况下肿瘤广泛出血、纤维化等继发改变致肿瘤细胞稀少难以诊断，与血肿机化鉴别困难，须广泛取材找到肿瘤细胞以避免误诊。肿瘤肉瘤样变提示预后不良，大片坏死也与不良预后有关。

　　免疫组织化学检查，肿瘤细胞多表达CK、CK8、Vimentin、CD10及RCC标志物。CK7和高分子CK多为阴性，约1/3的病例表达AMACR。

　　Fuhrman分级依据肿瘤细胞核的大小、外形和核仁的有无及大小，将肾细胞癌分为4级，这种分级对判断肾细胞癌，特别是肾透明细胞癌的预后有指

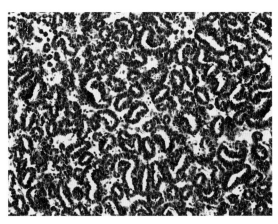

图2-4　后肾腺瘤（HE染色×200）

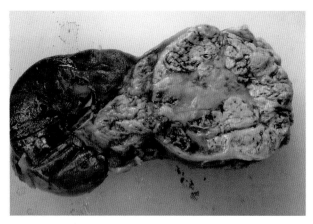

图2-6　肾透明细胞癌（大体）

导意义，已得到广泛采用 (2016版WHO/ISUP肾细胞癌分级系统见第二节)。新近的研究认为将肿瘤坏死因素加入分级体系，对预后的指导意义更大。Ⅰ级：核圆形，大小一致，直径＜10 μm，核仁不明显；Ⅱ级：核外形稍不规则，直径15 μm，400倍镜下可见核仁；Ⅲ级：核外形明显不规则，直径可达20 μm，核仁明显，100倍镜下可见；Ⅳ级：可见分叶核、多核或畸形核，直径＞20 μm，染色质粗大块状 (图2-7、图2-8)。

透明细胞肾细胞癌的遗传学特征是3号染色体的短臂缺失，特别是3p25-26区域，*VHL*抑癌基因也定位于此。研究表明，肾透明细胞癌的发生与3p缺失、*VHL*基因失活导致VHL蛋白功能改变有关，相应地影响缺氧应激、细胞增殖、血管新生和细胞外基质形成等相关基因。

2. 多房囊性肾细胞癌 多房囊性肾细胞癌是肾透明细胞癌的一种特殊类型，大体上肿瘤完全由多房囊腔构成，无实性区域，边界清，囊腔大小不一，含清亮液体或血性液体 (图2-9)。大体上与囊肿鉴别困难。镜下囊腔间隔内衬单层或2～3层透明细胞，核小居中，深染，核仁不明显。囊腔间隔纤维组织内可散在小灶透明细胞 (图2-10)。透明细胞CK、CK8、EMA、CD10阳性，CD68阴性。多房囊性肾细胞癌与肾透明细胞癌Ⅰ级伴囊性变常难以区别。

在最新的2016版WHO/ISUP肾细胞癌病理分类中，将多房性囊性肾细胞癌更名为低度恶性潜能多房性囊性肾肿瘤 (multilocular cystic renal neoplasm of low malignant potential)。肿瘤名称变更的主要依据是文献中200多个患者经过超过5年的随访无复发和转移，但其形态学诊断标准要求

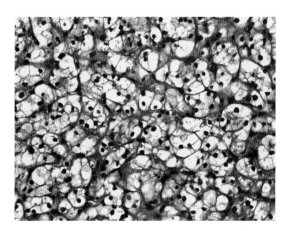

图2-7　肾透明细胞癌Ⅰ级 (HE染色×400)

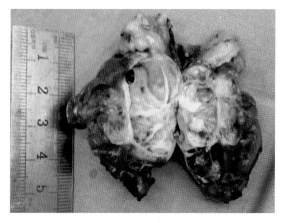

图2-9　多房囊性肾细胞癌 (大体)

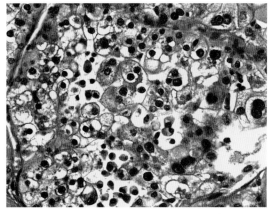

图2-8　肾透明细胞癌Ⅲ级 (HE染色×400)

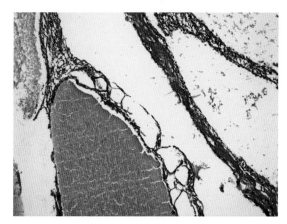

图2-10　多房囊性肾细胞癌 (HE染色×100)

肿瘤完全多房性囊性,内衬单层肿瘤细胞(偶见复层),细胞核WHO/ISUP1级或2级。纤维间隔内可见成簇细胞,但并非实性或膨胀性生长。无坏死、血管侵犯及肉瘤样改变。诊断应和肾透明细胞癌伴出血囊性变鉴别。免疫组化和分子病理同肾透明细胞癌相似,表达PAX8和CAIX,大部分肿瘤存在VHL突变和3p缺失,提示其与肾透明细胞癌在分子病理水平有相关性。

3. 乳头状肾细胞癌 乳头状肾细胞癌多见于老年男性,平均发病年龄52～66岁。国外文献报道约占肾上皮性肿瘤的10%,上海仁济医院2005～2012年间共诊断115例乳头状肾细胞癌,约占同期肾上皮性肿瘤的5%。临床表现与肾透明细胞癌相似。

大体上肿瘤境界清,可有纤维性假包膜,少数病例呈多灶性,肿瘤切面呈淡黄色或黄褐色,质软,细颗粒状,出血、坏死及囊性变多见(图2-11、图2-12)。

镜下,肿瘤呈乳头状或乳头管状结构,乳头结构有纤细的纤维血管轴心,轴心内常有成片的泡沫状组织细胞,部分病例有砂粒体,常见出血、坏死、含铁血黄素沉积。乳头状肾细胞癌通常分为2型,Ⅰ型乳头结构细,肿瘤细胞多为单层排列,细胞体积小,胞质少,核小,核仁不明显,出现泡沫细胞和砂粒体的比例高(图2-13);Ⅱ型乳头结构粗,肿瘤细胞多层排列,细胞体积大,胞质丰富,核大,核仁明显(图2-14)。Ⅱ型乳头状肾细胞癌的预后较Ⅰ型差。新近发现了第三种亚型的乳头状肾细胞癌,其组织学特点是乳头纤维血管轴心被覆上皮胞质宽阔,强嗜酸性颗粒状,核质比低,多为单层排列,细胞核以低级别为主。

乳头状肾细胞癌免疫组化检查Vimentin阳性、CD10阳性、CK7阳性、AMACR阳性(图2-15、图2-16),后两者有助于与肾透明细胞癌相鉴别。乳头状肾细胞癌的细胞遗传学特征是7号、16号和17号染色体三体,男性病例可能有Y染色体缺失,可通过FISH检查确认。

4. 肾嫌色细胞癌 肾嫌色细胞癌约占肾上皮

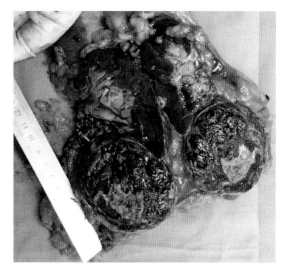

图2-11 乳头状肾细胞癌Ⅰ型(大体)

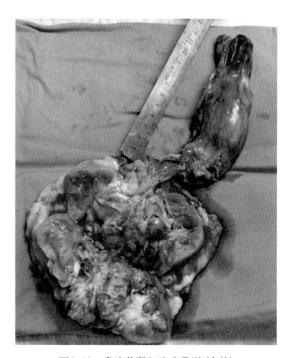

图2-12 乳头状肾细胞癌Ⅱ型(大体)

性肿瘤的5%,平均发病年龄59岁,男女发病差别不大,或女性多于男性。半数以上为体检时发现,可有血尿及腰部不适。

大体上肿瘤为单发病灶,直径2～20cm,通常较大,平均7～9cm。瘤体境界清,无包膜,切面实性,棕黄或棕褐色,出血、坏死、囊性变少见(图2-17)。

镜下,肿瘤呈实性片状或巢状结构,间质血

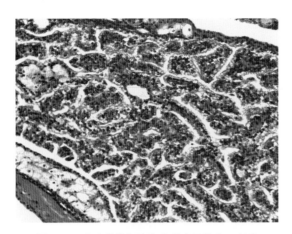

图2-13　乳头状肾细胞癌Ⅰ型 (HE染色×200)

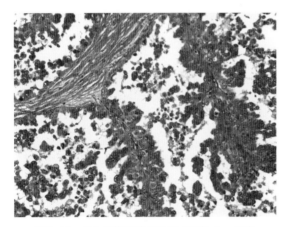

图2-14　乳头状肾细胞癌Ⅱ型 (HE染色×200)

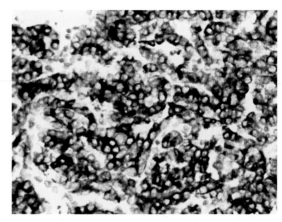

图2-15　乳头状肾细胞癌CK7阳性 (HE染色×200)

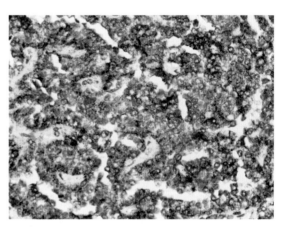

图2-16　乳头状肾细胞癌AMACR阳性 (HE染色×400)

管较少,肿瘤细胞体积大,多边形,细胞膜厚。经典型肿瘤细胞胞质空淡、细丝网状或絮状,细胞核小、居中,核形状稍不规则,可见核仁。核周胞质稀少、染色透明呈核周空晕 (图2-18);另一类型肿瘤细胞胞质丰富呈强嗜酸性颗粒状,核膜皱缩,核深染,核周空晕明显,这部分肿瘤称为杂合性嗜酸细胞/嫌色细胞肾肿瘤 (hybrid oncocytic/chromophobe renal tumor, HOCT),该肿瘤和嗜酸细胞瘤病以及Birt-Hogg-Dube综合征相关,也可以为散发性。电镜检查胞质内充满150～300 nm小囊泡,是肾嫌色细胞癌的特征。

免疫组化,肿瘤细胞表达CK7 (图2-19) 和CD117 (图2-20),Vimentin阴性,肾嫌色细胞癌对Hale胶体铁染色呈特有的弥漫性强阳性,细胞遗传学特征是1、2、6、10、13、17、21号等多条染色体

缺失。

肾嫌色细胞癌的预后较肾透明细胞癌和乳头状肾细胞癌为好,Fuhrman核分级与预后无关,肉瘤样变者预后差。

5. 肾黏液管状和梭形细胞癌　肾黏液管状和梭形细胞癌是一种少见的肾上皮性肿瘤,1996年以后陆续有少数病例报道,占上皮性肿瘤的比例不到1%,笔者曾报道7例。

该肿瘤女性多见,男女发病比例约1∶4,笔者报道的7例中有5例为女性。发病年龄17～82岁,平均53岁。多无临床症状,常在体检时偶然发现,少数患者表现有血尿、腰痛或肿块。

大体上肿瘤为单发,境界清楚无包膜,最大径2.2～12 cm,平均7.2 cm。切面灰白、灰褐色,质地均匀致密,出血、坏死、囊性变少见 (图2-21)。镜

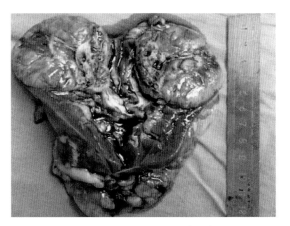

图2-17　肾嫌色细胞癌 (大体)

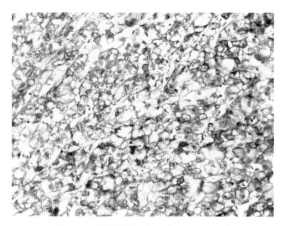

图2-20　肾嫌色细胞癌 (CD117×200)

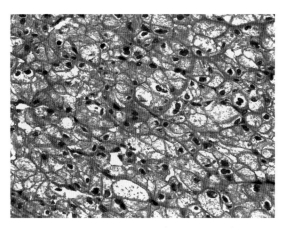

图2-18　肾嫌色细胞癌 (HE染色×400)

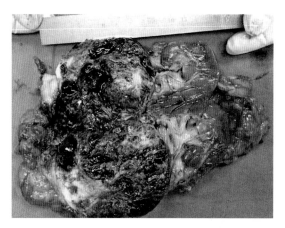

图2-21　肾黏液管状和梭形细胞癌 (大体)

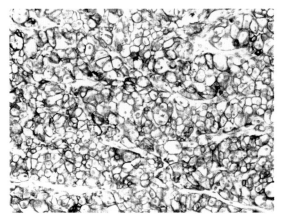

图2-19　肾嫌色细胞癌 (CK7×200)

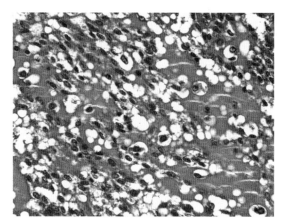

图2-22　肾黏液管状和梭形细胞癌 (HE染色×400)

下，肿瘤有黏液基质背景，肿瘤细胞立方形，排列成小管或条索状，被覆细胞移行成梭形细胞。无论是小管或梭形细胞，细胞核小，异形性小，核仁不明显，核分裂少见。部分病例可伴有乳头状结构。多数间

质内可见泡沫细胞和淋巴细胞 (图2-22)。文献中个别病例伴肉瘤样变，黏液成分奥辛蓝染色 (Alcian blue) 阳性。

免疫组织化学染色，肿瘤细胞表达CK、CK7、

CK8、CK19、34βE12、Vimentin及AMACR，不表达CD10。细胞遗传学研究发现该肿瘤可有1、4、6、8、9、14、15和22号染色体缺失，也可有7、11、16、17和20号染色体获得，但未发现染色体3p缺失及7、17号染色体三体。

肾黏液管状和梭形细胞癌为低度恶性，多数病例手术切除后长期存活，有肉瘤样变者预后差。

6. 肾集合管癌　肾集合管癌是起源于Bellini管的高度恶性肾细胞癌。集合管始于肾皮质，通过肾髓质下降至肾乳头，在肾乳头开口处上方一小段集合管称Bellini管。肾集合管癌少见，占肾细胞癌的1%以下。患者男性多见，年龄15～83岁。多数患者表现有血尿，部分有发热、腰痛及肿块。肿瘤进展快，就诊检查时多有静脉系统扩散及淋巴结转移。

大体上早期肿瘤位于髓质，肿瘤增大后常侵犯皮质、肾门。肿瘤切面灰白色，边界不清，质硬，常伴有坏死（图2-23）。镜下，肿瘤兼有腺癌和尿路上皮癌的特点，肿瘤细胞边界不清，胞质少至中等，嗜碱性，核大、异型性明显，核仁清晰。瘤细胞排列成腺管状、乳头状、实性巢状或条索状。瘤细胞肉瘤样变常见，髓质内集合管上皮可有不典型增生或原位癌表现，构成腺管的瘤细胞可呈鞋钉状特点。肿瘤常有坏死，间质纤维组织反应及明显的炎症细胞浸润（图2-24）。免疫组织化学检查提示肿瘤表达Vimentin和高分子CK、34βE12。

肾集合管癌恶性程度高，诊断需排除尿路上皮癌和高级别乳头状肾细胞癌。

7. MiT家族易位性肾细胞癌

2016版WHO/ISUP肾肿瘤分类将Xp11.2易位/TFE3基因融合相关性肾细胞癌和t(6;11)易位性肾细胞癌一起归入MiT（microphthalmia transcription factor）家族易位性肾细胞癌，后者是6号及11号染色体产生易位从而导致MALAT1和TFEB基因融合所致。TFE3和TFEB均属于MiT家族，该家族成员还包括MiTF和TFEC。Xp11.2易位/TFE3基因融合相关性肾细胞癌约占儿童肾细胞癌的40%，成人肾细胞癌的1.6%～4%。而t（6；11）易位性肾细胞癌

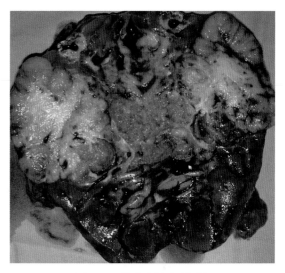

图2-23　肾集合管癌（大体）

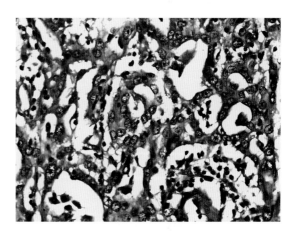

图2-24　肾集合管癌（HE染色×400）

更少见，文献中约50例报道，平均和中位年龄为31岁。Xp11.2易位/TFE3基因融合相关性肾细胞癌的形态更接近于乳头状肿瘤，同时伴有多量砂粒体，然而其形态也可以类似于其他肾肿瘤，包括肾透明细胞癌、乳头状肾细胞癌、低度恶性潜能多房性囊性肾肿瘤、嗜酸细胞腺瘤和上皮样血管平滑肌脂肪瘤。t（6；11）易位性肾细胞癌形态学为双向性，癌组织成巢状排列，由大小两种上皮细胞组成，其中形态较小的上皮细胞巢状排列并围绕着玻璃样变的基底膜样物质形成菊形团样结构，肿瘤周边常见内陷的肾小管。t（6；11）肾细胞癌与Xp11.2易位/TFE3基因融合相关性肾细胞癌形态学有重叠，其形态也可以类似于其他肾肿瘤，包括肾透明细胞癌、肾嫌色细胞癌

和上皮样血管平滑肌脂肪瘤等。

Xp11.2易位肾细胞癌肿瘤细胞表达TFE3蛋白。t（6；11）易位肾细胞癌表达TFE B蛋白，并表达HMB45和Melan A。FISH检测较免疫组化更为敏感。

8. 管状囊性肾细胞癌　管状囊性肾细胞癌为新近确立的少见肾细胞癌类型，2004年WHO肾肿瘤分类尚未列入，我们在国内率先报道，国内外仅有50余例报道，曾被认为是集合管来源而被冠以"低级别集合管癌"。

该型肾细胞癌常无明显临床症状，多在体检时发现。男性占绝大多数，男女发病之比为7∶1。平均发病年龄54岁。肿瘤直径0.5～17 cm，平均4 cm。绝大多数为单发病灶，少数为多发。肿瘤境界清，位于髓质或皮质。切面呈灰白色海绵状或囊实性。镜下肿瘤部分呈腺管状，部分呈囊状结构，边缘无包膜示浸润性生长。肿瘤细胞立方形或柱状，单层排列，部分呈鞋钉样突起，胞质中等嗜酸性。细胞核大，核仁明显，Fuhrman核分级为Ⅱ级或Ⅲ级，但核分裂难见。腺管和囊腔之间由较疏松的间质分隔，无卵巢样间质。少数病例可有透明细胞或乳头状结构。间质无泡沫细胞、砂粒体及含铁血黄素。

免疫组化检查，肿瘤细胞表达Vimentin、高分子及低分子CK、AMACR及CD10。FISH检查显示管状囊性肾细胞癌有7号和17号染色体三体及Y染色体缺失，提示与乳头状肾细胞癌关系密切。但CGH分析显示基因表达谱不同于肾透明细胞癌、乳头状肾细胞癌、肾嫌色细胞癌和肾集合管癌。

管状囊性肾细胞癌低度恶性，手术切除后绝大多数预后良好，极少数可发生转移。

9. 家族性肾细胞癌　有家族史或遗传背景的肾细胞癌均属于常染色体显性遗传综合征，常累及双侧肾脏，肿瘤呈多灶性，并有好发的肾细胞癌类型。

（1）von Hipple-Lindan病（VHL病）：von Hipple-Lindan病可出现中枢神经系统和视网膜的血管母细胞瘤、肾透明细胞癌、肾上腺嗜铬细胞瘤、

胰腺囊肿或肿瘤、附睾乳头状囊腺瘤、肾囊肿等改变。本综合征系因位于染色体3p25-26区的VHL抑癌基因突变或缺失所致。肾脏病变可累及双肾，常为多灶性小肿瘤，组织学为低级别肾透明细胞癌。VHL病患者发生肾透明细胞癌的平均年龄是37岁，比散发性肾透明细胞癌患者早24岁，到70岁时发生肾透明细胞癌的概率是70%。

（2）遗传性乳头状肾细胞癌：遗传性乳头状肾细胞癌是由定位于7q31的MET基因突变所致。其家族中约50%的成员55岁前会发生乳头状肾细胞癌，累及双肾，多灶性病变，组织学呈Ⅰ型乳头状肾细胞癌。

（3）Birt-Hogg-Dube综合征（BDH综合征）：BDH综合征由定位于17p11.2的BDH基因突变所致。其肾肿瘤类型包括肾嗜酸细胞腺瘤、肾透明细胞癌和肾嫌色细胞癌，肾脏以外的病变包括皮肤肿瘤、肺囊肿和自发性气胸等。

10. 遗传性平滑肌瘤病和肾细胞癌综合征相关性肾细胞癌 [hereditary leiomyomatosis and renal cell carcinoma (HLRCC)-associated renal cell carcinoma]　HLRCC是由延胡索酸水合酶（fumarate hydratase, FH）基因胚系突变导致的一种遗传性综合征，表现为皮肤多发性平滑肌瘤（多发生于上肢及胸壁），女性患者除皮肤病变外，还可表现为多发、早发、有症状的子宫平滑肌瘤。肾脏受累的患者则表现为早发性的肾细胞癌。

此类肿瘤表现为单侧单发肿块。大体上肿瘤较易囊性变，亦可呈实性，或囊实性混合。直径2.5～12 cm，多位于肾皮质。镜下肿瘤的经典形态类似Ⅱ型乳头状肾细胞癌，瘤细胞排列成乳头状，细胞质丰富，核仁显著，大而红染，类似核内包涵体样，核仁周围可见一圈淡染空晕。近来一些研究报道拓宽了该肿瘤的形态学谱系，部分HLRCC相关性肾细胞癌可呈实性、管状、囊状生长结构，形态学与集合管癌或管状囊性癌有所交叉，需谨慎鉴别。

HLRCC相关性肾细胞癌通常不表达CK7、CK20和高分子CK，免疫组化检测出FH缺失表达

和S- (2-succino) -cysteine (2SC，一种改组的半胱氨酸，是因FH失活致延胡索酸异常富集而形成的产物) 过表达可提示HLRCC相关性肾细胞癌的诊断。特征性的临床病史和特异性FH基因突变有助于确诊。

HLRCC相关性肾细胞癌倾向于发生早期转移，即使原发肿瘤很小的情况下亦有远处转移的报道，预后较差。

11. **琥珀酸脱氢酶 (succinate dehydrogenase, SDH) 缺陷型肾细胞癌** SDH缺陷型肾细胞癌是一种罕见的肾脏肿瘤 (占所有肾细胞癌的0.05% ～ 0.2%)，好发于年轻人 (平均发病年龄38岁)，男女比例为1.8：1。该肿瘤呈高度遗传相关性，患者往往存在SDH相关基因的胚系突变 (SDHB突变最常见，其次是SDHC，SDHA和SDHD极其罕见)，导致线粒体复合物Ⅱ功能缺陷而致瘤。约30%患者表现为多灶性或双侧肾脏发生肿瘤。

形态学上，SDH缺陷型肾细胞癌通常呈实性、巢状或小管状排列。最显著的形态学特征为肿瘤细胞细胞质丰富，轻度嗜酸而不均匀，呈空泡状或絮状/羽毛状。细胞核膜规则，染色质细腻 (类似神经内分泌肿瘤)，但有时也可出现高级别的细胞核形态。此外肾透明细胞癌、乳头状肾细胞癌、未分类肾细胞癌的形态也有报道。

免疫组化呈现特征性的SDHB抗体缺乏表达 (无论突变基因为SDHB或其他SDH相关基因，SDHB免疫组化均为阴性)，当出现罕见的SDHA基因突变型肾细胞癌时，SDHA和SDHB免疫组化同时阴性。需警惕部分胞质透明的肾细胞癌有时SDHB染色减弱，而非真阴性，此时不能诊断为SDHB缺陷型肾细胞癌。其他免疫标记诊断价值有限，仅30%病例CK阳性，PAX8和Ksp-cad普遍阳性，CK7绝大多数为阴性，神经内分泌标记阴性。至今未发现肿瘤有VHL、PIK3CA、AKT、MTOR、MET及TP53基因的突变。

该肿瘤大多数 (75%) 形态温和，缺乏坏死且预后良好。当肿瘤出现高级别的细胞核特征及凝固性坏死时，预后较差，肿瘤转移率高达70%。

12. **获得性囊性肾病相关性肾细胞癌** 终末期肾病患者透析治疗过程中，部分患者出现肾囊肿，囊肿呈多发性，囊内上皮可增生并恶变。Tickoo总结过52例66个肾脏，发现了多种在获得性囊肿基础上发生的肾肿瘤，其中33%为获得性囊性肾病相关性肾细胞癌，21%透明细胞乳头状肾细胞癌，16%乳头状肾细胞癌，16%肾嫌色细胞癌，14%肾透明细胞癌。

获得性囊性肾病相关性肾细胞癌的组织学可呈筛状、实性、腺泡状、囊状或乳头状结构，瘤细胞质丰富，嗜酸性，核仁明显，肿瘤内常见草酸盐结晶，瘤细胞表达CD10、AMACR和Vimentin。遗传学上不同于任何已知类型的肾肿瘤，目前认为是肾细胞癌的独立类型。

13. **透明细胞乳头状肾细胞癌** 透明细胞乳头状肾细胞癌多见于终末期肾病患者，也可不伴有终末期肾病。患者平均年龄60岁，男女之比为3：2。肿瘤小，可多发，切面囊性或囊实性。组织学呈乳头状、腺泡状和实性结构，肿瘤细胞核小、核仁多不明显，核近腔面，核下胞质透明。间质无泡沫细胞及含铁血黄素沉着。免疫组化显示肿瘤细胞CK7阳性，但AMACR和CD10阴性。遗传学检查显示肿瘤无3p缺失或7、17号染色体三体，故有别于肾透明细胞癌和乳头状肾细胞癌。本病在临床上呈惰性发展。

14. **甲状腺滤泡样肾细胞癌** 这是一种新近描述的原发性肾上皮性肿瘤，组织学类似于甲状腺滤泡结构，迄今国内外文献仅报道10余例，笔者单位资料中也有一例。患者中男女例数相近，平均年龄40岁，右肾多见，多数为体检时偶然发现，少数有血尿。镜下肿瘤与正常肾组织界限清楚，有假包膜。肿瘤呈滤泡样结构，滤泡大小不一，滤泡内含有胶质，瘤细胞胞质嗜酸性或双嗜性，核圆形或卵圆形，可见小核仁。无透明细胞和乳头状结构。免疫组化检查显示肿瘤不表达与甲状腺滤泡上皮相关的标志物，如TG、TTF-1和TPO。遗传学检查结果显示甲状腺滤泡样肾细胞癌与已知的肾上皮性肿瘤不同。生物学行为上一般认为属于低度恶性肿瘤。

二、肾脏上皮和间质肿瘤

1. 囊性肾瘤 囊性肾瘤是一种发生于成人的少见良性肿瘤,多见于女性,男女之比为1∶8。大体呈多房囊性,无实性区域,与其他囊性肿瘤或囊肿难以鉴别。囊性肾瘤边界清楚,有纤维包膜,囊腔互不相通,含清亮液体。囊腔内衬单层扁平、立方或鞋钉样上皮细胞,纤维间隔内细胞稀少或局部梭形细胞增多似卵巢样间质。免疫组化检查显示卵巢样间质细胞ER和PR阳性。

2. 肾混合性上皮和间质肿瘤 肾混合性上皮和间质肿瘤也多见于女性,男女之比1∶6。大体由大小不一的腔隙和实性区域构成,有些病例囊性成分为主,极似囊性肾瘤。镜下上皮成分构成囊腔和小管,往往与丰富的间质成分形成复杂的乳头或迷路结构,间质梭形细胞束状排列,伴平滑肌分化。免疫组化检查肿瘤表达ER和PR,平滑肌分化成分表达Dedmin。肿瘤完整切除后多可治愈。目前普遍认为囊性肾瘤与肾混合性上皮和间质肿瘤为同一疾病的不同形态学表现。

三、儿童的肾间叶性肿瘤

1. 肾母细胞瘤 肾母细胞瘤也称Wilms瘤,是由肾芽组织发生的恶性肿瘤。最常见于2～4岁儿童,占儿童肾肿瘤的80%以上。6个月以内的婴儿和6岁以上的儿童少见。44%的病例可双侧发生,患者可伴发多种先天性畸形,如隐睾、尿道下裂等。临床主要表现为腹部肿块,少数有血尿和疼痛。

大体上肿瘤通常较大,直径通常大于5 cm,1/3以上的病例可达10 cm。肿瘤实性,切面灰红色,质软似脑组织,坏死、囊性变常见(图2-25)。组织学上肿瘤由未分化胚芽组织、上皮组织和间叶组织按不同比例混合组成。胚芽细胞圆形或卵圆形,胞质少,核深染,核分裂常见,排列蜿蜒状、结节状或弥漫分布。上皮样细胞立方或柱状,排列成原始小管或小球状结构,管状结构可扩张成囊。上皮成分可分化成为黏液上皮、鳞状上皮或神经上皮。间叶组织成分多样,疏松黏液样细胞和成纤维细胞性梭形细胞最为常见(图2-26),可见平滑肌、骨骼肌、脂肪、骨及软骨成分,分化成熟程度差异可很大。囊性分

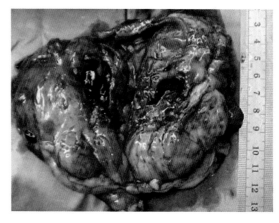

图2-25 肾母细胞瘤(大体)

化的肾母细胞瘤与囊性肾瘤相似,须仔细鉴别。少数肾母细胞瘤可呈单一细胞形态分化,导致诊断困难。肾母细胞瘤间变是指瘤细胞核大超过典型胚芽细胞3倍以上,核深染并有病理性核分裂象。间变可局限或弥漫分布。间变提示预后不良,弥漫分布的间变预后更差。

肾母细胞瘤的分期:

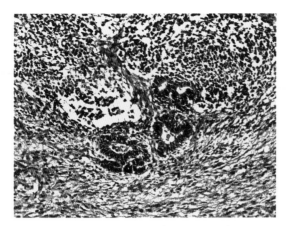

图2-26　肾母细胞瘤（HE染色×200）

（1）Ⅰ期：肿瘤局限于肾内，可完整切除。具体标准：肿瘤未穿透肾包膜；肾窦静脉和淋巴管未受累；无淋巴结或血行转移。

（2）Ⅱ期：肿瘤局部扩散至肾外，但可完整切除。具体标准：肾包膜被肿瘤穿透；肾窦静脉和淋巴管受累；肾静脉内可见肿瘤；局部污染或活检仅涉及肋腹部；标本切缘未见肿瘤，切除后无残留；无淋巴结或血行转移。

（3）Ⅲ期：局限于腹部的肿瘤残留，无血行转移。具体标准：腹部肉眼可见肿瘤残留；腹膜表面可见肿瘤种植；标本切缘可见肿瘤；腹部淋巴结可见肿瘤转移；无血行转移。

（4）Ⅳ期：血行转移或腹部外扩散。

（5）Ⅴ期：肿瘤累及双肾。

2. **肾源性残余和肾母细胞瘤病**　肾源性残余是指肾内出现灶状胚胎细胞，具有发展成为肾母细胞瘤的潜能。3个月以内的婴儿有1%在肾中有此种残余，可呈静止、退化或增生状态。约40%的肾母细胞瘤患者有肾源性残余。根据胚胎细胞出现的部位可分为叶周型和叶内型肾源性残余。弥漫增生性或多灶状肾源性残余称肾母细胞瘤病。

3. **先天性中胚层肾瘤**　先天性中胚层肾瘤是3个月内婴儿最常见的肾肿瘤，90%患者小于1岁，约占儿童肾肿瘤的2%。临床表现为腹部肿块。经典型肿瘤切面呈编织状、质韧；富于细胞型，质软，可

伴出血及囊性变。镜下，经典型肿瘤细胞呈梭形，似成纤维细胞或肌成纤维母细胞，梭形细胞束状交错排列，肿瘤边缘常有肾小管和肾小球嵌入，提示浸润性生长。两种组织学形态可混合存在。先天性中胚层肾瘤彻底手术切除可治愈，5%的患者可复发，与肿瘤未切净有关。

4. **肾透明细胞肉瘤**　肾透明细胞肉瘤约占儿童肾肿瘤的6%，高度恶性，多见于1～3岁幼儿，男性多见。肿瘤体积较大，平均直径11 cm。单侧发生，无包膜，边界清楚，切面质软、鱼肉样，常有小囊腔。镜下，肿瘤细胞短梭形或多边形，细胞边界不清，胞质淡染或空泡状，排列成片状或束状。细胞核染色质细腻，核仁不明显。间质可富于黏液或透明变胶原，血管丰富呈分支状（图2-27、图2-28）。肿瘤边缘呈浸润性生长。免疫组化显示Vimentin和

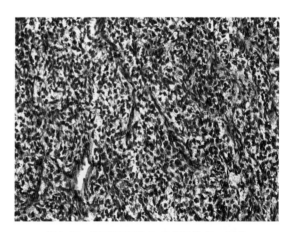

图2-27　肾透明细胞肉瘤（HE染色×200）

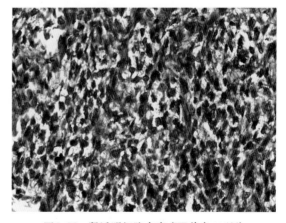

图2-28　肾透明细胞肉瘤（HE染色×400）

Bcl-2阳性，而CD34、S-100、CD99和CK阴性。肿瘤对含多柔比星（阿霉素）的化疗敏感，但诊断时常已有肾周淋巴结转移（占29%），肿瘤有明显骨转移倾向，预后不佳。

5. 肾横纹肌样瘤　肾横纹肌样瘤是发生于幼儿肾脏的一种高度恶性肿瘤，诊断时平均年龄1岁，3岁后罕见。常见症状为血尿，约15%的患儿伴发颅内胚胎性肿瘤，患儿伴有高钙血症。肿瘤通常较大，无包膜，切面灰黄色，境界不清，常累及肾盂肾窦，出血坏死常见。镜下肿瘤细胞弥漫浸润性生长，瘤细胞形态较单一，体积大，泡状核，核仁显著，胞质丰富，可有嗜酸性包涵体。无横纹肌分化特征。免疫组化显示肿瘤细胞Vimentin和EMA阳性。细胞遗传学特征是22号染色体长臂丢失或片段缺失，导致HSNFS/INI1基因失活，肿瘤细胞INI1蛋白表达缺失。

四、成人的肾间叶性肿瘤

1. 肾血管平滑肌脂肪瘤　肾血管平滑肌脂肪瘤是由不同比例的脂肪、血管和平滑肌组织构成的良性肿瘤。散发性病例以女性多见，男女之比为1：4，发病年龄以45～55岁居多。伴有结节性硬化症的患者发病年龄多介于25～35岁，男女发病率相近。散在性病例多为单发，表现为局部不适或触及包块等症状体征，肿瘤体积较大者可有肿瘤破裂出血，也可出现血尿。伴有结节硬化症者可多发或累及双肾。肿瘤大体境界清楚，但无包膜，肿瘤大小相差悬殊，从小于1 cm到大于20 cm不等；颜色和质地随3种成分比例不同而异，脂肪多者黄色质软，平滑肌成分为主者质韧（图2-29）。镜下脂肪多分化成熟，但可有脂肪母细胞样细胞；平滑肌细胞呈梭形或上皮样，围绕血管或束状排列；血管壁厚、不规则，似动脉但无弹力纤维膜（图2-30）。免疫组化肿瘤细胞表达肌源性标记物SMA、黑色素细胞标记物HMB45和Melan A，也可表达ER、PR；上皮标记阴性。肾血管平滑肌脂肪瘤为良性肿瘤，累及局部淋巴结或下腔静脉不影响预后。

上皮样肾血管平滑肌脂肪瘤是肾血管平滑肌脂肪瘤的变异型。组织学上脂肪和血管成分不明显，肿瘤细胞呈多角形或梭形，胞质丰富嗜酸性颗粒状，核大异型，核仁明显，弥漫片状生长，与高级

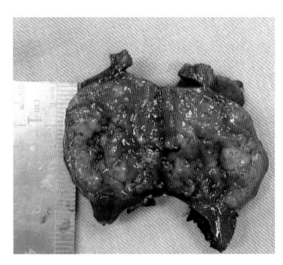

图2-29　肾血管平滑肌脂肪瘤（大体）

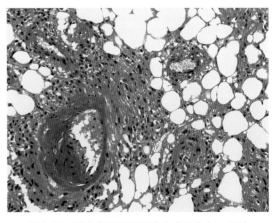

图2-30　肾血管平滑肌脂肪瘤（HE染色×200）

别癌鉴别困难（图2-31、图2-32）。2016版WHO/ISUP肾肿瘤分类首次将上皮样血管平滑肌脂肪瘤的上皮样细胞成分比例定义为至少含有80%以上。肿瘤免疫组化表达色素性标记HMB45、Melan A和cathepsin k。有明确证据表明上皮样血管平滑肌脂肪瘤可以为恶性，但恶性的标准尚不能界定和统一。

2. **肾球旁细胞瘤**　肾球旁细胞瘤是分泌肾素的良性肿瘤，亦称肾素瘤。常见于年轻人，女性多于男性，手术时常有数年高血压史，肿瘤切除后高血压症状消失。

大体上肿瘤为单发结节状，体积小，多数小于3 cm，近肾包膜时小结节不易被发现。肿瘤境界清，切面灰白或黄褐色，可有囊腔。镜下肿瘤细胞呈片状弥漫性生长，胞质丰富嗜酸性，核圆形居中，间质血管丰富。Bowie染色可显示胞质内颗粒，免疫组化染色肿瘤细胞表达肾素，电镜检查胞质内含有肾素颗粒。

3. **肾髓质间质细胞瘤**　肾髓质间质细胞瘤为发生于肾髓质的良性肿瘤，体积小于5 mm，无临床症状，在移植标本中偶尔发现，成人尸检标本中常见。大体为灰白色小结节，镜下肿瘤性间质细胞稀少，梭形或星芒状，间质疏松。间质细胞可含有血管活性物质。

4. **其他**　肾脏也可发生脂肪瘤、脂肪肉瘤、平滑肌瘤、血管瘤、血管肉瘤等良性或恶性软组织肿

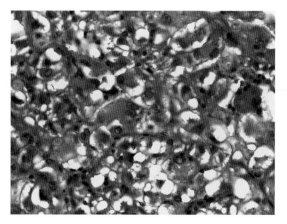

图2-31　上皮样肾血管平滑肌脂肪瘤（HE染色×400）

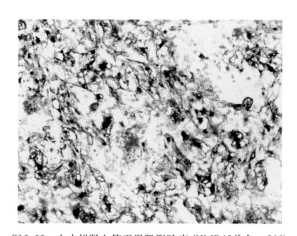

图2-32　上皮样肾血管平滑肌脂肪瘤（HMB45染色×200）

瘤，均较少见，病理学特点和生物学行为与其他部位软组织肿瘤相同。

五、肾神经内分泌肿瘤

肾脏神经内分泌肿瘤包括类癌、神经内分泌癌、原始神经外胚叶肿瘤（PNET）、神经母细胞瘤和嗜铬细胞瘤，十分罕见。发生于成人，男女发病率相似，临床主要表现为局部疼痛、包块和血尿。由活性物质释放引起的类癌综合征少见。

类癌为高分化的内分泌肿瘤，结节状，境界清楚，组织学和免疫组化特征与其他部位的高分化内分泌肿瘤相同（图2-33）。预后较好。

肾神经内分泌癌多位于肾实质近肾盂处，肿瘤通常较大，平均直径8 cm，切面灰白色，质中，坏死常见（图2-34）。组织学多表现为小细胞癌特点，少数为大细胞癌。肿瘤细胞呈片状、巢状或梁状，染色

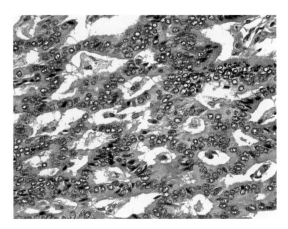

图2-33　肾脏类癌 (HE染色×400)

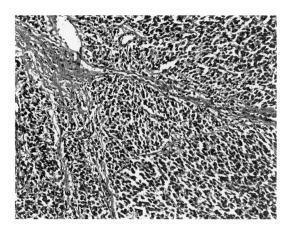

图2-35　肾原始神经外胚叶肿瘤 (HE染色×200)

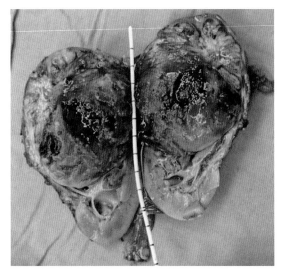

图2-34　肾脏神经内分泌癌 (大体)

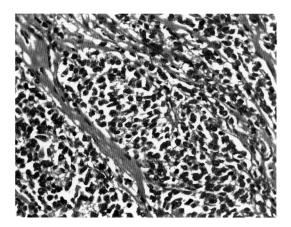

图2-36　肾原始神经外胚叶肿瘤 (HE染色×400)

质丰富,核分裂易见,常见侵犯肾窦脂肪组织或伴有局部淋巴结转移。免疫组化显示肿瘤细胞表达神经内分泌标记物Chromogranin A和突触素。神经内分泌癌预后差。

原发于肾的PNET罕见,常发生于青年人,平均年龄27岁,主要表现为局部疼痛和血尿。肿瘤较大,平均直径大于10 cm,出血坏死常见。组织学呈小圆细胞肿瘤特点,胞质少,核分裂象多见 (图2-35、图2-36)。免疫组化显示肿瘤表达CD99和HBA-7。细胞遗传学的特征是t (11 ： 22) (q24；q12) 易位。PNET为高度恶性肿瘤,联合化疗有助于改善预后。

六、淋　巴　瘤

肾脏原发性淋巴瘤少见,绝大多数肾淋巴瘤为继发性淋巴瘤。原发性淋巴瘤临床表现与肾细胞癌相似,临床上常考虑为肾上皮性肿瘤行手术切除而明确诊断。组织学类型以弥漫大B细胞淋巴瘤多见

（图2-37、图2-38）。肾移植后淋巴组织异常增生常

见，与免疫抑制剂的使用及EB病毒感染有关。

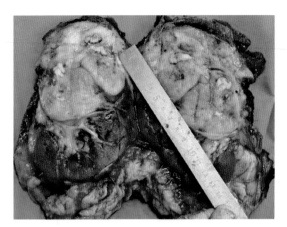

图2-37　弥漫大B细胞淋巴瘤（大体）

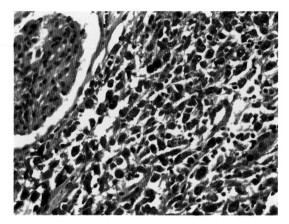

图2-38　弥漫大B细胞淋巴瘤（HE染色×400）

第二节
肾细胞癌病理分期与分级

一、肾细胞癌的大体解剖

肾细胞癌大体呈圆形或椭圆形，一般大小为5～8 cm，但亦有小于1 cm或大到挤压整个腹腔者。肾细胞癌的切面为金黄色或棕褐色，伴有出血灶，间有纤维组织、坏死组织（图2-39）。10%～25%的肾细胞癌伴有囊性变，有的肾细胞癌本身为囊腺癌。10%～20%的肾细胞癌伴有钙化，影像学检查可见到肿瘤钙化点彩状或斑块状排列、壳状。肾细胞癌的大体标本外观很少相同。

肾肿瘤的大体结构有其共性，也有其特异性，临床医生认识肿瘤大体解剖结构以及临床意义对于外科手术非常重要。临床上愈来愈多采用的肾脏部

分切除术，既要完整切除肾肿瘤，又要尽量保存有效肾单位，包括保留肾实质、减少损伤正常肾实质的血供和集合系统。此外，肾细胞癌快速冰冻切片的准确性受肾肿瘤组织结构特点的影响，常需要最终的石蜡切片方能做出完整的诊断，因此，临床医师还需要根据肿瘤大体解剖结构做出判断，保证手术完整、彻底切除肿瘤。

肾细胞癌的生长方式以膨胀性生长为主，肿瘤没有真正意义上的组织学包膜，但由于肿瘤的压迫，周围的肾实质和纤维组织形成了一层假包膜。假包膜是一层纤维性组织，将肿瘤组织与肾实

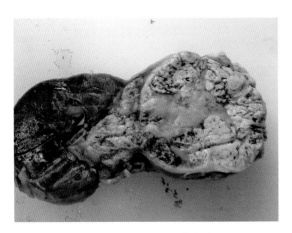

图2-39　肾透明细胞癌的大体观

质隔离开来。Minervini等对肿瘤切缘病理的系统研究发现,在假包膜外与正常肾实质之间还存在一条"过渡带"。"过渡带"是由于肿瘤的膨胀性生长对周围肾实质的机械挤压造成的,在组织病理学上表现为慢性炎症、肾间质硬化、肾小球硬化、小动脉硬化,"过渡带"病理改变随着远离肿瘤假包膜而减轻,多数在5 mm以外趋向正常肾实质(图2-40)。对于肾部分切除术,这样一个"过渡带"是理想的操作平面。但是,不是所有的肾细胞癌都有假包膜,如恶性程度很高的肾细胞癌,如肾集合管癌、肾髓质癌,肿瘤呈浸润性生长,没有或部分没有包膜,常规的肾脏部分切除术难以完整切除肿瘤,需做根治性肾切除术。一些肾小细胞癌也可以没有完整的假包膜,那么手术的界面就应该在肿瘤旁的肾实质内。有些肾细胞癌在肾实质一侧有完整的假包膜,但在肾窦一侧常呈小乳头状突入肾窦脂肪组织。有些肾细胞癌在肿瘤假包膜外还可能存在小的卫星灶,手术时必须仔细辨认,以免肿瘤残留导致术后复发。

临床上判断肾肿瘤局部浸润的程度可以帮助制订手术方案和判断其预后。肾脏由紧贴肾实质的肾筋膜、肾周脂肪囊以及肾周筋膜三层组织包绕,是防止肿瘤局部扩散的自然屏障。肾肿瘤侵及不同的肾周组织会导致不同的预后,如果肿瘤没有超过肾筋膜,为局限肾内的肾肿瘤,可以行肾脏部分切除术;如果肿瘤侵及肾周脂肪囊则为T3期,

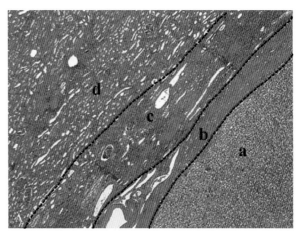

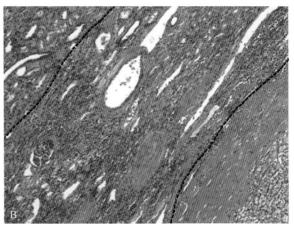

图2-40　肾肿瘤-肾实质界面与"过渡带"的镜下表现
A.肿瘤—肾实质交界面(a:透明细胞癌组织;b:假包膜;c:"过渡带"组织;d:正常肾组织);B."过渡带"组织的显微镜下表现,可见肾小球硬化、间质纤维化和炎症细胞浸润

原则上应该做根治性肾脏切除术;如果肿瘤超过肾周筋膜则为T4期,预后极差,需要行免疫或靶向治疗。肾细胞癌向髓质局部浸润可以侵及集合系统,引起血尿,原则上肾集合系统浸润不宜行肾脏部分切除术。

肾细胞癌特别是肾透明细胞癌容易向静脉内扩散,10%的肾细胞癌患者可伴有瘤栓,高于其他任何类型的肿瘤。瘤栓常见于肾静脉、下腔静脉,甚至进入右心房内。肾细胞癌瘤栓的血供来自肾动脉,因此肾细胞癌瘤栓具有动脉血流而高度血管化,肾动脉栓塞后瘤栓可能会缩小。

肾细胞癌绝大多数发生于一侧肾脏,常为单发肿瘤,双侧先后或同时发病者仅占散发性肾细胞癌

的2%～4%。散发性肾细胞癌中,乳头状肾细胞癌有多发病灶的倾向。临床上最常见的多发性肾细胞癌是von Hippel-Lindau病或其他遗传性肾细胞癌,而且常为双侧肾细胞癌。

二、肾细胞癌的细胞核分级

肾细胞癌的细胞核分级与肾细胞癌预后关系密切,但总体上其对肾细胞癌预后的价值不及尿路上皮癌等其他肿瘤。目前广泛采用的是1982年Fuhrman四级分类系统(表2-3)。根据细胞核大小、外形、有无异形性及核仁的大小和有无将肾细胞癌分为4级。Fuhrman分级可作为判断预后的重要因素,但不是独立的预后因素。存在的主要问题是可重复性差,各级之间的界限尚有争议。特别是在非福尔马林固定或固定差的组织切片中,核仁及其大小的评价结果常与病理医师的主观因素有关。

表2-3　Fuhrman肾细胞癌细胞核分级系统

分　级	核直径(mm)	核 外 形	核 仁
1	<10	圆形,一致	消失或不明显
2	10～15	不规则	小(×400可见)
3	15～20	不规则	明　显
4	≥20	核畸形,常呈分叶状	明显,块状染色质

虽然Fuhrman分级系统应用广泛,但该分级系统在建立时仅仅是基于对103例肾细胞癌进行分析的结果,其中只有85例获得随访,而且没有考虑肾细胞癌的组织学分型。实践应用中,该分级系统存在判读困难及可重复性差等问题。因此在2016版WHO肾脏肿瘤新分类中,该系统被新的分级标准所取代,称为WHO/ISUP(International Society of Urological Pathology)分级系统(表2-4)。新的分级系统使用核仁明显程度这一参数将肾细胞癌分为1～3级,4级为瘤细胞显示明显多形性的核、瘤巨细胞、肉瘤样或横纹肌样分化。该分级系统已经证实为透明细胞肾细胞癌和乳头状肾细胞癌很好的预后指标,但嫌色细胞癌不适用于该系统。

表2-4　肾细胞癌Fuhrman细胞核分级与WHO/ISUP分级系统的对比

分　级	Fuhrman	WHO/ISUP
G1	肿瘤细胞直径10μm,圆形,核仁不明显或没有	400倍光镜下肿瘤细胞无核仁或核仁不明显
G2	肿瘤细胞直径15μm,不规则,400倍光镜下可见有核仁	400倍光镜下肿瘤细胞可见清晰的核仁,但在100倍下核仁不明显或不清晰

（续表）

分 级	Fuhrman	WHO/ISUP
G3	肿瘤细胞直径20 μm，明显不规则，100倍光镜下可见有大核仁	100倍光镜下可见清晰的核仁
G4	肿瘤细胞直径大于20 μm，怪异或分叶，大核仁，染色质凝块，梭形细胞	明显多形性的核，瘤巨细胞，肉瘤样或横纹肌样分化

三、肾细胞癌病理分期

直到20世纪90年代，肾细胞癌的临床分期常采用Robson修改自Flocks和Kadesky的分期方法（表2-5）。Robson分期简单明了，但其判断预后的效果较差。首先是Ⅲ期肾细胞癌，预后极差的淋巴结转移患者与预后可能较好的癌栓患者并列，后者常可接受积极的手术治疗；另外，该方法没有详细定义淋巴结和静脉的侵袭范围。有报道Robson Ⅱ期和Ⅲ期患者生存时间相同。

表2-5　Robson分期

分　期	肾细胞癌
Ⅰ期	肿瘤局限在肾实质内，未侵及肾周脂肪、肾静脉和局部淋巴结
Ⅱ期	肿瘤侵犯肾周脂肪但局限在肾周筋膜以内，包括肾上腺
ⅢA期	肿瘤累及肾静脉或下腔静脉
ⅢB期	肿瘤累及局部淋巴结
ⅢC期	肿瘤同时累及局部血管和淋巴结
ⅣA期	肿瘤侵犯肾上腺以外的邻近器官如结肠、胰腺等
ⅣB期	远处转移

国际抗癌协会的TNM分期系统，更强调肿瘤的局部生长侵犯、淋巴结扩散和远隔转移情况，对肿瘤侵犯程度做出了更加精确的分期。Hermanek和Schrott于1990年修订的TNM分期已被广泛接受并具有准确的预后作用。TNM分期的另一优点是有利于对来自全世界各癌症中心的临床和病理资料进行统计比较。

国际抗癌协会和美国癌症联合会制订的TNM分期经过1997年、2002年和2010年三次重大修订已经逐渐趋于完善。2010年的肾细胞癌TNM分期与2002年版相比有四点变化：第一，T2期进一步分为T2a（7 cm＜肿瘤最大径＜10 cm）与T2b（肿瘤最大径≥10 cm）；第二，肾上腺受侵由T3a修改为T4（肾上腺受侵）与M1（肾上腺转移）；第三，肾静脉瘤栓由T3b期降为T3a期；第四，淋巴结转移由N0-2简化为N0（无淋巴结转移）与N1（有淋巴结转移），远处转移取消Mx（远处转移无法评估）。2010年美国癌症联合会定义肾脏的区域淋巴结包括：肾门淋巴结、下腔静脉周围淋巴结、腹主动脉周围淋巴结（表2-6、表2-7）。

表2-6　2010年AJCC肾细胞癌TNM分期

分　期		标　准
原发肿瘤（T）		
Tx		原发肿瘤无法评价
T0		无原发肿瘤的证据
T1		肿瘤局限于肾脏，最大径≤7 cm
	T1a	肿瘤最大径≤4 cm
	T1b	4 cm＜肿瘤最大径≤7 cm
T2		肿瘤局限于肾脏，最大径＞7 cm
	T2a	7 cm＜肿瘤最大径≤10 cm
	T2b	肿瘤局限于肾脏，最大径＞10 cm
T3		肿瘤侵及肾静脉或除同侧肾上腺外的肾周组织，但未超过肾周筋膜
	T3a	肿瘤侵及肾静脉或侵及肾静脉分支的肾段静脉（含肌层的静脉）或侵犯肾周脂肪和（或）肾窦脂肪（肾盂旁脂肪），但未超过肾周筋膜
	T3b	肿瘤侵及横膈膜以下的下腔静脉
	T3c	肿瘤侵及横膈膜以上的下腔静脉或侵及下腔静脉壁
T4		肿瘤浸透肾周筋膜，包括侵及邻近肿瘤的同侧肾上腺
区域淋巴结（N）		
Nx		区域淋巴结无法评价
N0		没有区域淋巴结转移
N1		有区域淋巴结转移
远处转移（M）		
M0		无远处转移
M1		有远处转移

表2-7　2010年AJCC肾细胞癌分期组合

分　期	肿 瘤 情 况		
Ⅰ期	T1	N0	M0
Ⅱ期	T2	N0	M0
Ⅲ期	T3	N0或N1	M0
	T1，T2	N1	M0
Ⅳ期	T4	任何N	M0
	任何T	任何N	M1

第三节
肾细胞癌病理与预后

准确完整的病理诊断是临床医师进行治疗和判断患者预后的基础及重要指标,影响肾细胞癌预后的最主要因素是病理分期,此外,组织学表现及一些生化指标的异常和变化等因素也与肾细胞癌的预后有关。

一、TNM 分期

TNM 分期是最重要的肾细胞癌预后影响因素。多个不同研究都显示 Robson 病理分期和肾细胞癌的 5 年生存率存在相关性(表 2-8),TNM 分期则显示了类似但差异更为显著的结果(表 2-8),证实了在肾细胞癌中病灶是否局限对临床预后有着重大影响。研究显示局限于肾脏包膜内的肾细胞癌 5 年生存率为 70% ~ 90%,而有肾周脂肪浸润者其生存率下降了 15% ~ 20%,肾窦部受累在 TNM 分期中被定义为 T3a。研究表明这些患者有更高的转移风险,因为肿瘤细胞有更高的概率进入静脉系统。同侧肾上腺受累的患者(占总病例数的 1% ~ 2%),最后大部分进展为全身性疾病,提示肾上腺受累有血源播散和高度侵袭性的特点,因此在 2010 年版 TNM 分期中这类病例被归类为 T4 期或者 M1 期,以反映其较差的预后。在所有预后影响因素中对肾细胞癌患者预后影响最大的因素是肿瘤是否超出 Gerota 筋膜侵犯邻近器官和是否有淋巴结或远处转移,有上述因素的肾细胞癌患者 5 年生存率极低。

表 2-8 Robson 病理分期和肾细胞癌的 5 年生存率

作者	患者总数	患者数量 [5 年生存率 (%)]			
		I 期	II 期	III 期	IV 期
Robson, 等 (1969)	88	32 (66)	14 (64)	24 (42)	9 (11)
Skinner, 等 (1971)	309	91 (65)	17 (47)	100 (51)	77 (8)
McNichols, 等	506	177 (67)	57 (51)	209 (34)	56 (14)
Selli, 等 (1983)	115	(93)	(63)	(80)	(13)
Golimbu, 等 (1986)	326	52 (88)	39 (67)	73 (40)	88 (2)
Hermanek and Schrott (1990)	872	278 (92)	165 (77)	296 (47)	133 (12)
Dinney, 等 (1992)	312	(73)	(68)	(51)	(20)
Guinan, 等 (1995)	2 473	1 048 (75)	473 (63)	511 (38)	411 (11)
殷长军, 等 (2002)	326		(75)	(23)	(14)

表2-9　TNM分期与肾细胞癌的5年生存率

影 响 因 素	Robson分期	TNM分期 (2002)	5年生存率 (%)
肾脏局限性	I	T1–2 N0 M0	70 ～ 90
(≤ 4.0 cm)	I	T1a N0 M0	90 ～ 100
(> 4.0 cm, ≤ 7.0 cm)	I	T1b N0 M0	80 ～ 90
(> 7.0 cm)	I	T2 N0 M0	70 ～ 80
肾周/肾窦脂肪受累	II	T3a N0 M0	60 ～ 80
肾上腺受累	II	T3a N0 M0	0 ～ 40
静脉癌栓形成	III A	T3b–c N0 M0	40 ～ 60
肿瘤超出Gerota筋膜	IV A	T4 N0 M0	0 ～ 20
淋巴结转移	III B	任何T, N+ M0	0 ～ 20
远处转移	IV B	任何T, 任何N, M1	0 ～ 10

1. 肿瘤大小　肾细胞癌的肿细胞瘤大小与预后有着重要的关系。总体而言，肿瘤最大径≤4 cm，5年生存率约为95%以上，10年病因特异性生存率约为90%。最大径为4.1 ～ 7.0 cm的肿瘤，10年病因特异性生存率为71%；>7 cm则为62%。随着影像学技术和设备的更新与提高，越来越多体积较小的偶发性肾细胞癌被早期诊断，此类肾细胞癌大多属于局限于肾脏内的肿瘤，为低分期。总体上，局限于肾脏内的肿瘤预后良好，大多数患者可长期生存。2002年以前版本的TNM分期系统只是将≤7 cm的肾肿瘤归为T1期，在2002年版TNM分期系统中，首次以4 cm为界将T1期再细分为pT1a和pT1b。2010年版延续了这样的分期，其目的是为了进一步优化患者的治疗方案，即肿瘤≤4 cm可作为保留肾单位手术 (NSS) 的可选择性适应证。有研究发现pT1b期肾细胞癌根治性肾切除术和NSS术后的无转移复发生存率和病因特异性生存率与T1a相似，对于具备技术条件和经验的中心，T1b期肿瘤也可选择性地开展NSS。

有研究将肿瘤最大径5 cm作为一个分界线，肿瘤直径<5 cm、5 ～ 10 cm和>10 cm的患者，5年生存率分别为84%、50%和0%。斯隆-凯特林癌症中心新近的一项研究表明，肾肿瘤最大径每增加1 cm，其恶性的可能性增加16%，如果确认为肾透明细胞癌，则随着肿瘤体积的增加，其Fuhrman分级有可能更高。

cTNM (临床分期) 与pTNM (病理分期) 在判断肿瘤的体积上存在一定差异。cTNM主要根据影像学资料进行评估和分期，目前临床上最常用的影像学检查是CT扫描。通过CT获得的肾肿瘤最大径，与病理测量值平均存在0.5 cm左右的差异，这一差异在术中失血超过700 ml，或肿瘤侵犯肾外组织，或在局部进展性肾细胞癌中更为明显。一般来说，pTNM更能准确反映肾肿瘤的病理特征和患者的预后，被视为是最终诊断。

2. 肿瘤的局部浸润　临床判断肾肿瘤局部浸润的程度可以帮助制订手术方案和判断其预后。肾脏由紧贴肾实质的肾筋膜、肾周脂肪囊以及肾周筋膜三层组织包绕，是防止肿瘤局部扩散的自然屏障。肾肿瘤因侵及不同的肾周组织而预后不同，如果肿瘤的侵犯未超过肾筋膜，为局限在肾内的肾肿瘤，可以行肾脏部分切除术。如果肿瘤侵及肾周脂肪囊则为T3a期，应该做根治性肾脏切除术。而肿瘤超过肾周筋膜则为T4期，预后极差，需要细胞免疫或靶向治疗。肾细胞癌向髓质局部浸润可以侵及集合系统，引起血尿，原则上肿瘤侵犯集合系统的情况下不宜做肾脏部分切除术。

(1) 肾周脂肪组织浸润：肾细胞癌浸润肾周脂肪组织在临床分期中为T3a期，肾周脂肪组织浸润是否能作为一个独立的预后影响因素目前还存在争议，越来越多的研究认为肾周脂肪组织浸润似乎应该结合肿瘤的大小共同判断预后。当肿瘤直径大于7 cm时，肾周脂肪组织浸润对患者的肿瘤特异性生存有明显影响。局限于肾筋膜内的肾细胞癌5年生存率为70%～90%，肾周脂肪浸润者为15%～20%。

(2) 肾窦脂肪组织浸润：肾周脂肪组织浸润和肾窦脂肪组织浸润均为T3a期。较早期的一项前瞻性研究发现当肿瘤直径大于4 cm时，肾窦脂肪组织是最常见的向外浸润场所。理论上肾窦脂肪浸润的患者预后要差于肾周脂肪浸润的患者，因为肾窦区域有丰富的血管淋巴组织且没有纤维屏障。事实上有多项研究证实了这一点，即浸润肾窦脂肪组织的肿瘤更容易发生远处转移。

(3) 肿瘤浸润超过肾周脂肪组织：肾上腺累及的发生率在非转移性肾细胞癌中为2%～10%，而在转移性肾细胞癌中则高达23%，只有少数患者在诊断为肾细胞癌时即发现同侧肾上腺累及，直接的肾上腺侵犯绝大多数发生在位于上极的肿瘤中。最近的研究发现，在214例行肾细胞癌根治术的患者中，27例存在肾上腺累及的患者预后显著差于另外187例仅仅累及肾周脂肪但无肾上腺累及的患者。累及肾上腺的肾细胞癌患者中位生存时间为12.5个月，5年生存率为零；而累及肾周脂肪但无肾上腺累及的患者中位生存时间为36个月，5年生存率为36%。

3. **淋巴结转移** 淋巴结转移长期以来都被认为是影响肾细胞癌预后的重要指标，因为有淋巴结转移的肾细胞癌患者5年和10年生存率分别为5%～30%及0%～5%。进一步研究证实N1和N2

期患者肿瘤特异性生存期也存在显著差异。有学者建议将病理显示至少有4枚淋巴结阳性或取出淋巴结中60%阳性作为有淋巴结转移患者的预后分层因素；另有一些学者建议对淋巴结转移者，特别是对有早期或镜下淋巴结微转移的患者行扩大淋巴结清扫以提高该类患者的生存期。Giuliani等报道对25例淋巴结阳性的患者行肾细胞癌根治和扩大淋巴结清扫术，5年生存率达到52%，远高于历史同期对照。有研究显示即使对分期为N0的患者进行扩大淋巴结清扫也能够提高其生存期，该手术支持者将这一结果归因于存在的一小部分隐匿性淋巴结转移患者。但是目前已公布的随机对照研究显示，常规行扩大淋巴结清扫并不能延长肾细胞癌患者的生存期，而之前得出的结果可以用更准确的分期来解释，我国学者也曾得出类似结论，因此目前对肾细胞癌患者行淋巴结清扫的治疗价值仍存在争议，大多数学者推荐，仅为分期和判断预后目的行局限性淋巴结切除。

4. **集合系统受累** 集合系统受累的肾细胞癌患者预后不佳。有学者发现在分期为pT3或pT4的肾细胞癌患者中，集合系统是否受累与患者预后无关；但是在pT1和pT2期肾细胞癌患者中，集合系统受累的患者平均生存期较短。有学者回顾了426例集合系统受累的肾细胞癌病例后得出结论：对于≥T3的肾细胞癌患者，集合系统累及与不良预后并无明显相关性；而对于早期肿瘤患者，集合系统累及则与不良预后显著相关。另外对895例肾细胞癌的回顾性研究发现，集合系统累及的患者3年生存率显著低于集合系统未受累的患者（前者为39%，后者62%），这一差别对于T1期肿瘤患者尤其明显。不但如此，多因素分析表明集合系统累及是独立的预后因素，受累及患者的死亡风险是未受累及患者的1.4倍。

5. **静脉癌栓** 肾细胞癌的一个特征是容易侵犯静脉系统，在首次诊断的肾细胞癌患者中，有4%～10%的病例存在静脉癌栓。静脉癌栓形成曾经被认为是肾细胞癌预后不良的因素之一，但是后来的研究发现许多伴发癌栓的病例能够通过积极手术达到根治目的。目前研究报道肿瘤局限于肾脏、伴有静脉癌栓的患者5年生存率是45%～69%；Golimbu等甚至在1986年报道了肿瘤局限在肾脏内伴有肾静脉癌栓病例的术后5年生存率高达84%。

肾脏侵犯静脉通常和不良预后、Fuhrman高分级、瘤体偏大和肉瘤样变相关。无癌栓、癌栓累及肾静脉、癌栓累及横膈以下下腔静脉以及癌栓累及横膈以上下腔静脉的患者，3年生存率分别为89%、76%、63%和23%。有学者回顾性分析了153例行肾根治性切除及癌栓切除的患者，发现肿瘤仅仅累及肾静脉的患者长期生存情况显著优于肿瘤累及下腔静脉的患者。2009年法国的一项研究也认为，肿瘤累及肾静脉患者的生存情况要优于肿瘤累及下腔静脉者，而肿瘤累及下腔静脉的患者中，不论癌栓累及高度如何，长期生存率无明显不同。静脉壁直接侵犯是肾细胞癌预后的重要影响因素。在2010年版TNM系统中，静脉壁直接侵犯和癌栓高于横膈同被分为pT3c期，意味着预后无差别。有报道显示，静脉壁未被癌栓侵犯的患者5年生存率为69%，而静脉壁受侵犯的患者5年生存率仅为25%。有静脉癌栓同时合并有淋巴结转移或远处转移的患者生存率大大下降，而静脉癌栓合并有肾周脂肪浸润者，其生存率则介于两者之间。

6. 远处转移　远处转移是肾细胞癌预后极差的影响因素，有远处转移的患者1年生存率低于50%，5年生存率5%～30%，10年生存率0%～5%，数据显示出现同时性转移的患者预后更差，大多数患者在诊断一年内死亡。对于非同时性转移的患者，从诊断到发现转移的无转移间歇期则被认为是一个重要的预后影响因素，因为其长短反映了疾病进展的速度。其他影响转移性肾细胞癌患者预后的重要因素包括生活质量评分、转移的部位和数量、贫血、高钙血症、碱性磷酸酶升高、乳酸脱氢酶升高、组织学肉瘤样变。单纯肺部转移与其他内脏转移相比有较好的预后，因为采用免疫或靶向治疗完全缓解的患者中绝大多数是单纯肺转移者。腹膜后多发性淋巴结转移目前也认为是转移性肾细胞癌患者的另一个预后影响因素，在这些患者中行减瘤性肾切除术可以延长生存期。

二、组织学水平

1. 肿瘤分级　根据细胞核的大小、形态和核仁是否存在等特征，目前存在几个分级系统。病理分级存在主观判断因素，没有任何一个分级系统能克服这一缺点。尽管如此，几乎所有推荐的分级系统都能为肾细胞癌预后提供信息。肿瘤分级在许多研究中被证实是预后的独立影响因素。在北美，Fuhrman分级系统被广泛接受，我国目前也基本采用此分级方式。在Fuhrman等1982年的研究中，肿瘤分级1～4级的病例5年生存率分别为64%、34%、31%和10%，而且对于TNM分期为Ⅰ期的患者，肿瘤分级是最为重要的预后影响因素。Bretheau等通过研究190例肾细胞癌病例发现Fuhrman分级与肿瘤分期、同时性转移、淋巴结转移、静脉癌栓、肿瘤大小、肾周脂肪浸润等具有相关性。在这组研究中，肿瘤分级1～4级患者生存期依次为76%、72%、51%和35%，肿瘤分级1/2级和3/4级之间存在显著差异。在大多数研究报道中，通常在分级差异最大的两级之间（如1级和4级）存在预后统计学差异，考虑到鉴别肿瘤中间级别的难度，有学者建议将肾细胞癌的肿瘤分级改为3级分类系统。

总体上，病理分级对肾细胞癌的预后价值不及对尿路上皮细胞癌和其他肿瘤。Fuhrman分级存在的主要问题是可重复性差，各级之间的界限尚有争议。特别是在非福尔马林固定或固定差的组织切片中，对核仁及其大小的评价结果常与病理医师的主观因素有关。

对上海仁济医院等单位2000～2008年间手术治疗的1 544例非转移性肾细胞癌进行回顾性分析发现，Fuhrman分级1级322例(24.8%)，2级791例(60.8%)，3级168例(12.9%)，4级20例(1.5%)。Fuhrman 1～4级患者的5年生存率分别为93.6%、91.1%、84.2%和36.5%，生存率有显著统计学差异，是判断肾细胞癌预后的独立因素。因此，根据Fuhrman分级可将患者生存分为良好预后（1级）、不良预后（4级）及一般预后（2/3级）。Fuhrman分级与其他的病理因素，如肿瘤分期、同时性转移、淋巴结受累、静脉癌栓、肿瘤大小和肾周脂肪浸润具有相关性。局限性肿瘤中有80%为1级，44%为2级，41%为3级，30%为4级。1级和2级肿瘤术后病理未发现淋巴结转移，3级和4级的术后标本发现淋巴结转移的比率分别12%和54%。1～4级肿瘤发生远处转移的概率分别是3%、4%、29%和54%。

2. 组织亚型　2003年Cheville等证实透明细胞癌预后要明显差于乳头状肾细胞癌和肾嫌色细胞癌。2004年的国际多中心研究也得出了类似结论，而且证实肾嫌色细胞癌的预后要好于透明细胞癌和乳头状肾细胞癌。上海仁济医院的研究也证实了上述结果。肾集合管癌占肾细胞癌的比例不到1%，罕见却侵袭性强；肾髓质癌是肾集合管癌的亚群，并且几乎只发生于患镰状红细胞贫血的非洲裔青年，其预后很差。

3. 肉瘤样改变　出现肉瘤样改变的肾细胞癌患者平均生存期不到一年。De Peralta-Venturina回顾了101例伴有肉瘤样改变的肾细胞癌病例，此类患者的5年生存率和10年生存率分别为22%和13%。Mayo Clinic的研究则显示，伴有肉瘤样改变的肾透明细胞癌、乳头状肾细胞癌、肾嫌色细胞癌患者术后2年肿瘤特异性生存率分别为30%、40%和25%，而与之相对的没有肉瘤样变患者的生存率分别为84%、96%和96%。

4. 肿瘤组织坏死　除透明样变、出血和纤维化等变性之外，其他任何程度的镜下肿瘤坏死都属于组织学肿瘤坏死，肾细胞癌中最常见的坏死为凝固性坏死。研究显示肿瘤组织坏死对预后的影响与肿瘤的组织类型有关。Sengupta等报道，尽管乳头状肾细胞癌有较肾透明细胞癌和肾嫌色细胞癌更高的坏死率，但是在乳头状肾细胞癌中，肿瘤组织坏死并不是预后影响因素。相反在肾透明细胞癌和肾嫌色细胞癌中，组织学坏死是独立的预后因素，提示肿瘤具有较强的侵袭性。

三、分子水平

1. 染色体异常　目前在许多肿瘤中发现有染色体结构或数目的异常，研究发现3号染色体短臂(3p)缺失或失活似乎是肾透明细胞癌发生中的早期事件。很多研究报道3p失活与肿瘤的发生密切相关。Carroll等发现肾透明细胞癌与3p异常相关，同时该异常似乎仅局限于肾透明细胞癌这种组织类型，而不出现在乳头状肾细胞癌中，Yoshida等也发现在非家族性肾细胞癌中有类似表现。而在von Hippel-Lindau (VHL)病合并肾细胞癌患者中，在3p位置上的基因缺失导致了肾细胞癌的发生。

与此相似的是，在其他组织类型的肾细胞癌中，其他特异性染色体异常也具有特征性。在乳头状肾细胞癌或肾嫌色细胞癌中，发现了包括 Y 染色体缺失和 3 号染色体长臂，7、12、16、20 号染色体三体在内的多种染色体异常。Speicher 等检测到肾嫌色细胞癌与多条染色体缺失有关，包括 1、2、6、10、13、17、21、Y 染色体，而这些异常似乎可以用于肾嫌色细胞癌的诊断。尽管上述染色体的异常能帮助肿瘤诊断，但是目前还不能用于预测肿瘤的预后。

2. 染色体倍性　染色体的倍性也被证实可以用来预测肾细胞癌的侵袭性。在这部分患者中，非整倍体肿瘤细胞显示了更强的浸润性和转移倾向。AbouRebyeh 等发现二倍体肿瘤细胞体积较小，随着病理分期的增加，非整倍体肿瘤细胞的出现增多。同时他们还发现染色体非整倍性肿瘤患者生存期较短。在乳头状肾细胞癌中，染色体非整倍性也提示预后不良。Grignon 等报道二倍体肿瘤患者的 10 年生存率为 79%，而非二倍体者仅为 49%；死亡患者中二倍体肿瘤患者平均死亡时间为 62.3 个月，而非二倍体肿瘤患者仅为 34.1 个月。以上研究都显示，染色体倍性似乎是肾细胞癌的独立预后因素。但是在肾嫌色细胞癌中，并未发现染色体非整倍性与预后之间存在联系。因此需要有更多的研究去确认染色体倍性在肾细胞癌中的预后价值。

3. 分子标记物　随着分子生物学技术的进步，如基因芯片和高通量组织芯片等，分子标记物的检测变得可行。目前还没有分子标记物被列为 I 类预后影响因素，但有许多都展示了其良好的应用前景。在其他的泌尿生殖系肿瘤中（如睾丸癌），分子标记物已经能指导治疗方案。

CA-9 在一些研究中被证实具有提示预后的意义。研究发现 CA-9 表达受 *VHL* 和 *HIF* 基因的调节，而在许多肾透明细胞癌患者中 CA-9 存在高表达，甚至包括切除的肺转移灶也是如此。CA-9 的高表达与这些患者的生存期延长存在相关性，提示 *VHL* 基因作为肾细胞癌发病的独立因素可能导致肿瘤细胞侵袭性增加，2002 年 YAO 等的研究证实了

以上的推测。CA-9 除了具有肾透明细胞癌特异性和预测预后的价值外，还与 IL-2 的治疗效果有关。Bui 等研究证实 CA-9 高表达的患者对 IL-2 的反应率较低表达者要高，Atkin 等也证实了以上的结论。如果以上推论正确，这将是肾细胞癌分子标记物提供特异性预后信息的良好范例。

Ki-67 标记指数的下降与肾透明细胞癌患者的生存期延长存在相关性。Jochum 等证实在低病理分期、低肿瘤分级的肾细胞癌中，Ki-67 标记指数极低。Onda 等则显示在肾细胞癌复发的患者中 Ki-67 标记指数较高。Rioux-Leclerq 等发现 Ki-67 标记都局限在细胞核内，而 20% 是判断预后的重要分界线。在他们的研究中，肾细胞癌标本 Ki-67 标记指数如达到或超过 20% 则提示预后较差，患者平均生存期为 42 个月，而标本 Ki-67 标记指数低于 20% 者，平均生存期为 67 个月，差异具有统计学意义。但是也有研究表明 Ki-67 不能提供有价值的预后信息。因此需要有更多的研究去判断 Ki-67 的临床应用价值。

Mayo Clinic 最近发表了一系列关于 B7-H1 和 B7-H4 蛋白功能的研究。B7 家族成员共调节配体在调节抗原特异性 T 细胞免疫中发挥核心作用。他们的研究表明，高表达 B7-H1 和 B7-H4 的肾细胞癌患者预后较差。

银染核仁组织区 (silver-stained nucleolar organizer region, AgNOR) 增加与核糖体蛋白合成需求增加有关。Pich 等研究发现，AgNOR 的量与预后有密切相关性，AgNOR 表达越高，患者预后越差。

增殖细胞核抗原 (proliferating cell nuclear antigen, PCNA) 标记指数的升高也与肾细胞癌患者生存期缩短存在相关性。

VHL 基因突变及 *HIF-1α* 的高表达广泛存在于肾细胞癌患者中，上海仁济医院的研究结果显示 *VHL* 基因突变与患者预后无关，但是 *HIF-1α* 的高表达与患者预后相关。Klatte T 等也有类似研究结果，但也有研究显示 *VHL* 基因突变及 *HIF-1α* 的高表达均不能提供有价值的预后信息，因此需要有更多相

关研究来判断其临床应用价值。

其他被证实有意义的肾细胞癌预后因素包括调节凋亡蛋白Bcl-2、p53、p21、多种生长因子及其受体、重要细胞黏附分子和蛋白酶。血清和尿液中的VEGF或成纤维细胞生长因子水平也被证实与预后有相关性。基因芯片技术和蛋白质组学的进步会使我们在不久的将来找到更多分子水平的肾细胞癌预后因素。

（刘强　董樑　徐云泽）

参考文献

［1］ Wein A J. Campbell-Walsh Urology［M］. 9th edition. Philadelphia: Saunders Elsevier, 2007.

［2］ 王永康.现代泌尿系统及男性生殖系统疾病诊断病理学［M］.济南：山东科学技术出版社，2012.

［3］ 埃布尔（美）.泌尿系统及男性生殖器官肿瘤病理学和遗传学/WHO世界卫生组织肿瘤分类及诊断标准系列［M］.北京：人民卫生出版社，2006.

［4］ 吴阶平.吴阶平泌尿外科学［M］.济南：山东科学技术出版社，2013.

［5］ Patard J J, Shvarts O, Lam J S, et al. Safety and efficacy of partial nephrectomy for all T1 tumors based on an international multicenter experience［J］. J Urol, 2004, 171: 2181−2185.

［6］ Leibovich B C, Blute M L, Cheville J C, et al. Nephron sparing surgery for appropriately selected renal cell carcinoma between 4 and 7 cm results in outcome similar to radical nephrectomy［J］. J Urol, 2004, 171: 1066−1070.

［7］ Vincenzo Ficarra, Antonio Galfano, Mariangela Mancini,et al. TNM staging system for renal-cell carcinoma: current status and future perspectives［J］. Lancet Oncol, 2007, 8(6): 554−558.

［8］ Patard J J, Shvarts O, Lam J S, et al. Safety and effi cacy of partial nephrectomy for all T1 tumors based on an international multicenter experience［J］. J Urol, 2004, 171: 2181−2185.

［9］ Leibovich B C, Blute M L, Cheville J C, et al. Nephron sparing surgery for appropriately selected renal cell carcinoma between 4 and 7 cm results in outcome similar to radical nephrectomy［J］. J Urol, 2004, 171: 1066−1070.

［10］ Peycelon M, Vaessen C, Misraï V, et al. Results of nephron-sparing surgery for renal cell carcinoma of more than 4 cm in diameter［J］. Prog Urol, 2009, 19(2): 69−74.

［11］ Thompson R H, Kurta J M, Kaag M, et al. Tumor size is associated with malignant potential in renal cell carcinoma cases［J］. J Urol, 2009, 181: 2033−2036.

［12］ Thompson R H, Leibovich B C, Cheville J C, et al. Is renal sinus fat invasion the same as perinephric fat invasion for pT3a renal cell carcinoma?［J］ J Urol, 2005, 174: 1218−1221.

［13］ Malley R L, Godoy G, Kanofsky J A, et al. The necessity of adrenalectomy at the time of radical nephrectomy: a systematic review［J］. J Urol, 2009, 181: 2009−2017.

［14］ Bernd Wagner, Jean-Jacques Patard, Arnaud Me'jean,et al. Prognostic Value of Renal Vein and Inferior Vena Cava Involvement in Renal Cell Carcinoma［J］. Eur Urol, 2009, 55(2): 452−459.

［15］饶秋，夏秋媛，周晓军，等.2016版WHO肾脏肿瘤新分类解读［J］.中华病理学杂志，2016，45（7）：435−441.

第三章
肾肿瘤影像学

CT 与 MRI 影像学诊断技术

一、CT检查

CT检查是肾肿瘤最主要和最常用的影像学检查方法，包括平扫、增强扫描及相关的图像重建。特别是近年来多排螺旋CT (multidetector-row CT, MDCT) 技术的发展，使扫描速度加快，消除了呼吸运动影响及层间错配，同时在一次注射对比剂后可以获取多期扫描图像，利用后处理技术可以进行多平面重建，使得临床医师对于肿瘤的性质、形态特征、与周边解剖结构的关系 (特别是肾脏大血管和集合系统) 等都有了全面的认识。

(一) 扫描技术与方法

1. 肠道准备　检查前禁食、禁水，口服稀释至1%对比剂。

2. 扫描范围　自肾上腺上缘至肾下极。

3. 参数设置　窗宽采用250 ～ 350 HU，窗位为30 ～ 40 HU；层厚5 mm，后期重建一般采用1.25 mm层厚。

4. 增强扫描时间及期相　对比剂团注后行双肾扫描，可于30秒、2分钟和5分钟分别获得肾皮髓质期、实质期及排泄期图像 (图3-1)。

(二) 平扫与多期增强扫描

一般情况下，针对肾肿瘤的多期螺旋CT扫描方案主要分为：平扫期 (precontrast phase, PCP)、皮髓质期 (corticomedullary phase, CMP)、肾实质期 (nephrographic phase, NP) 和排泄期 (excretory phase, EP)。平扫期对于肿瘤形态等解剖学特征并不能提供足够的信息，主要提示病变中是否存在钙化，平扫期CT值也用于测量对比剂团注后病灶的强化程度。在皮髓质期，肾皮质强化而髓质尚未强化，因此分界明显；通常肾细胞癌因血管丰富、强化迅速而在此期得以显示；同时此期扫描还可显示肾动脉及其分支；但是单纯行皮髓质期扫描可能漏诊隐藏于髓质中的小肿瘤和隐藏于皮质中与皮质强化程度相近的小肿瘤。肾实质扫描期通常可以显示大多数肿瘤，在这一期中，肾皮质和肾髓质强化程度相同，但肿瘤因内部血管结构与肾实质不同而呈现不同的强化，从而其轮廓得以显示。在排泄期，对比剂进入集合系统，肾盏肾盂的形态得以显示，肿瘤与集合系统的关系在此期扫描中可以得到显示 (表3-1)。

总之，CT平扫是目前肾肿瘤最基本的影像学检查方法之一，主要用于疾病的筛查，对于肿瘤体积较大或呈外生性生长的肿瘤有较好的敏感性，但对于较小或呈内生性生长的肿瘤检出率不高。另外平扫期图像还用于判断病灶内是否有脂肪密度。多期增强扫描主要用于进一步明确病变范围和数目，显示病灶的血供特点，提供对病灶鉴别诊断有意义的影像信息。肾功能不全、碘过敏、甲状腺功能亢进、严重糖尿病患者慎用。

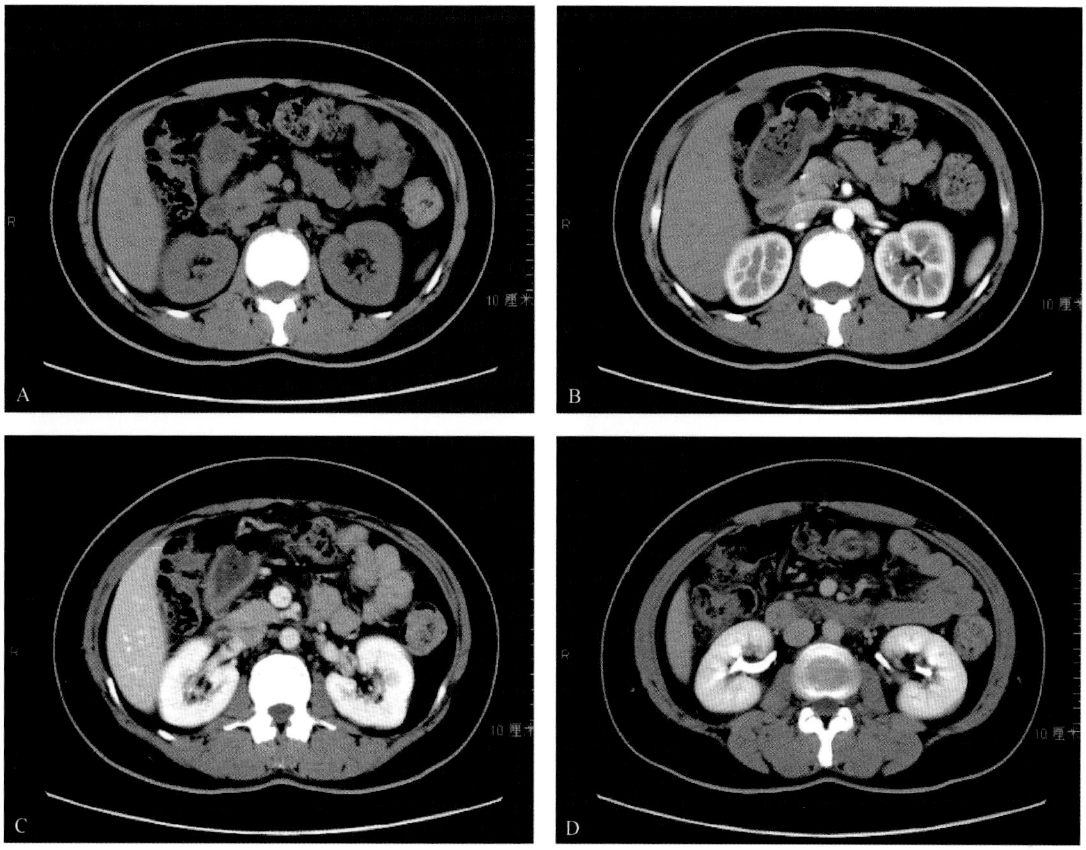

图 3-1　双肾 CT 平扫+增强的检查流程和典型图像

A. 平扫期: 双肾实质密度均匀一致, 肾周和肾门低密度为脂肪; B. 皮髓质期: 肾皮质增强, 肾柱清晰, 肾皮质和髓质分界明显; C. 实质期: 肾皮、髓质均匀增强; D. 排泄期: 肾盂、肾盏和输尿管显影

表 3-1　肾肿瘤 MDCT 多期扫描方案

扫描相	延迟时间	优　势	劣　势
PCP	无对比剂	提示病变的钙化灶, 此期 CT 值也用于病灶强化程度的测量	显示病灶的敏感性和特异性差
CMP	35～80 秒	显示病灶的强化及血管解剖	可能漏诊隐藏于髓质中的小肿瘤和隐藏于皮质中的与皮质强化程度相近的小肿瘤
NP	85～180 秒	通常可以显示大多数肿瘤	可能错过肿瘤的强化峰值
EP	＞3 分钟	显示肿瘤与集合系统的关系 (特别是拟行 NSS 的病例)	可能错过肿瘤强化, 对比剂通过集合系统可能掩盖肾髓质中的肿瘤

(三) 图像重建

常用方法有最大密度投影法 (maximum intensity projection, MIP)、表面覆盖成像 (shaded surface display, SSD) 及容积再现 (volume rendering technique, VRT)。主要用于显示肾动脉、肾静脉走行及肾动脉分支与肾脏占位的关系 (图 3-2), 为临床手术方式的选择提供依据。

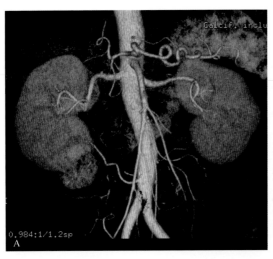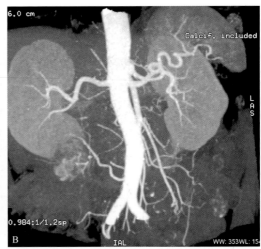

图3-2　双肾CT图像重建
A. VRT；B. MIP

二、MRI检查

MRI具有软组织分辨率高的特点，可同时进行多平面成像，在平扫时即可检出大多数病灶。目前肾脏MRI检查一般作为CT检查的补充，在鉴别诊断方面有一定优势。同时，由于MR对比剂Gd-DTPA无肾毒性，可适用于肾功能不全或碘过敏的患者。

（一）扫描技术与方法

1. 线圈　一般使用体线圈或表面线圈。

2. 运动伪影　运动伪影在腹部MRI检查时难以避免，最简单的方式是用前腹部压迫带法减弱腹部运动呼吸，但对于后腹膜脏器，简单压迫对于减少呼吸运动所导致的伪影效果不佳，故目前常采用呼吸门控和补偿以减少呼吸运动产生的伪影。

3. 成像序列　常规T1WI及T2WI采用自旋回波 (spin echo, SE)、快速自旋回波 (fast spin echo, FSE) 或梯度回波或梯度恢复回波 (gradient echo or gradient-recalled echo, GRE) 序列，增强目前一般采用SE序列或损毁稳态梯度恢复采集 (spoiled gradient recalled acquisition with steady state, SPGR) 序列，两者对于病变的显示效果相仿。

4. MRI中显示脂肪信号的几种方法及其应用　较常用的脂肪抑制方法有：频率选择饱和法 (化学移位选择饱和)、STIR技术 (短T1反转恢复，即基于脂肪组织短T1特性的脂肪抑制技术，可用IR或FIR序列来完成)、频率选择反转脉冲脂肪抑制技术、选择性水或脂肪激发技术。以上几种方法通过一定参数设置，均可以得到较满意的成像效果。除此之外，Dixon技术也可以用于含脂成分病灶的显示，与前几种方法不同，Dixon技术是一种水脂分离成像技术，可获得水脂相位一致 (同相位) 和水脂相位相反 (反相位) 图像，对于细胞内的脂性成分较敏感 (图3-3)。

（二）平扫与增强

MRI平扫在显示病变组织学特性 (脂肪、出血等) 及病变周围假包膜方面有优势，而MRI增强扫

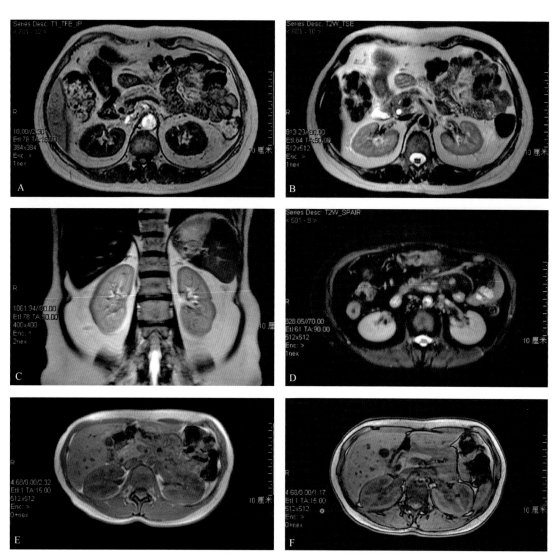

图3-3　双肾MR常用序列和典型图像

A. T1WI图像,肾皮质信号较高,髓质信号较低；B. T2WI图像,肾皮质、髓质信号均较高,不易分辨；C. 冠状面T2WI,有利于观察肾脏与周围结构的关系；D. T2WI脂肪抑制图像,脂肪信号被抑制,与无脂肪抑制图像联合应用可以判断病灶内是否含有脂肪；E. 当射频脉冲刚激发完,脂肪和水的宏观横向磁化矢量相位一致,称为同相位(in phase),则像素的信号强度为水信号和脂肪信号相加；F. 当射频脉冲关闭后,由于水分子中氢质子的进动频率比脂肪中的氢质子要快,到某一时刻,水的宏观横向磁化矢量将比脂肪的宏观横向磁化矢量快180°,称为反相位(out phase),这时采集信号的强度为水与脂肪信号相减

描的临床价值与CT增强扫描相仿。

（三）特殊检查方法

1. 肾动脉MRA　以Gd-DTPA增强的3D-PC法较为常用,可较好地显示肾动脉及近端分支,但是对于肾实质及占位灶显示欠佳,故也可对MR增强扫描早期图像进行重建,在满足肾血管显示的同时,可以清晰显示腹部实质性脏器。目前非对比增强流入敏感翻转恢复序列磁共振血管成像(inflow-sensitive inversion recovery, IFIR-MRA)技术也较为成熟,可以在无创的情况下清晰显示肾血管走行、狭窄或扩张(图3-4)。

2. 磁共振弥散加权成像(diffusion weighted imaging, DWI)　是基于水分子布朗运动的成像技

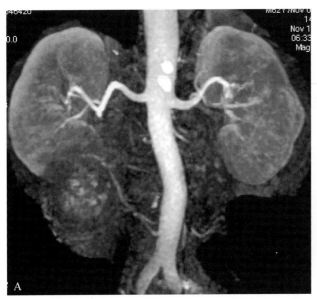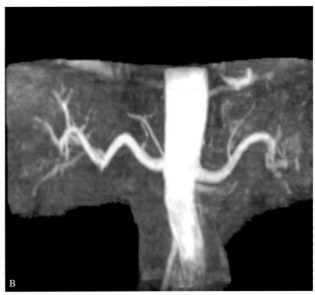

图 3-4　双肾 MRA
A. CE-MRA；B. IFIR-MRA

术，是组织磁共振功能成像的一种，可以显示水分子在病变内运动受限的程度，在肿瘤鉴别诊断及肾功能预测中有较好的应用，但 DWI 的表观扩散系数（apparent diffusion coefficient, ADC）受到许多因素的影响（如灌注效应、磁共振场强、梯度因子的选择等），限制了该技术的推广。目前，基于多梯度因子值的 DWI、高分辨率 DWI 及图像融合技术是放射学界的热门话题。

第二节
不同病理类型肾肿瘤的 CT／MR 影像学特征

影像学上发现的肾脏占位性病变大体上可以分为良性病变和恶性肿瘤两大类。良性病变中最常见的有肾血管平滑肌脂肪瘤、肾嗜酸细胞腺瘤、肾髓质纤维瘤等，其中也包括一些感染和炎症性病变，如黄色肉芽肿性肾盂肾炎、炎性假瘤，还有一些易与肾肿瘤混淆的正常变异，如肾柱肥大等。恶性肿瘤中占 90% 以上的是肾细胞癌，按照 WHO（2004 版）组织病理学分类，肾细胞癌具体可以分为肾透明细胞癌、乳头状肾细胞癌、肾嫌色细胞癌、多房囊性肾细胞癌、Bellini 集合管癌等。由于组织学来源不同，各类肾肿瘤在 CT 或 MRI 有不同的特征，准确解析这些特征，对于鉴别诊断和治疗决策有重要的意义。

一、肾恶性肿瘤

（一）肾透明细胞癌

肾透明细胞癌是肾细胞癌中最常见的病理类型，约占70%～80%，上海交通大学医学院附属仁济医院（上海仁济医院）达88.4%，通常呈大小不一的圆形或椭圆形病变。肾透明细胞癌起源于近端肾小管上皮，呈膨胀性生长，周围肾实质受到挤压而形成假包膜，因此瘤体与相邻肾实质分界清晰。大部分肾透明细胞癌血供丰富，由于生长迅速，肿瘤内部常伴有出血、坏死、囊性变和钙化。肾透明细胞癌的影像学表现取决于其本身成分和血供的差异，以及肿瘤内部是否有出血、坏死等继发性改变。

在平扫期，肾透明细胞癌的CT值通常为30～40 HU，与相邻肾实质相比呈等密度或略低密度，如果瘤体内有坏死、液化，则可呈更低密度。若伴有急性出血或钙化，则呈较高密度，因此肾透明细胞癌在CT平扫中通常表现为混杂不均匀密度。

由于大部分肾透明细胞癌为富血供肿瘤，在增强后表现为典型的"快进快出"征象。具体而言，在皮髓质期，肿瘤表现出与肾皮质同步，甚至早于肾皮质的明显强化。一般肿瘤越大，不均匀强化的特征越明显，强化的程度可高于或接近于肾皮质，而在此后的实质期和排泄期，造影剂从肿瘤内快速地廓清，其强化程度迅速减弱，相对于此时呈持续强化的肾实质渐趋低密度，这种"快进快出"与肿瘤内部丰富的窦状血管和动静脉瘘有关（图3-5）。

在MRI上，肾透明细胞癌通常表现为T1WI等信号或偏低信号，T2WI不均匀高信号。有研究表

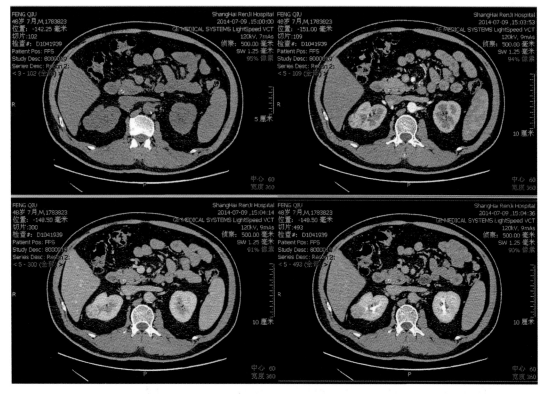

图3-5　右肾透明细胞癌的增强CT影像，由左至右由上至下依次是平扫、皮髓质期、实质期和排泄期，
显示右肾肿瘤造影剂"快进快出"特点

明，动态增强中强化程度高于15%可以作为诊断恶性肿瘤的参考标准。肿瘤内部亚急性或慢性出血表现为T1WI高信号和T2WI高信号，而陈旧性出血则表现为T1WI低信号和T2WI低信号。

肾透明细胞癌的假包膜是较常见的病理特征(图3-6)，有资料显示，直径＜4 cm的肾透明细胞癌假包膜的发生率约66%，＞4 cm占28%，但是CT对假包膜显示不敏感，而在MRI FSE序列T2WI脂肪抑制图像上显示为围绕肿块的低信号带，其敏感性和特异性分别为68%和91%。

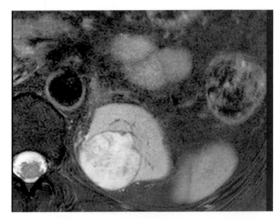

图3-6　肾透明细胞癌的假包膜在MR T2WI上的表现

(二) 乳头状肾细胞癌

乳头状肾细胞癌约占肾细胞癌的10% ～ 15%，笔者医院从2005年至2012年间共诊断115例乳头状肾细胞癌，约占同期肾上皮性肿瘤的5%。与肾透明细胞癌相比恶性程度较低，预后较好，但乳头状肾细胞癌易呈多中心或双肾发生。

乳头状肾细胞癌在病理学上属于少血供的低度恶性肿瘤，易伴有出血、坏死或囊性变。在CT平扫中通常呈等密度或偏低密度，而一般肾囊肿呈均匀低密度，在皮髓质期多数乳头状肾细胞癌呈轻度强化或边缘性强化，除了坏死、囊变和出血外，肿瘤实质成分趋向于均匀强化，强化程度要明显低于肾透明细胞癌，有些乳头状肾细胞癌因强化不明显甚至容易与复杂性囊肿相混淆，极少数肿瘤中度强化；实质期肿瘤维持原强化程度或稍有增加，一般呈轻、中度强化。有研究发现30%左右的乳头状肾细胞癌有钙化表现，这一比例要高于肾透明细胞癌，但钙化并非乳头状肾细胞癌所特有，肾嫌色细胞癌、肾血管平滑肌脂肪瘤和肾囊肿也可出现钙化。在MRI T2WI图像上，乳头状肾细胞癌常因内部沉积

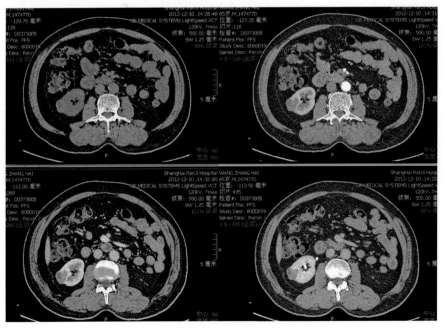

图3-7　右肾乳头状肾细胞癌 I 型CT影像

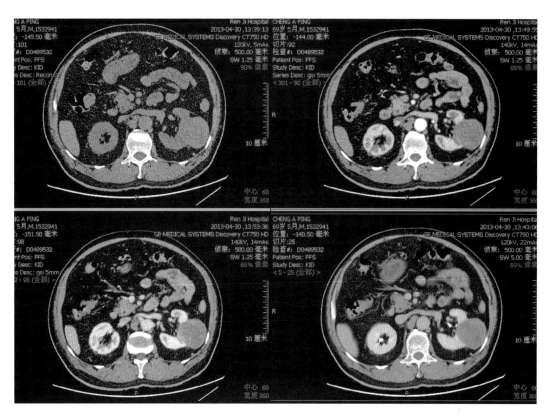

图3-8　左肾乳头状肾细胞癌Ⅱ型CT影像

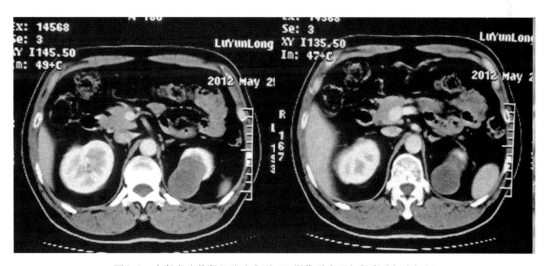

图3-9　左肾乳头状肾细胞癌Ⅰ型,CT影像学表现与肾囊肿极为相似

含铁血黄素而呈低信号(图3-7～图3-9)。

(三)肾嫌色细胞癌

肾嫌色细胞癌约占肾细胞癌的5%,基本属于低度恶性肿瘤,多呈单发,少数双侧、多发的肾嫌色细胞癌与肾嗜酸细胞腺瘤并存或呈"杂交瘤",见于Birt-Hogg-Dube综合征。

肾嫌色细胞癌在大体病理上为形态规则的球形实质性肿块,肿瘤通常较大,直径小于3 cm的肾嫌色细胞癌少见,肿瘤与肾实质之间边界清楚,常见假包膜。与其他类型的肾细胞癌不同，肾嫌色细胞癌一般很少出现坏死、出血及囊性变，超过38%的肾嫌色细胞癌伴有钙化，部分肿瘤可见中心星芒状或轮辐状瘢痕。

肾嫌色细胞癌在CT平扫中通常呈均匀等密度或稍高密度，皮髓质期表现为轻、中度强化，强化程度明显低于肾皮质，实质期多数肿瘤强化程度较皮髓质期增加，大多数肿瘤强化相对均匀，据报道近30%肿瘤出现轮辐状强化（图3-10）。肾嫌色细胞癌在MRI T1WI呈等或稍低于肾皮质信号，T2WI与肾皮质信号接近，或显示弥漫性高信号，若伴有中心瘢痕，瘢痕T1WI为低信号，T2WI为高信号。

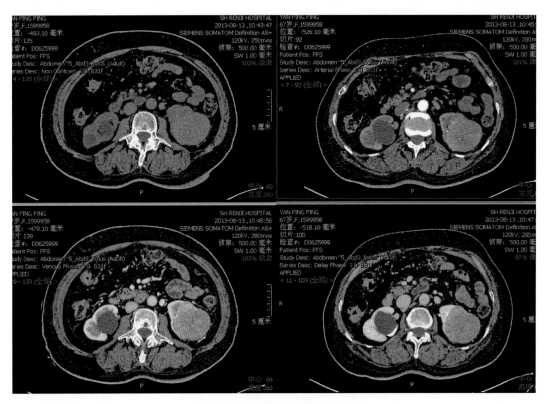

图3-10　左肾嫌色细胞癌CT影像

（四）集合管癌

肾集合管癌占肾细胞癌的1%～2%，起源于肾集合管上皮，以肾脏间质为支架沿集合管扩散浸润，因此肿瘤的原发部位在肾髓质，呈浸润性生长，瘤体直径较大，形态极不规则，肿瘤与正常肾实质之间移行带很宽，境界不清，无假包膜，常破坏肾盂肾门结构。肾集合管癌间质反应明显，病理学上表现为纤维间质成分丰富，瘤内常见炎性细胞浸润，甚至形成微脓肿。肾集合管癌恶性程度高，侵袭性明显，大多数患者发现病灶时已有淋巴结和远处转移，预后极差，2年生存率只有20%。

肾集合管癌为少血供肿瘤，在增强CT皮髓质期肿瘤呈轻、中度强化，强化程度低于肾皮质而略高于肾髓质，肿瘤与肾实质分界不清，实质期呈进行性强化，密度低于肾实质，瘤肾分界稍清晰，部分边缘呈锯齿状。肾集合管癌的影像学表现既类似于恶性程度很高的肾细胞癌，又类似于浸润肾实质的肾盂癌，与其组织病理结构有关。

（五）多房囊性肾细胞癌

多房囊性肾细胞癌占肾细胞癌的1%～2%，

具有低分级、低分期和预后良好的特点。肿瘤呈多房囊性，有完整分隔，分隔由纤维组织和致密胶原构成，囊壁和分隔可内衬上皮，囊内含棕色浆液、血液或胶冻样液体，常伴有结节或少许实质性成分，其分隔或囊壁结节含有透明细胞，以往曾作为肾透明细胞癌的一个亚型，新的WHO肾细胞癌分类将其作为一个新的病理类型独立出来。

多房囊性肾细胞癌呈边缘光整的圆形或椭圆形，液性密度，略高于水，囊壁多菲薄，形态规则，境界清楚，肿瘤实质性成分低于10%～25%。多房囊性肾细胞癌分隔数目多少不等，小房数目也因此变化很大，根据肿瘤分隔情况，大致表现为3种类型：Ⅰ型，间隔菲薄型；Ⅱ型，间隔增厚型；Ⅲ型，间隔结节型。多房囊性肾细胞癌的典型影像学表现是在液体密度的衬托下间隔或结节的强化，间隔菲薄型的间隔在皮髓质期扫描呈轻、中度强化，实质期呈中度强化；间隔结节型的壁结节在皮髓质期多显著强化，高于肾髓质，与肾皮质相仿，实质期强化消退，类似于典型肾透明细胞癌的"快进快出"特征，结节强化均匀；间隔增厚型强化方式介于以上两类之间（详见"肾囊性占位"章节）。Benjaminov等通过对比21例囊性肾细胞癌和11例良性囊性病变后发现，间隔强化的诊断敏感度83%，特异度28%；结节强化的诊断敏感度67%，特异度96%；间隔和结节同时强化的诊断敏感度100%，特异度86%。因此，间隔结节型最容易诊断，间隔增厚型其次，间隔菲薄型最容易漏诊或误诊。

二、肾良性肿瘤

（一）肾血管平滑肌脂肪瘤

肾血管平滑肌脂肪瘤（renal angiomyolipoma，RAML）是最常见的肾脏良性肿瘤，由血管、平滑肌和脂肪组织按照不同的比例构成，女性发病率高于男性。RAML可分为两种主要类型：① 病灶较大，以单发、单侧为主，不合并结节性硬化；② 以多发、双侧为主，常伴有结节性硬化，结节性硬化是常染色体显性遗传综合征，可发生多器官的RAML。

RAML的影像学表现取决于其三种组织成分的比例差异。大部分肿瘤含有相当比例的脂肪，其CT值在-100～-10 HU，在CT扫描时可见典型的脂肪密度，容易明确诊断（图3-11）；部分以平滑肌或血管为主的肿瘤在CT平扫时其实质性成分呈高密度，增强后呈不均匀强化，若不采用薄层扫描或阅片不仔细，可能诊断为肾细胞癌；少数乏脂型RAML和近年来新发现的上皮性RAML呈完全实质性肿块，CT平扫时呈均匀高密度，增强后于皮髓质期明显均匀强化，实质期有延迟强化表现，有时难以与肾细胞癌鉴别（图3-12）。采用螺旋CT薄层扫描及小间隔重建，易检出肿瘤中的少量脂肪成分；而MRI在少脂型RAML与肾细胞癌的鉴别上有一定的优势，富平滑肌的RAML在T2WI上呈较均匀的低信号，肾细胞癌则以高信号多见，而MRI的化学位移成像和脂肪抑制序列可以帮助发现瘤体内部的少量脂肪成分。关于不典型RAML与恶性肿瘤的鉴别将在后面的章节中详细论述。

（二）肾嗜酸细胞腺瘤

肾嗜酸细胞腺瘤属于良性肾肿瘤，在欧美国家发病率高于RAML。在病理学上，肾嗜酸细胞腺瘤可能来源于集合管的插入细胞，由胞质嗜酸性的大细胞构成。在CT平扫时呈等密度，增强后呈均匀或不均匀

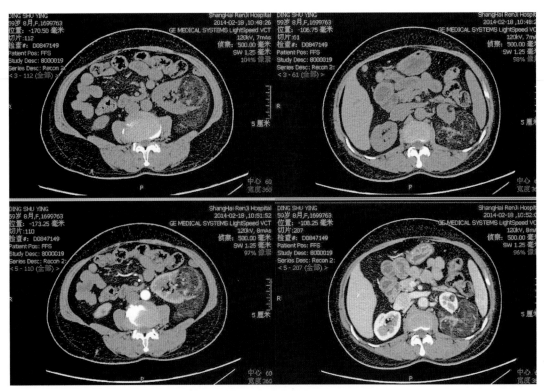

图3-11 左肾血管平滑肌脂肪瘤，CT扫描可见明显的脂肪密度

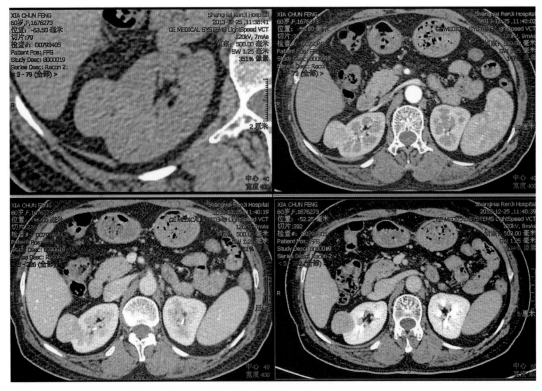

图3-12 右肾少脂型肾血管平滑肌脂肪瘤，平扫期CT扫描似可见肿瘤内部极少量脂肪密度

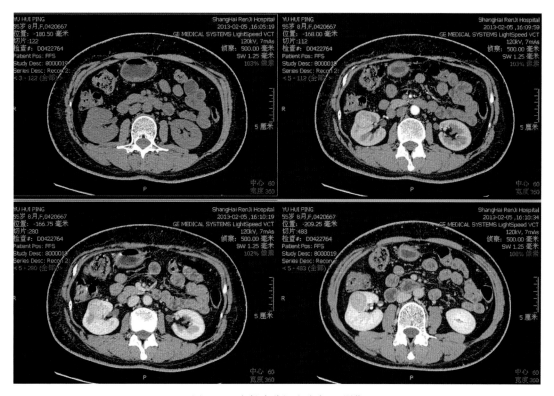

图3-13　右肾嗜酸细胞腺瘤CT影像

显著强化,可显示中央的瘢痕,但无论是增强后的车辐状强化还是中央瘢痕,都不是肾嗜酸细胞腺瘤的特异性CT表现,易与肾嫌色细胞癌相混淆(图3-13)。

(三) 黄色肉芽肿性肾盂肾炎

黄色肉芽肿性肾盂肾炎是一种罕见的、严重的慢性肾脏感染,主要由于尿石症、梗阻和感染等因素造成。病理特征是充满脂质的泡沫状巨噬细胞积聚,开始于肾盂和肾盏,随后弥漫到肾实质并产生广泛的破坏。绝大多数病例的病变是弥漫性的,也有局灶性的。局灶性黄色肉芽肿性肾盂肾炎在影像学上表现为肾实质性占位。CT扫描可见肾形大包块,肾盂紧密地包围着中心钙化区域,肾实质内可见多发的液体占位,实际上是扩张的肾盏和脓腔。增强时由于肉芽组织内有大量血管,病灶内脓腔壁明显强化,脓腔本身不强化。80%以上的黄色肉芽肿性肾盂肾炎合并结石,没有结石的局灶性黄色肉芽肿性肾盂肾炎容易与肾细胞癌混淆。

三、肾脏实质性占位影像学鉴别诊断

在临床上经常遇到的情况是患者体检发现了肾脏实质性占位,此时临床医生要回答的问题是:第一,这一占位是恶性肿瘤还是良性病变;第二,综合各类检查,这一占位倾向于哪一种病理类型。这两个问题直接关系到对这类患者是采取积极外科干预还是动态随访,也直接关系到患者的心理负担问题。

(一) 肾脏良恶性肿瘤的鉴别

在术前诊断为肾细胞癌的患者中，有一部分经术后病理证实为良性肿瘤，其中主要是乏脂肪RAML、肾嗜酸细胞腺瘤和复杂性囊肿。随着肾肿瘤总体发病率的逐年上升，良性肿瘤的发生率也在同步增加。美国哥伦比亚大学医学中心的报道称，在所有肾肿瘤手术患者中，良性肿瘤的比例由1998年前的5.0%上升至2004～2007年间的21.2%，即目前可能有1/5的患者因良性肿瘤而接受了过度治疗，这已成为一个不可忽视的现实问题。

肿瘤大小与良恶性密切相关。良性病变的发生率随着肿瘤增大而逐渐降低。目前最大规模的统计来自Frank等对美国Mayo医学中心1970～2000年共计2 770例肾肿瘤手术病例的回顾，研究者发现良性比例为12.8%，良性肿瘤比例从直径≤1 cm组的46.3%逐渐减小至直径＞7 cm组的6.3%。Kummerlin等对1995～2005年荷兰全国范围内2 421例直径≤4 cm的散发性肾肿瘤进行了统计，良性肿瘤的发生率为7.5%，在直径≤2 cm的肿瘤中良性病变占10.3%，在直径2.1～3.0 cm的肿瘤中占8.9%，直径3.1～4.0 cm的肿瘤中占7.5%。亚洲人群的同类研究中，良性病变的发生率明显偏低。Kim等对466例术前经螺旋CT诊断为"肾细胞癌"的肾肿瘤患者进行了统计，术后病理显示仅5%为良性病变。中山大学周芳坚等回顾1999～2007年303例术前影像学诊断的"肾细胞癌"，术后病理显示10.2%为良性病变，其中直径＜2 cm组25%，直径2～4 cm组13%，直径＞4 cm组7.1%。

对上海仁济医院2003年1月～2010年9月共1 531例术前影像学诊断为"肾细胞癌"并进行肾部分切除术或根治性肾切除术的患者进行回顾性分析，笔者发现存在81例良性病变 (5.3%)。其中，最大径≤1 cm的肿瘤中良性病变比例最高，为13.3%；在最大径为1～2 cm、2～3 cm、3～4 cm、4～5 cm、5～6 cm、6～7 cm、7～8 cm和8～9 cm的肿瘤中，良性病变比例分别为7.6%、8.2%、7.2%、

5.9%、0.6%、3.8%、1.1%和2.0%；在＞9 cm的肿瘤中，除1例RAML (最大径12.0 cm) 外，无其他良性病变。良性病变在≤4 cm、4～7 cm和＞7 cm三组中比例分别为7.8%、3.8%和1.1%。在良性肿瘤中，最常见的是RAML (64.20%)、肾嗜酸细胞瘤 (14.81%) 和复杂性囊肿 (7.41%)。女性患者中良性病变的发生率 (9.0%) 明显高于男性患者 (3.6%)。同时笔者还发现良性肿瘤患者的平均年龄 (45.7岁) 也显著小于恶性肿瘤患者 (55.6岁)。多因素回归分析表明，女性、年轻、肿瘤直径较小是良性肿瘤3个独立的临床预测因素。

RAML中脂肪组织的CT值在−100～−10 HU，增强扫描时肿瘤内血管平滑肌组织明显强化，脂肪组织无强化，根据其典型征象容易诊断。但有4%～5%的RAML为乏脂肪型，主要由平滑肌和畸形血管组成。病理学分析表明，当弥漫性分布的脂肪成分低于40%、局限性分布的脂肪成分低于30%时，可以导致影像学诊断困难。Kim等通过对比同期乏脂肪RAML和肾细胞癌患者的CT影像后发现，均匀强化和延迟强化是鉴别乏脂肪RAML的重要特点，应用这两点鉴别RAML的阳性预测值和阴性预测值分别为91%与87%。笔者对上海仁济医院2003年1月～2010年9月1 531例肾肿瘤病例中40例乏脂型RAML的CT影像学特征做了总结，结果提示，在影像学上表现为实性占位的38例 (95.0%)，表现为囊实性占位的2例 (5.0%)，均为Bosniak Ⅳ型；1例 (2.5%) 肿瘤伴有钙化；肿瘤平扫期CT值31.00～60.00 HU (42.2 HU±7.9 HU)，均未见脂肪密度影；对比剂注入后，皮髓质期CT值42.83～213.29 HU (90.3 HU±53.5 HU)，实质期CT值52.55～188.72 HU (93.0 HU±45.1 HU)，排泄期CT值53.14～180.46 HU (88.3 HU±41.7 HU)；肿瘤皮髓质期CT增强12.05～168.10 HU (53.6 HU±49.3 HU)，排泄期CT增强18.54～135.30 HU (46.1 HU±37.9 HU)。统计发现就增强程度而言，40例中32.5%表现为轻度强化，45.0%表现为中度强化，22.5%表现为明显强化；就强化模式而言，

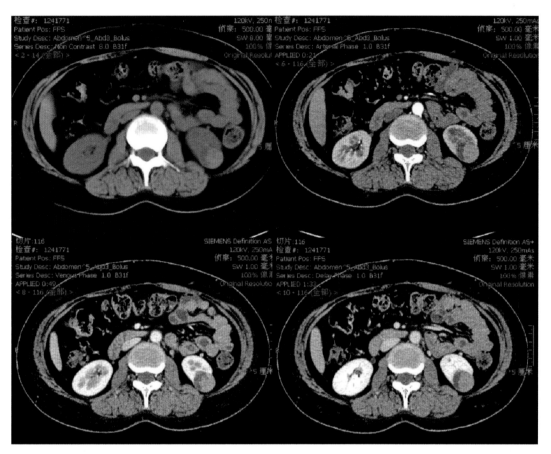

图3-14　左肾乏脂型肾血管平滑肌脂肪瘤的增强CT影像

患者,女性,49岁。左肾下极占位,直径约2.5 cm,平扫期CT值为38.94 HU,高于肾实质。注入对比剂后轻度强化,皮髓质期(56.74±15.11)HU,实质期(70.50±14.06)HU,排泄期(66.73±15.39)HU。术后病理为肾血管平滑肌脂肪瘤,以血管平滑肌为主

70.0%表现为延迟强化,30.0%表现为非延迟强化;就强化分布而言,25.0%表现为不均匀强化,75.0%表现为均匀强化。

肾嫌色细胞癌和乳头状肾细胞癌也会出现均匀强化与延迟强化的特征,在这种情况下,RAML在CT上的一些特殊征象有助于鉴别诊断。由于平滑肌或血管成分占据肿瘤大部分,乏脂型RAML在平扫CT中密度稍高于肾实质,而肾细胞癌一般呈等或偏低密度(图3-14);对于外生性肿瘤,在肿瘤最大径线层面,瘤旁肾实质呈拱状,高于肾轮廓以外,或病灶与肾皮质交角为钝角,这一特征在RAML中多见,有学者称之为"杯口征";同样在肿瘤最大径线层面,肿瘤位于肾内的部分与肾实质的交界平直,或呈楔形指向肾门,这

一特征被称为"劈裂征"。有研究者认为"杯口征"和"劈裂征"与RAML呈良性缓慢生长挤压相邻肾实质的生物学特性有关,可用于RAML的定性诊断(图3-15)。周海鹰等对乏脂肪RAML与肾细胞癌鉴别诊断中主要CT征象的应用价值进行Meta分析的结果显示,"杯口征"对RAML与肾细胞癌的鉴别诊断价值最高,均匀强化及延迟强化其次。

影像学上确诊RAML的"金标准"仍是发现脂肪组织,螺旋CT薄层扫描和小间隔重建可发现厚层扫描容易遗漏的脂肪密度,但在这种情况下MRI更具有优势。通过行脂肪饱和与非脂肪饱和T1WI进行对比效果最佳,肉眼可见的肿瘤内脂肪将随着肾周和皮下脂肪信号强度的改变而改变,在脂肪抑制T1WI呈低信号,而在水饱和T1WI呈高信号。同

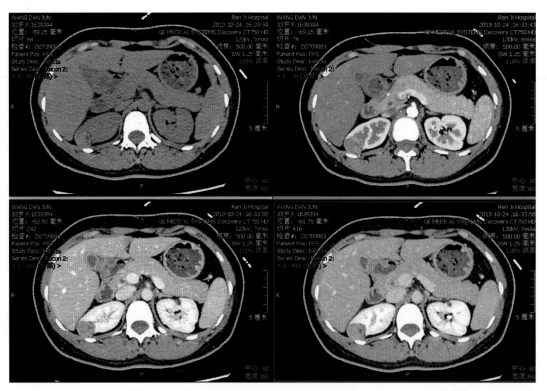

图3-15　右肾乏脂型肾血管平滑肌脂肪瘤的增强CT影像,显示"杯口征"与"劈裂征"

相位和反相位T1WI化学位移成像可用于探测肿瘤内部少量的脂肪,并发现有些CT上不能显示的隐藏在病灶中的脂肪成分。由于脂肪/水信号的清除,有些较小的RAML可在反相位图像上变得更为显著,在RAML和邻近肾实质之间边缘出现蚀刻状伪影,又称为"勾边效应"。如果病灶较小,且主要由脂肪和水混合组成整个病灶,常因为肿瘤内脂肪-水信号被清除而完全呈低信号 (图3-16)。

需要补充说明的一点是,有些肾透明细胞癌的细胞内含有脂质,因此在实质性肾肿瘤内化学位移成像信号衰减对RAML并不特异,所以肾脏病变出现化学位移成像信号衰减并不能因此就诊断RAML。如果同相位和反相位T1WI采集后可疑RAML,那么诊断要通过脂肪或水饱和T1WI采集确定。肾脏病变内肉眼可见脂肪的出现对RAML有特异性,肾细胞癌内出现肉眼可见的脂肪极为罕见,往往是继发于肾窦脂肪受累或继发于脂肪或胆固醇坏死。

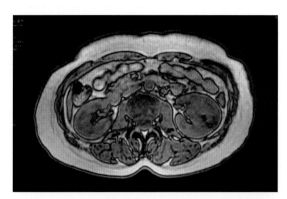

图3-16　左肾乏脂型肾血管平滑肌脂肪瘤的MRI化学位移反相位图像,可见肿瘤内部脂肪成分周边的"勾边效应"

肾嗜酸细胞腺瘤是另一类常见的肾良性肿瘤,病变相对均质,边界清晰,无坏死和出血,伴有中央星状瘢痕 (central stellate scar),但包括CT和MRI在内的大多数影像学检查都不能完全与肾细胞癌鉴别。Kim等发现肾嗜酸细胞腺瘤存在特征性的"节段强化倒置"现象 (segmental enhancement inversion),即肿瘤内部在皮质期呈高强化的部分在排泄早期表现为低强化，而在皮质期强化程度较低的部分在排泄早期反而强化程度较高，根据此特征鉴别肾嗜酸细胞腺瘤与肾细胞癌，敏感度为80%，特异性为99%（图3-17）。Bird等通过对比67例肾细胞癌与12例肾嗜酸细胞腺瘤CT平扫及增强后图像发现，肾嗜酸细胞腺瘤在皮髓质期、实质期和排泄期的强化分别达到54.6%、39.6%和

23.9%，均高于各类肾细胞癌，且肾嗜酸细胞腺瘤在排泄期对比剂的廓清超过强化峰值的50%以上，也显著高于肾细胞癌（图3-18）。在MRI上，肾嗜酸细胞腺瘤T1WI一般呈等或低于正常实质信号，T2WI信号强度则多变，在辨别肾嗜酸细胞腺瘤中央瘢痕上MRI优于CT，但其影像学特征并不特异，不足以提供确定性诊断。

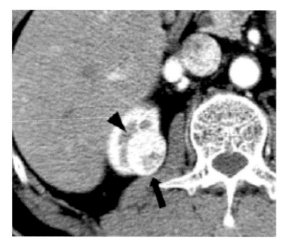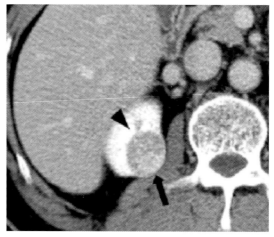

图3-17　右肾嗜酸细胞腺瘤的"节段强化倒置"现象，左图皮髓质期肿瘤内部高强化部分在右图排泄期中强化程度减低，皮髓质期肿瘤内部相对低强化部分在排泄期中强化程度提高
［引自：Bird VG, Kanagarajah P, Morillo G, et al. World J Urol, 2013, 31(4): 1011—1012.］

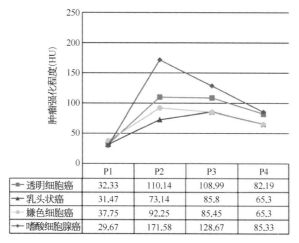

	P1	P2	P3	P4
透明细胞癌	32.33	110.14	108.99	82.19
乳头状癌	31.47	73.14	85.8	65.3
嫌色细胞癌	37.75	92.25	85.45	65.3
嗜酸细胞腺瘤	29.67	171.58	128.67	85.33

图3-18　肾嗜酸细胞腺瘤与常见类型肾细胞癌在增强CT扫描各期中强化程度的比较，可见肾嗜酸细胞腺瘤在皮髓质期和实质期中的强化程度均高于肾细胞癌

（二）肾恶性肿瘤常见病理类型之间的鉴别

不同病理类型的肾细胞癌生物学行为不同，预后也差别很大。术前准确估计其病理类型有利于临床医师制订合理的治疗计划和评估预后。肾透明细胞癌、肾嫌色细胞癌和乳头状肾细胞癌在病理学上差异明显，特别是肿瘤血供的差异使每一种亚型有着显著的影像学特征，使我们能够根据肿瘤的密度、

强化程度、强化模式等进行鉴别诊断。中国医学科学院肿瘤医院戴景蕊等回顾分析了2001～2008年经手术后病理学证实的460例肾细胞癌患者的术前螺旋CT双期扫描图像，并制订了如下增强程度及动静脉落差评判标准。

（1）皮髓质期及实质期肿瘤强化程度：① 无强化：肿瘤CT值≤60 HU或同肌肉相仿；② 轻度强化：肿瘤CT值≤80 HU；③ 中度强化：位于轻度与明显强化之间；④ 明显强化：增强后肿瘤密度与正常肾相仿或CT值≥120 HU。

（2）肿瘤的动静脉强化落差值＝肿瘤在皮髓质期的CT值－实质期的CT值，将其分为3组：≥30 HU、0～30 HU和＜0 HU。研究者发现肾透明细胞癌在CT增强扫描后的典型表现为强化明显，动静脉期的落差大，显示为对比剂的"快进快出"，强化模式以周边环状及不均匀强化为主，静脉期肿瘤密度不均匀，变性坏死较常见；肾嫌色细胞癌在CT增强扫描后的典型表现为中等强化，动静脉期落差小，强化模式以均匀强化居多，极少数有变性坏死；乳头状肾细胞癌在CT增强扫描后的典型表现为轻度或无强化，动静脉期的落差小，延迟强化较常见，强化模式以均匀强化为多，肿瘤密度均匀，少数有变性坏死（图3-19～图3-21）。

MRI弥散加权成像（diffusion weighted imaging）在鉴别不同亚型的肾细胞癌中也有一定价值。活体生物组织中水分子的随机运动在DWI中表现为信号的明显衰减，当水分子的弥散运动受到细胞膜或大分子蛋白质等生物组织中的天然屏障限制时，DWI信号衰减程度变小，以表观弥散系数（apparent diffusion coefficient, ADC）来衡量就得到较高的ADC。研究者发现，肾透明细胞癌的弥散受限最为显著，其次是肾嫌色细胞癌，乳头状肾细胞癌的弥散受限程度最小，因此这三种肾细胞癌中肾透明细胞癌ADC最高，乳头状肾细胞癌最低，肾嫌色细胞癌介于两者之间，但DWI用于鉴别不同亚型肾细胞癌的价值还需要扩大样本的验证（图3-22～图3-24）。

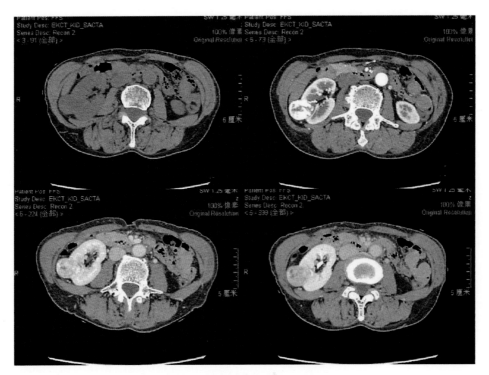

图3-19 肾透明细胞癌的CT表现

患者，女性，63岁。右肾为透明细胞癌，直径约2.4 cm×2.7 cm，动脉期可见明显不均匀强化，CT值260.88 HU，延迟期对比剂快速洗脱，CT值137.30 HU

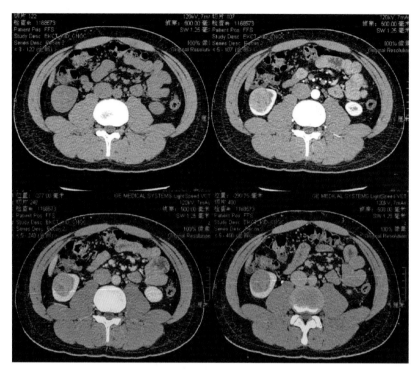

图3-20　肾嫌色细胞癌的CT表现

患者,男性,24岁。右肾为肾嫌色细胞癌,直径约3.5 cm×3.1 cm,平扫期CT值39.52 HU,
动脉期CT值80.05 HU,中等均匀强化,延迟期CT值74.43 HU,存在明显延迟强化

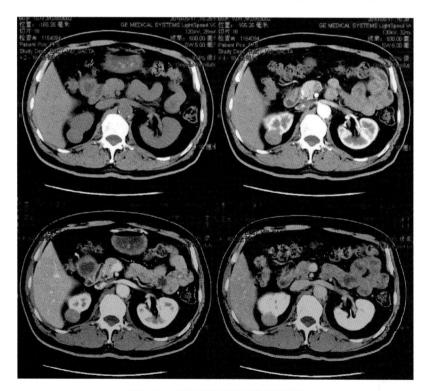

图3-21　乳头状肾细胞癌的CT表现

患者,男性,61岁。右肾Ⅰ型乳头状肾细胞癌,直径2.8 cm,平扫期CT值33.58 HU,增强后
逐渐均匀强化,动脉期CT值51.06 HU,至延迟期CT值84.42 HU,存在明显延迟强化

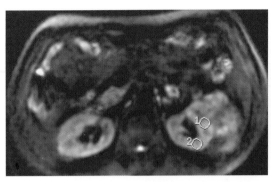
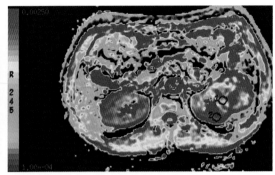

图 3-22　左肾透明细胞癌 MR 的 DWI 影像（b=800 s/mm²）

兴趣区 1 肿瘤组织平均 ADC 1.920×10^{-3} mm²/s；兴趣区 2 肾实质平均 ADC 2.260×10^{-3} mm²/s

[引自：Wang H, Cheng L, Zhang X, et al. Radiology, 2010, 257(1): 135-143.]

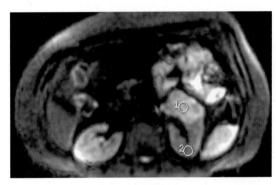
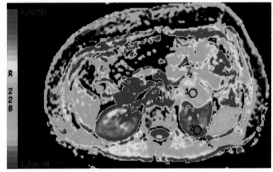

图 3-23　左肾嫌色细胞癌 MR 的 DWI 影像（b=800 s/mm²）

兴趣区 1 肿瘤组织平均 ADC 1.300×10^{-3} mm²/s；兴趣区 2 肾实质平均 ADC 2.140×10^{-3} mm²/s

[引自：Wang H, Cheng L, Zhang X, et al. Radiology, 2010, 257(1): 135-143.]

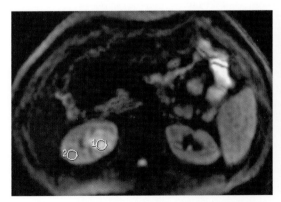
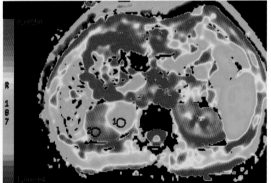

图 3-24　右肾乳头状肾细胞癌 MR 的 DWI 影像（b=800 s/mm²）

兴趣区 1 肿瘤组织平均 ADC 0.889×10^{-3} mm²/s；兴趣区 2 肾实质平均 ADC 2.000×10^{-3} mm²/s

[引自：Wang H, Cheng L, Zhang X, et al. Radiology, 2010, 257(1): 135-143.]

第三节
影像学检查与肾肿瘤外科手术的关系

保留肾单位的PN手术作为早期肾细胞癌标准治疗的观点已被广泛认同。由于PN在具有良好肿瘤治疗效果的同时,最大限度地保存了患者的肾功能,降低了慢性肾脏病的发生风险,改善了患者的生活质量,在一些技术成熟、经验丰富的中心,PN的适应证也逐步扩大到大于4 cm的肿瘤。但PN手术操作相对复杂,并发症发生率较根治性肾切除术高。根据Van Poppel等的统计,PN总体并发症发生率在开放肾部分切除术 (open partial nephrectomy, OPN) 中为4.1% ～ 38.6%,在腹腔镜肾部分切除术 (laparoscopic partial nephrectomy, LPN) 中为9% ～ 33%,其中最常见的是漏尿 (OPN:0.7% ～ 17.4%, LPN:1.4% ～ 10.6%) ,其次是术后出血 (OPN: 0% ～ 7.5%,LPN:1.5% ～ 9.5%) 。手术条件和术者经验影响PN的安全性,但肿瘤本身的解剖学特征是直接影响NSS并发症发生的重要因素,如肿瘤大小、位置、深度,以及与肾窦、集合系统和血管的

关系等。然而以往对于以上这些特征并无统一的定义,临床医生在读片和决定手术方式时很大程度上依赖于个人经验和主观判断,缺乏相对客观的评价体系;同时不同研究之间、不同人群之间、不同手术方法之间的比较分析也因客观标准的缺乏而实施困难。

2009 年, Kutikov 和 Uzzo 在综合大量文献的基础上建立了 R.E.N.A.L 评分 (R.E.N.A.L nephrometry score) 系统,该评分系统综合了肿瘤直径 (radius)、外生特点 (exophytic/endophytic properties)、与肾窦或集合系统的靠近程度 (nearness to the renal sinus or urinary collecting system)、腹背侧位置 (anterior/posterior location) 和纵向位置 (location relative to polar line) ,研究者对以上每一项特征都定义了评分标准,最后相加的总分代表了肿瘤的解剖学复杂性 (表3-2) 。小样本的回顾分析表明,R.E.N.A.L 评分在肾部分切除术和根治术的患者之间存在差异。

表3-2　R.E.N.A.L 评分系统

项目　　　　　　评分	1分	2分	3分
最大径 (cm)	≤ 4	> 4, < 7	≥ 7
外生比例	≥ 50%	< 50%	完全内生
与肾窦或集合系统的距离 (mm)	≥ 7	> 4, < 7	≤ 4
纵向位置	完全在上极线 (polar line) 以上或下极线以下	肿瘤 ≤ 50% 越过极线	肿瘤 > 50% 越过极线或越过中线或位于上下极线之间
腹背侧位置	非量化指标,分别以a、p、x表示腹侧、背侧、不确定		

同年,Ficarra等建立了另一个肾肿瘤标准化评估体系——PADUA分类系统 (preoperative aspects

and dimensions used for an anatomical classification)。 PADUA系统的评价元素包括肿瘤大小 (tumour size)、

纵向位置 (longitudinal location)、外生比例 (exophytic rate)、内外侧位置 (renal rim)、与肾窦关系 (renal sinus)、与集合系统关系 (urinary collecting system) 和腹背侧位置 (anterior-posterior face) (图3-25、图3-26)。除肿瘤的腹背侧位置为非量化指标外，其余指标均赋予相应

分值，最后相加可得到PADUA评分 (表3-3)。研究者发现PADUA评分对OPN的总体并发症有预测价值。PADUA评分为8～9分的肿瘤发生并发症的风险是评分为6～7分肿瘤的14倍，而评分≥10分肿瘤的并发症风险将增至30倍。

表3-3 PADUA系统的评分标准

评价指标		分数
内外侧位置	外侧环	1
	内侧环	2
纵向位置	两极	1
	中部	2
外生比例	≥50% 外生性	1
	<50% 外生性	2
	完全内生性	3
肿瘤与肾窦的关系	肾窦未累及	1
	肾窦累及	2
肿瘤与集合系统的关系	集合系统未累及	1
	集合系统累及	2
影像学最大径	≤4 cm	1
	4.1～7 cm	2
	>7 cm	3
腹背侧位置	非量化指标，分别在评分后标注a或p表示腹侧面与背侧面	

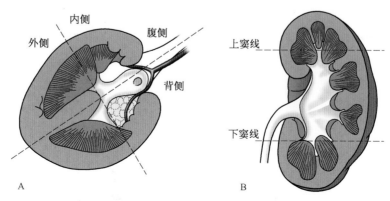

图3-25 PADUA评分系统肿瘤腹背侧位置、内外侧位置和纵向位置
A.腹背侧位置与内外侧位置；B.窦线 (upper/lower sinus line) 的位置

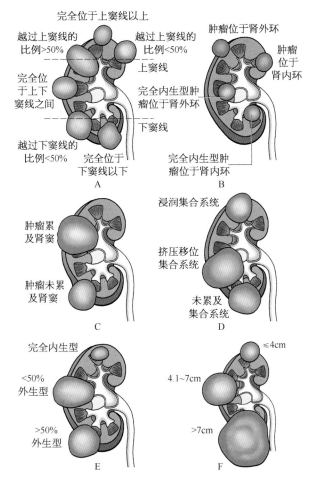

图3-26　PADUA评分系统示例
A. 纵向位置；B. 内外位置；C. 肿瘤与肾窦的关系；D. 肿瘤与集合系统的关系；E. 外生比例；F. 肿瘤的最大径

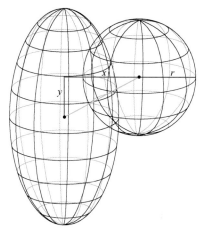

图3-27　"C指数"的计算原理

同样在2009年，Simmons等借鉴勾股定理构建了"C指数"（C Index）来定量描述肿瘤在肾脏上的位置。研究者将肾脏简化为一椭球体，将肿瘤简化为一球体，以两者中心之间的距离与肿瘤半径的比值来表示肿瘤接近肾脏中心的程度（图3-27）。C指数为0表示肿瘤中心落在患肾的中心位置，C指数为1表示肿瘤边缘恰好接触患肾的中心，C指数越大表示肿瘤离患肾中心的相对距离越远，从另一个角度看，也就是肿瘤的外生比例越大。研究者发现C指数小于2的肿瘤手术时间、热缺血时间和出血量增加，同时术中和术后并发症发生率也增高。

新建立的影像学评估体系必须是容易使用和可重复的，并且经过大量研究验证其临床意义。

PADUA分类建立后，Waldert等对240例行OPN或LPN的肾肿瘤进行回顾性分析，得到了与Ficarra类似的结论：PADUA评分可作为NSS总体并发症的独立预测因素。相比＜10分的肿瘤，≥10分肿瘤的并发症风险将增加3倍以上。与此同时，Waldert等还发现PADUA评分与NSS手术时间和术中热缺血时间呈正相关性。Mottrie等在机器人辅助肾部分切除术（robotic-assisted partial nephrectomy, RPN）中也证实PADUA评分是手术并发症、热缺血时间大于20分钟和需要修补集合系统的预测因素，PADUA评分系统可作为机器人手术患者选择的参考依据。

Simhan等应用R.E.N.A.L评分系统，在验证该评分对NSS手术并发症预测价值的同时，还考察了R.E.N.A.L评分与并发症严重程度的关系。该研究共纳入390例患者，包括OPN和RPN，按照Clavien-Dindo标准对并发症进行分类，Clavien-Dindo 1～2级列为一般并发症，而Clavien-Dindo 3～5级列为重大并发症。研究者发现，一般并发症发生率在不同R.E.N.A.L评分的患者之间没有显著差异，但R.E.N.A.L评分较高的复杂肿瘤患者中重大并发症的发生率明显偏高，手术时间延长和较高的R.E.N.A.L评分是重大并发症的独立危险因素。

Hew等在对134例肾部分切除术患者进行回顾性分析，同时应用R.E.N.A.L评分和PADUA分类系统来评价肿瘤的解剖学复杂性，结果表明，上述两个评分都是手术并发症的独立预测因素,同时与术中热缺血时间有关。研究者同时考察了两个评分体系在不同年资泌尿外科医师之间应用的可重复性,R.E.N.A.L评分和PADUA分类在不同级别医师之间的相关系数分别为0.70和0.73,说明在临床操作中具有比较好的可重复性。

笔者在对上海仁济医院2008～2011年195例肾部分切除术患者的影像学与临床资料应用PADUA分类进行回顾分析,在单因素分析中,肿瘤最大径、内外侧位置、外生比例、肿瘤与肾窦的关系、肿瘤与集合系统的关系、肿瘤累及肾门血管与PN总体并发症发生率相关;在多因素分析中,PADUA评分是PN总体并发症的独立预测因素(图3-28～图3-30)。但PADUA评分与并发症严重程度分级之间无显著关联。在OPN组,PADUA评分对手术时间、热缺血时间和失血程度都有预测价值;在LPN组,PADUA评分与热缺血时间明显相关,但与手术时间和失血程度的关联尚不显著。在临床实践中,笔者认为肿瘤接触或挤压到肾门主要血管是PN的危险因素之一,以肿瘤累及肾门血管代替原有PADUA系统中肿瘤的内外侧位置分类,笔者对PADUA分类系统做了改良的尝试,对于以出血、漏尿和需要切除患肾为代表的PN严重并发症,改良的PADUA评分是其独立预测因素,改良PADUA评分≥9分的肿瘤发生上述三类严重并发症的风险是6～8分肿瘤的9.65倍(图3-31)。

在肾部分切除术中最重要的考量因素就是热缺血时间,热缺血时间过长将影响残留肾单位的功能。目前,泌尿外科医生尝试在肾部分切除术中不阻断肾动脉主干,而是将肾动脉精细解剖至三级甚至更高一级分支,分离出直接供应肿瘤的1根或几根动脉分支,这样可以将缺血和再灌注对周边正常肾单位的影响降至最低。然而为了达到"零缺血"的目标,必须要求术前对患肾动脉解剖,特别是动脉

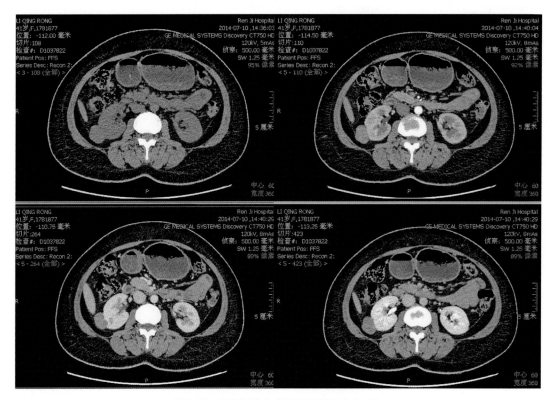

图3-28 低危组肿瘤(PADUA评分为7p分)

患者,女性,41岁。体检发现右肾占位。肿瘤最大径2.5 cm(1),位于右肾中部(2),背侧(p),外侧(1),＞50%外生性(1),未累及肾窦(1)与集合系统(1),PADUA评分为7p。患者行OPN,病理为肾嫌色细胞癌

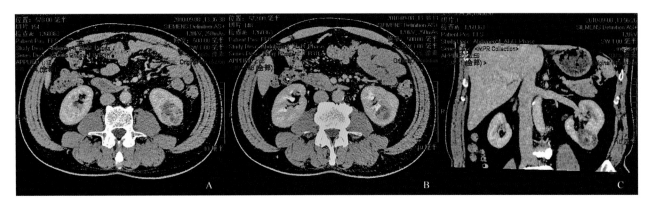

图3-29 中危组肿瘤（PADUA评分为9p分）

患者，男性，57岁。体检发现左肾占位。肿瘤最大径4.0 cm（1），位于左肾下部（1），背侧（p），外侧（1），<50%外生性（2），累及肾窦（2），累及集合系统（2），PADUA评分为9p。患者行LPN，术后出现漏尿，经二次入院行D-J管置管术后痊愈。病理为肾透明细胞癌1级

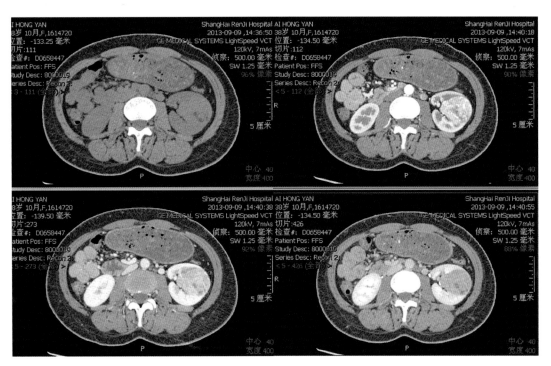

图3-30 高危组肿瘤（PADUA评分为12分）

患者，女性，38岁。体检发现右肾占位。肿瘤最大径5.0 cm（2），位于左肾中部（2），外侧（1），完全内生性（3），累及肾窦（2），累及集合系统（2），PADUA评分为12。患者行OPN，病理为上皮样肾血管平滑肌脂肪瘤

分支与肿瘤的关系有清晰的了解。美国南加州大学Gill等在0.5 mm层厚的薄层CT基础上构建出肾肿瘤-动脉的3D模型，这一模型将肿瘤轮廓、患肾以及肾实质内外的动脉分支融合至同一张图像上，清楚显示了肿瘤特异性血管的位置和走行，在其引导下手术医师可行准确的分支阻断（图3-32）。国内江苏省人民医院殷长军等在"零缺血"肾部分切除术的实践中做了大量有价值的工作，他们应用双源CT重建出肾血管3D模型并用以指导精确的分支阻断，并根据肿瘤位置、与血管的关系对解剖肾段动脉的入路做出标准化规定。2009～2011年共开展腹腔镜下"零缺血"的肾脏部分切除术82例，无一例中转为肾动脉主干阻断或肾切除，其他并发症的发生率也与既往报道相近（图3-33）。

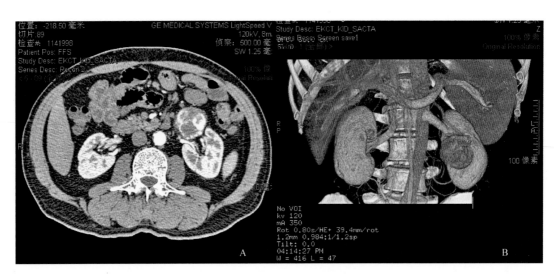

图3-31　肿瘤累及肾门血管

患者,男性,60岁。CT提示肿瘤最大径4.0 cm(1),位于左肾中部(2),腹侧(a),内侧(2),＞50%外生性(1),累及肾窦(2),未见累及集合系统(1),PADUA评分为9a分。重建图像提示肿瘤明显触及肾门血管。患者拟行OPN,术中发现左肾动脉的一支较粗分支缠绕肿瘤,难以分离,遂改行ORN

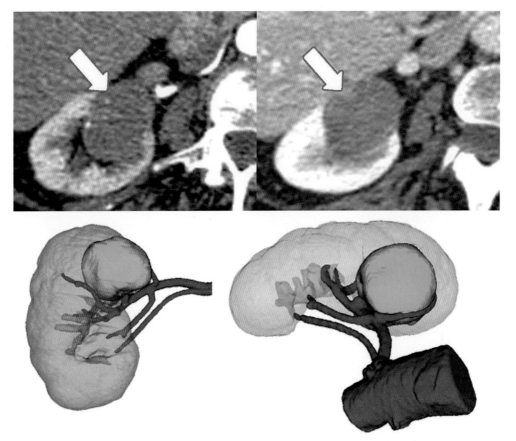

图3-32　肾肿瘤-血管解剖关系的三维重建实例

患者,女性,69岁。右肾中上极4 cm中央型肿块,靠近集合系统与肾门血管,三维重建显示肿瘤由肾上极一根肾动脉二级分支和肾中极一根三级分支供血

[引自:Ukimura O, et al. Eur Urol, 2012, 61: 211-217.]

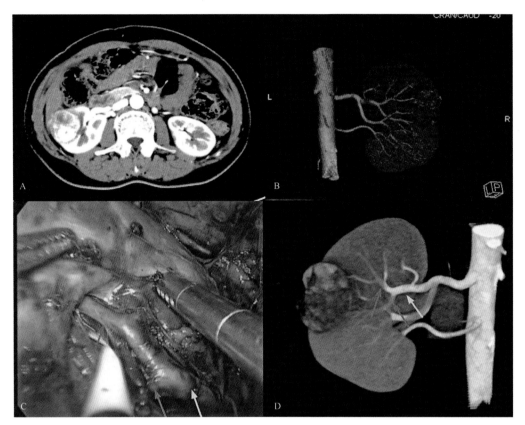

图3-33 CTA引导下进行的肾动脉分支阻断肾部分切除术实例

A. 增强CT显示右肾中极腹侧1枚3.8 cm部分外生性肿块；B. CTA显示肾动脉1～3级分支走形；C. 腹腔镜下所见；D. 橘红色箭头表示拟阻断的目标动脉分支，黄色箭头表示目标动脉的上一级动脉

[引自：Shao P, et al. Eur Urol, 2012, 62: 1001−1008.]

第四节

肾肿瘤超声影像学诊断技术

　　肾脏是后腹膜实质性脏器，常规使用二维超声和彩色多普勒超声检查方法，探头放置于受检者左右侧腹部和后腰部。二维超声可以观察肾脏的形态、大小、皮髓质结构、肾盏和肾盂以及肾窦其他组织。彩色多普勒超声可以检测肾脏血供状况，肾动脉、肾静脉主干及肾内分支的彩色多普勒血流参数（图3-34）。随着超声诊断新技术的发展，肾脏超声造影检查已经广泛地应用于临床工作中。

一、二维超声仪器及检查方法

进行肾脏超声检查常规不需要特别的准备。但是，进行肾动脉、肾静脉和下腔静脉检查时，为了避免肠道气体对检查结果的影响，患者应该空腹检查。

1. 体位和检查途径　检查肾脏体位有左、右侧卧位和俯卧位。临床上较多的运用左、右侧卧位，多使用冠状切面居多。

2. 超声造影仪器及检查方法　常用的超声诊断仪器为彩色多普勒超声诊断仪。探头使用凸阵探头，探头频率3.5 ～ 5.5 MHz。

3. 检查步骤　首先进行二维超声检查，发现可疑病灶，对病灶进行彩色多普勒超声 (color Doppler flow imaging, CDFI) 检查，最后通过在外周血管或者血管外 (如导管内) 注入超声造影剂，对病灶进行微血管成像，并把图像储存于仪器硬盘中。完成操作后，调出图像进行分析并做出诊断。

二、二维超声观察指标

1. 肾脏大小形态　肾脏外形如蚕豆形，根据体型不同，肾脏大小略有差别，一般大小为9 ～ 12 cm。

2. 肾脏结构　肾脏皮质回声略高于髓质，皮质包绕于髓质周围，伸入髓质的皮质为肾柱。皮髓质分界清晰。肾窦回声最强，其中包括肾盂、肾窦脂肪组织、肾动脉和肾静脉及分支。肾包膜有两层：一层紧贴肾组织，为肾脏固有包膜，称肾筋膜，超声显示为明亮线样回声带；另一层为纤维囊包膜，称肾周筋膜 (又称Gerota筋膜)。肾周筋膜与肾筋膜之间为一层脂肪组织，称肾周脂肪囊。在体型较为肥胖的人群中肾周脂肪囊厚，超声下呈脂肪囊袋样结构 (图3-30)。

3. 肾脏血供　肾门处有肾动脉、肾静脉。肾脏横切面肾门平面可以显示肾动脉和肾静脉，肾静脉在前，肾动脉在后。右肾者沿肾动脉和肾静脉长轴可跟踪至肾静脉汇入下腔静脉处和肾动脉从腹主动脉发出处。左肾者可观察至肾静脉跨过腹主动脉汇入下腔静脉和左肾动脉腹主动脉开口处。肾动脉进入肾内分出3 ～ 5支肾段动脉，后再分出叶间动脉、弓形动脉和小叶间动脉以及肾脏皮质内小动脉。肾静脉则相反。由于肾脏动、静脉血流方向与CDFI表示血流信号相一致，因此在CDFI上，肾动脉显示为红色血流信号，而肾静脉则为蓝色血流信号。

三、肾脏超声造影

超声造影 (contrast-enhanced ultrasound) 是指向心血管腔内、空腔脏器内以及组织内注入超声造影剂，通过其产生声学对比效应，增强散射回声，以便清晰显示组织结构、血流状态及病变，明显提高超声诊断的分辨力、敏感性和特异性的技术。随着仪器性能的改进和新型声学造影剂的出现，超声造影已能有效地增强心脏、肝、肾、脑等实质性器官的二维超声影像和血流多普勒信号,已成为超声诊断里程碑式的革命。目前临床上,超声造影主要用于:① 对占位性病灶提供更多诊断信息,做出定性诊断;② 引导和监测实质性脏器的介入消融治疗;③ 肿瘤生物治疗、放疗、化疗疗效动态评估;④ 肿

瘤组织定位和穿刺活检引导。

目前国内使用的超声造影剂为六氟化硫微泡针。六氟化硫微泡针为粉剂,进行血管内超声造影时,首先将造影剂用0.9%生理盐水5 ml溶解后不断振荡,根据需要抽取适当剂量的造影剂,注入开放的外周静脉中(如肘静脉),再使用0.9%的生理盐水

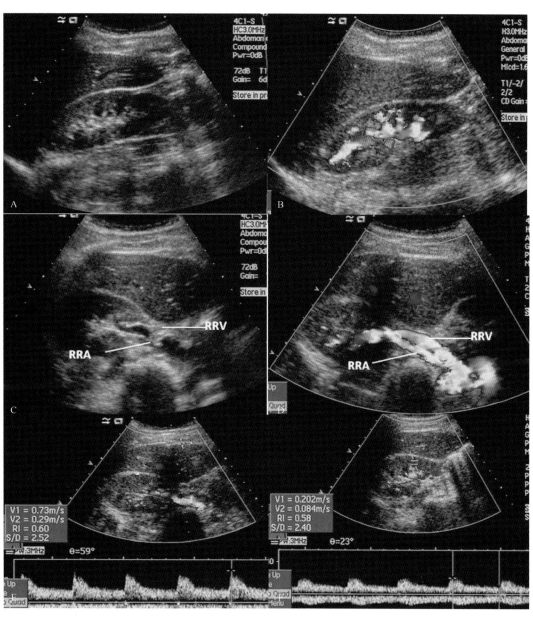

图3-34　正常肾脏超声声像图

A. 正常肾脏二维超声表现(冠状切面显示右肾长轴),肾窦回声最强,皮质回声高于髓质,肾包膜显示为明亮线样回声带;B. 正常肾脏CDFI表现,显示肾内血管树;C. 正常肾脏二维超声表现(横切面显示右肾短轴)RRA:右肾动脉;RRV:右肾静脉;D. 正常肾脏CDFI表现,显示肾门血管及肾内血管;E. 正常肾脏多普勒频谱显示肾动脉主干血流速度;F. 正常肾脏多普勒频谱显示肾脏叶间动脉血流速度

5 ml 冲管。造影剂剂量选择原则：根据仪器推荐使用剂量，常规使用剂量在 1.0～1.5 ml；根据患者体重和体型适当增减造影剂用量。过于肥胖者，可考虑增加造影剂用量。体型瘦小者，在不影响造影效果的情况下，可以适当减少用量。进行血管外超声造影时，将导管插入囊性肿块或包裹性积液内，再配置造影剂溶剂。将造影剂用 0.9% 生理盐水 5 ml 溶解后不断振荡，抽取造影剂溶液 0.2 ml 加入 0.9% 生理盐水 20 ml。再通过导管注入囊腔或者包裹性积液区，从而完成超声造影。

通过专用软件，可以分析在超声造影过程中形成的曲线参数（图3-35），对比病变部位和周围正常皮质组织的造影剂灌注时间、强化程度、廓清时间，从而有利于判断肾脏病变的良恶性。具体观察指标及含义如下：① 上升时间（rise time, RT）：RT（病变组织）＜ RT（正常皮质）表示快进，反之则慢进。② 达峰时间（time to peak, TP）：TP（病变组织）＜ TP（正常皮质）表示快进，反之则慢进。③ 灌注斜率（wash in slope, WIS）：WIS（病变组织）＜ WIS（正常皮质）表示慢进，反之则快进。④ 平均渡越时间（mean transit time, MTT）：MTT（病变组织）＜ MTT（正常皮质）表示快进，反之则慢进。⑤ 从峰值至半峰时间（time from peak to one half, TPH）：TPH（病变组织）＜ TPH（正常皮质）表示快出，反之则慢出。⑥ 峰值强度（peak intensity, PI）：PI（病变组织）＜ PI（正常皮质）表示低增强，反之则高增强。⑦ 曲线下面积（area under the curve, ACQ）：ACQ（病变组织）＜ ACQ（正常皮质）表示低增强，反之则高增强。

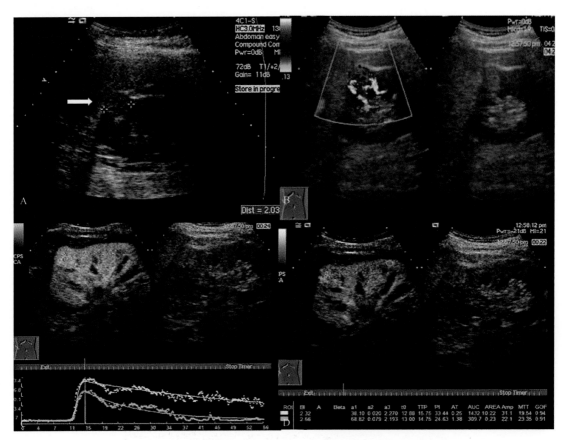

图3-35 肾脏恶性肿瘤超声检查和超声造影时间-强度曲线及定量参数
A. 二维超声：右肾中上部低回声团块（2.0 cm×2.1 cm）（箭头所指处）；B. 彩色多普勒超声显示右肾低回声团块内可见血流信号；C. 采用 SW-UCS-1 型超声造影定量分析软件，所取得的时间-强度曲线，显示灌注模式为"快进慢出"，黄色 ROI 位于肿瘤区，绿色 ROI 位于周围正常肾皮质区；D. 分别取样于病灶区和周围肾皮质，根据时间-强度曲线所得到的定量参数，拟合度分别为 0.94 和 0.91

四、肾脏常见肿瘤的超声影像学诊断

(一) 肾血管平滑肌脂肪瘤

根据肿瘤内组织成分不同,肾血管平滑肌脂肪瘤 (renal angiomyolipoma, RAML) 的超声表现有所不同。脂肪组织较多时,以高回声为主,外形可呈圆形或椭圆形,部分可在肾表面形成片状高回声区,并可向后腹膜延伸至髂窝内。伴有小片状出血时,可表现为"葱皮样"外观。大量出血时,肿瘤内或者肾周出现不规则片状低回声区。CDFI检查肿瘤内均很少有彩色血流信号。如果伴有多量血流信号时,注意与表现为高回声的肾脏恶性肿瘤相鉴别。

超声造影的表现则根据肿瘤体积不同而有所不同。直径小于1 cm的小肿瘤表现为与周围肾皮质同步强化,由周边向中央灌注,达峰时呈等增强,后缓慢廓清;直径大于1 cm的肿瘤则表现为稍高增强,可均匀或者欠均匀灌注,由周围向中央缓慢强化,达峰后廓清缓慢。如果伴有出血,则在瘤体内出现片状或梭形无灌注区。超声造影较为典型的RAML表现即呈低增强,强化时间晚于周围肾组织,达峰后廓清缓慢。因此,超声造影作为无电离辐射的检查方法值得在临床中发挥作用 (图3-36、图3-37)。

体积较大的RAML应与表现为偏高回声的肾脏恶性肿瘤相鉴别,尤其在CDFI检测时,团块内可测及血流信号。超声造影或者增强CT检查显得尤为重要。如图3-38所示病例,患者在二维超声显示团块内回声欠均匀,并可测及条状血流信号,怀疑

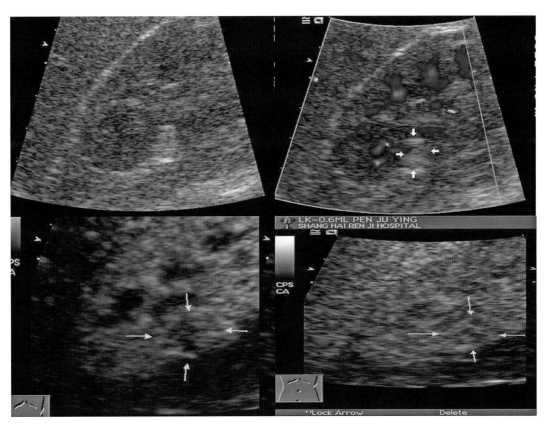

图3-36　肾脏RAML的超声表现
图示二维超声发现该结节位于肾脏实质内,边界清;CDFI检查未见明显血流信号;超声造影可见在动脉相早期结节呈低增强,造影剂由结节周围向中央灌注,达峰时呈等增强,后造影剂缓慢廓清。考虑RAML

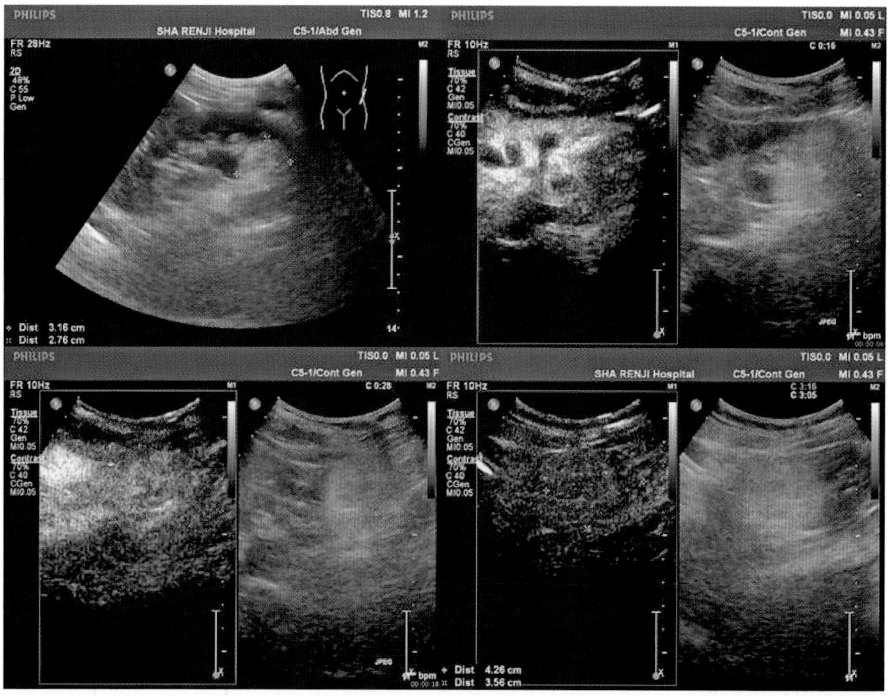

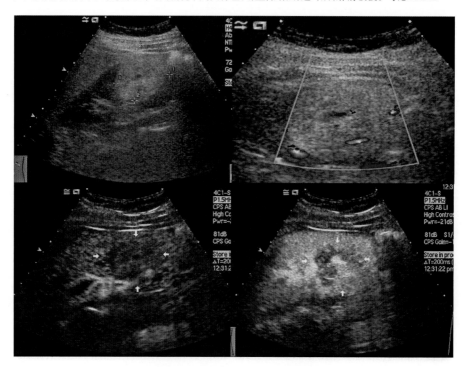

图 3-37　肾脏 RAML 的超声表现

图示二维超声于左肾下极见 1 枚偏高回声团块,大小 31 mm × 27 mm,边界清,形态规则,局部向肾外突出,团块内部回声欠均匀;CDFI 显示内部见条状血流信号(未附图);造影剂注入后,左肾下极偏高回声团块由周围向中央缓慢灌注,时间稍晚于周围肾组织,呈低增强,达峰后,廓清缓慢。考虑 RAML

图 3-38　肾脏 RAML 的超声表现

图示二维超声显示右肾中下部偏高回声团块,大小 48 mm × 50 mm,形态欠规则,内部回声欠均匀;CDFI 显示团块内中央可见少量细条状血流信号;超声造影肿瘤内造影剂灌注晚于肾皮质,由周边向中央汇聚性增强,呈不均匀灌注,达峰时强度低于周围肾皮质,为低增强。术后病理证实为 RAML

恶性病灶可能；在超声造影中，动脉相早期呈低增强，达峰后廓清缓慢，从造影模式上未见明显造影剂"快进"或"快出"表现，从而考虑良性病灶RAML可能，术后病理证实为RAML（图3-38）。

（二）肾嗜酸细胞腺瘤

图3-39所示病例为一例肾嗜酸细胞腺瘤患者，二维超声显示右肾中部1枚等回声结节，大小30 mm×27 mm，位于肾包膜下，局部包膜向外隆起；CDFI显示右肾团块边缘及内部可见少量血流信号；超声造影右肾团块快速均匀强化，呈高增强，范围30 mm×27 mm，达峰后于47秒迅速廓清。

从该患者的二维超声、彩色多普勒超声、超声造影检查和CT检查结果来看均倾向肾脏恶性肿瘤

可能大（图3-40），但是手术后病理报告显示该患者为肾嗜酸细胞腺瘤。因此超声对该型肾脏占位的诊断值得我们进一步总结。

（三）肾囊性占位

肾囊性占位是肾脏内出现大小不等的与外界不相通的囊性肿块的总称。临床常见的有单纯性肾囊肿、肾盏源性囊肿和复杂性肾囊肿。

1. 单纯性肾囊肿　典型的单纯性肾囊肿二维超声多表现为孤立性圆形或椭圆形无回声区，囊壁较薄，光滑，其后壁及后方可见回声增强。有的囊肿两旁可见侧方声影。位于肾内的囊肿可造成肾皮质和肾窦压迹，也可向外隆起使肾局部肿大畸形。少数向包膜外隆起，呈外生性囊肿。部分肾囊肿二维超声表现并不典型：如直径＜1 cm，由于部分容积

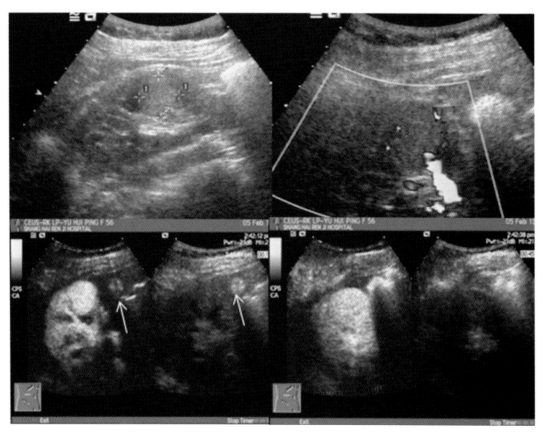

图3-39　肾嗜酸细胞腺瘤的超声表现

右肾中下部等回声结节，局部略向肾外突出；CDFI显示团块边缘及内部可见少量血流信号；超声造影动脉相早期右肾团块呈快速强化，高增强，静脉相肿块中造影达峰后迅速廓清

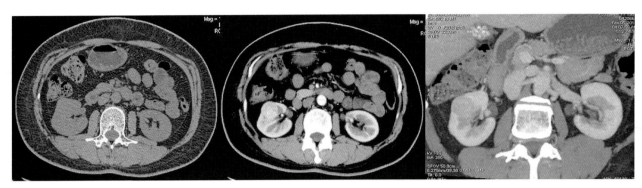

图3-40　肾嗜酸细胞腺瘤的CT表现

右肾中极表面结节状隆起；增强CT动脉期局部一明显强化软组织密度结节，直径约2.7 cm，密度大部分与皮质相仿，局部密度稍低；延迟期结节密度迅速减低，低于皮质但高于髓质，较为均匀

效应常呈低回声区；位置较深的囊肿，其囊壁回声不够清晰；少数囊肿呈分叶或多房状，内部伴有多发分隔；囊肿内合并出血或感染时呈弥漫性低回声或沉渣状回声；肾盏阻塞后引起的潴留性囊肿，内可见强回声沉淀物及液平面，被称为钙乳症性囊肿。某些囊肿的诊断需要进一步影像学检查，如增强CT

或超声造影检查。

典型单纯性肾囊肿的超声造影表现：造影剂注入后，在皮质期和实质期肾脏内均扫及圆形或椭圆形无灌注区，可位于肾实质内，或者位于肾盂旁（图3-41）。尤其对于不典型囊肿，超声造影可以鉴别囊肿内容物是否存在强化表现，从而达到鉴别诊断的

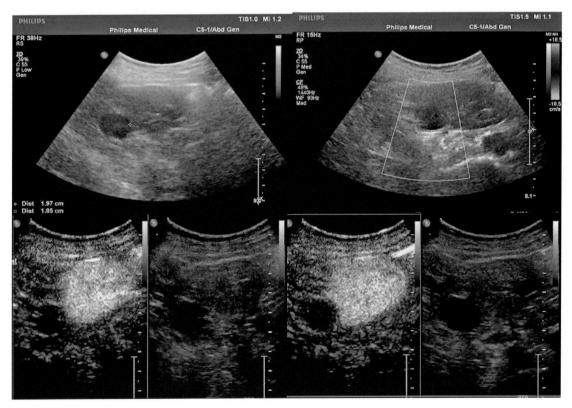

图3-41　单纯性肾囊肿的超声表现

右肾下极见1枚无回声团块，大小20 mm×18 mm，边界清，透声尚可，局部向包膜外突出，前壁回声稍增强；CDFI未见明显血流信号；造影剂注入20秒和60秒后，右肾皮髓质依次灌注，右肾下极结节始终无造影剂灌注，边界清，形态规则

目的。

2. **肾盏源性囊肿** 肾盏源性囊肿是肾小盏的漏斗部狭窄引起肾小盏扩张积水，但是该囊肿具有分泌尿液功能，而且囊肿与肾集合系统相通。在影像学上单以二维超声难以与单纯性肾囊肿鉴别。如果对肾盏源性囊肿采取经皮肾囊肿抽吸术，吸净囊液后向囊肿腔注入无水乙醇等硬化剂烧灼囊壁，无水乙醇等硬化剂将顺肾小盏的漏斗部流入肾盂输尿管，造成术后集合系统狭窄或闭锁，患肾将丧失功能。但是，采取肾囊肿穿刺置管后进行血管外超声造影术，则有助于鉴别诊断。图3-42所示病例：二维超声显示右肾囊肿，大小约为76 mm×80 mm，局部向肾外突出，紧邻肾盂，并且压迫局部肾盂，在肾囊肿穿刺置管后进行血管外超声造影术，即将0.2 ml注射用六氟化硫微泡（声诺维）稀释于20 ml 0.9%生理盐水中，通过引流管注入肾囊肿内，观察

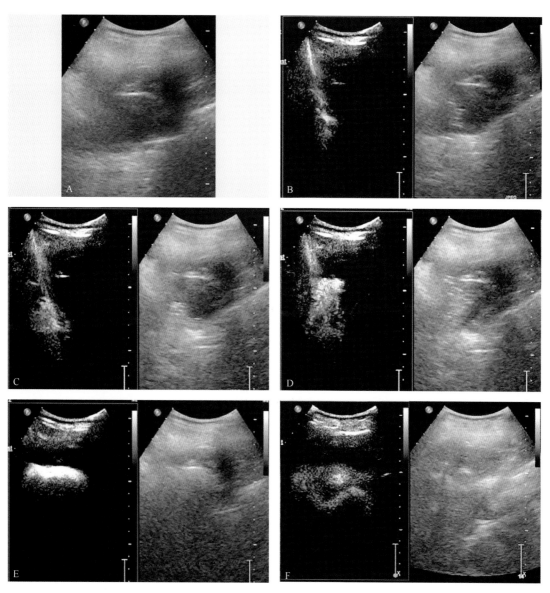

图3-42 血管外超声造影技术用于肾盏源性囊肿的诊断
A. 二维超声显示右肾囊肿；B. 血管外超声造影：造影剂进入引流管；C. 血管外超声造影：造影剂逐渐充填过程；D. 血管外超声造影：造影剂逐渐充填于囊肿内；E. 血管外超声造影：造影剂充满囊肿囊腔内；F. 血管外超声造影显示囊肿与肾盂之间相通，呈细尾状相连

肾囊肿是否与肾盂相通，从而判断是否为肾盏源性囊肿。

我们应用血管外超声造影技术在肾囊肿内注入超声造影剂，观察造影剂是否进入肾盂或者膀胱，从而实时观察有无肾盏源性囊肿的存在。国内已经有多个学者对这种方法进行报道，取得很好的诊断效果。该方法具有使用造影剂少、诊断效果明确、实时动态观察、快速得到结果的优点，值得在有条件做肾囊肿穿刺的单位开展相应的工作。

3. 复杂性肾囊肿 根据囊肿内分隔的数量、强化程度、有无乳头状突起等来判断肾囊性占位的良恶性质。1986 年 Bosniak 以 CT 为基础，将肾囊性占位分为四级。① Ⅰ型：单纯性囊肿，良性，CT 表现为类圆形，无壁，均匀水样密度灶（CT 值 0 ～ 20 HU），边界清晰，边缘光滑锐利，增强扫描无强化。② Ⅱ型：轻微复杂性囊肿，良性（包括分隔性囊肿、微小钙化囊肿、感染性囊肿、高密度囊肿），CT 表现为囊壁薄而均匀，分隔少（＜2 条）而细小（＜1 mm）规则，囊壁或分隔可有细小钙化，囊壁或分隔可有轻微强化。

③ ⅡF 型：囊壁及分隔均匀增厚，钙化增多，囊壁及分隔可有轻度强化，还包括直径≥3 cm 完全位于实质内的高密度囊肿。④ Ⅲ型：较复杂的囊肿，不定性，包括良性及恶性（如多房囊性肾瘤、复杂分隔性囊肿、慢性感染性囊肿、钙化性囊肿；囊性肾细胞癌），CT 表现为囊壁或分隔厚（＞1 mm）且不规则，分隔增多（≥3 条），囊壁或分隔可有钙化，钙化较多，囊壁可有较小的实性成分，分隔或囊壁强化明显，一部分是良性病变。⑤ Ⅳ型：明确的恶性囊性肿物，主要是囊性肾细胞癌，CT 表现为具有Ⅲ囊肿的特点；邻近囊壁或分隔有独立存在的软组织成分。Ⅰ/Ⅱ级为良性，无须手术，随访即可；Ⅲ/Ⅳ级需要手术切除；ⅡF 型需要随访以明确其生物学行为。下面笔者以临床实例介绍复杂性肾囊肿的超声影像学特征。

（1）Bosniak Ⅰ型：图 3-43 显示二维超声检查，右肾下极见 1 枚无回声团块，大小 20 mm×18 mm，边界清，透声尚可，局部向包膜外突出，前壁回声稍增强；CDFI 无血流信号；造影剂注入后，右肾皮髓质依次灌注，右肾下极见一无灌注结节，边界清，形

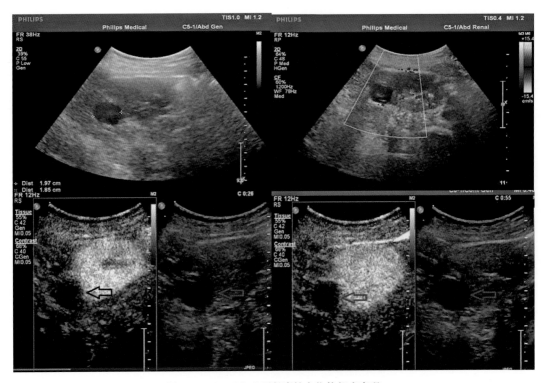

图 3-43　Bosniak Ⅰ型肾囊性占位的超声表现

态规则。

对于一些小囊肿二维超声检查难与实质性肿瘤相鉴别,分析原因主要由于混响效果所致。超声造影可以通过血管中注入对比剂,由于囊肿内为液体,故不会形成强化灶,表现为无造影剂进入,呈无灌注区表现。因此超声造影可用于鉴别肾脏表面较小的囊性病灶。

(2) Bosniak Ⅱ型:图3-44所示二维超声显示右肾中部见1枚无回声团块,大小43 mm×51 mm,边界清,形态欠规则,向肾外突出,内见分隔;CDFI未见明显血流信号;造影剂注入后,右肾中部见一无灌注区,范围43 mm×51 mm,内见2条分隔均匀强化,廓清缓慢。

(3) Bosniak ⅡF型:图3-45所示病例,二维

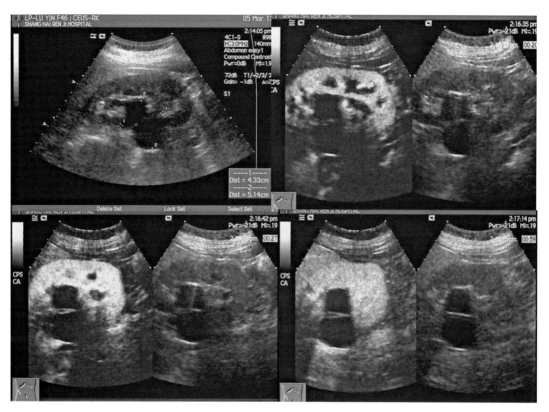

图3-44　Bosniak Ⅱ型肾囊性占位的超声表现
囊性团块内分隔形态纤细,造影剂灌注均匀,强化均匀,分隔数量2条,未见异常灌注结节符合Bosniak Ⅱ级

超声检查可见右肾中部见1枚无回声团块,大小约为10 mm×9 mm,内见多发强回声斑,最大约为4 mm,团块形态欠规则,造影剂注入后右肾中部无回声团块呈无灌注,中央见一条分隔强化,灌注均匀,廓清缓慢。

(4) Bosniak Ⅲ型:图3-46所示病例,二维超声显示左肾上极见无回声区,大小90 mm×83 mm,其内可见多条纤维分隔,粗细不一,最厚处6 mm,部分分隔胶质呈网状,内部液体透声欠佳,可见絮状沉积

物;CDFI未见明显血流信号;超声造影显示左肾上极见一无灌注区,其中央部分隔未见明显强化,边缘多发分隔强化明显,达峰后,部分分隔可见廓清。

(5) Bosniak Ⅳ型:图3-47所示病例,二维超声可见左肾下极见1枚无回声结节,大小20 mm×20 mm,边界清,附壁见1枚等回声结节,大小10 mm×8 mm,凸向囊腔内,实性部分内见强回声,大小5 mm;造影剂注入后,左肾下极见1枚无灌注结节,内见微小凸起于动脉相早期快速灌注,呈高增

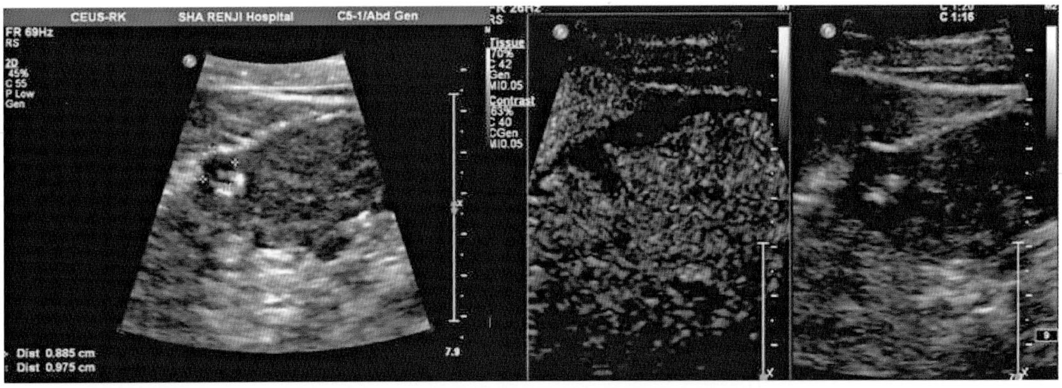

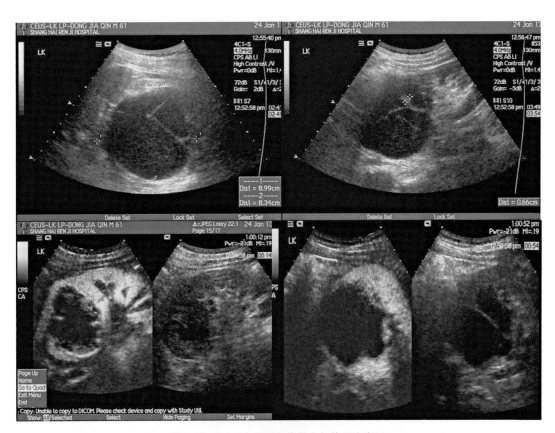

图3-45 Bosniak ⅡF型肾囊性占位的超声表现

二维超声显示肾脏囊性团块内伴多发分隔,且分隔中伴钙化,但是在超声造影中仅一条分隔呈微弱增强表现,其余无高增强表现,故给予诊断Bosniak ⅡF型

图3-46 Bosniak Ⅲ型肾囊性占位的超声表现

左肾多房性囊性团块,内部可见多发分隔,厚薄不一,局部厚度可达6 mm,部分交织呈细网状;超声造影动脉相早期可见囊性团块边缘多发分隔强化,呈网状分布,超声造影实质期见囊性团块边缘分隔上造影剂廓清。该病例左肾囊性团块体积较大,直径>8 cm;二维超声检测到囊性团块内可见多发分隔,数目>5条,且分隔粗细不一,但是在超声造影下这些厚薄不均的分隔均未见强化,而团块边缘的分隔可见强化及部分廓清,因此考虑为Bosiak Ⅲ型

强,大小12 mm×7 mm,达峰后快速廓清。

图3-48所示病例,二维超声检查右肾中下部见1枚无回声区,范围59 mm×45 mm,形态欠规则,内

见多发分隔交织呈网状;造影剂注入后,右肾中下部见一不规则无灌注区内见多发分隔迅速强化,条数大于5条,分隔粗细不一,最厚处6 mm,向中央纠

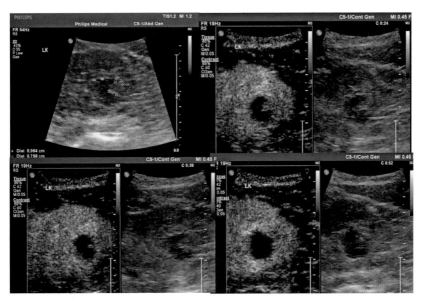

图3-47 Bosniak Ⅳ肾囊性占位的超声表现

二维超声左肾中下部囊性团块内有乳头状突起物；超声造影动脉相早期24秒乳头状突起物强化明显，呈等增强；动脉相38秒乳头状突起物中造影剂廓清后大部分组织内无造影剂显影；实质期52秒乳头状突起物中造影剂廓清完全，组织内无造影剂显影，整个团块呈无灌注

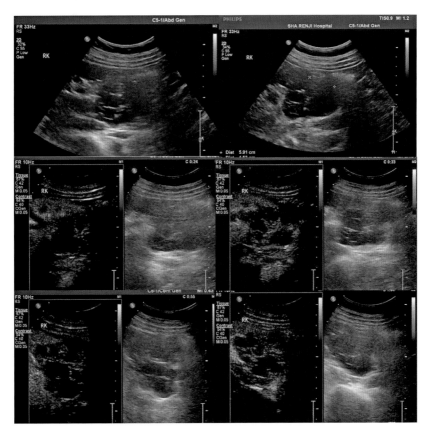

图3-48 Bosniak Ⅳ肾囊性占位的超声表现

二维超声检查显示右肾下极多房性囊性团块，内部多发纤维分隔；超声造影动脉相早期多房性团块中央分隔开始增强，部分分隔粗大；静脉相多房性囊性团块内部部分分隔开始廓清

结，达峰后，见数条分隔快速廓清。考虑为Bosniak Ⅳ型囊性占位。

肾脏复杂性囊肿的超声诊断比较困难。我们认为在二维超声检查中应该注意观察囊肿内分隔的厚度、分布情况以及血流信号。如果有条件，尽量采用超声造影进一步检查。超声造影可以显示肾脏占位性病灶中实性组织的微循环，从而判断病灶分隔上血流灌注及廓清表现，从而对其良恶性进行判断。尤其要注意观察复杂性囊肿中分隔较厚、分布紊乱、交织呈不规则网状、超声造影提示高增强或者灌注较早、廓清较快的病灶。这些病灶经过手术往往证实为囊性肾细胞癌。

（四）肾脏恶性肿瘤

1. **肾透明细胞癌**　肾透明细胞癌是肾细胞癌中最多见者，在肾肿瘤中发病率达85%，男女比例约2∶1，一般为单侧发病，双侧肾细胞癌者较少。常见的肾肿瘤二维超声显示以低回声团块为多，偏高回声团块多被认为肾血管平滑肌脂肪瘤，但高回声并不能完全排除恶性肿瘤，这时超声造影检查有助于鉴别诊断。

图3-49所示病例二维超声检查发现左肾下极1枚偏高回声团块，大小约22 mm×23 mm；团块大部分向肾外突出，回声尚均匀，CDFI可见团块周围及内部可见条状血流信号；超声造影显示高增强，强化时间与周围正常肾组织相仿，迅速达到峰值强度，达峰后快速廓清。该患者的二维超声诊断肾脏占位性病变比较明确，在肾脏超声造影和增强CT中，造影剂强化模式略有差异，超声造影显示可以通过显示肿瘤内微循环而判断良恶性，本例中超声造影肿瘤呈等增强，而CT则呈低增强，超声造影在显示肾脏小病灶上似乎更具敏感性。

图3-50所示病例，二维超声示右肾中上部一混合回声团块，大小21 mm×22 mm，内夹杂多发片状无回声区；壁较厚，厚度8 mm；超声造影中，右肾中上部混合性团块内实性组织强化明显，呈快速强化，

内部夹杂多发片状无回声区，达峰后快速廓清。病理报告证实为肾透明细胞癌Ⅱ级。

图3-51所示病例，二维超声见右侧肾脏中上部局部回声偏低，呈团块样改变；CDFI显示该区域内部未见明显血流信号，周围见血流环绕；超声造影显示右肾局部肾髓质排列异常，伴发育不良，未见明显占位性病变。

二维超声检查发现肾内低回声区，应该注意鉴别肾脏内生性肿瘤与肾脏结构异常，超声造影可以很好地进行鉴别。由于超声造影与增强CT在检查方法上有所不同，增强CT为序贯扫查，而超声造影着重观察病变部位的造影剂灌注、廓清以及强化程度变化，肾脏结构异常者的可疑病灶区与周围肾脏皮质和髓质同时依次强化，未见其他异常灌注和廓清表现。因此超声造影较增强CT在鉴别肾脏结构异常方面更具优势。

2. **肾嫌色细胞癌**　肾嫌色细胞癌是一种临床少见的低度恶性肾细胞癌。二维超声往往显示肿瘤呈低回声或等回声，内部回声欠均匀，出血坏死少见，肿瘤边界清晰，部分瘤体内可见钙化。CDFI显示肿瘤内血流信号较少。超声造影可见肿瘤内可见低增强，呈乏血供表现，造影参数分析可见达峰绝对值、曲线下面积低于肾皮质（图3-52）。

本例肾嫌色细胞癌的二维超声和超声造影表现与文献报道中结果比较符合，其超声造影特点以低增强为主要表现，而且达峰后可见造影剂从肿瘤内部廓清。在诊断肾脏恶性占位性病变中，肿瘤灌注模式为造影剂快进和（或）快出都可能显示肿瘤内微循环的异常，从而提示恶性肿瘤的可能。

3. **乳头状肾细胞癌**　乳头状肾细胞癌占肾细胞癌的10%～15%，预后较肾透明细胞癌好。乳头状肾细胞癌二维超声一般呈偏高回声团块，内部回声欠均匀，二维超声一般难以明确诊断。文献报道乳头状肾细胞癌以缓慢增强和全期低增强为主，部分可伴有无灌注的中央坏死区。

图3-53所示病例，二维超声显示左肾1枚偏

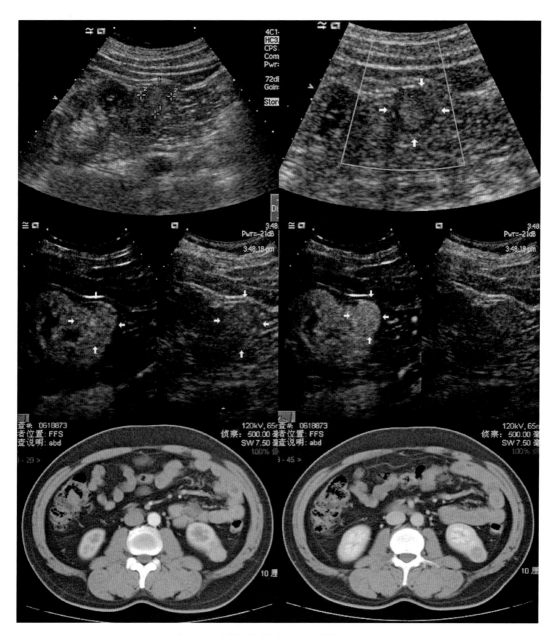

图3-49 左肾下极肾透明细胞癌的超声与CT表现

高回声团块，大小约32 mm×38 mm，内部回声不均匀，形态尚规则，边界清，局部向肾外突出；CDFI显示团块内无明显血流信号，周围见半环状血流信号；超声造影显示左肾内偏高回声团块强化时间晚于周围组织，呈低增强，达峰后可见廓清。

图3-54所示病例，二维超声检查显示右肾下极1枚偏高回声团块，大小20 mm×21 mm，边界清，形态规则；CDFI显示团块周围可见少许条状血流信号；超声造影可见造影剂注入后，右肾下极偏高回声团块由周围向中央灌注，达峰时强度低于周围组织，达峰后，可见廓清。

4. 肾母细胞瘤 肾母细胞瘤是小儿最常见的泌尿生殖系肿瘤，生长迅速、恶性程度高，较早发生转移，90%发生于7岁以下儿童，95.6%发生于一侧肾。图3-55所示病例，该患儿以腹部膨隆

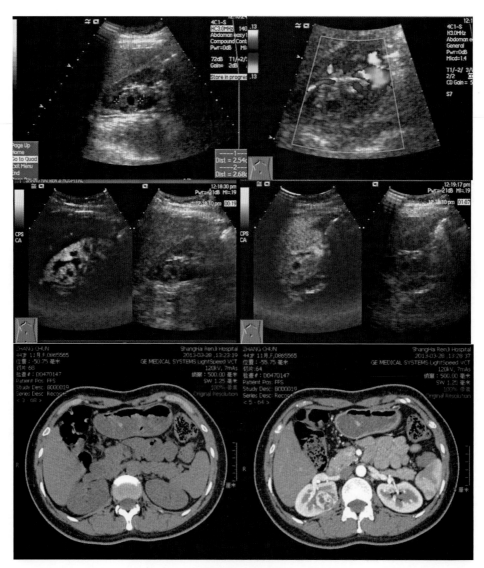

图3-50　右肾透明细胞癌的超声和CT表现

二维超声显示右肾中部混合性回声团块,夹杂多发无回声区;CDFI显示混合性回声团块实性组织内可见短棒状血流信号;超声造影动脉相团块内实性组织强化明显,快速强化,夹杂多发片状无灌注区;实质期该团块达峰后快速廓清。上腹部CT见右肾中部低密度影,增强动脉期内团块不均匀强化

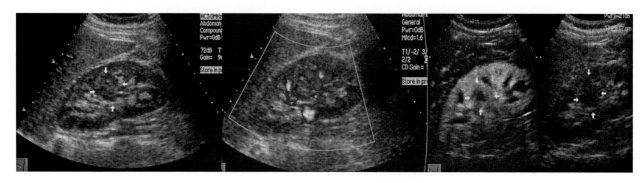

图3-51　右肾透明细胞癌的二维超声表现

右肾透明细胞癌的二维超声显示右肾占位,超声造影提示右肾局部肾髓质排列异常,未见明显占位性病变

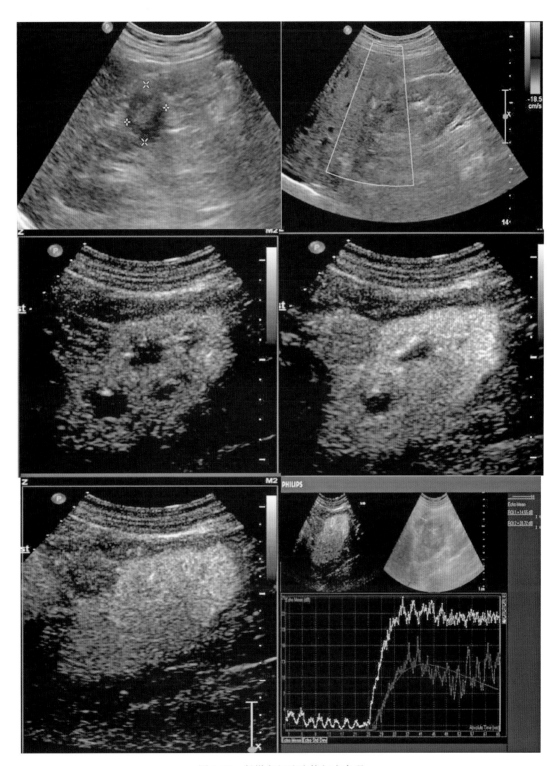

图3-52　肾嫌色细胞癌的超声表现

二维超声显示右肾中部低回声团块,向肾外突出,CDFI团块内未见明显血流信号,超声造影动脉相早期显示团块内造影剂稀少,灌注明显晚于周围肾皮质,达峰时团块呈低增强,达峰后造影剂逐渐廓清。超声造影时间-强度曲线分析图显示肿块曲线(红线)强度明显低于肾脏皮质曲线(黄线),提示肿块呈低增强。术后病理证实为肾嫌色细胞癌

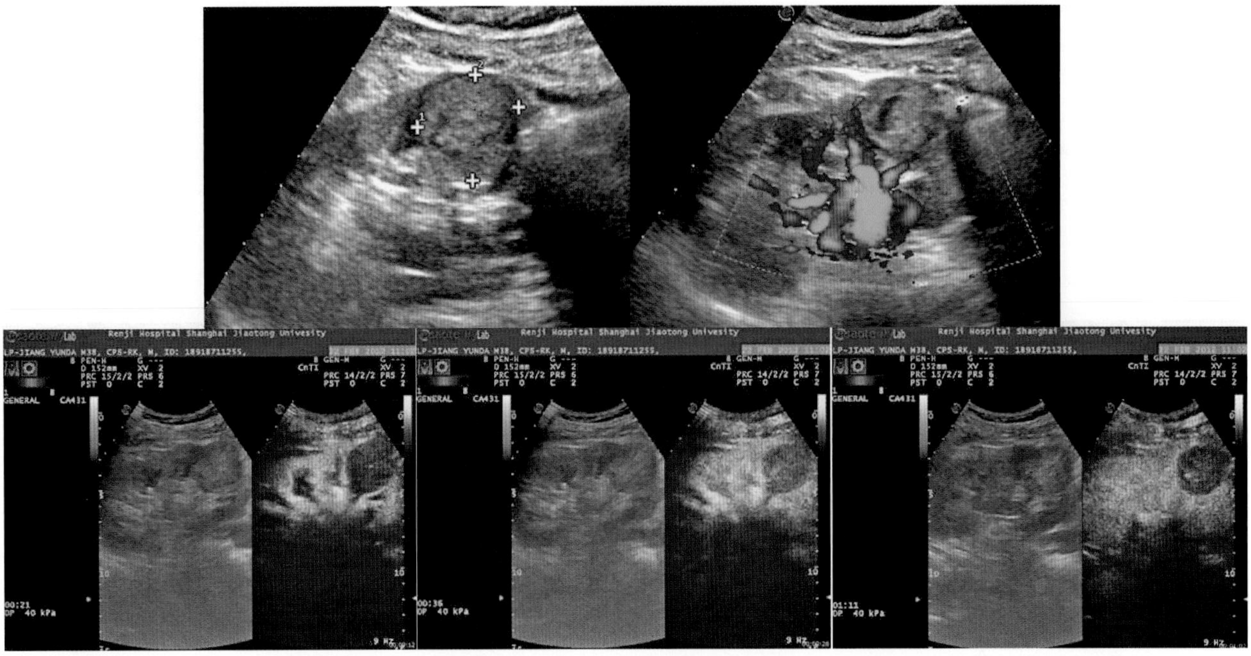

图 3-53 乳头状肾细胞癌的超声表现

二维超声显示左肾中下部偏高回声团块，向肾外突出；CDFI团块内部未见明显血流信号；超声造影显示动脉相早期团块内造影剂灌注少，时间晚于周围肾皮质，肿块达峰时强度明显低于周围肾组织，呈低增强；实质期可见少量廓清，强度明显低于周围肾组织。术后病理证实为乳头状肾细胞癌

来院就诊，二维超声检查即发现右肾内见1枚混合回声团块，大小76 mm×55 mm，中央见无回声区，范围47 mm×31 mm，该团块体积较大，占据肾脏大部分组织，仅右肾上极见少量正常肾组织；同时右肾静脉内见数枚低回声团块，范围约27 mm×14 mm；下腔静脉内不规则低回声团块，范围85 mm×9 mm，栓子头端过肝静脉开口处，未及膈肌。造影剂注入后，右肾内混合回声团块于动脉相早期快速灌注，呈高增强，内见多发不规则无灌注区，该团块达峰后快速廓清；右肾静脉内低回声团块于动脉相早期明显强化，达峰后迅速廓清；下腔静脉内低回声团块中大部分组织于动脉相早期明显强化，达峰后迅速廓清，其中距头部22 mm处部分栓子内无造影剂组织，长度约20 mm，栓子头部距膈肌约15 mm，其平面超过肝静脉汇入口。

5. 肾黏液样小管状和梭形细胞癌　肾黏液样小管状和梭形细胞癌 (mucinous tubular and spindle cell carcinoma of kidney, MTSCC) 是一种低度恶性的肾肿瘤，在临床上较为罕见。图3-56所示病例二维超声检查：右肾下极可见低回声团块，大小约29 mm×22 mm，边界清，形态规则；CDFI检查肿块内未见明显血流信号；超声造影检查显示右肾下极低回声团块在造影剂注入后呈低增强，造影剂由周边向中央灌注，达峰时强度低于周围组织，廓清较快。

本病例中，从肿瘤灌注模式来看，MTSCC与乳头状肾细胞癌比较接近，两者均表现为慢增强及全程低增强。但是，MTSCC在达峰后廓清比较提前，这似乎与乳头状肾细胞癌有差异，这点值得增加病例数后加以总结。

(五) 肾脏恶性肿瘤伴下腔静脉癌栓的超声造影诊断

进展期肾细胞癌往往伴有静脉癌栓形成，下腔静脉癌栓推荐采用美国梅奥医学中心 (Mayo Clinic)

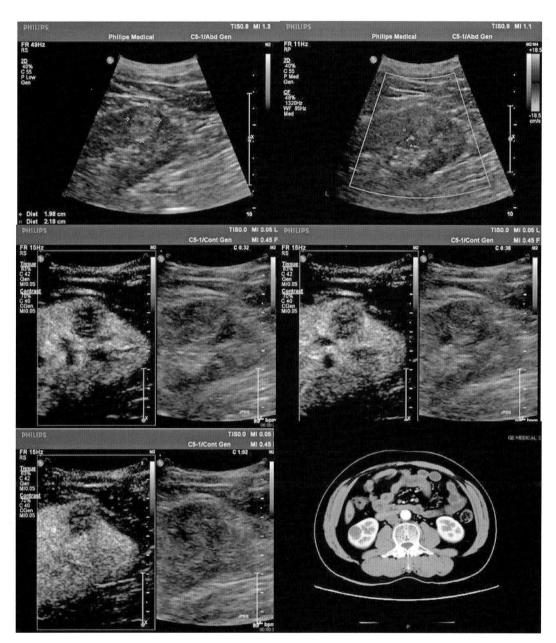

图3-54　乳头状肾细胞癌的超声表现

二维超声显示右肾下极偏高回声团块，位于肾组织内，呈内生性生长；CDFI显示团块内部未见明显血流信号；超声造影动脉相早期造影剂灌注晚于周围肾组织；达峰时结节内造影剂强度明显低于周围肾组织，呈低增强；延迟相显示结节内造影剂缓慢廓清；同时增强CT显示动脉期内右肾团块呈低增强表现。术后病理证实为乳头状肾细胞癌

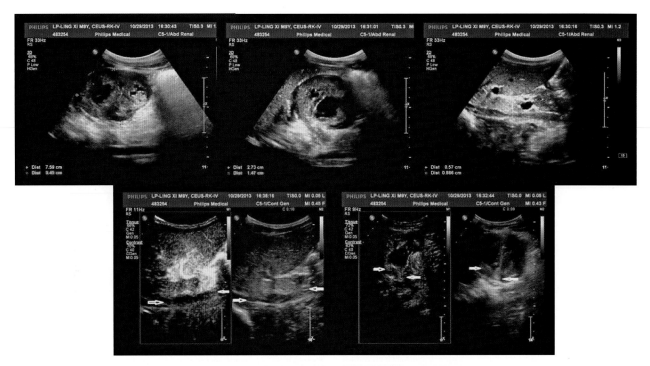

图3-55 右肾肾母细胞瘤伴下腔静脉瘤栓的超声表现

二维超声显示右肾下极混合性团块,体积较大,内部伴有不规则液化区,右肾静脉内充满低回声物,考虑癌栓可能大,下腔静脉内可见低回声物;超声造影显示右肾静脉内低回声物于动脉相早期局部快速强化(箭头所指处),下腔静脉中低回声物局部于动脉相早期快速强化,呈高增强,并逐渐延伸至膈肌下方(箭头所指处)

五级分类法(图3-57):0级瘤栓局限在肾静脉内;Ⅰ级瘤栓位于下腔静脉内,瘤栓顶端距肾静脉开口处距离≤2 cm;Ⅱ级瘤栓位于肝静脉水平以下的下腔静脉内,瘤栓顶端距肾静脉开口处距离>2 cm;Ⅲ级瘤栓在肝内下腔静脉,膈肌以下;Ⅳ级瘤栓位于膈肌以上下腔静脉内。

图3-58所示病例,二维超声显示右肾下极1枚低回声团块,大小82 mm×59 mm,边界欠清,形态欠规则;右肾静脉局部膨隆,向肾门处延伸,管腔内可见低回声物,大小38 mm×15 mm;右肾静脉远端内径4 mm;腹腔胀气明显,横隔以下70 mm段下腔静脉超声可清晰显示,该段管腔内未见明显栓子图像,余受肠气遮挡,显示欠清;下腔静脉肝后段内径7.5 mm,最大流速47 cm/s,管腔通畅;造影剂注入后,右肾下极低回声团块于动脉相早期快速灌注,呈高增强,达峰后中央迅速廓清,呈中央疤样改变;右肾静脉内低回声物于动脉相早期快速灌注,呈高增强,达峰后快速廓清;下腔静脉达峰时灌注均匀,未见明显异常灌注区。

对于二维超声发现肾脏占位性病变,应将肾静脉和下腔静脉列为常规检查项目,这样有助于发现肾静脉和下腔静脉内的瘤栓。二维超声发现的肾静脉内低回声物,需要通过超声造影来判断其性质。超声造影可以区分癌栓和血栓。如图3-58病例,二维超声中发现右肾静脉中有低回声物,通过超声造影发现该低回声物在动脉相早期即呈现强化,而实质期则开始廓清,由此可以判断该低回声物为癌栓。

在图3-59所示病例中,虽然二维超声可以发现下腔静脉中的栓子,但是超声造影却发现上半部分栓子呈强化表现,而下半部分栓子却在超声造影下未见强化,呈灌注缺损表现。因此可以判断下腔静脉中栓子呈癌栓和血栓并存。

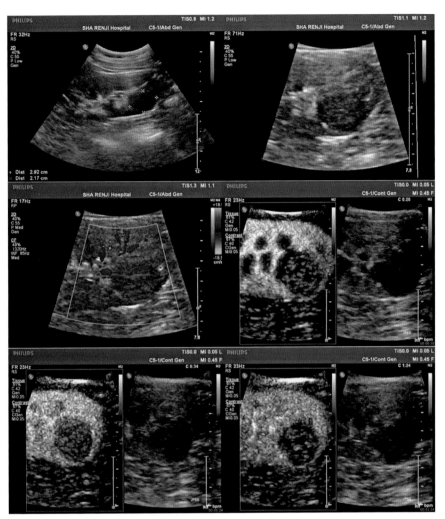

图3-56 肾黏液样小管状和梭形细胞癌的超声表现

二维超声显示右肾下极低回声团块,CDFI显示肿块内血流信号不明显,超声造影动脉相早期可见肿块内造影剂强化晚于周围组织,造影剂达到峰值强度时,肿瘤呈低增强表现;实质期肿瘤内造影强度达到峰值强度后快速廓清

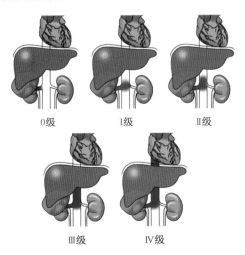

图3-57 肾细胞癌伴静脉瘤栓的Mayo分级法

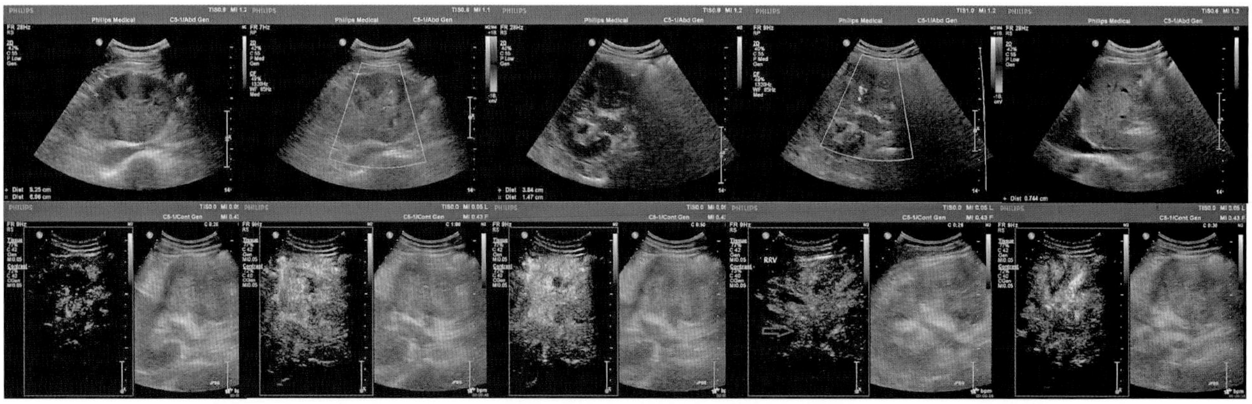

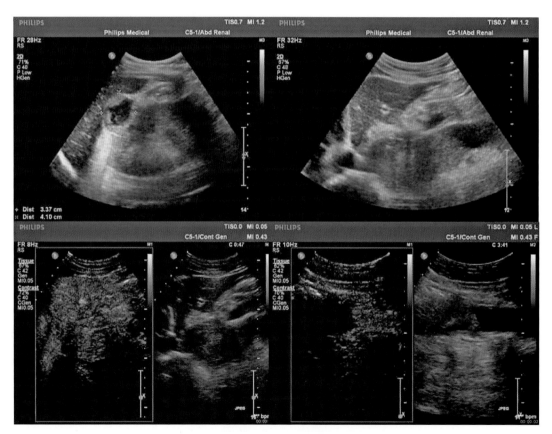

图3-58　肾细胞癌伴0级瘤栓

二维超声显示右肾低回声团块,CDFI显示团块内可见条状血流信号,右肾静脉内见低回声团块,CDFI右肾静脉内未见明显血流信号;下腔静脉未见明显低回声物;超声造影显示动脉相早期团块内造影剂不均匀强化,迅速强化达到峰值,实质期团块廓清明显,中央伴提前廓清结节,右肾静脉内低回声物在动脉相早期即呈现强化(箭头所指处)实质期右肾静脉内低回声物廓清明显

图3-59　肾细胞癌伴下腔静脉瘤栓

二维超声显示右肾中上部混合性回声团块,向肾外突出,下腔静脉增宽,内见低回声物,不规则膨出;超声造影显示下腔静脉内高增强团块影,提示为癌栓,同时栓子的下半部分低回声物呈无灌注表现,提示该处为血栓

(六) 肾盂癌

肾盂癌的二维超声主要表现为肾窦分离,肾窦或肾盂内可见不规则低回声物,可表现为乳头状突起,边界清,形态欠规则,或表现为肾盂壁增厚,无明显边界;抑或是肾内低回声物,肾窦受压偏移或消失。CDFI可见少量星点样血流信号。超声造影显示低回声物在动脉相早期强化明显,达峰时可以呈高增强或稍高增强,达峰后迅速廓清 (图3-60)。

图3-61所示病例二维超声可见右侧肾盂中部

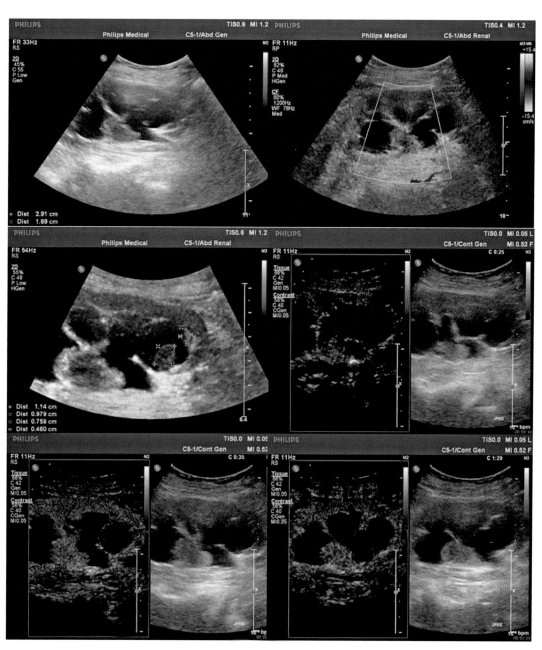

图3-60 肾盂癌的超声表现

二维超声可见右肾积水,肾盂内低回声物,外形呈乳头状;CDFI肾盂内肿物未见明显血流信号;右肾下盏另见1枚附壁肿物;超声造影显示动脉相早期可见造影剂进入肾盂内乳头状突起物,时间早于周围肾组织,达峰时强度高于周围肾组织,呈高增强表现,而下盏结节未见明显强化,呈无灌注表现,肾盂内低回声物达峰后可见廓清

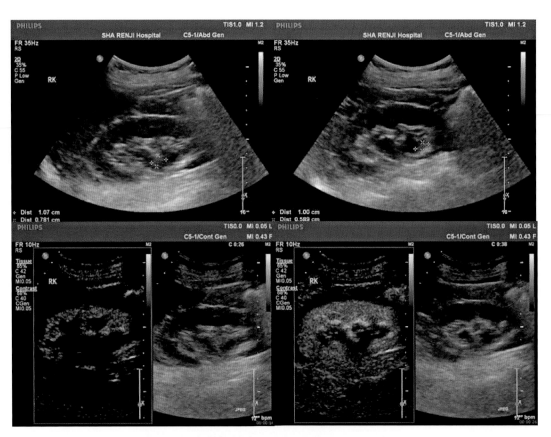

图3-61 超声造影在肾盂可疑占位鉴别诊断中的价值

二维超声显示右肾轻度肾盂积水,肾盂中部可见1枚低回声物,下盏亦可见1枚低回声物;超声造影动脉相早期右肾盂内未见明显病灶强化,肾组织达峰时肾盂内未见明显病灶强化,仅见肾盂内壁增厚

见1枚状低回声物,范围11 mm×7 mm,于肾盂下极处见1枚低回声物,范围10 mm×7 mm。CDFI右肾盂内未见明显血流信号。超声造影显示造影剂注入后,右侧肾盂壁增厚,其内2枚低回声物未见明显强化。

肾盂癌患者往往在临床症状上表现为肉眼血尿,二维超声可见肾盂内低回声物。但是,要注意与肾盂内感染物或者积血形成的絮状沉积物相鉴别。超声造影可以帮助对肾盂内容物进行性质判断。图3-60病例中,超声造影可见肾盂内有造影剂进入的强化性病灶;图3-61病例中,超声造影则在诊断中起到关键作用,二维超声所示低回声物在造影过程中均呈无灌注表现。因此运用超声造影可以对肾盂内低回声物进行良恶性鉴别诊断。

第五节

介入技术在肾肿瘤诊断治疗中的应用

一、概 论

肾动脉栓塞 (renal artery embolization) 最常见的指征之一就是用来治疗肾肿瘤,已经被安全用于姑息治疗,以及肾脏切除前或消融前、转移灶切除前、减压和止痛治疗前的辅助治疗,以降低这些患者的肿瘤负荷及减少出血风险。另外,肾动脉栓塞也适用于治疗急诊时的肿瘤出血,或用于联合消融及骨水泥用于局部骨转移灶的止痛治疗。所用栓塞剂的类型主要取决于术者的偏好;若需要应用特定的方法及治疗策略,则一定要综合考虑临床目的及栓塞终点。经导管栓塞治疗肾肿瘤的相关并发症常为自限性的。

肾细胞癌在确诊时往往有25% ～ 30%已发生转移,手术是传统和有效的根治手段,但肾细胞癌血供丰富,使得手术中易于出现致命性的大出血,极大地增加了手术风险。近20年来肾动脉栓塞逐渐成为晚期肾肿瘤重要的辅助治疗手段,是公认有效的方法。对晚期肾肿瘤可行术前栓塞或姑息治疗。在术前或消融前栓塞可达到两个目的:① 通过阻断血流,使肾肿瘤缩小,肾周围脂肪水肿液化,获得术前或消融前病灶缺血梗死状态,从而改善手术环境,易于剥离。② 注射化疗药物同时栓塞,提高了肿瘤局部的化疗药物浓度,有效地杀伤肿瘤细胞,可减少术中的播散、种植和转移的可能。对姑息性栓塞,除阻断血流、控制肿瘤生长外,还可增强免疫力,改变姑息治疗单纯缺血坏死,为缺血与药物杀伤双重治疗。预防和治疗急性肿瘤性出血。对远处转移肿瘤病灶采用同样方法进行化疗栓塞或作为其他治疗手段的辅助治疗。

二、肾动脉栓塞术

(一) 栓塞机制

介入放射学在不断更新发展,各种类型栓塞材料不断推陈出新。栓塞剂可使肿瘤组织、相应的供血血管内皮组织及局部血液成分出现化学性毁损(血管内化学性消融)、机械性阻塞和血栓形成等,其最终目的就是使肿瘤组织及细胞凝固、缺血、坏死。栓塞按治疗目的主要包括:术前栓塞和姑息或辅助栓塞。

(二) 肾动脉插管

采用猪尾巴导管行主动脉造影以评价主动脉、

髂动脉和肾动脉等有无副肾动脉和可能的肿瘤寄生血管，0%～25%患者有副肾动脉，常位于主肾动脉下方供应肾脏下级的血供，肾动脉常起源于主动脉L1～L2平面。造影导管头端常放置在第1腰椎体平面、肠系膜上动脉以下，以避免造影剂反流进入该动脉。由于肾动脉开口于主动脉后侧壁，因此在选择性插管之前，如需了解肾动脉开口的细节，一般需要采用同侧前斜位投射造影，倾斜角度大约为10°。猪尾巴导管可更换为Cobra导管，当Cobra导管落入肾动脉开口时，术者会感受到导管的轻微弹跳，冒烟证实导管位置正确后可进行超选择造影或在导丝配合下进行超选择插管。对疑难病例插管困难或导管位置不能稳定固定者，可考虑Ansel导引鞘。

（三）肾肿瘤的血管造影表现

1. 肾血管平滑肌脂肪瘤　肾血管平滑肌脂肪瘤(renal angiomyolipoma, RAML)是一种良性含有脂肪和平滑肌组织的富血供肿瘤，直径＞4 cm则破裂和出血风险超过50%。RAML常常由单根动脉供血，血管造影可见大量新生血管，可伴有动脉瘤，动静脉瘘少见。

2. 肾嗜酸细胞腺瘤　血供丰富，动脉呈现出轮辐样外观，病灶中心瘢痕形成，一般不合并动静脉瘘。

3. 肾细胞癌　大多数病例可见显著新生血管，肿块较大，多为富血供肿瘤 (图3-62)，少数为乏血供，可见动静脉瘘，伴有或不伴有静脉侵犯。

4. 尿路上皮癌　血供不是很丰富，有包膜，动

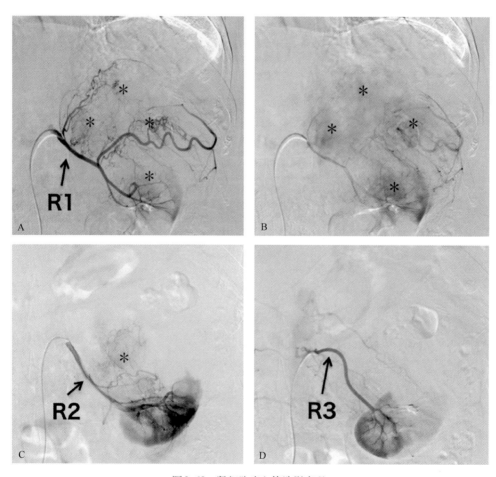

图3-62　肾细胞癌血管造影表现

男性，65岁。活检病理显示为左肾肾细胞癌，DSA见左肾由3根动脉供血。肿瘤由2根肾动脉（R1和R2）供血为主，动脉早期可见血管增粗扭曲、粗细不均及早期染色，动脉中、晚期可见肿瘤更明显团块状染色（图3-62A～图3-62C中＊号）。第3个副肾动脉（R3）供血肾脏下极，基本不参与肿瘤供血

静脉瘘不常见。

5. 肾母细胞瘤　为少血供或无血供的肿块，占位明显，肾脏动脉分支呈包绕推压改变，血管新生少，常有包膜。

6. 淋巴瘤　为无血供肿块，肾内动脉分支被推压移位改变。

7. 肾脏转移瘤　来源于肉瘤、黑色素瘤的病灶常为富血供肿块；来源于乳腺、肠道或肺部肿块常为少血供肿瘤。

8. 转移性肾细胞癌　肾细胞癌可以出现多种转移方式，血行转移常见，常见转移部位有肝脏、脊柱及骨转移、肺脏转移等，其血管造影表现类似于原发灶，也表现为富血供肿瘤（图 3-63），供血动脉遵循就近原则。

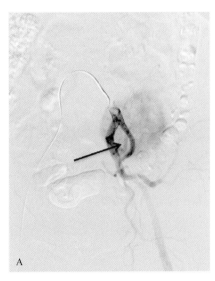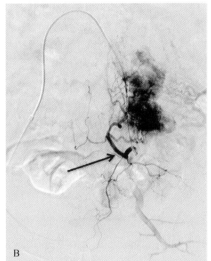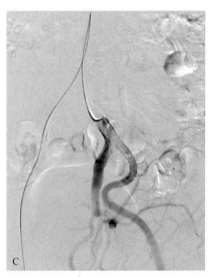

图 3-63　转移性肾细胞癌血管造影表现

男性，70 岁。肾细胞癌术后骶髂关节转移。DSA 显示髂内动脉分支髂腰动脉供血肾细胞癌转移灶（图 3-63A），染色丰富，导管超选择进入供血动脉（图 3-63B）后造影显示肿瘤由髂腰动脉供血，动脉早、中、晚期均见浓染，说明血管极其丰富。应用 PVA 颗粒栓塞后重复造影，肿瘤供血动脉及肿瘤染色完全消失（图 3-63C），栓塞后病灶缩小，疼痛减轻

（四）栓塞材料

1. 材料选择总则　栓塞材料的选择取决于血管解剖、血流动力学、病理以及术者想要达到的栓塞终点（临床终点和技术终点）。

2. 弹簧圈　多是由其物理栓塞作用及其附属物形成的血栓和血管炎性狭窄造成。该材料为不锈钢、铂金或镍钛制品，是永久性栓塞材料，不被组织吸收，有良好的组织相容性，易随访，操作较容易，但价格较高。肾动脉主干栓塞应该预留足够的肾动脉近段部分以方便术中钳夹和结扎，方便手术。我们比较推崇使用明胶海绵作为术前栓塞的栓塞剂，可获得动脉血流瘀滞状态而又方便手术操作，不用担心弹簧圈对手术的妨碍，又可以节约费用。

3. 明胶海绵　明胶海绵常常做成海绵胶的形式使用，但是如果存在较明显的瘘，则首先须采用弹簧圈或明胶海绵条阻塞瘘口。除机械性栓塞外，其海绵状结构内可以被红细胞填塞，在血管内引起血小板凝集和纤维蛋白原沉积，很快形成血栓。但栓塞不可靠，仍有栓塞后再通的报道。明胶海绵为常用栓塞材料，但其颗粒大小、使用量和注入速度不易掌握。注射的颗粒越大、量越多、速度越快越容易引起反流造成误栓，注射时须在透视下严密观察血流状态，调整注射速度，以防止反流而造成误栓。对晚期肾肿瘤行肾动脉化疗栓塞，无论是术前栓塞还是姑息治疗都是安全可靠的，无严重并发

症,能改善手术条件,减轻临床症状,提高生存质量,延长生存期。

4. 真丝线段　是将普通的缝线根据栓塞需要剪成不同长度的线段,然后在造影剂中混合均匀,反复抽吸形成更细的线段丝,从而易于通过注射器和导管注射。该栓塞材料易得、价廉、容易注射、不易吸收,可在局部造成机械性栓塞并激发炎症反应和血栓形成,从而达到栓塞肿瘤的目的。

5. 无水乙醇　无水乙醇可对肿瘤组织、肾动脉血液成分、血管内皮形成永久性破坏,注射用量及速度应根据患者一般状况、肿瘤大小、血供情况、导管所到达的位置、有无合并动脉瘤及动静脉瘘来决定。可同碘化油1∶1混合或单独使用,血管条件许可,须应用球囊阻塞血流,栓塞后延停5分钟以保证充足的凝固时间。

6. 碘油化疗乳剂　为碘油同化疗药物乳化后得到,常形成油包药和药包油的状态,到达瘤内后可以缓慢释放化疗药物,从而杀灭肿瘤细胞,但其应用必须保证病灶内不存在动静脉瘘,否则容易很快排空,使得治疗效果欠佳,而且容易造成异位栓塞。

7. ^{125}I粒子　对无法手术伴有远处转移的肾细胞癌患者,通过减少肿瘤体积也可能诱发宿主免疫导致肿瘤消退。

(五) 栓塞指征

肾动脉栓塞最常见的指征包括:① 肾肿瘤切除术前和射频消融前栓塞。② 治疗肾血管平滑肌脂肪瘤,用来控制腹膜后出血或减少肿瘤破裂出血风险。③ 无法切除肾脏恶性肿瘤的姑息治疗。④ 恶性病变引起的或者医源性肾脏出血(威胁生命的或慢性消耗性血尿,图3-64)。肾动脉栓塞被越来越多地用于治疗以上疾病,反映了这项技术的有效性和安全性;肾肿瘤射频消融之前行肾动脉栓塞时,推荐超选择性栓塞。肾动脉超选择栓塞联合射频消融适用于不宜外科手术或者孤立肾患者的1期肾细胞癌患者。射频消融前行肾动脉栓塞可以减少射频消融的热沉降效应,从而提高疗效。

(六) 栓塞方法

1. 完全栓塞　完全栓塞的目的是使肾功能完全丧失或消除侵犯了大部分肾实质肿瘤的血供。导管必须放在肾动脉主干内,而不是肾动脉开口处,以避免脊髓、下肢和肠管梗塞。完全肾动脉栓塞通常包括以下步骤:常用5F Cobra导管选入肾动脉主干,造影后用无水乙醇、PVA、微球和(或)明胶海绵

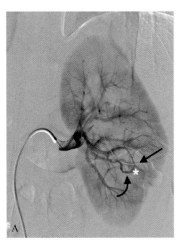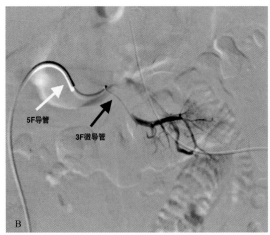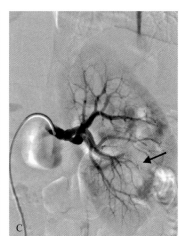

图3-64　**患者为肾穿刺后严重肉眼血尿**

5F Cobra导管选入肾动脉造影显示肾脏下极可见肾动静脉瘘(图3-64A中*所示),考虑为穿刺所致医源性损伤所致,3F微导管超选择如动静脉瘘供血动脉端(图3-64B),释放3 mm弹簧圈栓塞该动脉分支,栓塞后造影见动静脉瘘消失(图3-64C)

栓塞直至造影剂停滞，然后推送弹簧圈，将其置放于肾动脉主干，重复造影评估栓塞效果。

2. 部分栓塞　若想通过栓塞消除部分肾脏的血供，而又能最大限度减少对肾功能的损伤时，多采用部分性肾动脉栓塞技术。对肾恶性肿瘤栓塞来说，常首先进行部分栓塞，然后再应用其他保肾治疗技术，比如用在经皮肿瘤消融之前或部分肾切除前。另外，肾肿瘤栓塞后可减弱血管导致的热沉降效应，协同增强/优化经皮射频消融的效果。部分性栓塞通过将导管选择性插入供血肿瘤的肾动脉分支来实现。

3. 超选择栓塞　先将4F/5F导管置入肾动脉主干或分支，然后沿4F/5F导管插入2F/3F微导管（同轴导管技术，图3-64B），用生理盐水冲洗大腔导管以防止血栓形成，间断血管造影（或手推造影剂）以评估导管位置和病灶，导管到位后释放栓塞物质（若采用球囊导管可以先放在病灶供血动脉内，充盈后可防止栓塞剂反流，特别是应用无水乙醇时很有价值），栓塞结束重复造影以判断栓塞程度。

（七）临床疗效

肾肿瘤动脉栓塞治疗会产生如下积极的临床意义：肿瘤缩小，疼痛减轻，减少出血，减少肾切除术或消融术的并发症，改善总体生存期。

肿瘤体积缩小后疼痛感减轻，起到显著的局部姑息治疗效果，部分患者在肿瘤缩小后可以获得二期手术的机会。肾动脉栓塞姑息治疗原理是减少肿瘤体积，减轻无法切除肾细胞癌或者外科手术条件不佳的潜在可切除肾细胞癌患者的症状（血尿及肋胁部疼痛）。术前肾动脉完全栓塞比部分栓塞更能减少围手术期输血量。同样，肾细胞癌肾切除术前肾动脉栓塞的优点包括：增加免疫反应以及减少肿瘤体积和肿瘤血管负荷，因此能减少外科切除创面和术中失血量。另外，栓塞导致的肾脏和肿瘤水肿使得肿瘤切除更加容易，这一现象在72小时最明显，在这一时间段之后手术，侧支循环建立，不利于肾切除手术，但是在有瘤栓时，栓塞后更长时间进行

手术是合适的。最终术前栓塞延长了患者生存期，肾切除术前栓塞的患者5年总体生存率为62%，而术前未栓塞者为35%左右。

完全肾脏栓塞法通常被用于肾细胞癌姑息治疗和肾切除术前治疗。在这两种情况下，通过应用不同的栓塞剂能获得较高的手术成功率。无水乙醇混合碘油、PVA和微球用来阻塞肾实质毛细血管，然后用弹簧圈栓塞肾动脉主干和任何肾外供血血管。完全栓塞显著减少巨大富血供肾细胞癌肾切除术中的输血量，而不完全栓塞常常依然需要大量输血，因此术前栓塞一定要达到完全栓塞的目的。

有研究评价了根治性肾切除后免疫化疗和单纯栓塞治疗转移性肾细胞癌在生存期上的差异，尽管单纯栓塞组临床表现更差，采用联合疗法治疗并不优于单纯的栓塞治疗，特别是在总体生存期方面更是如此，由此可见单纯栓塞的姑息疗法可能对晚期转移性肾细胞癌是更合适的选择。

超选择性栓塞法治疗肾血管平滑肌脂肪瘤安全且耐受性良好，技术成功率可达到80%～90%，几乎所有患者均不会导致肾功能的丧失。虽然可以有效止血，改善生活质量，但是，长期随访显示超过30%患者出现肿瘤复发。另外结节性硬化患者更容易复发，因此对此类患者栓塞后应该进行长期随访。肾血管平滑肌脂肪瘤患者栓塞后易于出现液化坏死，有时需要经皮穿刺引流。对肾血管平滑肌脂肪瘤栓塞常用栓塞剂包括：微弹簧圈、不可吸收颗粒和无水乙醇。也有学者认为血管消融是最佳的治疗方法，类似于血管畸形，所以倾向于使用液态栓塞剂/硬化剂（无水乙醇、十二烷基硫酸钠等）优于用颗粒栓塞剂和弹簧圈。单独使用弹簧圈肯定不是最优的选择。

（八）并发症

一般认为肾动脉栓塞是安全的。尽管有观点认为弹簧圈异位是潜在的严重并发症，但毕竟很少发生，发生率不到2%，一旦出现可以采用血管内抓捕器取出，采用机械解脱或电解脱弹簧圈几

乎不会发生。异位栓塞会导致脊髓、下肢和肠道梗塞。同样超选择栓塞后大量栓塞剂反流会引起肾功能的损伤。PVA栓塞引起肺栓塞和高血压也是肾动脉栓塞副作用之一，特别是当存在有巨大的或非常广泛的动静脉瘘的情况下更容易发生。正确的导管位置以及使用临时球囊阻塞供血动脉可减少类似事件的发生。当存在广泛动静脉瘘时，用弹簧圈超选择栓塞动静脉瘘或采用大颗粒栓塞剂（如明胶海绵条块）可减少肺栓塞的发生。肾动脉栓塞后不到2%的患者会出现不全栓塞、弹簧圈移位和腹股沟血肿。对于不全栓塞可以采用额外的栓塞剂进行补充栓塞。补充栓塞也有必要用在首次栓塞后建立的侧支循环上，如通过腰动脉供血的肿瘤。应用可吸收栓塞剂时栓塞动脉常常会再通（如采用明胶海绵栓塞），但用量大再通时间也会延长。弹簧圈、无水乙醇和PVA等栓塞剂再通概率很小。

肾动脉栓塞导致的感染发生率很低，随访影像中发现的肾内气体并非表明一定有感染发生，如果气体发生在术后1周，往往表明气体为栓塞时被少量注入动脉所致，如果气体为1个月或更长时间后出现，则慎重考虑感染可能。同样肾动脉栓塞后引起的肿瘤液化坏死，一般不需进行经皮引流。

肾动脉栓塞后侧支循环建立导致不完全梗死，偶尔会引起肾素依赖性高血压。因此，巨大肾肿瘤栓塞后如果不进行手术切除可能因此招致危险。

栓塞后综合征是肾动脉栓塞后常见反应，特别是完全栓塞后会有超过90%患者受累，但通常此反应轻微，表现为肋胁部疼痛、发热、恶心、呕吐，肾动脉栓塞后1～3天内白细胞计数升高。给予解热镇痛、止吐等对症治疗即可，这些反应一般几天后可自行缓解。

（孔文　吴广宇　李萍　张学彬　黄翼然）

参考文献

［1］Lee Y S, Vortmeyer A O, Lubensky I A, et al. Coexpression of erythropoietin and erythropoietin receptor in von Hippel-Lindau disease-associated renal cysts and renal cell carcinoma［J］. Clinical Cancer Research An Official Journal of the American Association for Cancer Research, 2005, 11(3): 1059−1064.

［2］Kim J I, Cho J Y, Moon K C, et al. Segmental enhancement inversion at biphasic multidetector CT: characteristic finding of small renal oncocytoma［J］. Radiology, 2009, 252(2): 441−448.

［3］Bird V G, Kanagarajah P, Morillo G, et al. Response by authors re: differentiation of oncocytoma and renal cell carcinoma in small renal masses (＜4 cm): The role of 4-phase computerized tomography［J］. World J Urol, 2013, 31(4): 1011−1012.

［4］Wang H, Cheng L, Zhang X, et al. Renal cell carcinoma: diffusion-weighted MR imaging for subtype differentiation at 3.0 T［J］. Radiology, 2010, 257(1): 135−143.

［5］Ukimura O, Nakamoto M, Gill I S. Three-dimensional reconstruction of renovascular-tumor anatomy to facilitate zero-ischemia partial nephrectomy［J］. European Urology, 2012, 61(1): 211−217.

［6］Shao P, Tang L, Li P, et al. Precise segmental renal artery clamping under the guidance of dual-source computed tomography angiography during laparoscopic partial nephrectomy［J］. European Urology, 2012, 62(6): 1001−1008.

［7］周永昌,郭万学.超声医学［M］.北京: 科学技术出版社,2006.

［8］Cleveland R O, Mcateer J A. Smith's Textbook of Endourology, Volume Ⅰ & Ⅱ［M］. 3rd ed. 2012.

［9］Ascenti G, Mazziotti S, Zimbaro G, et al. Complex cystic renal masses: characterization with contrast-enhanced US［J］. Radiology, 2007, 243(1): 158−165.

［10］Park B K, Kim B, Kim S H, et al. Assessment of cystic renal masses based on Bosniak classification: comparison of CT and contrast-enhanced US［J］. Eur Radiol, 2007, 61: 310−314.

［11］Cai Y Y, Du L F, Li F, et al. Quantification of enhancement of renal parenchymal masses with contrast-enhancement ultrasound［J］. Ultrasound in Med. & Biol, 2014, 40: 1387−1393.

［12］Jiang J, Chen Y, Zhou Y, et al. Clear cell renal cell carcinoma: contrast-enhanced ultrasound features relation to tumor size［J］. European Journal of Radiology, 2010, 73(1): 162−167.

［13］Aoki S, Hattori R, Yamamoto T, et al. Contrast-enhanced ultrasound using a time-intensity curve for the diagnosis of renal cell carcinoma[J]. Bju International, 2011, 181(4): 250-251.

[14] Chen Y, Wu N, Xue T, et al. Comparison of contrast-enhanced sonography with MRI in the diagnosis of complex cystic renal masses[J]. Journal of Clinical Ultrasound, 2015, 43(4): 203-209.

[15] Dekel Y, Koren R, Kugel V, et al. Significance of angiogenesis and microvascular invasion in renal cell carcinoma[J]. Pathology Oncology Research, 2002, 8(2): 129-132.

[16] Ignee A, Straub B, Brix D, et al. The value of contrast enhanced ultrasound (CEUS) in the characterisation of patients with renal masses[J]. Clinical Hemorheology & Microcirculation, 2010, 46(4): 275-290.

[17] 雷丽, 傅宁华, 杨斌, 等. 对比分析超声造影及增强CT诊断小肾癌[J]. 中国医学影像技术, 2012, 28(4): 760-764.

[18] 万金香, 沈德娟. 肾乳头状细胞癌的超声造影特征分析并与增强CT对照研究[J]. 医学影像学杂志, 2012, 22(10): 1712-1714.

[19] 黄备建, 李丛, 范培丽, 等. 超声造影在肾细胞癌亚型鉴别诊断中的价值[J]. 中华医学超声杂志: 电子版, 2011, 8(5): 999-1007.

[20] 李萍, 李凤华, 方华, 等. 超声造影和增强CT在肾实质良恶性病灶诊断中的应用比较[J]. 中国医学影像技术, 2009, 25(5): 844-847.

[21] Siracusano S, Bertolotto M, Ciciliato S, et al. The current role of contrast-enhanced ultrasound (CEUS) imaging in the evaluation of renal pathology[J]. World J Urol, 2011, 29: 633-638.

[22] Curry N S, Cochran S T, Bissada N K. Cystic renal masses: accurate Bosniak classification requires adequate renal CT[J]. AJR Am J Roentgenol, 2000, 175: 339-342.

[23] 吴小荣, 沙建军, 陈勇辉, 等. 肾黏液性小管状和梭形细胞癌临床病理特点分析[J]. 临床泌尿外科杂志, 2012, 27(4): 285-288.

[24] Peng Y, Jia L Q, Sun N, et al. Assessment of cystic renal masses in children: comparison of multislice computed tomography and ultrasound imaging using the Bosniak classification system[J]. Eur Radio, 2010, 75: 287-292.

[25] Tacke J, Mahnken A, Bucker A, et al. Nephron-sparing percutaneous ablation of a 5 cm renal cell carcinoma by superselective embolization and percutaneous RF-ablation[J]. Rofo, 2001, 173(11): 980-983.

[26] Ammirati M, Spiliopoulos K, Epstein C R, et al. Preoperative direct percutaneous embolization of spinal metastasis from renal cell carcinoma[J]. J Neurointerv Surg, 2011, 3(3): 297-299.

[27] Rehak S, Krajina A, Ungermann L, et al. The role of embolization in radical surgery of renal cell carcinoma spinal metastases[J]. Acta Neurochir (Wien), 2008, 150(11): 1177-1781.

[28] Suzuki H, Kondo T, Kuwatsuru R, et al. Decompressive surgery in combination with preoperative transcatheter arterial embolization: successful improvement of ambulatory function in renal cell carcinoma patients with metastatic extradural spinal cord compression[J]. Int J Urol, 2011, 18(10): 718-722.

[29] Henriksen K M, Chater S, Sellar R. The impact of transcatheter arterial embolization on pain scoring and analgesic dosing in a patient with metastatic renal cell carcinoma[J]. J Pain Symptom Manage, 2009, 37(3): e6-e9.

[30] Brown N, Olayos E, Elmer S, et al. Renal embolization and urothelial sclerotherapy for recurrent obstructive urosepsis and intractable haematuria from upper tract urothelial carcinoma[J]. Cardiovasc Intervent Radiol, 2016, 39(3): 467-471.

[31] An T, Zhang S, Xu M, et al. Transcatheter embolization of peripheral renal artery for hemorrhagic urological emergencies using FuAiLe medical glue[J]. Sci Rep, 2015, 5: 9106.

[32] Zargar H, Addison B, McCall J, et al. Renal artery embolization prior to nephrectomy for locally advanced renal cell carcinoma [J]. ANZ J Surg, 2014, 84(7-8): 564-567.

[33] Miller J M, Julien P, Wachsman A, et al. The role of embolization in reducing the complications of cryoablation in renal cell carcinoma[J]. Clin Radiol, 2014, 69(10): 1045-1049.

[34] Arima K, Yamakado K, Kinbara H, et al. Percutaneous radiofrequency ablation with transarterial embolization is useful for treatment of stage 1 renal cell carcinoma with surgical risk: results at 2-year mean follow up[J]. Int J Urol, 2007, 14(7): 585-590.

[35] Pellerin O, Medioni J, Vulser C, et al. Management of painful pelvic bone metastasis of renal cell carcinoma using embolization, radio-frequency ablation, and cementoplasty: a prospective evaluation of efficacy and safety[J]. Cardiovasc Intervent Radiol, 2014, 37(3): 730-736.

[36] Lang E K, Sullivan J. Management of primary and metastatic renal cell carcinoma by transcatheter embolization with iodine 125[J]. Cancer, 1988, 62(2): 274-282.

[37] Ginat D T, Saad W E, Turba U C. Transcatheter renal artery embolization: clinical applications and techniques[J]. Tech Vasc Interv Radiol, 2009, 12(4): 224-239.

[38] Yamakado K, Nakatsuka A, Kobayashi S, et al. Radiofrequency ablation combined with renal arterial embolization for the treatment of unresectable renal cell carcinoma larger than 3.5 cm: initial experience[J]. Cardiovasc Intervent Radiol, 2006, 29(3): 389-394.

[39] Li Y, Guo Z, Liu C F, et al. Effect of transcatheter renal arterial embolization combined with cryoablation on regulatory CD4$^+$CD25$^+$ T lymphocytes in the peripheral blood of patients with advanced renal carcinoma[J]. Cryobiology, 2012, 65(1): 56-59.

[40] Bakal C W, Cynamon J, Lakritz P S, et al. Value of preoperative

renal artery embolization in reducing blood transfusion requirements during nephrectomy for renal cell carcinoma[J]. J Vasc Interv Radiol, 1993, 4(6): 727–731.

[41] Chatziioannou A N, Johnson M E, Pneumaticos S G, et al. Preoperative embolization of bone metastases from renal cell carcinoma[J]. Eur Radiol, 2000, 10(4): 593–596.

[42] Zielinski H, Szmigielski S, Petrovich Z. Comparison of preoperative embolization followed by radical nephrectomy with radical nephrectomy alone for renal cell carcinoma[J]. Am J Clin Oncol, 2000, 23(1): 6–12.

[43] Demirci D, Tatlisen A, Ekmekcioglu O, et al. Does radical nephrectomy with immunochemotherapy have any superiority over embolization alone in metastatic renal cell carcinoma? A preliminary report[J]. Urol Int, 2004, 73(1): 54–58.

[44] Soulen M C, Faykus M H, Jr., Shlansky-Goldberg R D, et al. Elective embolization for prevention of hemorrhage from renal angiomyolipomas[J]. J Vasc Interv Radiol, 1994, 5(4): 587–591.

[45] Kothary N, Soulen M C, Clark T W, et al. Renal angiomyolipoma: long-term results after arterial embolization[J]. J Vasc Interv Radiol, 2005, 16(1): 45–50.

[46] Hamlin J A, Smith D C, Taylor F C, et al. Renal angiomyolipomas: long-term follow-up of embolization for acute hemorrhage[J]. Can Assoc Radiol J, 1997, 48(3): 191–198.

[47] Ginat D T, Saad W E, Turba U C. Transcatheter renal artery embolization for management of renal and adrenal tumors[J]. Tech Vasc Interv Radiol, 2010, 13(2): 75–88.

[48] Alavi J B, McLean G K. Hypertension with renal carcinoma. An effect of arterial embolization[J]. Cancer, 1983, 52(1): 169–172.

第四章

肾细胞癌临床表现

一、肾细胞癌的症状与体征

肾脏位于后腹膜，位置隐匿，肾肿瘤多为膨胀性生长，早期无症状，只能通过体检或影像学检查偶然发现。随着影像学技术的发展，愈来愈多的无症状肾细胞癌被诊断，但出现经典的肾细胞癌三大症状，即无痛性肉眼血尿、腰背部疼痛及上腹触及肿块的患者只占所有肾细胞癌就诊患者的9%左右。肿瘤局部增大和局部浸润可以出现腰背部疼痛，上腹触及肿块，如果浸及集合系统会出现肉眼血尿。少数肾细胞癌患者肿瘤破裂自发性出血，剧烈腹痛就医。自发性肾破裂出血的原因较多，常见的原因是肾血管平滑肌脂肪瘤，影像学检查可见肾脏含有脂肪成分的肿块，临床诊断比较简单。但是对于原因不明的肾自发性出血要警惕肾细胞癌引起的出血。因为急性出血期，影像学上局部血肿会掩盖肾肿瘤的存在。临床必须在3个月后，即肾周血肿吸收后再做CT等影像学检查以进一步明确诊断。

肾细胞癌的临床症状也与其病理分级和一些侵袭性较强的特殊肿瘤类型相关。高分级肿瘤、集合管癌或肿瘤肉瘤样变等恶性程度高的肾细胞癌患者的临床体征除了腹部肿块以外，有的患者可触及颈部肿大的淋巴结。或因肾肿瘤压迫或肾静脉、下腔静脉的肿瘤瘤栓阻塞引起新发精索静脉曲张，曲张的精索静脉不随体位改变而缩小，以及因下腔静脉瘤栓阻塞引起双下肢水肿。

临床常见的肾细胞癌转移患者通常因转移器官的症状就诊。据统计，肾细胞癌的远处器官和组织转移中肺转移占50%～60%，骨转移占30%～40%，肝转移占30%～40%，软组织转移占35%，中枢神经系统转移占8%，皮肤转移占8%。有些患者是由于这些部位转移症状就诊，比如咳嗽、咯血、胸腔积液、骨痛、病理性骨折、头疼、精神症状等。

二、副癌综合征

由于肾细胞癌的组织本身分泌激素类物质，或正常组织针对恶性肿瘤反应性分泌激素类因子，也可能由于身体免疫系统调节反应等机制，晚期肾细胞癌患者可以表现一组副癌综合征。大约20%患者就诊时伴有副癌综合征的症状，约40%患者在疾病发展过程中会出现某些副癌综合征的症状。行肾脏切除后这些副癌综合征的症状会消失。有些症状随肿瘤复发或转移重新出现，这是预测肾细胞癌进展的指标（表4-1）。

表4-1　肾细胞癌副癌综合征

类　型	发生率（%）	预后意义
内分泌的		
高血钙	13～20	预后不良
高血压	40	—
红细胞增多	1～8	—
Stauffer综合征	3～20	预后不良

(续表)

类　　型	发生率 (%)	预　后　意　义
碱性磷酸酶升高	10	预后不良
柯兴综合征	2	—
血小板增多症	—	预后不良
恶病质	30	预后不良
非内分泌的		
淀粉样变性	3 ～ 8	—
贫　血	20	预后不良
神经肌肉病	3	
血管病变		
肾　病	—	
发　热	20	—

（一）内分泌副癌综合征

1. 高血钙　高血钙是最常见的副癌综合征，发生率为13% ～ 20%，其中75%的患者病情严重并且一半的患者伴有骨转移。非转移性的高钙血症是由肾细胞癌细胞产生的液体因子引起的，它们包括PTHrP、IL-1、TNF和OAF。其临床表现是多样的，症状可以是一些非特异性的，比如乏力、头痛、食欲减退、恶心、呕吐、便秘、多尿和烦渴等（由肾性尿崩症导致），也可以是一些更严重的临床表现，比如急性意识障碍、深度嗜睡甚至昏迷（当血钙水平超过12 mg/dl）。当血钙水平超过18 mg/dl时将发生抽搐和死亡，临床表现为腱反射减弱和意识障碍，患者可能因肾脏浓缩功能的丧失而继发脱水及多尿。实验室研究显示高钙血症常伴随血浆PTH和1, 25-维生素D水平的降低及肾脏碱性磷酸酶的消耗。ECG显示PR和QT间期延长最终导致窦性心动过缓和心脏停搏。治疗主要是补充液体容量及必要时使用利尿剂。二磷酸盐（如氨羟二磷酸二钠或者唑来膦酸）在长期治疗中有效，然而最有效的治疗高钙血症的方法是做患肾切除。

2. 高血压　约40%的肾细胞癌患者出现高血压，其可能的机制是局部肾脏实质的压迫以及输尿管堵塞造成肾素的分泌，最终导致血压升高。在37%的肾细胞癌患者的血清中发现较高的肾素水平。其他少见的原因如红细胞增多症等也会导致高血压。治疗方法主要是肾切除，85%患者在肾切除后血压恢复正常。

3. 红细胞增多　见于1% ～ 8%的肾细胞癌患者，主要与促红细胞生成素（EPO）有关。这是一种由肿瘤细胞和肾小管周围间质细胞合成的糖蛋白，能促进骨髓造血。高水平的EPO对预后没有影响。高血清EPO并不都伴有红细胞增多，高EPO的患者中仅有8%会导致红细胞增多。患者血清EPO水平的升高更容易导致贫血而非红细胞增多。

4. 局限性肝功能异常（Stauffer综合征）　1961年，Stauffer注意到一例肾细胞癌患者的肝功能指标异常而他并没有明显的肝脏转移灶，相关指标在肾切除后恢复正常并在肿瘤复发时又出现异常。这种所谓的"Stauffer综合征"发病率为3% ～ 20%，患者通常有肝脾肿大、发热及体重下降。它以肝脏的综合功能异常为特点，2/3的患者可以通过肾脏切除来治疗 Stauffer 综合征。Stauffer 综合征患者肾切除后肝酶恢复正常患者的一年生存率为 88%，而肝酶持续异常患者的一年生存率只有 26%。

5. 全身症状　1/3 的肾细胞癌患者出现发热、体重下降及乏力等的全身症状。20% ～ 30% 的患者会出现发热，仅 2% 的患者以发热为唯一表现。在一项 Tsukamoto 的研究中 18/71 的患者有 IL-6 的升高，这其中 78% 的患者出现发热。临床的预后指标中除 TNM 分期、Fuhrman 分级和 ECOG 评分外，低蛋白血症、体重下降、厌食或者萎靡不适也定为预后不良的指标。

6. 其他内分泌异常　肾细胞癌会造成异常的糖代谢，严重高血糖或低血糖的病例都有报道。与对照组相比，肾细胞癌细胞可升高细胞内的胰岛素、胰高血糖素和肠胰高血糖素。肾细胞癌也可以出现库兴综合征，占肿瘤引起库兴综合征的 2%。这是肿瘤对促肾上腺皮质激素（ACTH）继发的黑色素细胞皮质素原的酶转化反应。这种异位的 ACTH 刺激肾上腺分泌可的松。这些患者在肾切除术后有肾上腺皮质危象的风险，因此临床医师应注意患者的主诉，适时补充糖皮质激素。此外，有 6% 的肾细胞癌患者有血清 β-HCG 的升高。

（二）非内分泌副癌综合征

淀粉样变性在 3% ～ 8% 的肾细胞癌患者中出现。关于淀粉样蛋白 AA 沉积机制的假说认为被肿瘤组织或者肿瘤性坏死组织长期刺激的免疫系统引起了急性期反应物 SAA 的升高。患者最初的主诉为虚弱、体重减轻和晕厥。当然，症状还是最终由受累脏器来决定。肾细胞癌同样会引起神经肌肉病，造成感觉或运动障碍。严重程度可以是非特异性的肌痛或者复杂性的肌萎缩性侧索硬化症。

（三）全身状况与重要脏器功能的评估

1. 全身状况评估　ECOG 评分：0 级：活动能力完全正常，与起病前活动能力无任何差异；1 级：能自由走动及从事轻体力活动，包括一般家务或办公室工作，但不能从事较重的体力活动；2 级：能自由走动及生活自理，但已丧失工作能力，日间一半以上的时间可以起床活动；3 级：生活仅能部分自理，日间一半以上时间卧床或坐轮椅；4 级：卧床不起，生活不能自理；5 级：死亡。根据 ECOG 评分，0 ～ 1 级可以耐受手术，3 ～ 4 级不能耐受手术，2 级患者手术要慎重。

2. 心肺功能检测　询问患者既往有无心脏病史、胸痛史、吸烟史或劳力性呼吸困难病史，可评价患者的心肺功能。所有患者在术前都必须做心电图、胸片、血常规检查。手术时脊柱侧向弯曲的侧卧位可减少肺通气量，并使血液回流受阻而引起低血压，因此肺储备功能减低的患者必须改用其他体位。可能存在呼吸功能受损的患者在术前必须行肺功能和血气分析检查。一旦确定呼吸功能受损，首选仰卧位经腹切口入路。无论采用哪种手术切口，均会由于术中切断上腹部或胁腹部肌肉，或切除肋骨，而导致术后肺功能严重受损。因此术前肺功能锻炼、缓解支气管痉挛、停止吸烟、评估心肺功能均有助于改善呼吸功能，预防术后心肺并发症的发生。

3. 肾功能的评估

（1）常用肾功能评估指标与方法：要了解肾部分切除术后肾功能的影响因素，首先要做到的是准确、快速地评估肾功能，肾功能的评估指标与方法纷繁复杂，菊糖清除率既往被作为肾小球滤过率（glomerular filtration rate, GFR）测定的金标准，但因为操作烦琐等原因无法在临床上常规应用，主要用于实验室研究。目前临床上较为常用的是血清肌酐（serum creatinine, Scr）以及通过血清肌酐计算出的肾小球滤过率估计值（estimated glomerular filtration rate, eGFR）。同位素测定的 GFR 由于能够反映分侧肾功能，其在临床上的应用也越来越受到重视。

血清肌酐浓度可以较为方便地反映肾小球的滤过功能，但敏感性较低，不能反映早期肾功能减退，一般肾小球滤过功能减退至正常的 50% 左右时血清肌酐才开始升高。同时，血清肌酐浓度还受性别、年龄、肌肉量、蛋白质摄入量及某些药物的影响，因此血清肌酐并不能及时准确地反映患者肾功能的变化。

eGFR是通过血清肌酐浓度结合年龄、体重、性别、种族等估算肾小球滤过率的方法。相比单单观察血清肌酐的变化，其反映肾功能的准确性大大提高了。从1959年到现在已经有许多eGFR的计算公式被提出，其中肾脏病饮食改良 (modification of diet in renal disease, MDRD) 公式 (公式4-1) 和Cockcroft-Gault公式 (公式4-3) 是最为经典的两个计算公式。近年来研究发现这些公式在不同人种之间以及健康人和患有慢性病的患者之间应用时仍有一定的误差，于是又有一些新的更为个性化的公式出现，如简化MDRD-中国人公式，即在简化MDRD公式 (公式4-2) 的基础上加上中国人的种族系数1.233，以及同位素稀释质谱法 (isotope dilution mass spectrometry, IDMS) -MDRD公式、慢性肾脏病流行病合作组 (chronic kidney disease epidemiology collaboration, CKD-EPI) 公式和EPI-亚洲人 (EPI-Asian) 公式等，这里不一一列举。如此纷繁的公式如何选择依赖于流行病学调查，如近来我国的一项研究发现在评估我国健康人口eGFR时，如果肌酐检测使用的是IDMS的酶法检测，则使用CKD-EPI公式较为准确，而如果用苦味酸速率法检测血清肌酐，则应选择MDRD-中国人公式更准确。

同位素测定GFR是准确性仅次于菊糖清除率的方法，因此目前临床上评估肾功能以同位素GFR为金标准。更为重要的是，同位素测定GFR可以为我们提供分肾功能，这就可以将患者健侧肾脏的代偿作用除去，直接反映出手术对于患侧肾脏肾功能的影响，这是其他评估方法都无法做到的。所以即使它存在价格昂贵及有放射性等缺点，其在临床上的应用仍然越来越广泛。

MDRD公式：

$$GFR = 170 \times (Scr)^{-0.999} \times (年龄)^{-0.176} \times (血清尿素氮)^{-0.170} \times (血清白蛋白)^{0.318} \times$$
$$(0.762\ 女性) \times (1.18\ 非洲裔美国人) \qquad (公式4-1)$$

MDRD简化公式：

$$GFR = 186 \times (Scr)^{-1.154} \times (年龄)^{-0.203} \times (0.742\ 女性) \times (1.21\ 非洲裔美国人) \qquad (公式4-2)$$

Cockcroft-Gault公式：

$$GFR = CGCl \times 体表面积/1.73\ m^2$$
$$CGCl = [(140-年龄) \times 体重 (kg)] \times (0.85\ 女性) / (Scr \times 72) \qquad (公式4-3)$$

注：其中Scr、血清尿素氮、血清白蛋白单位为mg/dl，GFR单位为ml/(min·1.73 m²)

(2) 肾功能下降程度的评价：根据患者肾功能发生损伤的时相不同，可以诊断为急性肾损伤 (acute kidney injury, AKI) 和慢性肾脏病 (chronic kidney disease, CKD)，并根据程度不同进行分期。

AKI是对既往急性肾衰竭 (acute renal failure, ARF) 概念的扩展和向疾病早期的延伸，是指由多种病因引起的短时间内 (<48小时) 肾功能突然下降而出现的临床综合征。近几年来，急性透析治疗指导组 (acute dialysis quality initiative, ADQI) 和急性肾损伤网络 (acute kidney injury network, AKIN) 分别制订了AKI的分层诊断标准 (表4-2)，但仍有一定局限性。而术后AKI的发生也已被证明是发展为慢性肾脏病的一个独立危险因素，其机制可能是因为AKI导致的肾脏微血管的不可逆损伤以及对炎症和纤维化通路的激活。

表4-2　AKI的分期标准

分　　期	血清肌酐标准	尿 量 标 准
1期	绝对升高≥0.3 mg/dl或相对升高≥50%	＜0.5 ml/（kg·h），＞6小时
2期	相对升高＞200%～300%	＜0.5 ml/（kg·h），＞12小时
3期	相对升高＞300%	少尿［＜0.3 ml/（kg·h）］×24小时
	或在≥4.0 mg/dl基础上再急性升高≥0.5 mg/dl	或无尿×12小时

CKD可以由多种原因造成，如成人发作型糖尿病（AODM）、高血压、血管疾病、肾病、特发性CKD等，而CKD目前认为是引发心血管疾病（CVD）、住院治疗、死亡的重要因素。CKD的定义包括两层含义：① 肾脏损伤（肾脏结构或功能异常）≥3个月，伴或不伴有GFR的下降，临床上表现为肾脏病理学检查异常或肾脏损伤（血、尿成分或影像学检查异常）。② GFR＜60 ml/（min·1.73 m²），≥3个月，有或无肾脏损伤证据。CKD的发病率近年来逐渐上升，仅在美国就有约10%的人罹患不同程度的CKD。CKD可以大大增加患者发生心血管意外的风险，同时与患者住院时间的延长以及死亡率的增加也有很大关系，是目前威胁人类健康的一大难题。只要满足CKD的定义其诊断即可明确，而根据GFR的不同水平，CKD可分为5期（表4-3）。

表4-3　CKD的分期标准

分　　期	描　　述	GFR [ml/（min·1.73 m²）]
1	有肾脏损伤但肾功能正常	≥90
2	肾功能轻度下降	60～89
3	肾功能中度下降	30～59
4	肾功能重度下降	15～29
5	肾衰竭	＜15

目前国际上常用肾小球率过滤（GFR）作为肾功能的评判参数，GFR＜60%为CKD。美国泌尿外科学会（American Urological Association, AUA）指南对2 000例直径≤4 cm的肾肿瘤做荟萃分析，其中血Cr在正常范围662例，双肾影像学正常，术前GFR＜60%占26%。也就是说，662例常规检查肾功能正常的患者中172例为CKD，不行肾部分切除术将加重GFR下降。

（3）评估肾功能的新标志物：前文提到，因为血清肌酐浓度受年龄、性别、肌肉量等其他因素影响，利用血清肌酐浓度反映肾功能并不准确，即使利用公式计算eGFR也有其局限性，如在血清肌酐浓度较低时，MDRD公式计算的eGFR往往偏低，而Cockcroft-Gault公式计算的eGFR往往偏高。因此，寻找新的能更准确反映肾功能的标志物也是科学家们努力的方向。

一个好的标志物往往具备以下特点：① 无创，测试简便快捷，价格低廉。② 具有高的特异性和敏感性。③ 能够起到早期发现疾病和反映治疗措施有效性的作用。④ 能够反映预后。⑤ 与疾病发生发展的机制密切相关。比如半胱氨酸蛋白酶抑制剂C（胱抑素C, cystatin C）就是目前研究前景较好的一种标志物，它相比肌酐来说受外界影响较小，也较为敏感，是反映肾脏滤过功能和急性肾损伤更为理想的指标。而此前应用不多的血清尿酸浓度也被发现与肾细胞癌术后肾功能的变化及CKD的发生相关联。由此可见，评估肾功能新标志物的研究是相当有前景的。

4. 实验室检查　肾细胞癌患者实验室检查的评估主要包括两个方面：① 手术患者手术安全性评估。② 肿瘤的严重程度与预后。与手术相关的检查包括：肾功能、肝功能、出凝血机制、血糖等。血清肌酐、肾小球率过滤 (GFR) 检查肾功能见上节。此外，还有肝功能和转氨酶测定，严重肝功能异常的患者不宜手术。严重的糖尿病影响创面的愈合，易继发感染，需在有效控制血糖的条件下施行手术。通过术前血小板计数和检测凝血因子评估出血倾向，同时还应该询问患者有无影响凝血的因素存在，比如是否过量饮酒或口服阿司匹林等抗凝药物。特别注意长期服抗凝药物的患者，术前出凝血功能多数正常，但是与正常人比较他们的凝血因子的储备不足，术后创面容易渗血。

与预后相关的因素包括：前述的全身状况、碱性磷酸酶 (AKP)、血乳酸脱氢霉 (LDH)、校正血钙浓度、血红蛋白、中性粒细胞计数、血小板计数 (详见"第十二章　肾细胞癌预后和进展影响因素")。

（吴小荣　黄翼然）

参考文献

[1] Lee C T, Katz J, Fearn P A, et al. Mode of presentation of renal cell carcinoma provides prognostic information [J]. Urol Oncol, 2002, 7(4): 135–140.

[2] Patard J J, Leray E, Rodriguez A, et al. Correlation between sympotom graduation, tumor characteristics and survival in renal cell carcinoma [J]. Eur Urol, 2003, 44(2): 226–232.

[3] Walther M M, Patel B, Choyke P L, et al. Hypercalcemia in patients with metastatic renal cell carcinoma: effect of nephrectomy and metabolic evaluation [J]. J Urol, 1997, 158: 733–739.

[4] Gross A J, Wolff M, Fandrey J, et al. Prevalence of paraneoplastic erythropoietin production by renal cell carcinomas [J]. Clin Investig, 1994, 72(5): 337–340.

[5] Hanash K A. The nonmetastatic hepatic dysfunction syndrome associated with renal cell carcinoma (hypernephroma): stauffer's syndrome [J]. Prog Clin Biol Res, 1982, 100: 301–316.

[6] Tsukamoto T, Kumamoto Y, Miyao N, et al. Interleukin-6 in renal cell carcinoma [J]. J Urol, 1992, 148(6): 1778–1781.

[7] Sufrin G, Chason S, Golio A, et al. Paraneoplastic and serologic or renal adenocarcinoma [J]. Semin Urol, 1989, 7: 158–171.

[8] Levey A S, Coresh J, Greene T, et al. Using standardized serum creatinine values in the modification of diet in renal disease study equation for estimating glomerular filtration rate [J]. Ann Intern Med, 2006, 145(4): 247–254.

第五章
早期肾细胞癌的治疗

概　　述

近二十年来，随着影像学诊断技术的快速发展以及健康体检的逐步普及，肾小细胞癌 (small renal masses, SRM) 所占新发肾细胞癌的比例越来越高，这也使得肾细胞癌的治疗理念发生了重大改变，以肾部分切除术 (partial nephrectomy, PN) 为代表的保留肾单位手术 (nephron sparing surgery, NSS) 已经基本取代肾细胞癌根治术 (radical nephrectomy, RN) 成为早期肾细胞癌手术治疗的金标准。这一治疗决策的改变是基于一系列的临床观察研究，NSS治疗早期肾细胞癌的肿瘤学效果与RN并无明显差异，但却降低了患者术后发生慢性肾脏病 (chronic kidney disease, CKD) 的风险，而CKD是心血管疾病和代谢性疾病的显著危险因素，是威胁肾细胞癌患者术后长期生存的严重并发症。由此可见，在彻底治疗肿瘤的同时最大限度地保留了患者的肾功能是NSS最大的优势。然而，不论开放肾部分切除术 (open partial nephrectomy, OPN)，还是腹腔镜或机器人辅助下肾部分切除术 (laparoscopic partial nephrectomy, LPN/robot-assisted partial nephrectomy, RPN) 都有其优势的一面，也存在本身缺陷的一面，不同类型的患者和不同部位肿瘤手术的难度不同，其并发症风险也相差很大，如术后创面出血、漏尿、肾盂肾炎和局部脓肿、患肾功能丢失等。随着医疗器械的现代化，更加微创的NSS手术方法在临床上的应用越来越广泛，如射频消融、微波消融、氩氦刀冷冻消融技术等。此外，随着人们对肾肿瘤生物学和生长特性的认识提高，等待观察 (active surveillance, AS) 也成为某些特定患者合适的处理方法之一。总之，对于早期肾细胞癌，我们应该在临床指南的大方向指导下，根据患者全身与局部的具体情况，结合临床条件和医师的能力，选择最合适的治疗方法。不论采取哪种方法，都需要做完整的术前评估，治疗方既需能完全切除或控制肿瘤，又能保护肾功能，而且应该避免或减小手术创伤对生活质量的影响。

术 前 准 备

一、肿瘤的影像学评估

肾脏影像学检查可以确定肿瘤本身的解剖学　特征，如肿瘤大小、位置、深度，与肾窦、集合系统以及血管的关系等,以便手术医师制订合适的手术方法(详见影像学章节)。肾肿瘤的影像学检查应该是近期的检查。拟行PN手术的患者原则上术前应该行双肾CTA检查,了解肾动脉的分支情况以及变异的肾动脉分支,以便术中能完整阻断肾动脉,保证手术视野的清晰,减少术中出血以及术后并发症的发生。临床医师比较注意变异的肾动脉分支(如迷走动脉),容易忽视肾动脉主干分支的部位,有些肾动脉离开腹主动脉后较早分为前支与后支,手术解剖出来的往往只是肾动脉的某一支分支,单纯阻断某一个分支将导致肾动脉血流的不完全阻断,不能有效控制创面出血。

在评估早期肾肿瘤解剖学特征时,还要结合拟开展的手术学方法的特点综合考虑,要清晰认识各类NSS手术的优势与劣势。每一类肾肿瘤都有一种比较合适的手术方法,比如图5-1所示病例,肿瘤位于右肾中极背侧,LPN是首选的手术方法;而图5-2所示病例,肿瘤接近完全内生性,对于腹腔镜手术经验不足的医师,则行OPN比较安全。

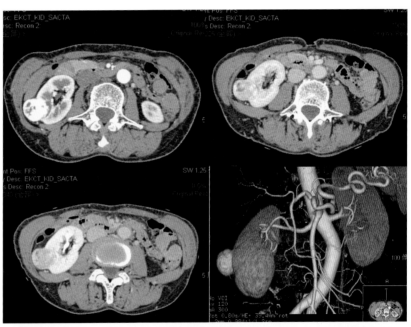

图5-1　右肾中极外生性肿瘤,拟行LPN

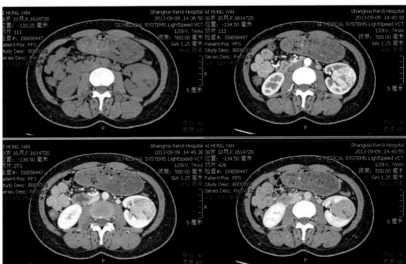

图5-2　左肾中极完全内生性肿瘤,拟行OPN

二、患者全身一般状况的评估

惯性的临床思维往往容易专注于针对疾病的治疗或手术计划，而忽视针对患者整体的治疗结果的利弊权衡。除了上述肾肿瘤的解剖位置外，我们必须对患者的整体状况做客观完整的评价，最后制订治疗方案。客观评估手术的危险性，首先必须把年龄作为最重要的指标。对于中青年早期肾细胞癌的患者，生命周期长，应该尽可能采取根治性的治疗方法；而对于高龄患者，我们在治疗前要充分考虑肿瘤进展时间与患者预计寿命之间的关系。患者预计寿命期间可能发生其他肿瘤或其他疾病，特别是心脑血管疾病对生命的影响，以及本次手术本身对患者身体状况的影响，临床上除了采取传统的根治性治疗外，也可以采取相对保守的肿瘤消融术，甚至观察随访（AS）。美国克利夫兰医学中心总结2000～2006年间肾肿瘤患者资料显示，年龄＞75岁的979例肾细胞癌患者，5年存活率T1a期74%、T1b期66%、T2期51%，这组患者中一部分最终死于其他原因；肾肿瘤相关死亡率，T1期肾细胞癌只有7%，T2期及T2期以上的肾细胞癌为51%；在该队列的573例T1期肾细胞癌患者中，27%行RN，53%行NSS，剩下20%的患者采取AS，他们的5年存活率分别为72%、76%和58%；多因素分析结果表明该组患者的死亡率与年龄、全身状况相关，而与治疗方法的选择无关；心血管疾病是死亡的第一大原因。

目前有许多模型可以预测患者的肿瘤特异性死亡率，例如一位75岁的男性患者，肾肿瘤直径4 cm，其5年和10年的肿瘤特异性死亡率分别为3.3%和5%；对于该患者10年死于其他肿瘤和其他疾病的可能性完全大于5%。Kutikov等应用SEER数据库评估＞65岁的老龄患者局限性肾细胞癌、其他癌肿以及非肿瘤性疾病的死亡风险，线形图表明局限性肾细胞癌的5年和10年肾细胞癌特异性生存率分别为96%和93%；而由于其他肿瘤的5年和10年的死亡率分别为7%和11%，其他疾病的5年和10年的死亡率分别为11%和22%。所以我们在临床上应该建立一个概念：肿瘤的大小是肾细胞癌特异性死亡率的关键因素，而年龄是非肾细胞癌特异性死亡率的重要因素。所以，我们在处理高龄早期肾细胞癌患者时必须综合各种因素，全面思考，选择最合适的治疗方法。

高龄患者早期肾细胞癌的处理方法包括：RN、PN、能量消融术以及AS。从手术的安全性考虑，严重并发症发生率最高为PN，其次为RN，肿瘤消融术比较安全。PN手术难度大，手术时间长，术后存在出血、漏尿的并发症风险，特别是高龄患者多合并多种基础疾病，肾脏愈合修复能力差，在选择PN时要慎重。RN手术简单，不做标准的淋巴结清扫，手术时间短，安全系数相对较高，如果对侧肾功能正常，RN是较好的选择。肾肿瘤消融术损伤小，恢复快，是比较安全的治疗方法，包括经皮穿刺消融和腹腔镜下穿刺消融，少数可以开放性手术中行肿瘤消融，其中经皮穿刺消融可以在局麻下进行，能避免全身麻醉的一系列风险。AS对于一些全身状况较差的高龄患者往往是一种合适的选择。

三、肝功能、出凝血功能以及血糖

肾肿瘤的PN手术对凝血功能要求较高，因此　术前必须详细询问相关病史，检测肝功能、出凝血功能以及血小板计数，特别要清晰认识到，术前常规的出凝血功能检查正常并不表示患者出凝血功能的储备能力正常，术中和术后消耗凝血因子后，出血问题就将显现出来。中老年患者群中，有些长期服用阿司匹林，部分有心肌梗死、脑梗死病史的患者同时服用阿司匹林和氯吡格雷等抗血小板药物，这类患者术前应该请相关科室医师全面评估风险，尽量停用阿司匹林2周后再施行手术。肝功能的评估同样不能完全根据肝功能检测的指标来决定，慢性肝病、肝硬化的病史是非常重要的考量指标。对于慢性肝炎肝硬化的T1期肾细胞癌患者，笔者在选择治疗方案时一般首选经皮肾肿瘤消融术，对无法采取经皮途径治疗的患者，可以行腹腔镜下的肾肿瘤消融术。如果主观条件或客观条件不允许采取微创方法，在选择RN或PN时，RN术的围手术期安全性比相对PN要高。出凝血功能异常、肝功能不全、严重糖尿病的患者行PN术时，创面渗血以及愈合能力差将导致严重出血、漏尿以及局部感染等并发症。因此，这类患者选择LPN或OPN时必须慎重。

四、肾功能评估

总肾功能检测包括血尿素氮（BUN）、血清肌酐（Scr）以及肾小球滤过率（eGFR）。eGFR是通过血清肌酐浓度，结合患者年龄、体重、性别、种族等参数估算得到的肾小球滤过率。相比单独观察Cr的变化，eGFR反映肾功能的准确性更高。对于早期肾细胞癌的临床处理更重要的是放射性核素肾图的检查，该检查可相对比较精确地测定左右两侧分肾的GFR，分肾功能对于决定手术方案以及监测术后肾功能的恢复情况有重要意义。

第三节

肾部分切除术

一、肾细胞癌肾部分切除术的病理学基础

除了极少数恶性程度较高的肾细胞癌病理类型，如肾集合管癌、肾髓质癌外，绝大多数肾细胞癌大体形态多为球形或椭圆形，其生长方式以膨胀性生长为主，肿瘤没有真正意义上的组织学包膜，但由于其膨

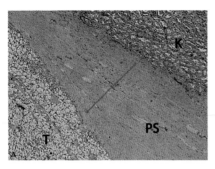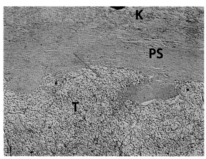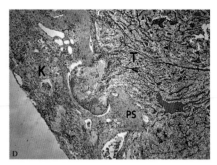

图5-3　肾细胞癌的假包膜（K：肾实质；PS：假包膜；T：肿瘤）

［引自：Minervini A, di Cristofano C, Lapini A, et al. Histopathologic analysis of peritumoral pseudocapsule and surgical margin status after tumor enucleation for renal cell carcinoma. Eur Urol, 2009, 55(6): 1410-1418. ］

胀性生长方式压迫周围肾实质，受压的肾实质和纤维组织形成了一层假包膜（图5-3）。假包膜在病理上表现为一层纤维性组织，将肿瘤组织与外围正常肾实质隔离开来。肿瘤的膨胀性生长还挤压假包膜外的肾实质形成一条"过渡带"（图5-4），"过渡带"是正常肾实质由于受挤压而形成的，在病理上表现为炎症、肾间质硬化、肾小球硬化、小动脉硬化等，"过渡带"的病理改变随着远离肿瘤假包膜而减轻，大约在5 mm以外趋向正常肾实质。按照笔者的经验，PN的理想操作平面就在"过渡带"上，在这个层面上既有比较清晰的手术视野，又可以减少对肾实质的损伤。

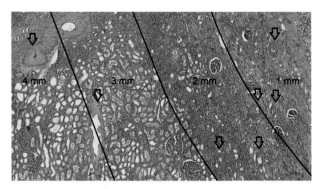

图5-4　肾细胞癌假包膜外"过渡带"的病理改变

［引自：Azhar RA, de Castro Abreu AL, Broxham E, et.al. Histological analysis of the kidney tumor parenchyma interface. J Urol, 2015, 193(2): 415-422. ］

二、肾部分切除术的适应证

　　EAU和CUA的肾细胞癌诊疗指南中对PN的适应证描述如下。绝对适应证：肾细胞癌发生于解剖性或功能性的孤立肾，根治性肾切除术将会导致肾功能不全或尿毒症的患者，如先天性孤立肾肾细胞癌、一侧肾肾细胞癌、对侧肾功能不全或无功能者以及双侧肾肾细胞癌等。相对适应证：一侧肾肾细胞癌，对侧肾存在某些良性疾病，如肾结石、慢性肾盂肾炎或其他可能导致肾功能恶化的疾病（如高血压、糖尿病、肾动脉狭窄等）患者。可选择适应证：对侧肾功能正常，临床分期T1a期（肿瘤直径≤4 cm），肿瘤位于肾脏周边，单发的无症状肾细胞癌

患者。目前愈来愈多的循证医学证据表明T1b期肾细胞癌（肿瘤直径4～7 cm）也可以行PN术。

　　T1a期肾细胞癌，又称肾小细胞癌。国内外的报道表明PN可以完整切除肿瘤并获得与RN相同的肿瘤学效果。病例回顾研究还表明这些所谓的"肾小细胞癌"中，良性肿瘤大约占到20%，肿瘤发展缓慢的恶性肿瘤占60%，仅20%呈进展性。上海交通大学医学院附属仁济医院统计了2003年1月至2010年9月共1 531例术前影像学诊断为肾细胞癌的患者，术后病理证实81例为良性病变（5.3%），在直径≤4 cm、4～7 cm和>7 cm的三组肿瘤中，

良性病变比例分别为7.8%、3.8%和1.1%。在1 531例患者中，Fuhrman分级明确的肾透明细胞癌和乳头状肾细胞癌共1 317例，Fuhrman分级与肿瘤大小之间存在线性相关，高级别肿瘤的发生率随直径增大而增加，低级别肿瘤的发生率随直径增大而降低。到目前为止，PN可以完整切除T1a肿瘤，并获得与RN相同的肿瘤控制效果，这一点已经得到国内外认可。对于T1b期肾肿瘤，即肿瘤局限在肾脏内，直径为4～7 cm的病例能否采用PN术，临床尚有争议。美国的纪念斯隆-凯特林癌症中心2006年报道了196例T1b期肾肿瘤病例的手术情况，其中45例行PN，151例行RN，结果显示两组病例在肿瘤学结局上的差异无统计学意义。Leibovich等调查了900例肾肿瘤患者，结果显示T1b期肿瘤选择RN或NSS，其肿瘤特异性生存率无明显差异。因此，临床上对于部分T1b期肾肿瘤患者选择PN术也是有循证医学证据支持的。

早期肾细胞癌患者行PN手术的成功率非常高。报道PN最多的是美国克利夫兰医学中心，Hafez等在1999年回顾性分析了PN治疗485例局限性、散发性肾细胞癌患者的随访结果，术后平均随访4年，总体和肿瘤特异性5年生存率分别为81%和92%，术后复发44例（9%），其中16例（3.2%）为残肾局部复发，28例（5.8%）为肿瘤转移。来自美国克利夫兰医学中心的另一项研究回顾性分析了1988年前107例经PN治疗的局限性肾细胞癌病例的长期随访结果，所有患者均为PN的绝对适应证，至少随访10年或直到患者死亡，结果显示肿瘤特异性5年生存率为88.2%，10年生存率为73%。长期维持肾功能者有100例（93%）。Herr等的10年随访结果也表明，97%的患者在对侧肾脏正常的情况下经PN术后能够无瘤存活。这些数据证实PN为局限性肾细胞癌患者提供了有效的治疗手段，在根治肿瘤的同时能够保留患者必要的肾脏功能。

NSS的概念就是在肾肿瘤完整切除的基础上，保留肾单位以维护肾脏功能。在临床应用时可以达到3个目的：首先能保留足够肾脏组织以维持正常肾功能；其次是保留一定量的肾组织，虽然肾功能不全，但不需长期接受肾脏替代治疗；最后对于已经肾功能不全的患者，保留残存的肾组织，可以维持一定尿量，便于血液透析的管理，比如减少血透次数、延长透析间隙时间等。因此，对肾功能不全的肾肿瘤患者，NSS对于提高患者生活质量也有一定价值。

三、肾部分切除术的评价标准

肾细胞癌的保留肾单位手术包括开放性PN术、腹腔镜下PN术、机器人辅助下PN术以及各类肿瘤消融术，长期临床多在肿瘤完整切除和并发症发生率方面评判手术的疗效。2013年Hung等首次以"Trifecta"来描述在肾脏部分切除术后最佳的标准，一个理想的PN手术要同时达到肿瘤学治愈、最少肾功能损失及无手术并发症三项指标。"Trifecta"原指赌马时，押中某一场前三名的赛马，排名顺序完全押中。2005年Fernando首次将"Trifecta"引入医学领域用以描述前列腺癌根治术的三联理想状态，即同时满足肿瘤学治愈、无尿失禁及性功能保留。

Trifecta标准的肿瘤学治愈主要通过手术切缘肿瘤阴性来评估，但是对于最少肾功能损失的评价标准仍存在争议。Hung等认为实际术后eGFR与术者预测的术后eGFR减少小于10%即可评价为最少肾功能损失；Khalifeh等认为热缺血时间小于25分钟即可判断为最少肾功能损失；Komninos等采用热缺血时间小于20分钟作为评价标准；Zargar等在采用热缺血时间小于25分钟作为评价标准的同时，提出若患者术后eGFR较术前减少小于10%及慢性肾脏病(CKD)评级未上升,则可评价最理想的结果。

Trifecta作为肾脏部分切除术的手术目标得到认可,Trifecta率作为一种对于肾脏部分切除术综合评价的指标已应用于多项研究中。Hung等的研究表明,在大型临床中心,Trifecta率的主要影响因素是最小肾功能损失的比率,所以如何更好地在保证肿瘤学治愈和减少手术并发症的同时,尽可能地保留患肾功能是今后提高Trifecta率、改善患者预后的主要研究方向。

在评判PN手术Trifecta标准时,还要考虑达到该标准采取手术方式的学习曲线和临床可操作性。在达到Trifecta标准前提下手术的方法学上简单易操作,作者将在下节介绍PN的手术方法。

四、肾部分切除术的手术方法

Campbell-Walsh泌尿外科学将肾肿瘤的PN手术方法大致分为5种:① 单纯肾肿瘤剜除术;② 肾段、肾极切除术;③ 肾楔形切除术;④ 肾大部横断术;⑤ 体外肾部分切除术及自体肾移植术。

1. 单纯肾肿瘤剜除术　根据肾细胞癌的膨胀性生长方式,1950年Vermooten首次描述单纯肾肿瘤剜除术。该手术方法主要用于家族遗传性肾细胞癌患者,如von Hippel-Lindau病,肿瘤位于肾中部或肾门,属于位置较深的肿瘤。手术操作的平面在肾细胞癌的假包膜外侧,切开肾包膜后,于肿瘤的假包膜外钝性分离肿瘤。因为肿瘤周围假包膜可能有微小肿瘤的浸润、血管侵犯以及多灶肿瘤,所以剜除肿瘤后需仔细检查创面,以免残留肿瘤卫星灶。

2. 肾段、肾极切除术　当肿瘤灶位于肾脏的上极或下极,可以做肾极切除术。肾动脉阻断后,距离肾肿瘤边缘0.5～1 cm处切开肾脏皮质和髓质,直至整个肾极。4-0可吸收线8字形缝扎肾段动脉和叶间动脉,缝合集合系统,手术创面加压包扎,放开阻断的肾动脉。肾极切除术中可以游离肾动脉的段支,只做该动脉的阻断,根据正常肾组织与缺血区的界面做手术的切面。如果肾极的分界线不清楚,还可将亚甲蓝注入肾段动脉分支来显示。该方法不仅可以区分该肾段组织与其他肾组织,减少对正常肾组织的损伤,也不用阻断肾动脉主干,减少热缺血对肾脏的损伤。

3. 肾楔形切除术　肾楔形切除术适用于肾表面肿瘤的切除,阻断肾动脉后,肿瘤旁开0.5～1 cm做手术切缘,贴肿瘤假包膜切开肾实质直达肿瘤基底,4-0可吸收线8字形缝扎肾动静脉分支,肾髓质与皮质交界区缝合叶间动脉,缝合集合系统,手术创面加压包扎后开放阻断的肾动脉。

4. 肾横断术　对于超过一个肾段,位于肾脏一极的大肿瘤,可施行横行"断头式"的肾部分切除术。肾脏切除的平面接近或达到肾门水平,除阻断肾动脉之外,肾静脉也需要同时阻断,减少腔静脉回流引起的出血。肾横断切除后,用4-0可吸收线间断或连续缝合集合系统,所有切断的血管都用4-0可吸收线8字形缝合结扎,肾脏创面像楔形切除术一样关闭。

5. 体外肾部分切除术及自体肾移植术(肾脏工作台手术)　通过工作台手术的方式达到保肾目的,这一方法临床运用是比较少见的,由于原位保肾手术方法和技巧的提高,大多数保肾手术都能在规定时间的热缺血或冷缺血条件下完成。工作台手术的手术时间较长,手术步骤比较复杂,操作难度也较一般肾部分切除手术高,所以该术式对患者的创伤也比普通保肾手术要大。工作台手术避免了原位保肾手术中操作空间的限制和缺血时间的限制,使切除肿瘤更加容易。所以对于有保肾手术绝对指征的患者，特别是术前怀疑低度恶性或良性肿瘤可能的患者，原位保肾手术明显困难的病例，如较大肾门肿瘤紧贴肾门血管、肾门肿瘤被肾门血管包绕或多发的内生性肿瘤等，可以考虑采用此术式。由于切除肿瘤的肾脏还需要再移植，因此切除肾脏时要预先了解肾脏血管的结构，手术时预留尽量长的肾动静脉。

体外肾部分切除及自体肾移植术通常在充分游离肾脏后，最后结扎切断肾动静脉；肾脏灌洗液灌注游离肾，冲洗干净肾内血液后将患肾浸没在冰屑生理盐水中保持低温；行患肾肿瘤切除，切除过程中尽量结扎创面的小血管，缝合集合系统；灌洗液再次灌注肾动脉和肾静脉，缝扎遗漏的创面血管，也可以灌注输尿管，保证集合系统封闭；分层缝合肾脏创面；按肾移植方法将患肾移入髂窝。体外肾部分切除及自体肾移植术要注意保留远端输尿管的血运，因为肾部分切除可能损伤供应肾盂和输尿管上段的血运，影响移植后输尿管的功能。术中可以不切断输尿管，或肾盂与中下段输尿管吻合。

6. 球冠状肾肿瘤切除法　上述手术方法都存在缺陷或局限性，如图5-2肿瘤瘤体主要位于肾实质内，肿瘤的基底直达肾窦，采用何种方法最为合适？根据笔者的经验，我们采用的是球冠状肾肿瘤切除法 (spherical cap resection, SCR)。SCR有其病理基础，肾细胞癌形态多为圆形或椭圆形，其生长方式以膨胀性生长为主，由于膨胀性生长，肿瘤压迫周围的肾实质和纤维组织形成一层假包膜，同时肿瘤的膨胀性生长还挤压假包膜外的肾实质形成了一条所谓的"过渡带"(图5-4)。"过渡带"宽约5 mm，是由于肿瘤挤压肾实质而产生的，在病理上表现为炎症、肾间质硬化、肾小球硬化、小动脉硬化。假包膜和"过渡带"是PN的主要操作平面，在肾实质部位"过渡带"可以呈现比较清晰的手术平面，切入肾窦部位时手术的平面就应紧贴假包膜以外，该方法考虑肿瘤大小、形态、部位、深度、与肾窦集合系统以及血管的关系等，适合多数部位肾肿瘤的完整切除。

图5-5展示了腹腔镜下球冠状肾肿瘤切除法的手术平面：沿距肾实质-肿瘤交界处3～5 mm处锐性切开肾包膜；锐性楔形切入肾实质；探及肿瘤假包膜与肾实质的"过渡带"；在"过渡带"平面采用锐性切除与钝性剥离相结合、钝性剥离为主的手法；至肿瘤基底部，沿假包膜外剜除肿瘤。

采用SCR切除的肿瘤，其病理标本在大体观上呈现以下特点 (图5-6)：肿瘤基底部或肿瘤-肾窦剥离面可见其假包膜；肿瘤-肾髓质交界部透过切面"过渡带"组织隐约可见假包膜，"过渡带"在大体标本上呈现为条带样组织，可见切面是以钝性剥离而非锐性切除为主的手法形成；肿瘤-肾皮质交界部带有一圈呈楔形的肾实质，厚度约5 mm，形状似"冠"，而整个肿瘤假包膜完整，可见呈膨胀性生长形似"球"的肿瘤，标本大体观形似一顶礼帽盖在球体之上，故将其命名为"球冠状"切除。

笔者认为SCR的优势在于：

第一，传统PN中，肿瘤切缘保留一层正常肾实质，整个切除过程完全是在肾实质内以锐性切割为主的手法进行操作，不易发现肿瘤是否侵及假包膜外。而在SCR术中，肿瘤切除平面主要位于假包膜外与正常肾实质之间的"过渡带"，沿这样一个自然层面操作，不容易进入到肿瘤内，如果肿瘤局限于假包膜内，在包膜外以钝性分离手法即可容易地将肿瘤与肾实质分离开，如果在分离中发现层面不清，马上就可以判断肿瘤是否已突破包膜，并及时调整手术方式，实际上降低了切缘肿瘤残留的风险。即使是在肾窦内肿瘤以剜除方式切除，也并没有增加切缘阳性的风险。国外多中心的报道显示传统PN或锐性切除的切缘阳性率为1%～6%，而肿瘤剜除术的切缘阳性率为1%～2%，这说明只要保证肿瘤假包膜完整，尽可能以最小切缘，甚至是紧贴包膜剜除的手术方法也并不增加切缘阳性的风险。

第二，在传统PN中，由于以锐性切除为主，当肿瘤接近肾窦时，手术造成血管或集合系统损伤的概率较大，术后出血与漏尿并发症的发生率分别为4%～6%和2%～3%。在SCR术式中，由于2/3

的创面是以钝性分离为主的,特别是接近肾窦时,肿瘤是沿其假包膜与血管、集合系统之间的界限"推"开的,甚至可以将供应肿瘤的血管完整游离开,这使处理更为确切,集合系统也不至于大面积缺损,因此降低了术后出血、漏尿等并发症的风险。当然如果发现肿瘤与肾盏黏膜或血管外膜间难以推开,仍应当以保证肿瘤根治性为首要目标,将疑

似累及组织一并切除后,确切缝扎血管和关闭集合系统破口。

第三,我们认为SCR术式最大限度地保留了患肾功能。PN术后残肾功能主要受"质"和"量"两方面因素的影响,"质"主要是指术中热缺血时间对残肾功能的影响,通过外科操作技术和相关器材的改良,目前在大多数情况下,热缺血时间都可控制在

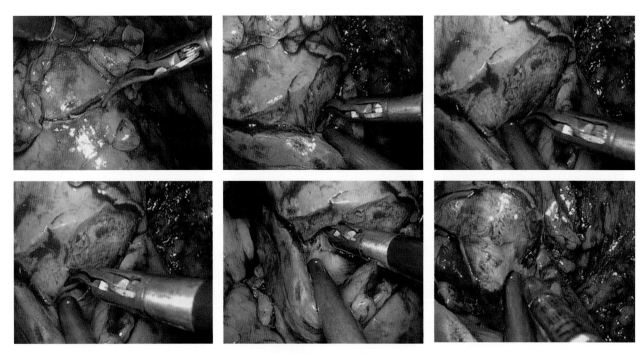

图5-5　球冠状肾肿瘤切除法的手术平面

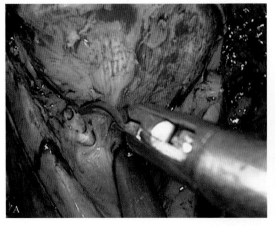
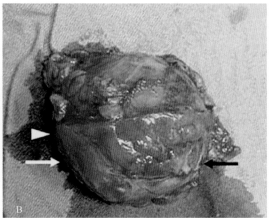

图5-6　球冠状肾肿瘤切除法的"过渡带"外观和大体标本

A. 术中可见"过渡带"为条带样组织,切面是以钝性剥离为主的手法形成; B. SCR肿瘤标本大体观可见肿瘤-肾皮质交界部一圈呈楔形的肾实质形似"冠"(白色三角箭头所示),下部可见呈膨胀性生长形似"球"的肿瘤(白色带尾箭头所示)以及"过渡带"(黑色带尾箭头所示)

25分钟以内；"量"则取决于肿瘤切除后能保留多少有效肾实质，如果切缘肾实质过多，必将增加残肾功能的损失。Simmons等和Mir等的研究认为，在当前条件下PN术后肾功能的主要影响因素是有效肾实质的保留程度，其次才是热缺血时间。在SCR术式中，肿瘤切除主要是沿无功能的"过渡带"组织进行，并未过多地切除正常肾实质，从而将肾实质

"量"的损失减小到最低限度，而操作中减少血管、集合系统的损伤也保证了切缘周围肾实质的正常血供和尿液引流，在一定程度上也利于残肾"质"的保存。我们发现Cleveland Clinic也提出了精确PN的概念，沿肿瘤外1～3 mm的切缘可以完整切除肿瘤，而且最大限度保留正常的肾实质，能很好保护患肾功能，与我们的经验不谋而合。

五、开放性肾部分切除术

经腰径路是开放性肾部分切除术 (open partial nephrectomy, OPN) 最常用的入路，从解剖层面看经腰切口肾脏的位置浅，游离肾脏比较简单，暴露和控制肾脏血管后，术者在接近皮肤水平对游离好的肾脏做肾部分切除。经第12肋或第11肋间切口显露肾蒂血管和肾上极较好。经腰径路游离肾动脉相对方便，经腹径路游离肾动脉前往往需要游离肾静脉，然而PN手术大多数只要阻断动脉即可。位于肾脏腹侧肾门处的肿瘤经腹入路比较容易显露肿瘤和肾蒂血管。

对于双侧肾细胞癌行PN术笔者的经验是：先做简单一侧，再做复杂一侧；分期手术比一期手术安全，二期手术可以在一期手术后1个月进行。分期手术，第一次采取经腰部切口，第二次采用经腹入路，因为首次手术术后瘢痕将肾脏固定于原位无法上抬，在行对侧手术抬高腰桥时可能会使前次手术的一侧肾脏发生缺血性损伤。

对于二次手术的肾肿瘤OPN术，切口选择非常重要。首先要考虑如何显露肾肿瘤，其次要考虑如何阻断肾动脉。肾脏上极有时可经胸腹联合途径，肾背侧和肾下极可经腰途径，肾腹侧可经腹途径。图5-7展示的是一例功能性右独肾，右肾肿瘤OPN术后复发的病例，前次手术采用经腰入路切除了肾脏下极肿瘤，术后肿瘤复发，位于右肾腹侧肾门旁。

笔者采取经腹途径，在下腔静脉与腹主动脉之间分离并阻断右肾动脉，在右肾静脉汇入下腔静脉处压迫控制静脉回血，肾脏不做游离的条件下安全切除肿瘤，并保留了右肾功能。

完整切除肾肿瘤的手术操作技巧：首先术者的心态要调整好，欲速而不达。一般情况下肾脏可耐受的热缺血时间为30分钟，绝大多数早期肾细胞癌都可以在这段时间内完成PN的全部步骤。术者需要掌握一定的手术操作技巧，同时要求助手很好的配合。开放性手术与腹腔镜手术比较其优势在于肾脏切开，视野清晰，腹腔镜手术一般需要1副吸引器、1把分离钳和1把剪刀；而开放性手术术者只需1把镊子和1把切割器械，助手拿1把镊子和1副吸引器，相当于比腹腔镜手术多出一只可利用的"手"。因为肾组织没有牵拉支点，在切割时手术者与助手必须在切缘用镊子钝性对抗性牵拉，暴露手术切开的创面，吸引器吸净在其中有很重要的作用，它同时起到吸净渗血保持创面清晰、暴露解剖层次和对抗牵拉保持张力三大作用。根据切缘组织色泽很容易区分正常肾组织、肿瘤组织和我们所谓的"过渡带"，吸引器要保证切开视野内能分清正常组织和肿瘤组织。笔者在临床实践中习惯使用小圆刀片60°"推切"肾组织，特别在切缘深部，可以防止切深或切浅，切深会损伤正常

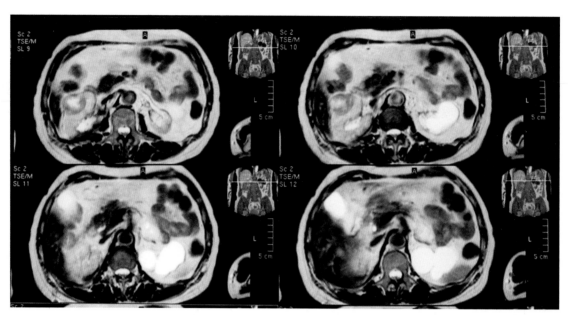

图5-7　左肾萎缩，右肾肿瘤OPN术后复发，前次采取经腰入路

肾组织的血管和集合系统，切浅则可能进入肾肿瘤假包膜内。一般不宜应用电器械切割，因为烧灼的创面组织结构不清。在肾实质区正常肾组织与肾肿瘤很容易区分，但是手术切到肾窦时黄色的脂肪组织与肿瘤组织有时会比较难区分。肾肿瘤切除后，立即检查创面，防止肿瘤组织残留，可疑部位送快速病理检查。同时，切开标本检查切缘包膜是否完整。

六、腹腔镜下肾部分切除术

腹腔镜下肾部分切除术 (laparoscopic partial nephrectomy, LPN) 和OPN在手术原则上大多是相同的，但是在操作方法上还是有不同的特点。

1. 途径选择　LPN选择何种途径主要根据术者的习惯和对不同腔隙的熟悉程度而定，所以国内大多数术者选择后腹腔途径，而国外选择经腹途径的医生比较多。后腹腔入路的优势在于：① 寻找肾动脉简单方便。② 对腹腔脏器影响比较小。③ 有出血或漏尿等并发症容易局限。④ 对于部分肥胖患者腰部脂肪不明显。⑤ 为以后可能的肿瘤复发预留经腹腹腔镜手术的途径。但后腹腔镜也存在局限性，主要包括：① 一旦腹膜破损影响操作空间。

② 腰部较短的患者后腹腔镜操作通道之间容易相互干扰。③ 对于肾脏上极内侧的肿瘤，切除后的创面重建比较困难。④ 腰部切口术后有短期的皮肤麻木和患侧腹部膨出等不适。如果将患肾完全游离进行手术，两种途径对操作的影响差异不明显。

2. 通道的建立　常规的LPN选择以上提及的4个通道，除了术者的两个主要操作通道外，还有一个通道给助手用吸引器帮助暴露切缘和保证创面清晰。如果是外生性的浅表肿瘤，选择3个通道也可以顺利完成手术。后腹腔手术很少需要5个通道，如果建立5个通道一般腔镜器械容易相互干扰，所以尽量避免需要增加通道的情况出现，如腹膜破损、大血管损伤和阻断动脉不完全等。

3. 肾血管阻断的选择　LPN术中阻断肾动脉的目的是减少术中出血和清晰判断肿瘤切缘，然而肾动脉阻断会不同程度地导致肾脏缺血再灌注损伤，所以如何平衡这两者的关系是选择的关键点。由于腹腔镜下切除肿瘤和肾脏创面重建时间一般比开放手术要长，保肾手术的前提是完整切除肿瘤，基于这两方面的考虑，手术中更倾向于保证肾动脉阻断的彻底性。前文已经提及PN术后肾功能的恢复不仅仅受缺血时间的影响，还与切除肾实质的多少甚至缝扎分支血管的多少相关。无血的手术创面是完整切除肿瘤、合理保留正常肾实质和精确缝合创面的保证，如果术前影像学检查明确显示肿瘤切除范围是由肾动脉的某一个分支动脉供血，可以选择肾动脉分支血管阻断，对于多支血管供血或者不能明确显示分支血管供应肿瘤的PN术要选择肾动脉主干全阻断较为妥当。由于腹腔镜手术有气腹压力存在，肾脏创面静脉性出血要比开放手术少，大多不需要静脉阻断，仅对肿瘤靠近腹侧肾静脉旁的LPN要准备动静脉同时阻断，避免较多的静脉出血。

4. 创面的重建　肾肿瘤切除后的创面重建一般选择双层缝合。第一层保证集合系统严密缝合和叶间动脉缝合止血，确切的第一层缝合是避免术后肾盂内和创面出血的有效方法，所以一般建议用3-0可吸收线连续缝合。确保有效的集合系统缝合除了尽量无血的手术创面外，还可以在术前留置输尿管导管，术中逆行注射亚甲蓝保证集合系统的密闭性。为了避免叶间动脉的漏缝，可在缝合第一层后早期开放肾动脉来确认基底的缝合情况，以便及时发现和补救漏缝处。第一层缝合的其他目的是减少第二层缝合的张力，所以缝合的减张方向要与第二层缝合方向一致。第二层的缝合主要是使创面对合，对创面小血管进行压迫止血和帮助创面愈合。由于第二层缝合大多在肾皮质，肾皮质比较脆弱，容易产生切割，导致压迫效果不佳，所以用尾端带Hem-o-lock的2-0可吸收线连续交叉或间断关闭创面可以保证压迫的效果和避免肾皮质切割的发

生。双层缝合创面的重建方法，第一层的缝合显得更为重要。有时对于浅表创面的重建用单层缝合也可以达到手术目的。

5. 手术具体步骤　相关操作如下（图5-8）。

（1）麻醉和体位与经腰径路开放性肾部分切除术相同。

（2）取腋后线L12下直视进入腹膜外间隙，水囊或气囊建立腹膜后操作空间，另外三个通道的位置（① 腋前线肋缘下；② 腋中线髂嵴上；③ 根据菱形原则在腋后线或腋前线上建立通道）。清理腹膜外脂肪，辨认腰大肌、腹膜反折和肾周筋膜等解剖标志。

（3）纵行剪开肾周筋膜，沿腰大肌找到肾动脉做简单游离，能放置Bulldog血管阻断钳阻断肾动脉就可，然后沿肾实质表面钝性和锐性相结合分离肾实质和肾周脂肪之间的间隙，所有粘连用超声刀锐性切割，充分显露肿瘤和周围肾实质。

（4）阻断肾动脉，观察肾脏缺血后，距离瘤体边缘0.5 cm用电凝做好切除范围的标记，钝锐性交替完整切除肿瘤，切缘血管用电凝或钛夹予以止血，较粗回缩的血管和开放的集合系统用3-0可吸收线连续缝合。

（5）用2-0可吸收线连续缝合肾实质缺损处，缺损较大时填塞止血纱布，基底部不留无效腔。

（6）移走Bulldog血管阻断钳，恢复肾脏血供，确认肾脏创面无活动性出血，表面喷止血胶预防术后出血。

（7）标本袋取出标本，腹膜后置橡皮引流管1根，关闭皮肤切口，术毕。

6. 注意事项

（1）建立腹膜后空间一定要先清除腹膜后多余的脂肪组织，完全暴露解剖标志，由于腹膜后空间较小，切除这些脂肪为后面的操作提供较大的空间视野，特别是上极腹侧的肿瘤更为必要。

（2）术中肾动脉的处理非常关键，术前应行CTA或MRA肾动脉重建了解动脉是否有变异。切除范围内的肾脏血供要充分阻断，对于不能明确肾

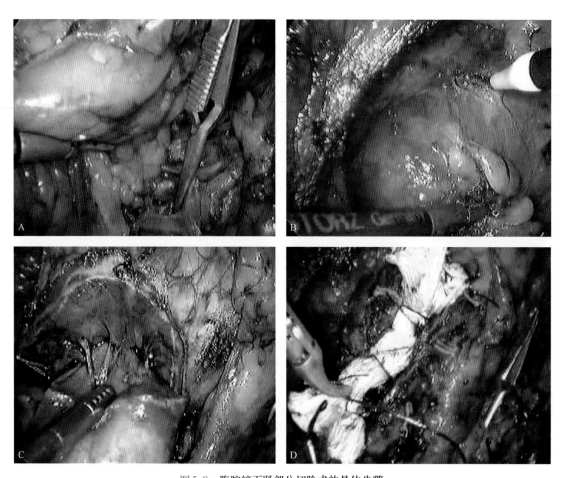

图 5-8　腹腔镜下肾部分切除术的具体步骤

A. 以血管阻断夹阻断肾动脉；B、C. 以电凝标注肿瘤切缘,钝、锐性交替完整切除肿瘤；D. "8"字连续缝合缺损处,不留无效腔

动脉某一分支供血的,一般要阻断肾动脉的主干,以保证切除创面的清晰和减少术中的出血。PN手术肾动脉游离最好不要打开动脉鞘,以免用Bulldog血管钳阻断肾动脉时损伤动脉壁,在移除Bulldog血管钳时也要尽量减少与动脉壁的摩擦以免损伤血管壁。血管阻断后要初步判断阻断效果,避免术中阻断不确切导致切开肾实质后大量出血。

（3）肿瘤周围的肾周脂肪游离要充分,除了切除肿瘤表面的脂肪组织外,还要切除肿瘤周围2～3cm的脂肪,避免遗漏肿瘤的卫星灶,肿瘤表面的脂肪组织在切除肿瘤的过程中可以作为牵引的抓手,以提供张力,最后连同肿瘤一并切除。

（4）切除肿瘤时创面要保持清晰,除了充分阻断动脉外,助手对创面的吸引和暴露也很重要。用

剪刀钝性、锐性交替切除肿瘤,平行肾锥体方向的皮质可以钝性分离,皮髓交界处的结缔组织可以用钛夹阻断后锐性离断。对于回缩的小动脉、较粗的静脉和切开的集合系统需要用3-0可吸收线连续紧密缝合,较小的静脉和创面的渗血如果影响创面的视野可以加大气腹压力来保持切除肿瘤创面的清晰。

（5）创面重建要选择张力最小的切面,可以用尾部带Hem-o-lock的2-0可吸收线连续交叉或间断关闭创面止血,既可以节约反复打结的时间,也可以分散肾脏表面的受力和强度,保证重建的可靠性。对于较大肿瘤切除后的创面,重建时张力特别大的,可以在创面填塞止血纱布来减少张力、消除无效腔。

（6）尽量减少热缺血时间。熟练的操作、助手的有力配合、根据肿瘤的位置选择合适的路径是减

少术中热缺血时间的主要因素。切除肿瘤后进行简单的创面止血就开放肾动脉阻断，然后进行创面的重建或采用"早期开放"技术也可以缩短热缺血时间。

七、肾部分切除术的技巧与经验总结

(一) 肾血管的阻断

体积较小的外周型肾肿瘤，肿瘤的基底部不超过肾脏皮质，可以不阻断肾动脉，直接切除肿瘤。临床上常规的PN仅阻断肾动脉，该方法不仅可减少术中出血，还可减轻肾组织肿胀，允许静脉血液回流，减轻术中缺血对肾功能的影响，并有助于识别创面小静脉的渗血，有利于止血。但是，当肿瘤位于肾门腹侧或者是中央型肿瘤，手术者应该选择肾动脉和肾静脉全阻断方法，防止下腔静脉血回流从创面的静脉断端涌出而影响手术视野。

如果肿瘤位于肾脏的一段，也可以阻断某一支肾段动脉，减少肾动脉主干阻断对整个肾脏的热缺血损伤。分支阻断要求肾动脉向肾窦方向做充分的游离，找到相关的肾段动脉，结扎切断或阻断，同时游离伴行静脉分支并结扎。此时，肾脏表面会出现一条缺血区分界线，显示待切除肾段的轮廓。若该切除区域显示不清，则可在目标肾段动脉远端注射几毫升亚甲蓝，则可较好地显示切除肾段的轮廓。由于多数肿瘤的生长位置超出一个肾段，挤压或占据邻近肾段，阻断某一根肾动脉二级分支达不到完全阻断血流的目的，而且做游离肾动脉分支操作技术难度较大，出血较多，要求有较高的手术技巧，该方法在临床上实际没有得到很好的推广应用。

PN术中在切除肿瘤的过程中手术创面出血多，直接影响手术完整切除肿瘤和手术的安全性，除了上述的静脉回血性出血外，最常见情况是肾动脉阻断不完全，有血管阻断钳的器械问题，也有肾动脉游离不完全的问题，还可能由于血管阻断钳钳夹过多动脉周围组织，造成血管腔没有完全夹闭等细节。少数情况患者存在多支肾动脉、迷走动脉或者动脉主干在根部分支等变异，术前没有做CTA或MRA等影像学检查，或者游离动脉时过于靠近肾脏，没有阻断肾动脉的主干，而只是阻断了肾动脉的前支或后支。除了术前CTA或MRA检查肾动脉以及迷走动脉外，术中分离肾动脉应尽量靠近肾动脉根部，以免只游离了肾动脉的某一支一级分支，遗漏另一支分支，特别容易遗漏后支。注意将肾动脉与周围组织游离开，以免阻断血管不完全。同时，要检查Bulldog血管钳的松紧，保证能完全阻断肾脏动脉血流。如果术中发现血管没有完全阻断，创面出血严重，需边切边缝扎出血的叶间血管，减少出血量，保证视野清晰。总之，术前影像学检查显示肾动脉的分支和走行是PN术前准备的重要环节。完全地阻断肾血管并保持创面的清晰，对于完整切除肿瘤、尽量多地保留正常肾组织和肾功能以及减少术后并发症非常重要。

(二) 肾肿瘤的完整切除

术前肿瘤定位非常重要，仔细分析近期的CT或MRI检查结果，确定肾肿瘤的位置，设计肾脏部分切除范围。如果肾脏深部的肿瘤，特别是完全肾内性肿瘤，术中准备高频B超，确定手术的上下切缘位置与切除的范围 (图5-9)。

肿瘤部位不同，肾脏需要游离的程度就不一样。有的肿瘤位置就在手术视野中，如肿瘤位于肾脏中部背侧缘，切开肾周脂肪囊即可见肿瘤；有的

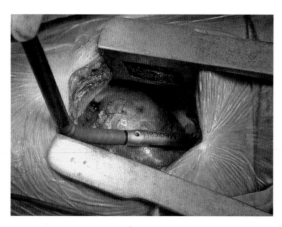

图5-9 术中B超行肿瘤定位

肿瘤位置很深（如上极肿瘤），需要游离整个肾脏，才能使肿瘤位于手术视野中。当肿瘤位于肾门腹侧时，采取经腰入路的PN术，不论开放性还是腹腔镜手术，肿瘤显露都较困难，而采取经腹途径，肿瘤显露就简单了。手术创面暴露不好，勉强做PN术，不仅影响肿瘤完整切除，而且血管缝扎、集合系统缝合以及创面加压包扎等步骤也容易出错，增加并发症。总之，手术者应尽量使肿瘤位于手术视野正中，便于手术操作。

　　肾肿瘤的PN手术最重要的是能够完整地切除肿瘤，术者对肾肿瘤的生物学特性要了解，也要知道某些肿瘤类型的特殊性。肾细胞癌的病理学特征是采取PN手术的基础（详见前文）。有数据显示，只

要组织病理学证实手术切缘无癌细胞存在，那么手术切缘的宽度对肿瘤生物学或临床预后就无显著性意义。如前所述上海交通大学医学院附属仁济医院采取"球冠状"肾肿瘤切除法，按肿瘤位于肾实质内的形态，在肿瘤假包膜外的"过渡带"上做"球冠状"的切除，如果肿瘤的基底在肾窦，则紧贴肿瘤假包膜切除肿瘤，可以达到肾肿瘤完整切除的目的。

　　PN术中要注意肿瘤卫星病灶的存在，手术创面细小的黄色结节可能是肿瘤的卫星灶，必须切除。同时应注意肿瘤假包膜的完整性，有无肿瘤组织的残留。少数肾肿瘤呈浸润性生长，如肉瘤样变的肾细胞癌、肾集合管癌，这类患者预后差，需做根治性肾切除。而有些良性肿瘤（如肾血管平滑肌脂肪瘤），其包膜也不是很清晰，肿瘤组织有时与正常肾脏界限不清。因此，PN术中遇到肿瘤包膜不清晰者，需做术中快速冰冻病理切片检查。但是在临床上肾肿瘤快速冰冻切片的准确性有限，术中决策不能完全依赖病理诊断。图5-10所示病例术前诊断肾囊性占位Bosniak Ⅲ型，术中见病灶为多发性小囊肿，冰冻病理切片诊断为肾囊肿，笔者行右肾PN术，然而术后石蜡切片报告为肾透明细胞癌Ⅰ级，无奈只能再次手术行根治性右肾切除。笔者经验：如果术中快速病理诊断提示恶性肿瘤，手术的切缘不完整，建议做根治

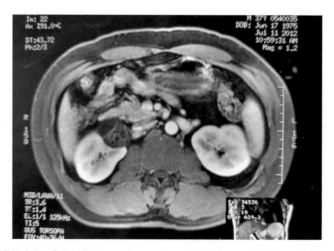

图5-10　右肾囊性占位，术前影像学诊断为Bosniak Ⅲ型，行OPN。术中冰冻病理切片提示"囊肿"，
术后石蜡切片报告多房囊性肾透明细胞癌，再次手术行根治性右肾切除

性肾切除；如果快速病理诊断提示良性肿瘤或诊断不明确，手术的切缘不清，建议扩大切除范围，完整切除肿瘤，因为这类肿瘤即使石蜡切片最终诊断为恶性肿瘤，其恶性程度也不会太高，没有必要做根治性肾切除。如果临床完全依赖快速病理诊断，没有完整切除肿块，而最后石蜡切片诊断为恶性肿瘤，将使治疗复杂化。

（三）肾部分切除的创面处理

1. 肾血管　肾脏叶间动脉和靠近肾门的肾静脉分支必须结扎或缝扎，以防止术后手术创面严重出血。肾脏内的主要血管位于肾皮质与肾髓质的交界处，切开肾实质到达肾髓质部位所见的血管都应该结扎。虽然创面的加压包扎可以压迫止住血管的出血，但是一旦压力减少或消失，血管就会开放出血。比如加压包扎的缝线脱落，或者集合系统处理不当，造成局部漏尿。笔者在行 PN 时，创面肾皮质与肾髓质的交界处做 "8" 字缝扎，减少术后创面出血的风险。对肾皮质的渗血可以不做处理，加压包扎创面或表面使用各类凝血物质完全可以止血。

2. 集合系统　PN 术中集合系统应该完全缝合，防止创面渗尿。集合系统没有关闭，创面的出血经破损的集合系统流入膀胱，引起血尿，严重者膀胱血块填塞，关键是出血流向低压的集合系统后无法自限。同样，集合系统没有关闭，尿液集聚创面，引起创面出血或感染，感染重或经久不愈，最终只能做肾切除。对于肿瘤基底位于背侧肾窦的 PN 术，术前经膀胱镜逆行插输尿管导管，或术中输尿管切开插入输尿管导管，经输尿管导管注入生理盐水或亚甲蓝溶液，观察集合系统是否密闭。创面大者可以留置 D-J 管作为内引流。作者认为最重要的是注意集合系统远端有无梗阻。术前的尿路造影片可以为我们处理集合系统损伤提供帮助。如果输尿管有梗阻，术中应该放置 D-J 管引流。肾下极的手术必须检查输尿管走行，防止术中损伤输尿管，或缝合肾创面时带到输尿管或输尿管周围组织，使输尿管成角梗阻。

3. 创面加压包扎缝合　PN 手术创面一般都需加压包扎缝合，以减少手术创面的渗血和渗尿。可以采取创面填塞止血纱布（氧化纤维素），肾皮质横断面切缘相互靠近，3-0 或 2-0 可吸收线间断缝合，缝合组织包括肾包膜和肾实质。肾实质脆，缝合打结用力必须适中。包扎缝合不必太紧，氧化纤维素遇液体会膨胀，增大对创面的压迫。LPN 术常分两层缝合创面，先缝合肾脏创面的髓质和髓质与皮质交界层，最后缝合皮质层。

（四）肾功能保护

肾肿瘤 PN 手术的设计是完整切除肿瘤，保留患肾的功能，但是实际上部分患者术后肾功能明显下降。一项长期临床随访资料发现 PN 术后仍有 38.4% 的患者出现 CKD。影响 PN 术后肾功能的因素一般可分为以下三类：① 患者的自身情况，如年龄、BMI、内科合并症、术前 GFR 等。② 肿瘤的解剖学特征，如肿瘤的大小、位置、复杂程度等。③ 手术因素，如术中热缺血时间、术后保留肾实质的体积等。但最近的研究倾向于将这些因素归纳为 "质" 和 "量" 两个方面，患者的自身情况和基础肾功能反映的是患者肾脏的 "质"，术中热缺血时间主要影响术后肾脏 "质" 的恢复，术中保留有效肾实质的体积代表患者肾脏的 "量"，而肿瘤的解剖学因素既通过影响术中热缺血时间从而影响肾脏的 "质"，同时也决定了术后保留有效肾脏的 "量"。也有研究认为，真正对患者术后肾功能起决定性影响作用的是术中热缺血时间和术中保留有效肾实质的体积，而其他因素（如肿瘤的解剖学特征）则是通过影响上述这两个因素而起作用。

患者的自身因素包括患者的年龄、性别、种族、BMI、是否伴有高血压和糖尿病等合并症以及患者术前的基础 GFR 情况等，其中年龄、合并症和术前 GFR 与患者术后的肾功能关系密切，而性别、种族、BMI 等则关系不大。如前面所述，患者的自身因素其实是反映患者肾脏 "质" 的情况，因此这些因素中最直观的也就是患者术前的 GFR 情况，年龄、合并症等也是通过影响患者术前GFR来起作用的，虽然这些因素在单因素分析中都与PN术后新发CKD有关联，但在多因素分析中这一关系变得不再明显，而术前GFR无论在单因素还是多因素分析中都是术后肾功能的强有力预测因子。

肿瘤因素即肿瘤的解剖学特征，包括肿瘤的大小、位置、复杂性等。肿瘤大小在几乎所有研究中都是被考虑的因素，它与术后肾功能及术后并发症的发生率都有关系。而肿瘤位置则有不同的分类方法，如分为外生性和内生性，或分为肾门部、中央型和外周型等，各类研究中并不统一。肿瘤的复杂性则在一定程度上是对肿瘤大小、位置等因素的全面评估，目前有许多影像学方面的肿瘤复杂程度评分系统，如R.E.N.A.L.评分系统、PADUA评分系统和中央指数 (C-index) 评分系统等，从不同的角度反映了肿瘤的复杂性，并与患者PN术后并发症的发生率及肾功能的变化关系密切。这些评分系统在带给医生更多选择的同时也带来了问题，究竟哪个评分系统更好？与单独分析肿瘤大小、位置相比，这些评分系统又是否更加准确呢？ Bylund JR等回顾性研究了2005 ~ 2011年162例行PN的肾细胞癌患者，并分别根据上述3种不同评分系统进行评分，结果发现相比于肿瘤大小、位置来说，3种评分系统与患者术中热缺血时间、术后肾功能的变化都有更好的相关性，其中C-index评分与患者术中热缺血时间相关性最好，而PADUA评分与患者术后肾功能变化相关性最好，但三者与肾功能变化的相关系数均小于0.2，说明其相关性并不十分强烈，术后肾功能受到多方面因素的影响。另外过强的主观因素也使这些评分系统的应用受到了一定的限制。

影响PN术后肾功能的手术因素主要包括术中热缺血时间和保留有效肾实质的体积。减少热缺血时间是手术的重要环节。PN手术的关键是肾血管的控制，保证手术视野的清晰，完整切除肿瘤，有效处理创面，防止术后出血和漏尿等并发症，同时减少热缺血时间，保护剩余肾脏的功能。肾热缺血的时间一般不宜超过30分钟，损伤主要涉及近曲小管细胞。独肾耐受缺血再灌注损伤的能力比双肾强，热缺血的时间可以略长。阻断肾动脉对肾功能的损伤比动静脉全阻断小；持续性肾血管阻断对肾功能的损伤比间歇性阻断小；手法压迫肾脏止血对肾功能的损伤比肾动脉阻断大。

对于复杂的肾肿瘤，预计热缺血时间超过30分钟以上，可以采取冷缺血技术。将肾内温度降至20 ~ 25℃，肾脏耐受缺血的时间可达3小时。肾局部降温的方法包括：① 通过肾动脉灌注冷生理盐水。② 通过输尿管导管逆行注射冷生理盐水。③ 肾脏表面冰屑降温。一般不推荐将冰冷的生理盐水经肾动脉灌注来冷却肾脏，因为这增加了血管损伤，同时有导致低体温的风险，同时在理论上会增加肿瘤播散的风险。肾脏表面降温法，肾动脉阻断后，全部肾脏包埋冰屑10 ~ 15分钟，肾内温度达20℃左右，这样有足够时间从容完成手术，而不会对肾脏产生永久性损伤。但是，在手术操作过程中，要不停给肾表面加冰屑，保证肾内适宜的温度，防止肾脏快速复温，还有在腹腔镜下给肾表面覆盖冰屑的操作不如开放性手术方便。

在过去很长一段时间内，人们一直认为术中热缺血时间是影响术后肾功能的最重要因素，因此不断努力提高手术技巧，缩短热缺血时间，或者采用冰屑等措施将热缺血转化为冷缺血，甚至通过选择性血管阻断及机器人技术实现零缺血。但近来一些研究开始对热缺血时间与术后肾功能，特别是远期肾功能所起的作用持怀疑态度，而认为术中保留的有效肾实质体积是决定PN术后肾功能的主要因素。Simmons等对301例行PN的肾细胞癌患者进行了随访研究，结果显示保留肾实质体积、术中热缺血时间和术前肾功能与术后短期 (平均1天) 的肾功能变化均有相关性，而长期 (平均1.4年) 肾功能的变化则只与保留肾实质体积及术前肾功能有关。另外一项有关术后长期肾功能的研究随访了233例行PN的独肾肾细胞癌患者，中位随访时间超过10年，这些患者术后10年的GFR同样与术中热缺血时间无显著相关性。

但上述研究结果并不代表泌尿外科医师争取做到术中零缺血的努力毫无价值，最近关于零缺血手术与传统PN的对比研究都显示，零缺血手术患者术后肾功能的恢复相比较而言有显著的优势。因此，热缺血时间等手术因素对术后肾功能的影响以及这些因素之间的相互影响还不能轻易下结论，需要进行更深入的研究。

有关上述各种因素对PN术后肾功能恢复的影响可以通过统计学中的多因素分析进行评估，从而选出其中有统计学意义的因素，并通过各项系数反映每项影响因素的作用大小，但由于研究对象、实验及统计方法各不相同，得出的结论往往也有差异，很难得到一个标准的预测量表。表5-1为最近一项研究多因素分析所得出的结果，从表中我们可以看到，分析的4项影响因素中RENAL评分、热缺血时间和肾实质保留百分比与术后肾功能的关联有统计学意义，而其中影响系数最大的是肾实质保留百分比，也就是说，肾实质保留百分比的影响作用最大。

表5-1　肾部分切除术后肾功能恢复情况的多因素分析

影 响 因 素	影响系数 (95%CI)	P值
RENAL评分	−27 (−38.3, 5.0)	0.045 7
肿瘤大小 (cm)	20.1 (−18.0, 33.7)	0.279 7
热缺血时间 (分钟)	−12.7 (−25.3, 17.7)	0.020 9
肾实质保留百分比	36.9 (29.5, 43.3)	< 0.000 1

综合上述，PN术中保留有效肾实质的体积是手术应该关注的重要问题。手术中在完整切除肾肿瘤的前提下，应尽可能多地保留肾实质，包括解剖性肾实质和功能性肾实质，后者指正常肾实质的血供支配和集合系统回流。笔者在PN手术方法中提出的"球冠状肾肿瘤切除法"，按肿瘤深入肾实质的形态，在肿瘤假包膜外2～3 mm的"过渡带"内做钝性结合锐性的切除，可以最大限度地保留正常肾实质，减少对支配正常肾组织的肾动脉分支的损伤，也可以减少对集合系统的损伤，使肾功能的保留做到最大化。

（五）不同部位肿瘤肾部分切除术的注意点

（1）在处理肾上极肿瘤时要注意肾动脉的分支（图5-11），肾上极大多数有3支动脉涉及：顶支由肾动脉前支分出，远离肾上盏漏斗部，供应上极的最上部分肾实质；其他两支动脉来自前支的上支分支和后支的分支，呈前后贴近肾上盏漏斗部。肾脏上极的肿瘤做肾上极切除时容易损伤肾动脉后支，多数患者后支供应肾背侧1/5的肾组织，而有些患者肾动脉后支负责50%肾实质的血供。术中应该经肾窦仔细解剖，结扎肾动脉后支与肿瘤有关的分支，避免损伤其主干。

（2）肾下极肿瘤行PN相对简单，但要显露上段输尿管，防止缝合肾脏切缘时逢扎或部分逢扎住输尿管。在使用蛋白凝胶创面止血时，避免凝胶流至输尿管行走部位，引起输尿管蠕动障碍。

（3）肾中部肿瘤行PN重要的是处理集合系统，因为约2/3患者没有肾盂中盏，肾中部集合系统引流到上盏或下盏，手术易损伤上盏或下盏，引起相应的肾组织损伤。

（4）肾窦部肿瘤处理上有其特殊性，首先在大体观上要确定肾窦脂肪组织是否受浸润，必要时行术中病理检查。肾窦组织肿瘤浸润，预后差，失去保留肾单位手术的价值。切除肾窦背侧肿瘤时，应该在肾盂与肾窦脂肪组织之间的无血管区平面分离肿瘤的底部，其一可以发现肿瘤是否侵及肾窦组织，其二避免肿瘤切除时损伤肾盂。肾窦腹侧肿瘤切除有一定难度，肾窦腹侧具有丰富的静脉分支，没有清晰的解剖层面，该部位行PN术很多时候需要动脉和静脉同时阻断，阻断后者可以防止下腔静脉血流反流至肾静脉，减少出血量，保证手术视野清晰。肾窦要细致分离，结扎切断静脉分支，避免损伤肾静脉主干支，同时注意肿瘤肾窦浸润或静脉微小癌栓。

(5) 完全内生性的肿瘤，肾脏表面无病理标记，则需仔细研究影像学资料，确定肿瘤与血管和集合系统的关系。术中超声定位，确定肾脏表面切口上缘与下缘。切口选择尽量减少损伤肾动脉的主要分支，原则上在腹侧与背侧进路时选择背侧切口；切口放射状走形与肾动脉平行；纵切口最好选择肾动脉前支与后支供血区域交界的无血管平面，即Brodel线。

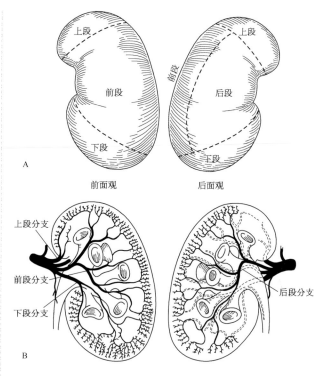

图5-11　肾四段分界及其动脉分布
A.肾四段的大致分界位置；B.肾动脉的前支与后支

八、肾部分切除的并发症处理

(一) 出血

出血是PN术最重要的并发症。根据出血的时期可以将出血分为术中出血、术后即刻出血以及迟发性出血。术中出血的主要原因是手术创面动脉没有缝扎，加压缝合创面的压力无法控制动脉性出血，创面严重渗血。术后出血经手术创面引起肾周血肿，经集合系统形成肉眼血尿。术后即刻出血多发生在术后12小时，常因为术中痉挛肾的小动脉或结扎的肾动脉分支再次开放出血。术后迟发性出血发生在术后2～5天，主要是由于加压缝合的缝线溶解或较剧烈活动，如咳嗽、快速起身等导致缝线崩裂，手术创面形成假性动脉瘤和动静脉瘘。术后远期出血较少见，主要与剧烈活动有关。

PN术中开放血管阻断钳后，观察加压缝扎创面渗血的情况以及导尿管尿液的颜色，等待5～10分钟。低血压时小动脉闭合，随着血压升高，血管腔开放引起出血。因此手术结束前必须等血压恢复至正常范围，才能缝合腹壁或腰部切口。同时麻醉师给患者做正压通气，增加腔静脉的压力，观察有无肾静脉出血。对于手术创面的出血，首先要区分是动脉性出血还是静脉性出血，抑或是肾实质的渗血，后者一般加压或用止血凝胶或止血粉即可以止血。创面渗血不断，可以用2-0无损伤线切缘间断贯穿缝合或"8"字缝合；如果仍不能止血，则需要重新阻断肾动脉，打开缝合创面处理出血的血管。手术累及集合系统可以有肉眼血尿,如果血尿严重或伴血凝块,必须打开创面,缝合集合系统和出血的血管。因此,手术结束后必须检查创面和尿液,有无动脉性出血或出血进入集合系统,不要有侥幸心理,必须打开创面缝扎出血的血管,缝合集合系统。

术后即刻出血多发生在手术结束后的12小时内,常见的原因是闭合的肾小动脉重新开放,引起肾周血肿,如果与集合系统相通会引起严重的血尿。临床上表现为手术侧腰部疼痛,查体术侧上腹部膨隆,多数出血都在肾周形成血凝块,导致负压球引流量不多,但是引流液呈暗红色。另外患者多表现出心率快、血压低、血常规血色素和血细胞比容下降,B超检查可见肾周明显的积液和积血。如果经输血补液后生命体征仍然不稳定,血色素和血细胞比容继续下降,需要立刻外科处理。临床上首选DSA选择性肾动脉栓塞,多数出血可以通过介入治疗控制。如果没有介入治疗条件或介入治疗仍不能止血,则需要手术探查止血。

术后即刻引流血性液体量多时,还要鉴别其他原因:① 肿瘤切除的创面和肾脏游离的创面渗血,术后12小时明显,可以有200～300 ml不凝固性血性液体,发生这类渗血时生命体征稳定,一般不需要处理。② 手术创面的集合系统没有缝合,术后漏尿,对于较多血性液体引出,生命体征和血色素、血细胞比容无波动,应该行引流液肌酐测定来鉴别漏尿还是渗出液。③ 凝血功能障碍导致的出血,肾脏创面渗血,引流管引流出大量的不凝固性血性液体,生命体征不稳定,血常规血色素和血细胞比容进行性下降,B超检查肾周没有积液和积血,这是内科性出血,应该补新鲜血或血浆以及凝血因子,控制出血。

术后近期出血多发生在术后2～5天。主要有两类症状:患肾区剧烈的疼痛和肉眼血尿伴血块。临床最常见的是加压缝合的缝线溶解或较剧烈的活动,如咳嗽、快速起身等导致缝线崩裂,手术创面出血。因为肾周渗出粘连,出血量受到限制,形成局限性血肿,CT平扫或B超检查可以确定血肿范围以及观察血肿变化(图5-12)。这类患者原则上以保守观察和对症处理为主,绝对卧床、抗感染、镇痛,肾周血肿吸收消失需要2～3个月。如果患者以肉眼血尿伴血块为主,出血量大,膀胱血块填塞,常为创面感染、积液形成假性动脉瘤(图5-13)和动静脉瘘,出血经集合系统引出。这类患者应当迅速行DSA,进行选择性动脉分支栓塞,如果介入治疗无法控制出血,则需要手术探查,必要时做患肾切除,挽救患者的生命。少数患者集合系统回流障碍,尿液积聚,将手术创面崩开,肾脏创面的动静脉开放出血,漏尿伴出血,出血部位无法自限,除了引流尿液外,出血需用介入方法控制。如果出血无法控制,应果断做患肾切除。

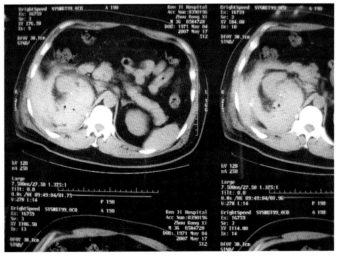

图5-12　右肾PN术后迟发型出血导致右肾周血肿形成

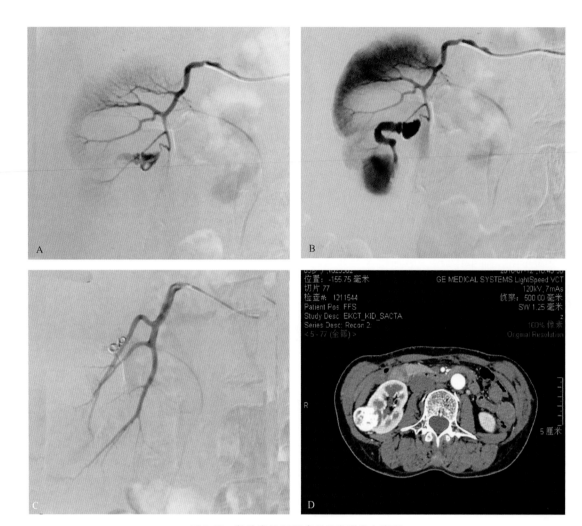

图5-13　肾肿瘤行OPN术后迟发型出血表现

患者,女性,63岁。CT提示肿瘤最大直径3.0 cm,PADUA评分为7a分(D)。患者OPN术后第5天出现迟发型出血表现,伴血流动力学状态不稳定,急诊行肾动脉造影,术中见右肾动脉分支局部假性动脉瘤样改变,并见对比剂渗漏(A、B),予弹簧圈栓塞出血动脉分支(C)

总之,PN术后出血处理的基本原则:自限性出血,保守治疗;活动性出血迅速行DSA选择性肾动脉栓塞;介入治疗无法控制的出血应果断再次手术探查。任何迟疑都会给患者带来伤害,甚至危及生命。

PN术后远期出血发生很少,患者术后2～3周以平卧休息为主,术后2～3个月不要做重体力劳动或剧烈运动,炎性脆弱的肾创面容易损伤出血。

(二) 漏尿

漏尿是PN术后最常见的并发症之一,术后引流量如出现持续性增多,或明显呈尿液性状,多提示漏尿(图5-14)。通过检测引流液中的肌酐浓度,或血管内注射靛胭脂后观察引流液中是否出现染色,可进一步明确诊断。

位于肾中部或者背侧近肾门的肿瘤术前必须获得集合系统的影像学资料。肾窦背侧肿瘤应该在肾盂与肾窦脂肪组织之间无血管区平面分离肿瘤底部,这样可以避免做楔形切除时损伤肾盂。肾中部肿瘤做楔形切除时应该注意集合系统,因为约2/3患者没有肾盂中盏,肾中部集合系统引流到上盏或下盏。特别是肾内型肾盂,楔形切除至肾肿瘤底部时切开或切除部分肾盂,术中应当纵行间断缝合肾盂,以免肾盂

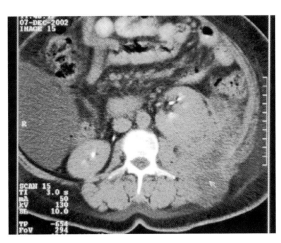

图5-14　左肾PN术后漏尿伴局部感染

梗阻造成远端集合系统积水，尿液从创面渗出。

预防漏尿的最主要措施是精确仔细缝合集合系统。肿瘤瘤体较大而切除较多肾实质，或行肾极切除时，可能损伤肾小盏或肾盏的漏斗部而未在术中发现。笔者的经验是，术中创面的髓质和肾外脂肪组织部位所有白色的结缔组织均用4-0可吸收线间断缝合。如果手术创面大，术前可行输尿管插管，术中经输尿管导管注水或注亚甲蓝溶液，观察集合系统是否密闭。在修补处喷洒蛋白凝胶也可减少漏尿。游离肾脏和肾下极肿瘤时避免损伤输尿管，防止输尿管梗阻产生的漏尿。在PN术后可将肾周脂肪置入肾脏下极和上段输尿管之间，以避免输尿管与肾脏下极粘连、瘢痕形成伴发输尿管狭窄梗阻。肾肿瘤伴同侧输尿管结石，原则上先处理结石，然后做PN术，避免同时处理泌尿系结石和肾部分切除。

PN术后漏尿在处理上主要原则是持续引流，引流的时间因产生漏尿的原因不同而不同，手术者和患者都要有耐心，尽量不要手术探查，漏尿的创面修补成功率很低。年龄是影响尿瘘愈合的重要因素，老年患者容易发生漏尿而且愈合时间显著长于年轻患者。PN引起漏尿的主要原因是集合系统在术中没有严密关闭，尿液从创面漏出。当尿路引流无梗阻时，大多数尿瘘在持续引流的情况下可以自愈；当集合系统有梗阻，静脉肾盂造影或逆行肾盂造影，可明确肾集合系统是否出现梗阻以及梗阻的

部位。如果输尿管引流不畅，可以放置D-J管做内引流。如果肾盂部位梗阻，远端肾盏引流障碍，则需行PCN，等创面愈合后再行腔内的狭窄部位整形术。PN术后的漏尿并不都是集合系统的问题，有时是创面残留的肾实质较多，而创面包扎关闭不佳，肾小球分泌的尿液没有集合系统回流的通道，从创面漏出。这类患者的漏尿量不多，每日为100～200 ml，待残留的肾实质完全萎缩后，漏尿才能愈合。当漏尿肾周引流不畅时，可能发展为肾周尿性囊肿，继发感染，形成肾周脓肿。患者反复低热，引流液浑浊。这类病例临床上需要手术探查，清创或于积脓处放置引流管。

（三）急性肾功能不全

先天性孤立肾、对侧肾功能不全或无功能者，以及双侧肾细胞癌患者行PN术后容易出现不同程度的肾功能不全，严重者出现无尿、急性肾功能衰竭。术后急性肾功能衰竭的主要原因可能是手术过程缝扎止血时缝扎了肾动脉的主要分支或肾集合系统，或热缺血时间过长导致急性肾小管坏死，或残留肾实质太少以至于不能维持正常的肾功能。这种肾功能不全一般比较轻微，通过对症支持治疗，维持水和电解质平衡可逐渐缓解；并且在大多数病例中，残余肾可通过代偿性增生来改善肾功能。严重的肾功能不全需行临时或长期血液透析，应在术前告知患者这种可能性的存在。保留肾单位手术后出现少尿或者无尿，应立即行血液透析，多数患者经过短期血液透析过渡肾功能可以恢复。

（四）输尿管梗阻

肾下极PN术后缝合手术创面时缝到了附近的输尿管，或缝到输尿管邻近组织，引起输尿管成角梗阻；或创面出血，在集合系统内形成血凝块阻塞输尿管；或术中放置D-J管，但远端未放到膀胱，导致输尿管不通畅；少数可能因为创面外渗、感染、炎症瘢痕引起输尿管梗阻。PN术后输尿管梗阻，可一期留置D-J管，或行经皮肾穿刺造瘘引流尿液，二期再

行手术解除输尿管梗阻。

（五）感染

肾肿瘤PN术创面感染发生率很低，常为创面渗出、积液继发感染，或漏尿导致尿性囊肿继发感染。高龄、全身营养状况不良、肝肾功能不全、糖尿病等容易发生感染。术前有上尿路感染者必须控制感染后再手术。手术过程中尽量不做输尿管插管，或输尿管放置D-J管引流，以免逆行感染。如果术后尿瘘继发感染，创面周围积液、积脓，需手术清创或穿刺引流，同时做PCN引流尿液或放置D-J管内引流。如果炎症扩散形成肾周围炎、肾盂肾炎、肾实质炎，严重者引起感染性休克，抗感染治疗效果不佳者要考虑做患肾切除，否则将威胁患者的生命。反复发热慢性感染无法控制者，或反复感染形成瘘道者，只有切除肾脏感染才能控制。

第四节
肾肿瘤能量消融术

一、肾肿瘤能量消融的技术原理

能量消融术是利用能量变化来治疗肿瘤的一种技术。目前采用的技术包括射频消融术 (radio frequency ablation, RFA)、冷冻消融术 (cryoablation, CA)、微波消融术、激光消融术、高能超声聚焦消融术等，其中射频消融术和冷冻消融术在目前治疗肾肿瘤中最为常用。消融术可以通过腹腔镜、经皮穿刺或开放手术等方式来操作。近年来有关能量消融术在"肾小细胞癌"治疗中的应用报道越来越多，但消融术与肾部分切除术之间缺乏前瞻性随机对照研究及长期的随访数据，目前消融术仅被应用于那些不适合手术的患者、多发肿瘤或独肾肾功能不全患者等特殊情况。

RFA是利用针状消融电极和体表电极构成电流回路，通电时高频 (300 ～ 500 kHz) 交变电流回路使针状电极周围组织发生离子震荡而产生热能，组织温度升高后干燥脱水，蛋白质变性，脂肪溶解，肿瘤细胞发生不可逆转的凝固坏死，并阻断周围血流供应。实验表明，当温度超过了50℃时，将会诱导细胞在4 ～ 6分钟内死亡；当温度超过了60℃时，细胞将会立刻死亡；然而，当温度高于100℃时，将导致组织汽化并有气体形成，组织炭化并在电极周围形成焦痂，这些结果可导致治疗效率的下降。因此RFA的目标是保持肿瘤组织的温度处于50 ～ 100℃，随着时间的推移，消融后的组织将瘢痕增生形成纤维组织。

RFA的设备有单极和双极两种。在双极设备中，电流从发射器传输到激活的电极，并通过肿瘤组织到达第二个电极，最后又回到发射器；在单极设备中，电流从插入肿瘤组织中的激活电极分散到患者皮肤上的电极。当使用带温控系统的设备进行治疗时，如果探针周围组织达到目标温度并持续一定时间，就意味着治疗完成了。RFA根据射频能量的作用方式可分为干性RFA和湿性RFA，湿性RFA在干性RFA的基础上通过针尖内芯冷却盐水的灌注，降低了针尖的温度，避免了因针尖周围组织的烧焦干化而影响射频电流的传导，理论上可扩大凝固坏死的范围，增强RFA效率。研究表明湿性RFA和干性RFA在实现肿瘤细胞凝固性坏死上有着同样的效果。

CA是通过使肿瘤细胞发生液化性坏死而破坏肿瘤组织的一种手术方式。手术的大致过程是使组织快速冷却和快速解冻交替周期进行。通常使用液氮冷却设备传动轴达到$-190^{\circ}C$。为了促使肿瘤细胞发生坏死，需将组织的温度降至$-40 \sim -19.4^{\circ}C$，使其所形成的冰球沿着机轴排列，并且冰冻区域必须超过肿瘤组织边缘外$3 \sim 5$ mm，从而使肿瘤的边缘温度达到$-20^{\circ}C$，在肿瘤外5 mm形成一片冷冻区域，进而可杀死肿瘤组织的边缘细胞。在冷冻过程中细胞内外形成的冰晶具有直接的细胞毒性作用，在快速解冻期的二次缺血性损伤可破坏肿瘤组织的微血管系统。冷冻消融针的直径规格范围为$1.4 \sim 8.0$ mm，其所形成的冰球形状和大小也各不相同，治疗效率随着组织与探针的距离增加而不断降低，因此，为了覆盖整个肿瘤可能需要同时使用多根冷冻消融针。布针的位置不应超过肿瘤边缘1 cm，并且消融针彼此间距离不可超过$1 \sim 2$ cm。多根消融针同时使用

具有协同效应，从而形成更大的冰球。

利用能量消融术（RFA和CA）治疗肾细胞癌的主要目的是从根本上治愈肿瘤。消融术临床成功率的高低取决于恰当的病例选择，选择病例时必须同时考虑患者和肿瘤两方面因素。患者方面，能量消融术主要适用于不适合进行手术治疗的患者、多发性肾肿瘤患者、拒绝手术治疗的患者、伴有严重心肺疾病手术风险极大的患者等。对于肾功能不全者、解剖性或功能性孤立肾患者，消融术更加有助于保护肾功能。在保留肾单位手术或消融术后，肿瘤残留或肿瘤复发，再次消融治疗仍有一定的效果。von Hippel-Linau病肾细胞癌、遗传性乳头状肾细胞癌患者，能量消融疗法具有可反复多次、减少手术对肾功能损害等优点。能量消融唯一绝对禁忌证是不可纠正的凝血功能障碍。在肿瘤方面，肿瘤的大小和位置是决定是否可行消融术的重要因素。经皮消融术治疗肾肿瘤的理想类型是较小的（直径<3 cm）、部分外生型、位于背侧的肿瘤。对于T1a期肿瘤，能量消融术已取得满意的近期效果，远期效果仍需进一步观察。肿瘤侵袭肾静脉或下腔静脉是能量消融的相对禁忌证。当发生单个转移，并且患者有进一步治疗的意愿时，可以考虑对主要病灶进行消融治疗。肿瘤与肾脏集合系统、肠管、胰腺、肾上腺、肝脏或胆囊距离比较近是经皮消融术的相对禁忌证，或在经皮消融术中需要采取一定的保护措施避免周围脏器的热损伤。当病变位于肾中央或腹侧时，采用腹腔镜手术方式可能更加合适。

二、肾肿瘤能量消融的几种术式

（一）腹腔镜下肾肿瘤射频消融术

患者术前行双肾CTA或MRA检查，初步评估肿瘤的大小、位置、形态以及与肾门血管和集合系统

间的解剖关系，CTA或MRA重建图像以显示肾动脉血管主干及其主要分支的三维图像，明确血管变异。根据Kuticov等于2009年提出的R.E.N.A.L肾肿瘤评分系统对每例肾肿瘤做出相应评分。患者在

术前应完善血尿常规、肝肾功能、胸片、心电图等常规术前检查。

手术时常规采取经后腹腔途径,全麻后取健侧卧位,常规消毒铺巾。三通道 Trocar 位置:于腋后线第12肋缘下置12 mm套管,腋中线髂棘上2横指处置10 mm套管,腋前线第12肋缘下置12 mm或5 mm套管。建立气腹后,术中在腹腔镜超声探头的辅助下充分游离肿瘤及其周围2 cm的肾脏实质,保留肿瘤表明的脂肪组织,同时使其远离周围邻近脏器,盐水纱布隔离保护。根据肿瘤的位置,选择一通道置入单极或集束射频电极。结合肿瘤的大小、位置以及术中超声的定位选择进针的位置和深度,垂直肿瘤表面进针,依次打开冷循环泵和射频电流发射器,冷循环泵可将冰盐水持续泵入电极的内置管中,使针尖保持低温环境(16 ~ 20℃),防止针尖周围的组织因温度过高而炭化绝缘,影响射频热凝效应的传导。设定单针起始输出功率为100 W,在阻抗监控模式下,行1 ~ 3个RFA周期,每个周期8 ~ 12分钟。治疗结束后监控针尖周围温度,保证其高于60℃。拔出电极前调节输出功率使针尖温度保持90 ~ 100℃,持续10秒,炭化针道止血。对于凝血功能欠佳的患者,可行分次炭化。消融结束后取标本活检送病理检查。若消融结束后肿瘤表面仍有少许渗血,予电凝再进行烧灼止血,取出保护纱布,放置负压引流管后逐层关闭切口(图5-15)。

RFA是早期肾细胞癌的一项十分有潜力的微创治疗,但其最大的不足是肿瘤是否完全消融需要依靠术后影像学随访来验证。目前公认的肿瘤局部残留认定标准为消融后肿瘤灶的任何部位CT值增强 > 10 HU,特别是对于直径 > 3 cm的肿瘤,单次消融术后残留率较高。术中对难以确定是否消融完全的肿瘤患者进行超声造影监测(图5-16),对肿瘤内还有血流回声信号的患者行第二次或第三次消融。超声造影具体方法是:术中图像欠清晰者可以使用水作为术中耦合剂;将2.4 ml的二氧化碳微泡悬液通过肘静脉快速注射,随后快速注入5 ml生理盐水;超声造影注射操作均由同一操作者完成。笔者所在单位率先在国内外开展术中实时超声造影在肾肿瘤RFA术中应用价值的随机对照研究,项目经过伦理评审,患者分为两组,超声造影组38例,对照组40例。结果术后肿瘤控制率在超声造影组100%(38/38),对照组87.5%(35/40)。初步研究结果显示:超声造影有助于提高肿瘤RFA治疗的单次成功率。

(二)腹腔镜下肾肿瘤冷冻消融术

术前准备同前。根据肿瘤位置选择手术入路。对于肿瘤位于背侧或背外侧时,通常采取经后腹腔途径;对于肿瘤位于腹侧或腹内侧时,通常采用经腹腔途径。以后腹腔途径为例:全麻后取健侧卧位,常规消毒铺巾。三通道 Trocar 位置:于腋后线第12肋缘下置12 mm套管,腋中线髂棘上2横指处置10 mm套管,腋前线第12肋缘下置12 mm或5 mm套管。建立气腹后在肾周筋膜内充分游离肾脏,保留肿瘤表明的脂肪组织,同时使其远离周围邻近脏器,但不游离肾门。超声确定肿瘤位置,18 G穿刺枪常规活检。采用氩氦冷冻系统(cryocare surgical system),选用4.8 mm冷冻针在超声探头引导下沿瘤体中心进入,深度至肿瘤边缘。经过两次冷热循环,肿瘤周围被冰球覆盖。操作过程中超声实时监测。冰球大小至少需超过肿瘤边界10 mm。消融完成后,移出冷冻探针。冷冻探针的针孔可用明胶海绵或纤维蛋白胶进行填塞止血(图5-17)。

(三)腹腔镜下射频消融辅助的肾部分切除术

腹腔镜下射频消融辅助的肾部分切除术包括两方面内容:第一,射频消融辅助的"零缺血"肾部分切除术,利用射频消融的热凝固作用在肿瘤周围建立一个"无血"平面,之后在不阻断肾动脉的情况下沿这一平面切除肿瘤;第二,射频消融辅助减少热缺血时间的肾部分切除术,对于位置较深的肿瘤,完全消融可能损伤肾窦内血管和集合系统,因此可以只行肾皮质内肿瘤部分的消融,在切至肿瘤基底

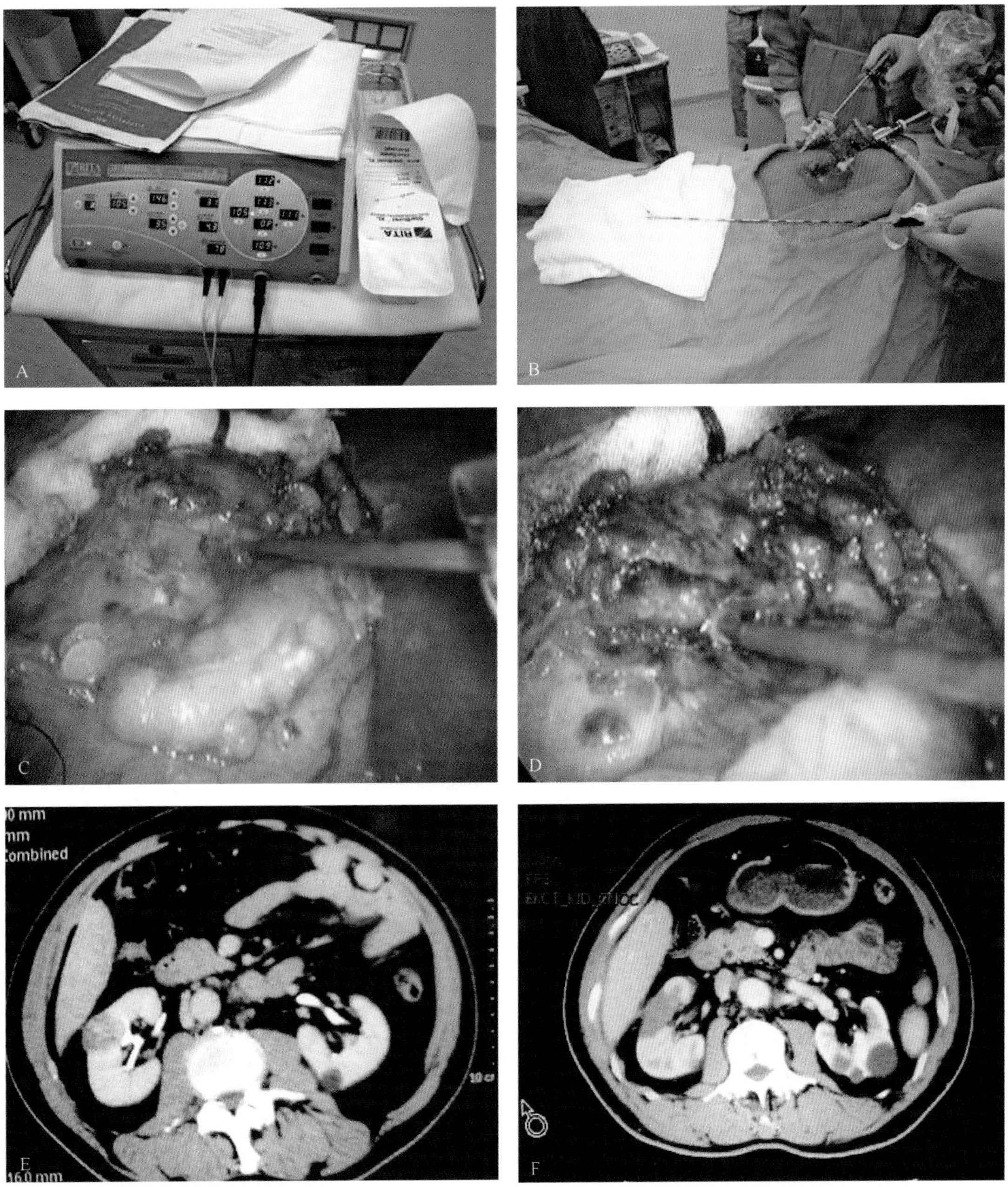

图5-15　腹腔镜下右侧肾肿瘤射频消融术
A.射频发生器；B.腹腔镜手术场景；C.肿瘤消融前；D.肿瘤消融后；E.消融前CT；F.消融后CT

之前不阻断肾动脉，以减少热缺血时间。根据国内外的报道，结合笔者所在中心的临床研究，对于T1a期肿瘤，我们认为该项技术在肿瘤控制效果上与传统PN术相当，但在肾功能保护上具有优势，手术操作总体上较为安全可靠，但仍需大样本和长期随访资料进一步证实。

术前准备同前。手术一般经腹膜后途经进行，三通道Trocar位置分别是腋后线第12肋缘下置12 mm套管，腋中线髂棘上2横指处置10 mm套管，腋前线第12肋缘下置12 mm或5 mm套管。建立气腹，压力维持于12 ～ 15 mmHg。置入腹腔镜镜头和操作器械，观察腹膜、腰大肌和

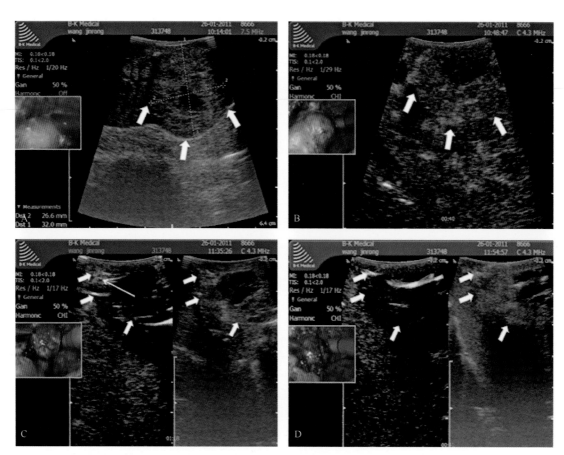

图5-16　肾肿瘤RFA术中实时超声造影监测

A、B. 箭头所示为左肾RFA术中行消融前超声造影,显示病灶呈整体快速强化,强度高于肾皮质;C. RFA术中第二次超声造影显示小箭头所指病灶紧贴消融区域,呈现造影剂强化区域,提示肿瘤残留,腔内二维超声则不能显示;D. 在术中再次定点消融后第三次超声造影提示原病灶处呈现造影剂充盈缺损区

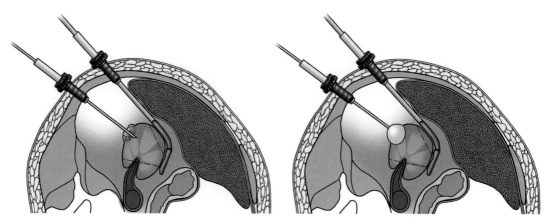

图5-17　腹腔镜下肾肿瘤冷冻消融术示意图

膈肌脚位置。充分暴露肿瘤及其周围 1 cm 的正常肾实质,当肿瘤为内生性时,运用术中超声或超声造影结合术前影像学检查确定肿瘤的位置、大小和深度。肿瘤周围置盐水纱布,保护周围脏器。选一通道置入 14G Cool-tip™ 单电极射频针 (Valleylab, Covidien, Mansfield, MA, USA),垂直于肾脏表面插入离肿瘤边缘约 0.5 cm 的肾实质,进针深度依据肿瘤的深度而定 (1.5 ～ 3.0 cm),设定起始功率为 100 W,以 5 ～ 10 分钟

为一周期,在肿瘤周围行多针消融,直至肿瘤周围的肾实质形成一凝固坏死带。沿该凝固坏死带锐性分离,若肿瘤深部消融不彻底则按上述方式再次消融,以确保分离平面无严重出血,不影响手术视野,消融后继续分离直至肿瘤被完整取下,若损伤集合系统,则以 4-0 可吸收线连续缝合。切下肿瘤后双极电凝控制基底渗血,并在创面均匀喷洒生物蛋白胶,取出肿瘤送石蜡病理,放置负压引流管后逐层关闭切口 (图 5-18)。

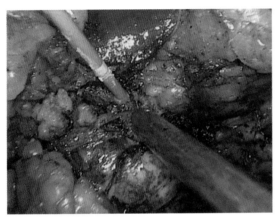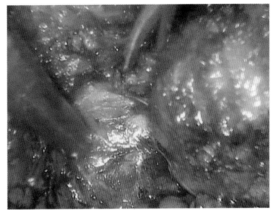

图 5-18　腹腔镜下射频消融辅助的"零缺血"肾部分切除术

(四) 经皮肾肿瘤能量消融术

经皮肾肿瘤消融术可在 B 超、CT 或 MRI 引导下完成。超声成像具有技术成本低、易操作、可实时成像、无电离辐射等优点,但手术视野受很多因素影响,如病灶太小、肠道内气体干扰或肺组织覆盖、患者体型较大等。CT 是经皮消融术最常用的影像学引导方式,可以对肿瘤、加热器及周围结构提供 360° 视角观察,其空间分辨率比其他成像方式更高。CT 的透视效果可实现加热器顶端位置的实时可视化,并且可对肿瘤位置进行精确的定位。如果病灶与周围正常肾组织无明显密度差异,需要进行增强 CT 检查以确诊。冷冻消融术时,在 CT 影像上可看到轮廓分明的低密度冰球。但 CT 的主要缺点是患者和术者都受到电离辐射伤害。MRI 具

有较高的软组织分辨率,也可多方位、实时成像,联合应用 T1WI 和 T2WI 成像,可准确地观察冰球形成过程,其优势是没有电离辐射,缺点是实用性差、操作者缺乏经验、需要可兼容 MRI 的设备及成本高等。

以 CT 引导下的经皮肾肿瘤消融术为例,术前准备同前。局麻或全麻,留置导尿,患者取俯卧位或健侧卧位。初次增强 CT 扫描明确肿瘤位置;设计进针路线避免损伤周围邻近脏器,如肠管、胸膜、肝、脾等;沿设计进针路线在肿瘤周边放置 20G Chiba 穿刺针作为"指示针";在其指示下向肿瘤内部穿刺消融针,再次 CT 扫描并微调进针深度,达到全面覆盖肿瘤;18G 穿刺枪常规肿瘤活检;活检后,立即开始射频或冷冻消融(具体过程同前)。消融后行增强 CT 扫描,明确是否消融完全。

三、肾肿瘤能量消融术的治疗效果评估

1995年Uchida等第一次应用冷冻消融治疗肾肿瘤，2年后Zlotta等首次将射频消融应用于肾肿瘤领域。通过十余年的发展，以射频消融、冷冻消融、微波消融等为代表的肾肿瘤微创治疗技术目前已在临床上广泛运用。长期以来对于能量消融治疗的效果一直存在争议。Hui等以首次有效率（首次手术治疗成功的百分比）和二次有效率（全部治疗成功的百分比，包括再次手术治疗肿瘤残留与复发）为主要指标比较腹腔镜和经皮消融术式的治疗结果显示：首次有效率经皮消融术为87%，腹腔镜为94%；而二次治疗有效率在两种术式之间并无明显差异（经皮消融92%，腹腔镜95%）。因此，相对于经皮穿刺消融，腹腔镜下消融具有更高的首次治疗成功率；这可能与治疗经验也有一定关系。随着经皮穿刺技术的提高，两者之间差距应该会逐渐缩小。近年来关于射频消融远期效果的大样本随访研究陆续见诸报端。2013年Psutka等报道了185例不适合外科手术的活检证实的T1期肾细胞癌行RFA治疗的随访结果，中位随访时间6.43年，其中T1a期143例、T1b期42例，患者5年总生存率（OS）为73.3%，无病生存率（DFS）为88.6%，肿瘤特异生存率（CSS）为99.4%，无复发生存率（RFS）为95.2%，该结果与开放或腹腔镜下肾部分切除术的长期随访结果相仿。Olweny等比较了74例T1a期肾细胞癌行RFA或PN术的远期治疗效果，随访时间达5年以上，结果表明37例行RFA的患者5年OS 97.2%、DFS 89.2%、CSS 97.2%、RFS 91.7%，与37例行PN术的患者无明显差异。在笔者所在中心的研究中，通过对71例接受腹腔镜下RFA术患者的回顾表明，在处理的74个病灶中，首次消融成功率为98.6%，在平均为36个月的随访时间内获得了良好的肿瘤控制效果，OS 97.2%、CSS 100%，结果与国外的随访研究相仿。Aron等应用腹腔镜下CA术治疗55例肾细胞癌患者，中位随访时间93个月，随访结果其5年OS为84%、CSS为

92%、DFS为81%。Tanagho等报道35例应用腹腔镜下CA术治疗的肾细胞癌患者，平均随访时间76个月，随访结果其6年OS为76.2%、CSS为100%、DFS为80%。然而最近一篇荟萃分析比较腹腔镜下CA术与腹腔镜下肾部分切除术治疗肾小细胞癌的疗效却发现，虽然CA术围手术期风险小于肾部分切除术，但其肿瘤进展转移风险高于肾部分切除术。目前经皮CA治疗肾细胞癌的样本量相对少，短期效果尚可，但缺乏长期的随访资料。

与PN手术相比，对于3 cm以上肿瘤能量消融术的治疗效果欠佳。对较大肿瘤的治疗效率不如小肿瘤，这一特点在经皮治疗中更加明显。Gervais等采用局麻下经皮RFA治疗85例患者共100枚肿瘤，平均2.3年的随访结果表明，首次消融成功率仅为75%，需要再次或多次消融的肿瘤直径均大于3 cm，小于3 cm或外生性的肿瘤均能一次成功消融，而对大于5 cm的肿瘤，一次消融成功率仅为25%。Zagoria等对125例肾肿瘤行CT引导下经皮RFA的随访研究也表明，肿瘤大小是经皮RFA术后复发的重要决定因素，所有术后残留或复发的肿瘤直径均大于3.6 cm，且肿瘤大于3.6 cm时，直径每增加1 cm，肿瘤相关死亡风险将增加2.19倍。腹腔镜下RFA对直径较大肾肿瘤的处理上则具有一定优势。腹腔镜下的操作既能有效降低周围器官损伤的风险，还能在直视下清楚地游离肿瘤，使肿瘤的形态更为清晰，便于布针，同时术中超声的应用也使内生性肿瘤的治疗更加安全有效。Yang等应用腹腔镜下RFA治疗T1b期肾肿瘤的经验表明，51例T1b期肾细胞癌患者的一次消融成功率高达90.2%，3年期DFS为85.7%，其结果明显优于经皮RFA的报道。我们常用的Cool-tip单极射频消融针，有效消融范围约为3 cm，对于3 cm以上的肿瘤，其热凝效应可能无法完整覆盖病灶。故对于直径＞3 cm的肿瘤，或肿瘤基底达到肾窦者，笔者多采用射频消融辅助

的,减少热缺血时间的肾部分切除术,肾皮质部分在消融后采取"零缺血"操作,到达肿瘤基底部,接近肾窦时再阻断肾动脉并切除肿瘤。这样既能完整切除肿瘤,很好止血,缝合集合系统,减少术后并发症,又能缩短热缺血时间,保留更多的有效肾实质。在我们的研究中有4例T1b期的肾肿瘤患者采用此手术方法,术后随访均无肿瘤残留或复发,但目前我们对肿瘤直径＞4 cm肾细胞癌的治疗例数尚少。随着手术经验的不断积累,该技术日后将更加频繁地用于直径＞4 cm的肾肿瘤。

开放或腹腔镜下肾部分切除术虽能大部分保留患肾的正常肾实质,但由于术中需要暂时阻断肾蒂血管而导致正常肾实质的缺血再灌注损伤,而造成患肾功能损失。Song等的研究表明,PN术中的热缺血时间的长短是影响术后肾功能的唯一可控因素,每增加5分钟的热缺血时间会造成约2.2 ml/(min·1.73 m^2)的肾小球滤过率损失。消融术中无须阻断肾蒂血管,避免了肾脏热缺血,理论上减少了手术对肾功能的影响。美国得克萨斯大学达拉斯西南医学中心Lucas等对RFA、PN和RN术后远期肾功能情况的回顾性对比研究表明,接受RN和PN的患者在术后出现CKD 3期以上 (eGFR＜60 ml/min) 慢性肾功能不全的概率分别比接受RFA的患者高34.3倍和10.9倍。根据我们的研究结果,腹腔镜下RFA术后远期eGFR较之术前eGFR水平无统计学差异 [92.0 ml/ (min·1.73 m^2) $vs.$ 95.3 ml/ (min·1.73 m^2),P=0.571],说明RFA对患者肾功能的影响较小,患者远期肾功能的维持较理想。相对于对侧肾功能正常的患者,独肾肾细胞癌患者对于肾功能保留的要求更为迫切。Ching等的研究表明,孤立肾肾肿瘤患者在接受OPN术后5年,有高达89.7%的患者会出现CKD 3期以上的慢性肾功能不全。许多研究已表明微创消融治疗可安全地应用于孤立肾肾肿瘤患者。Raman等比较了RFA和OPN术后肾功能的改变情况,发现在术后任意随访节点上,接受RFA的患者肾功能均好于接受OPN的患者。Haber等关于解剖性或功能性孤立肾患者行LPN和腹腔镜下

CA术的回顾性对比研究表明,虽然LPN组的远期肿瘤控制效果 (CSS和RFS) 略好于CA组,但其术后肾功能平均下降14.5%,明显高于CA组的7.3%。

射频消融辅助下肾部分切除术是一种将射频消融术和经典肾部分切除术融合的新技术。2003年Jacomides等率先报道了这一技术,即利用射频消融的凝固作用在肿瘤周围建立一"无血平面",之后在不阻断肾动脉的情况下沿这一平面切除肿瘤。南京大学医学院附属鼓楼医院在国内于2012年率先报道42例应用射频消融辅助肾肿瘤剜除术的病例,取得了良好的疗效。由于该术式开展的时间并不长,国内外都处于探索阶段,技术尚不成熟。2010年1月至2013年10月上海交通大学医学院附属仁济医院应用腹腔镜下射频消融辅助的肾部分切除术治疗46例患者,笔者体会该技术至少在以下几方面相对于传统PN具有优势。首先,止血效果好,出血量较传统LPN显著降低,术后患者不必严格制动,可早期下床以助于肠道功能的恢复;其次,该术式跳过了传统LPN手术中处理肾蒂和缝合创面这两个操作技术要求最高的环节,使手术难度大为降低,缩短了学习曲线,减少了手术时间;再次,由于肿瘤切除是沿着肿瘤与正常肾实质边缘的凝固带锐性分离,虽然可能增加病理科医生界定肿瘤边界的难度,但可降低切面肿瘤包膜破裂和切缘阳性的风险,在我们的研究中,尚未出现肿瘤切缘为阳性的病例;最后,由于该术式避免了肾动脉阻断而带来的热缺血损伤,从肾功能保护的角度看也无疑是一个良好的选择。然而,值得一提的是,射频消融辅助的LPN与传统LPN相比,并没有减少手术相关并发症的发生率,其中术后发生漏尿的概率较传统LPN略高。在笔者所在中心的早期临床研究中,有4例术后发生漏尿的患者,其中3例都因持续长达两周以上的漏尿而需置入输尿管支架管促进愈合,仅有1例自行愈合。若肿瘤侵犯集合系统,射频消融辅助下肾部分切除术后漏尿的潜在风险可能较高。对于此类患者,术前可行患侧输尿管插管,术中逆行注射染料以保证集合系统缝合确切。鉴于以上不足,笔者

将RFA辅助与传统LPN融合到一起,先在"零缺血"状况下完成肾皮质部分肿瘤的切除,然后在阻断血管的条件下处理肿瘤基底部,以期减少损伤肾窦位置的血管分支和集合系统,降低术后并发症发生率。

四、术 后 随 访

由于术后形态上变化较小,凭常规超声及平扫CT检查很难与术前检查区分,增强CT和MRI等影像学检查是术后随访的主要手段(图5-19)。考虑到部分患者可能存在肾功能不全,以及为减少辐射剂量,超声造影也经常使用。目前关于RFA术后随访时间节点尚不确定,主流观点认为术后第1年的随访尤为关键。Matin等关于肾肿瘤射频消融和冷冻消融的多中心随访资料表明,92.1%的术后复发出现在术后第1年,而其中69.8%出现在术后头3个月;研究者推荐在术后1年内的第1个月、3个月、6个月和12个月做影像学复查。我们的术后随访节点与之相同。与此同时,考虑到术后短期内频繁增强CT检查可能对患者肾功能造成不利影响,即使是肾功能正常的患者,我们也采用CT和超声造影,或CT和MRI结合的方法以减少辐射剂量和造影剂肾病的发生。

当消融区出现长达3个月的持续增强结节影时,表明肿瘤有残留,但需与炎症、均质性增生鉴别。肿瘤的复发多表现为消融区阴影不断扩大或新出现结节样强化影,此时应寻找新的原发肿瘤和转移病灶。术后3个月内增强CT等显示病灶强化大于

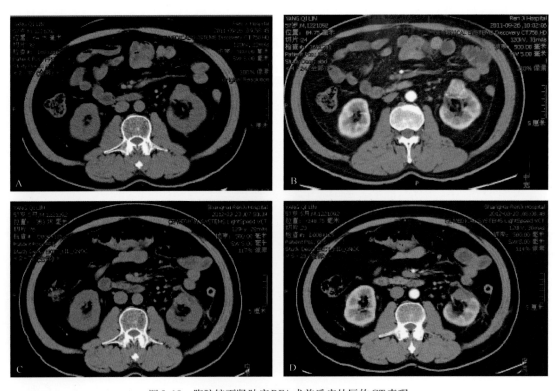

图5-19 腹腔镜下肾肿瘤RFA术前后病灶区的CT表现

患者,男性,56岁。左肾前唇部位一直径约3.5 cm占位,术前增强CT动脉期病灶CT值由30 HU强化至130 HU,RFA术后6个月复查增强CT,病灶略缩小,动脉期病灶CT值仅为35 HU

10 HU是肿瘤可疑残留的主要表现,我们的研究中有1例患者术后1个月的增强CT出现上述表现而进一步行肾部分切除术,但病理结果显示肿瘤均已坏死。所以在RFA术后短期内,病灶强化高于周围正常肾实质并不一定指向肿瘤残留,Park等的研究表明,在术后短期内,病灶周围带增强也可能与病灶局部颗粒巨细胞反应和炎性渗出有关。理论上,细针穿刺活检是判断术后肿瘤残留或复发的"金标准",但由于其人为影响因素较大,且可能出现穿刺相关并发症,如针道转移等,故可操作性较差,临床上较少使用。

五、肾肿瘤能量消融术的并发症处理

根据以往的文献报道,RFA出现术后并发症的概率较低,即使发生,大多数并发症较轻微。在我们的早期临床实践中,RFA术后并发症的发生率为18.3%,其中大多数为轻微并发症(Clavien 1级),表现为术区疼痛及轻中度发热等,予以对症治疗后均快速恢复;Clavien 2级并发症包括肉眼血尿、漏尿和输尿管上段狭窄,均为RFA术后较为常见的并发症。消融术并发症可大致归类为5种,包括出血、集合系统损伤、神经肌肉损伤、邻近器官损伤和皮肤冷热损伤。出血是最常见的并发症,多数可表现为肾周血肿或肉眼血尿,多可自限,需输血治疗的病例在RFA术中发生率为1%~2%,在CA术中发生率为8%。RFA结束时针道加热消融有助于减少出血,而CA术后针道止血纱布压迫、止血生物胶注入填塞止血也有一定作用。

漏尿和输尿管上段狭窄均由消融产生的冷热效应损伤集合系统所致。在Wah等关于经皮RFA的随访报道中,输尿管损伤的发生率为3.5%(7/210),同时他们还指出位于肾脏下极或靠近肾门旁的肿瘤行RFA术后发生输尿管损伤的风险较大。鉴于此,国外有学者建议当消融上述位置肿瘤时,可运用逆行冷水循环灌注以保护集合系统和肾门血管以避免损伤。周围器官(如肠道等)的损伤是消融术较严重的并发症之一。对于肿瘤与肠道较接近的患者(如肿瘤位于肾脏腹侧),经皮术式可以采用变换体位、充气或水分离术等措施,增加两者距离以避免周围脏器损伤。对于此类患者,笔者采用腹腔镜下游离肾脏,以盐水纱布隔离保护邻近器官,效果更加确切。

综上所述,能量消融术用于治疗不适合手术切除、存在多发性肿瘤风险或拒绝外科手术的肾小细胞癌患者。射频消融术和冷冻消融术治疗肾小细胞癌是安全有效的。术后患者需进行规律的影像学随访,评估疾病的复发和转移。

(黄吉炜　陈勇辉　刘东明　黄翼然)

参考文献

[1] Chow W H, Devesa S S, Warren J L, et al. Rising incidence of renal cell cancer in the United States[J]. J Am Med Assoc, 1999, 281: 1628-1631.

[2] Campbell S C, Novick A C, Belldegrun A, et al. Guideline for management of the clinical T1 renal mass[J]. J Urol, 2009, 182: 1271-1279.

[3] Motzer R J, Agarwal N, Beard C, et al. NCCN clinical practice guidelines in oncology: kidney cancer[J]. J Natl Comprehensive Cancer Network, 2009, 7: 618-630.

[4] Fergany A F, Hafez K S, Novick A C. Long-term results of nephron sparing surgery for localized renal cell carcinoma: 10-year followup [J]. J Urol, 2000, 163: 442-445.

［5］ Lee C T, Katz J, Shi W, et al. Surgical management of renal tumors 4 cm or less in a contemporary cohort［J］. J Urol, 2000, 163: 730-736.

［6］ Dash A, Vickers A J, Schachter L R, et al. Comparison of outcomes in elective partial *vs.* radical nephrectomy for clear cell renal cell carcinoma of 4-7 cm［J］. BJU Int, 2006, 97: 939-945.

［7］ Süer E, Burgu B, Gökce M Ï, et al. Comparison of radical and partial nephrectomy in terms of renal function: a retrospective cohort study ［J］. Scand J Urol Nephrol, 2011, 45: 24-29.

［8］ Tan H J, Norton E C, Ye Z, et al. Long-term survival following partial *vs.* radical nephrectomy among older patients with early-stage kidney cancer［J］. J Am Med Assoc, 2012, 307: 1629-1635.

［9］ Kong H J, Park J S, Kim D Y, et al. Renal function following curative surgery for renal cell carcinoma: who is at risk for renal insufficiency?［J］. Korean J Urol, 2013, 54: 830-833.

［10］ Huang W C. Impact of nephron sparing on kidney function and non-oncologic mortality［J］. Urol Oncol, 2010, 28(5): 568-574.

［11］ Kim H L, Shah S K, Tan W, et al. Estimation and prediction of renal function in patients with renal tumor［J］. J Urol, 2009, 181(6): 2451-2460.

［12］ 贾珂珂, 杨硕, 乔蕊, 等. 6种基于血肌酐的肾小球滤过率估算公式在健康人群中的应用评估［J］. 检验医学, 2013, 28(12): 1082.

［13］ Hakimi A A, Ghavamian R, Williams S K, et al. Factors that affect proportional glomerular fil-tration rate after minimally invasive partial nephrectomy［J］. J Endourol, 2013, 27(11): 1371-1375.

［14］ Lameire N. The definitions and staging systems of acute kidney injury and their limitations in practice［J］. Arab J Nephrol Transplant, 2013, 6(3): 145-152.

［15］ Cho A, Lee J E, Kwon G Y, et al. Post-operative acute kidney injury in patients with renal cell carcinoma is a potent risk factor for new-onset chronic kidney disease after radical nephrectomy［J］. Nephrol Dial Transplant, 2011, 26(11): 3496-3501.

［16］ Horbelt M, Lee S Y, Mang H E, et al. Acute and chronic microvascular alterations in a mouse model of ischemic acute kidney injury［J］. Am J Physiol Renal Physiol, 2007, 293: F688-F695.

［17］ Ricci Z, Cruz D, Ronco C. The RIFLE criteria and mortality in acute kidney injury: a systematic review［J］. Kidney Int, 2008, 73: 538-546.

［18］ Coresh J, Astor B C, Greene T, et al. Prevalence of chronic kidney disease and decreased kidney function in the adult US population: Third National Health and Nutrition Examination Survey［J］. Am J Kidney Dis, 2003, 41: 1-12.

［19］ Go A S, Chertow G M, Fan D, et al. Chronic kidney disease and the risks of death, cardiovascular events, and hospitalization. N Engl J Med, 2004, 351: 1296-1305.

［20］ McMahon G M, Waikar S S. Biomarkers in nephrology: Core Curriculum 2013［J］. Am J Kidney Dis, 2013, 62(1): 165-178.

［21］ Inker L A, Schmid C H, Tighiouart H, et al. Estimating glomerular filtration rate from serum creatinine and cystatin C［J］. N Engl J Med, 2012, 367(1): 20-29.

［22］ Abassi Z, Shalabi A, Sohotnik R, et al. Urinary NGAL and KIM-1: biomarkers for assess-ment of acute ischemic kidney injury following nephron sparing surgery［J］. J Urol, 2013, 189(4): 1559-1566.

［23］ Jeon H G, Choo S H, Jeong B C, et al. Uric acid levels correlate with baseline renal func-tion and high levels are a potent risk factor for postoperative chronic kidney disease in patients with renal cell carcinoma［J］. J Urol, 2013, 189(4): 1249-1254.

［24］ Thompson R H, Lane B R, Lohse C M, et al. Renal function after partial nephrectomy: effect of warm ischemia relative to quantity and quality of preserved kidney［J］. Urology, 2012, 79(2): 356-360.

［25］ Mir M C, Campbell R A, Sharma N, et al. Parenchymal volume preservation and ischemia during partial nephrectomy: functional and volumetric analysis［J］. Urology, 2013, 82(2): 263-268.

［26］ Xu Y, Wu B. Prognostic factors for renal dysfunction after nephrectomy in renal cell carcinomas［J］. J Surg Res, 2011, 166(1): e53-e57.

［27］ Barlow L J, Korets R, Laudano M, et al. Predicting renal functional outcomes after surgery for renal cortical tumours: a multifactorial analysis［J］. BJU Int, 2010, 106(4): 489-492.

［28］ Salvatore S P, Cha E K, Rosoff J S, et al. Nonneoplastic renal cortical scarring at tumor nephrectomy predicts decline in kidney function ［J］. Arch Pathol Lab Med, 2013, 137(4): 531-540.

［29］ Lane B R, Babineau D C, Poggio E D, et al. Factors predicting renal functional outcome after partial nephrectomy［J］. J Urol, 2008, 180: 2363-2368.

［30］ Kutikov A, Uzzo R G. The R.E.N.A.L. nephrometry score: a comprehensive standardized system for quantitating renal tumor size, location and depth［J］. J Urol, 2009, 182: 844-853.

［31］ Ficarra V, Novara G, Secco S, et al. Preoperative aspects and dimensions used for an anatomical (PADUA) classification of renal tumours in patients who are candidates for nephron-sparing surgery ［J］. Eur Urol, 2009, 56: 786-793.

［32］ Simmons M N, Ching C B, Samplaski M K, et al. Kidney tumor location measurement using the C-index method［J］. J Urol, 2010, 183: 1708-1713.

［33］ Mehrazin R, Palazzi K L, Kopp R P, et al. Impact of tumour morphology on renal function decline after partial nephrectomy［J］. BJU Int, 2013, 111(8): E374-E382.

［34］ Bylund J R, Gayheart D, Fleming T, et al. Association of tumor size, location, R.E.N.A.L., PADUA and centrality index score with perioperative outcomes and postoperative renal function［J］. J Urol, 2012, 188(5): 1684-1689.

［35］ Thompson R H, Lane B R, Lohse C M, et al. Every minute counts when the renal hilum is clamped during partial nephrectomy[J]. Eur Urol, 2010, 58(3): 340−345.

[36] Hung A J, Tsai S, Gill I S. Does eliminating global renal ischemia during partial nephrectomy improve functional outcomes?[J]. Curr Opin Urol, 2013, 23(2): 112−117.

[37] Fergany A. Chronic renal insufficiency after partial nephrectomy for T1b tumors[J]. Curr Opin Urol, 2013, 23(5): 394−398.

[38] Simmons M N, Hillyer S P, Lee B H, et al. Functional recovery after partial nephrectomy: effects of volume loss and ischemic injury[J]. J Urol, 2012, 187: 1667−1673.

[39] Ching C B, Lane B R, Campbell S C, et al. Five to 10-year followup of open partial nephrectomy in a solitary kidney[J]. J Urol, 2013, 190(2): 470−474.

[40] Gill I S, Patil M B, Abreu A L, et al. Zero ischemia anatomical partial nephrectomy: a novel approach[J]. J Urol, 2012, 187: 807−814.

[41] 黄翼然, 张进, 陈勇辉, 等. "球冠状" 肾部分切除术治疗早期肾癌的临床研究[J]. 中华泌尿外科杂志, 2015, 36(3): 163−168.

[42] Scosyrev E, Messing E M, Sylvester R, et al. Renal function after nephron sparing surgery versus radical nephrectomy: results from EORTC randomized trial 30904[J]. Eur Urol, 2014, 65(2): 372−377.

[43] Ding Y, Kong W, Zhang J, et al. Spherical cap surface model: a novel method for predicting renal function after partial nephrectomy[J]. Int J Urol, 2016, 23(8): 667−672.

[44] Goldberg S N, Gazelle G S, Mueller P R. Thermal ablation therapy for focal malignancy: a unified approach to underlying principles, techniques, and diagnostic imaging guidance[J]. AJR, 2000, 174(2): 323−331.

[45] Campbell S C, Krishnamurthi V, Chow G, et al. Renal cryosurgery: experimental evaluation of treatment parameters[J]. Urology, 1998, 52(1): 29−33; discussion 33−34.

[46] Murphy D P, Gill I S. Energy-based renal tumor ablation: a review [J]. Semin Urol Oncol, 2001, 19(2): 133−140.

[47] Kutikov A, Uzzo R G. The R.E.N.A.L. nephrometry score: a comprehensive standardized system for quantitating renal tumor size, location and depth[J]. J Urol, 2009, 182(3): 844−853.

[48] Gill I S, Novick A C, Soble J J, et al. Laparoscopic renal cryoablation: initial clinical series[J]. Urology, 1998, 52(4): 543−551.

[49] Uchida M, Imaide Y, Sugimoto K, et al. Percutaneous cryosurgery for renal tumours[J]. Br J Urol, 1995, 75(2): 132−136; discussion 136−137.

[50] Zlotta A R, Wildschutz T, Raviv G, et al. Radiofrequency interstitial tumor ablation (RITA) is a possible new modality for treatment of renal cancer: ex vivo and in vivo experience[J]. J Endourol, 1997, 11(4): 251−258.

[51] Hui G C, Tuncali K, Tatli S, et al. Comparison of percutaneous and surgical approaches to renal tumor ablation: meta analysis of effectiveness and complication rates[J]. J Vasc Interv Radiol, 2008, 19(9): 1311−1320.

[52] Psutka S P, Feldman A S, McDougal W S, et al. Long-term oncologic outcomes after radiofrequency ablation for T1 renal cell carcinoma [J]. Eur Urol, 2013, 63(3): 486−492.

[53] Olweny E O, Park S K, Tan Y K, et al. Radiofrequency ablation versus partial nephrectomy in patients with solitary clinical T1a renal cell carcinoma: comparable oncologic outcomes at a minimum of 5 years of follow-up[J]. Eur Urol, 2012, 61(6): 1156−1161.

[54] Aron M, Kamoi K, Remer E, et al. Laparoscopic renal cryoablation: 8-year, single surgeon outcomes[J]. J Urol, 2010, 183(3): 889−895.

[55] Tanagho Y S, Roytman T M, Bhayani S B, et al. Laparoscopic cryoablation of renal masses: single-center long-term experience [J]. Urology, 2012, 80(2): 307−314.

[56] Klatte T, Shariat S F, Remzi M. Systematic review and meta-analysis of perioperative and oncologic outcomes of laparoscopic cryoablation versus laparoscopic partial nephrectomy for the treatment of small renal tumors[J]. J Urol, 2014, 191(5): 1209−1217.

[57] Gervais D A, McGovern F J, Arellano R S, et al. Radiofrequency ablation of renal cell carcinoma: part 1, Indications, results, and role in patient management over a 6-year period and ablation of 100 tumors[J]. AJR, 2005, 185(1): 64−71.

[58] Zagoria R J, Traver M A, Werle D M, et al. Oncologic efficacy of CT-guided percutaneous radiofrequency ablation of renal cell carcinomas[J]. AJR, 2007, 189(2): 429−436.

[59] Zagoria R J, Hawkins A D, Clark P E, et al. Percutaneous CT-guided radiofrequency ablation of renal neoplasms: factors influencing success[J]. AJR, 2004, 183(1): 201−207.

[60] Yang R, Lian H, Zhang G, et al. Laparoscopic radiofrequency ablation with intraoperative contrast-enhanced ultrasonography for T1bN0M0 renal tumors: initial functional and oncologic outcomes [J]. J Endourol, 2014, 28(1): 4−9.

[61] Song C, Bang J K, Park H K, et al. Factors influencing renal function reduction after partial nephrectomy[J]. J Urol, 2009, 181(1): 48−53; discussion 53−54.

[62] Lane B R, Novick A C, Babineau D, et al. Comparison of laparoscopic and open partial nephrectomy for tumor in a solitary kidney[J]. J Urol, 2008, 179(3): 847−851; discussion 852.

[63] Lucas S M, Stern J M, Adibi M, et al. Renal function outcomes in patients treated for renal masses smaller than 4 cm by ablative and extirpative techniques[J]. J Urol, 2008, 179(1): 75−79; discussion 79−80.

[64] Ching C B, Lane B R, Campbell S C, et al. Five to 10-year followup of open partial nephrectomy in a solitary kidney[J]. J Urol, 2013, 190(2): 470−474.

[65] Raman J D, Raj G V, Lucas S M, et al. Renal functional outcomes for tumours in a solitary kidney managed by ablative or extirpative techniques[J]. BJU Int, 2010, 105(4): 496−500.

[66] Haber G P, Lee M C, Crouzet S, et al. Tumour in solitary kidney: laparoscopic partial nephrectomy *vs.* laparoscopic cryoablation[J]. BJU Int, 2012, 109(1): 118−124.

[67] Jacomides L, Ogan K, Watumull L, et al. Laparoscopic application of radio frequency energy enables in situ renal tumor ablation and partial nephrectomy[J]. J Urol, 2003, 169(1): 49−53; discussion 53.

[68] Zhao X, Zhang S, Liu G, et al. Zero ischemia laparoscopic radio frequency ablation assisted enucleation of renal cell carcinoma: experience with 42 patients[J]. J Urol, 2012, 188(4): 1095−1101.

[69] Matin S F, Ahrar K, Cadeddu, J A, et al. Residual and recurrent disease following renal energy ablative therapy: a multi-institutional study[J]. J Urol, 2006, 176(5): 1973−1977.

[70] Wile G E, Leyendecker J R, Krehbiel K A, et al. CT and MR imaging after imaging-guided thermal ablation of renal neoplasms[J]. Radiographics, 2007, 27(2): 325−339.

[71] Park S, Strup S E, Saboorian H, et al. No evidence of disease after radiofrequency ablation in delayed nephrectomy specimens[J]. Urology, 2006, 68(5): 964−967.

[72] Johnson D B, Solomon S B, Su L M, et al. Defining the complications of cryoablation and radio frequency ablation of small renal tumors: a multi-institutional review[J]. J Urol, 2004, 172(3): 874−877.

[73] Wah T M, Irving H C, Gregory W, et al. Radiofrequency ablation (RFA) of renal cell carcinoma (RCC): experience in 200 tumours [J]. BJU Int, 2014, 113(3): 416−428.

[74] Wah T M, Koenig P, Irving H C, et al. Radiofrequency ablation of a central renal tumor: protection of the collecting system with a retrograde cold dextrose pyeloperfusion technique[J]. J Vasc Interv Radiol, 2005, 16(11): 1551−1555.

[75] Huang J, Zhang J, Wang Y, et al. Comparing zero ischemia laparoscopic radio frequency ablation assisted tumor enucleation and laparoscopic partial nephrectomy for clinical T1a renal tumor: a randomized clinical trial[J]. J Urol, 2016, 195: 1677−1683.

第六章
局部进展性肾细胞癌的治疗

第一节

概　述

局部进展性肾细胞癌 (locally advanced renal cell carcinoma) 是指伴有区域淋巴结转移或 (和) 肾静脉瘤栓或 (和) 下腔静脉瘤栓或 (和) 肿瘤侵及肾周脂肪或 (和) 肾窦脂肪组织 (但未超过肾周筋膜)，无远处转移的肾细胞癌，2010 年版 AJCC 临床分期为 Ⅲ 期，既往称为 "局部晚期肾细胞癌"。

局部进展期肾细胞癌 (T1N1M0、T2N1M0、T3N0M0 和 T3N1M0 期) 首选治疗方法为根治性肾切除术，而对转移的淋巴结或瘤栓需要根据病变程度、患者的身体状况等因素选择是否切除。术后尚无标准辅助治疗方案。

根治性肾切除术是局部进展性肾细胞癌临床治疗的标准手段。首例人体肾切除术是由加拿大医师 William Hingston 在 1868 年开展，但手术失败，患者在肾脏移除后立即死亡。1 年后，德国医师 Gustav Simon 报道了第一例成功的人体肾切除术，证实了拥有单侧肾脏可以存活的事实。然而，肾切除术并没有因此被推广，当时的医疗环境下围手术期患者的死亡率高达 50% 以上，且由于缺少控制感染的有效措施，很多患者术后死于坏疽和败血症。19 世纪末至 20 世纪中期，在经历了消毒观念引入、外科手术器械发展、肾脏解剖知识完善，以及麻醉技术的成熟和青霉素等抗生素的发明应用后，肾切除术逐渐发展。

根治性肾切除术 (radical nephrectomy, RN) 的概念最早由 Chute 在 1949 年提出，主要适用于局限性肾细胞癌和肿瘤体积较大的患者。过去几十年内，开放性肾细胞癌根治术一直作为治疗局限性肾细胞癌的标准术式，配合区域或扩大淋巴结清扫和肾上腺切除术，绝大多数患者可以被治愈。1963 年，加拿大多伦多大学 Charles Robson 通过对 88 位接受 RN 的患者进行随访，显示 10 年生存率较之前有显著提高，这一结果使 RN 得到了更多的支持和应用。然而，随着微创手术的出现，开放根治性肾切除术 (open radical nephrectomy, ORN) 的重要性逐渐为腹腔镜根治性肾切除术 (laparoscopic radical nephrectomy, LRN) 所取代。1990 年，美国华盛顿大学 Ralph Clayman 首次应用腹腔镜为一位右侧肾肿瘤 (肿瘤大小约 3 cm) 的 85 岁女性实施了 LRN，手术使用 5 孔法并历时近 7 小时，切下的肾脏在腹腔内被置于小袋中切碎，并通过一个 11 mm 的切口取出体外。根据他的报道，患者在住院时间、术后疼痛及康复时间方面均较开放手术有所改善，腹腔镜的应用也随之迅速发展。1999 年，Ono 报道了一组 60 例 LRN 术和同期 40 例 ORN 术的结果比较，尽管手术时间较长，腹腔镜手术在平均出血量、康复时间以及术后镇痛药用量方面均优于开放手术。近年来多项临床数据亦表明，腹腔镜手术在肿瘤预后、复发率、5 年生存率方面与开放手术没有显著差异，尤其适用于 T1 和 T2 期肿瘤患者。美国约翰霍普金斯医学中心回顾 1991～2005 年该中心 1 621 例肾肿瘤手术，显示腹腔镜手术比例从 1994 年的 9% 上升至 2000 年的 55%。总之，由于 LRN 手术视野清晰、出血少、损伤小等优势，一些大的临床中心里基本替代多数 ORN 术，成为 RN 的金标准。但是，对于一些巨大肾细胞癌或复杂性肾细胞癌，ORN 仍然有其重要的地位。

对于巨大肾肿瘤以及伴腔静脉瘤栓的患者，肿瘤血供十分丰富、肾周侧支循环密集，RN 前做 DSA 肾动脉栓塞可导致肾梗死，减少术中出血。另外，肾梗死后引起的肾周组织水肿，为手术创造了更易分离的操作平面。特别是对于合并肾静脉癌栓的患者，术前DSA下肾动脉栓塞可使癌栓回缩。但是，术前DSA下肾动脉栓塞术本身亦可能导致因肿瘤组织坏死引起的栓塞后综合征、肿瘤坏死出血等不利因素。临床推荐术前48小时内行动脉栓塞以减少此类情况发生。

第二节
腹腔镜根治性肾切除术

1991年Clayman等完成首例腹腔镜肾细胞癌根治术 (LRN)，与开放性肾细胞癌根治术 (DRN) 相比，这种微创手术方法已被证明具有术后恢复快、术中失血少、住院时间短并且美观的优点。多中心的大样本长期随访研究结果显示其在疗效与安全性方面与开放手术相当，并具有开放手术无法比拟的微创优势。目前欧美等国家甚至已将腹腔镜手术作为治疗RN的标准术式，在国内许多大的泌尿外科中心基本将腹腔镜RN的首选术式。

肾脏腹腔镜外科手术可以通过经腹和腹膜后两种径路完成两种径路的优缺点为：① 与腹膜后径路相比，经腹途径有较大的操作空间、很好的操控性和清晰的解剖学标志等优点。② 经腹径路不仅更容易学习并且它能够处理大多数的肾肿瘤，包括腹膜后径路很难处理的大的肾前方肿瘤。③ 腹膜后手术径路具有不经腹腔、避免了肠梗阻及肠道其他并发症、快速控制肾蒂等优点。对于选择经腹还是腹膜后径路的腹腔镜手术治疗肾肿瘤的争议较多，主要是因为缺乏对比研究和随机研究。最终外科医师会根据自己的喜好和经验选择手术入路方法。欧美国家常喜用经腹腔途径手术，国内多使用经腹膜后途径手术。

一、经腹途径腹腔镜肾细胞癌根治术

(一) 体位

一般患者多采用健侧卧位 (45° ～ 60°)，患侧在上，腰部垫高。这种体位在切开后腹膜后能使小肠等腹腔内脏器借助自身重力远离术野，更好地暴露结肠旁沟和手术野。在开放式肾切除手术中，切口选择在肋缘和髂前上棘之间，所以腹腔镜手术的术区消毒范围应该足够大，以确保留有足够空间来准备转为开放式手术。患者的肩部和臀部用黏性宽胶布固定于手术台上。身体同侧的手臂被卷起放于身体的一侧，对侧手臂放在胸前，确保四肢在自然状态。所有受压点都应垫保护垫。

(二) 穿刺位置

通常情况下，3只穿刺鞘就可以完成这个手术。一只10 mm或12 mm的穿刺鞘在平脐水平从腹直

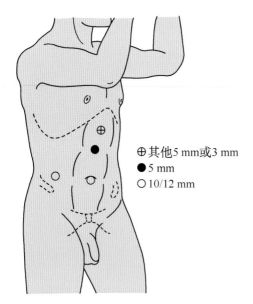

图6-1　腹腔镜右侧肾细胞癌根治性切除术的穿刺位置

剑突下可使用5 mm器械拉起肝脏,其余穿刺鞘位置与左侧相同

⊕其他5 mm或3 mm

● 5 mm

○ 10/12 mm

肌外缘戳入,一只10 mm或12 mm的穿刺鞘从脐戳入,一只5 mm穿刺鞘从剑突下戳入(图6-1)。偶尔也会根据医师经验的不同或是特殊情况采用其他的布局,或需要多准备几只穿刺鞘。当处理右侧肿瘤时,可在剑突下另外置入一只5 mm的穿刺鞘以用来使肝脏回缩显露术野。腹腔镜镜头放在脐部的穿刺鞘处。对于肥胖患者,戳孔位置向侧方移动使仪器更接近肾脏。当置入侧方的穿刺鞘时,应该注意避免损伤表浅的腹壁血管。

(三) 气腹的建立

1. Veress 气腹针技术

(1) 穿刺位点选择:LRN术时常选择腹直肌外缘平脐水平作为穿刺位点。腹壁正中瘢痕、门脉高压脐周静脉曲张、脐尿管囊肿、脐尿管未闭或脐疝为脐部穿刺的禁忌证,可选择腹直肌外侧缘左上或右下1/4处作为穿刺位点。另外,下腹部有瘢痕的患者,可选择腹直肌外侧缘左上1/4或脐上缘作为穿刺位点;上腹部有瘢痕的患者,可选择腹直肌外侧缘右下1/4或脐下缘作为穿刺位点。

(2) 穿刺操作方法:穿刺前检查气腹针是否通畅、安全保护装置是否完好(图6-2)。以脐部作为穿刺位点为例,沿脐下缘切开皮肤1 ～ 1.5 cm,用2把巾钳抓住脐部两侧皮肤向上提起,或直接用手抓起皮肤提起腹壁,使腹壁远离网膜和肠管,并对抗气腹针穿刺的力量;优势手以拇指和示指握持气腹针柄,距尖端2 ～ 4 cm(具体视腹壁厚度,肥胖患者距尖端更远)。穿刺针垂直于腹壁或尖端稍向下腹部倾斜,腕部持续均匀用力,穿刺针穿过腹壁时一般会有两次比较明显的突破感。另外,穿刺过程中Veress气腹针的内芯末端弹起;一旦刺破腹膜,内芯的钝头塞向前弹出,内芯的末端回落,可作为判断气腹针是否进入腹腔的依据之一(图6-3)。穿刺成功后,注意固定气腹针,防止其移动引起脏器损伤。

(3) 确认检查:进一步确认气腹针是否进入腹腔,还可进行"抽吸试验"来检验:用5 ml注射器抽3 ml生理盐水接气腹针,提起腹壁时,注射器内的生理盐水会被吸入腹腔;回抽时,不能抽出生理盐水,若回抽出有颜色液体(如红色、黄色),则提示穿刺针可能误入血管或肠管(图6-4)。

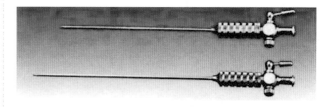

图6-2　Veress气腹针

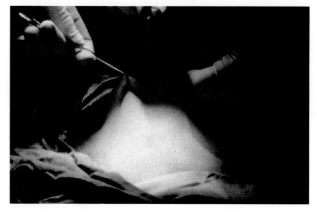

图6-3　巾钳提起皮肤

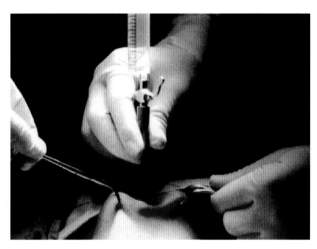

图6-4 注水抽吸试验

(4) 充气: 低流量充气 (1 L/min) ,至腹压达 12 ～ 15 mmHg。充气时腹部应该对称性膨隆,叩诊呈鼓音,肝浊音区消失;若腹部不对称或局部膨隆,说明气腹针在腹膜外或粘连的腹腔内。

(5) 放置穿刺鞘:建立气腹后,在穿刺位点放置初始穿刺鞘。仍用2把巾钳提起腹壁。术者用手掌紧握装好内芯的穿刺鞘,并用示指把持穿刺鞘。刺入时,均匀施力予穿刺鞘并稍作旋转,穿过腹膜时会有一定突破感,打开穿刺鞘的气阀会有气体排出。退出内芯,置入腹腔镜,充气维持气腹压力在 12 ～ 15 mmHg,观察脏器有无损伤。腹腔镜监视下,根据手术需要,放置其余穿刺鞘。

2. Hasson技术 沿脐上缘或下缘做2 cm切口,分离至筋膜,组织钳提起筋膜切开,筋膜切缘缝牵引线;组织钳提起腹膜并剪开,伸入手指探查,分离腹壁与网膜或肠管的粘连,直视下插入Hasson套管或普通穿刺鞘,牵引线固定。退出内芯,放入观察镜,连接气腹机,低流量充气维持气腹压力在12 ～ 15 mmHg。观察确认无腹腔脏器损伤,在腹腔镜监视下放置其余穿刺鞘。该技术尤其适用于因腹部手术或腹膜炎病史存在腹腔粘连的患者。

(四) 手术步骤

1. 游离结肠 对于左侧肿瘤,先用电钩或超声刀从髂血管水平开始沿着Toldt线切开降结肠外侧腹膜至脾脏上缘。切断脾结肠韧带,使脾脏与胰腺一起移向内侧。向内方提起结肠,显露肾结肠间结缔组织并将之切断。此时结肠靠重力移向内侧,同时显露出肾脏的Gerota筋膜。在右侧时,腹膜切开应向头部方向切至结肠肝曲水平。Kocher法将十二指肠游离后就可以显露下腔静脉的表面,向内侧牵拉结肠就可以显露Gerota筋膜 (图6-5、图6-6)。

若向侧方切开后腹膜太远,就会离断肾脏侧面附着的结缔组织而使肾脏容易转动。肾脏过度活动可能影响操作的角度。像电刀这样的热源在靠近肠管时尽量不要使用,因为一些不明原因的肠管损伤都是由热传导造成的。若处理右侧肾脏,十二指肠必须辨认清楚并牵向内侧,以避免无意中损伤到。

2. 游离输尿管 将结肠向内侧牵拉,就能看见

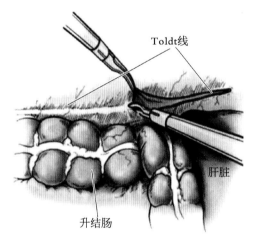

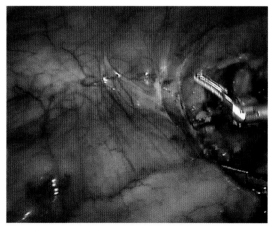

图6-5 切开Toldt白线使结肠移向内侧

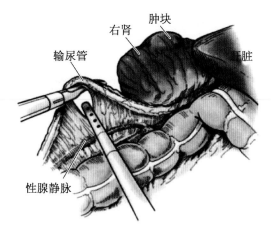

图6-7　输尿管的辨认与分离

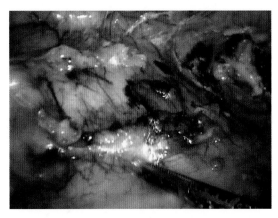

图6-6　游离肾结肠间结缔组织并显露Gerota筋膜

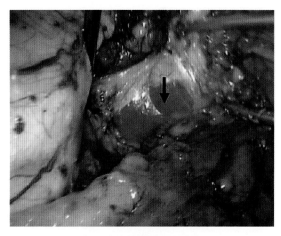

图6-8　显露腰大肌（↓）

肾下极的腹膜后脂肪。输尿管走行于这些脂肪组织当中，并位于性腺静脉的后方。将性腺静脉直接牵拉向内侧来显露输尿管，并用钝性器械提拉起来输尿管（图6-7），这时就可以清楚地看到腰大肌及其完整的筋膜（图6-8）。提起输尿管保持一定的张力，向上游离至肾门。若此方法无法找到输尿管，就需要术者沿着髂血管来寻找输尿管了。向近端寻找输尿管时，可能遇到性腺动脉或者肾脏下极血管，有时需要将其结扎切断（图6-9～图6-11）。

　　3. 游离肾下极　将输尿管向上游离至盂管交界处，在肾脏下极处以钝性器械伸入Gerota筋膜后方，并抬起肾脏下极。充分暴露肾脏下极下方与侧方以及输尿管上段处附着的结缔组织并游离（图6-12）。

　　4. 游离肾蒂　靠近肾盂内侧可以找到肾门，以钝性钳在Gerota筋膜后方提起肾脏及肾门血管。尽管肾动脉在肾窦脂肪中可以看到搏动，但最先看到的仍然是肾静脉。必须十分小心用无损伤钳和钝性

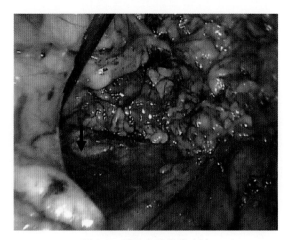

图6-9　显露生殖静脉（↓）

吸引装置分离肾窦脂肪，有时可以使用腹腔镜剪刀、双极电刀、超声刀离断小的血管和淋巴管。但是较粗的血管和淋巴管必须上夹后离断。在肾静脉已经

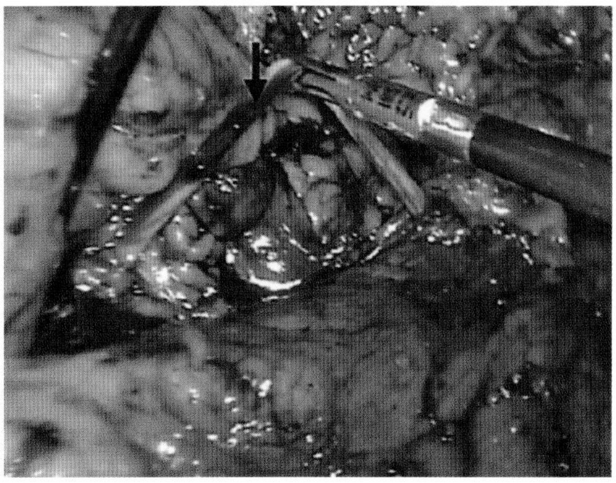

肾上腺中央静脉。用同样的方法和器械分离肾动脉。处理动脉时,必须确保游离到肾动脉无分支处。Hem—o—lock必须完全夹闭住肾动脉,在激发前必须确保Hem—o—lock前端已经超越过肾动脉。同样方法处理肾静脉(图6-13～图6-17)。

5. 游离肾上极　如果肾上腺需要同肾脏一并

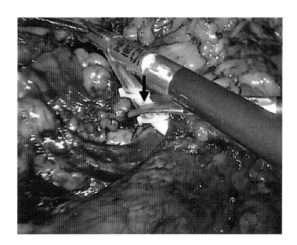

图6-10　游离输尿管(↓)

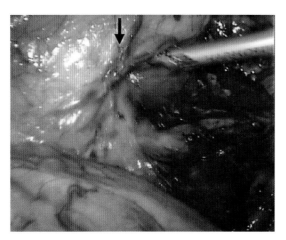

图6-11　Hem—o—lock夹闭输尿管(↓)后剪刀锐性剪断

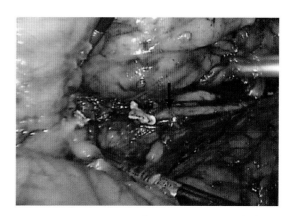

图6-13　Hem—o—lock夹闭后切断生殖静脉(↓)

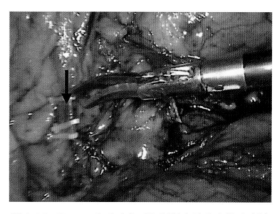

图6-14　Hem—o—lock夹闭后切断肾上腺中央静脉(↓)

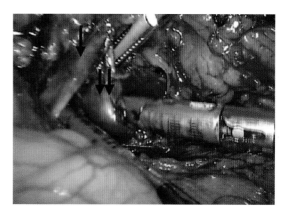

图6-12　游离肾下极(↓)

分离出来后,就可以看见腰静脉,并将其上夹后离断。处理左侧肾脏时若需要同时切除肾上腺,可以靠近肾上腺中央静脉处结扎肾静脉,或者单独结扎

图6-15　提起肾静脉(↓),仔细游离位于其下的肾动脉(↓↓)

清除,那么肾上腺静脉首先应保护好。处理右侧肾脏时,首先找到下腔静脉后再游离肾上腺静脉,结扎后离断(图6-18)。Gerota筋膜的上极及侧面组织以腹腔镜剪刀剪开。此时可能用到其他较有用的器械,包括像超声刀(图6-19)。用力牵拉和锐性分离可能损伤周围组织,如膈肌。处理左侧肾脏时,必须

注意保护好脾脏和胰腺不受损伤。胃偶尔可能会影响术野,亦应注意保护,避免损伤。处理右侧肾脏时,应时刻注意不要损伤到肝脏和胆囊。术者必须始终认清十二指肠的位置。游离输尿管以Hem-o-lock夹闭后离断。这时候,肾脏连同完整的Gerota筋膜就完全游离出来了。

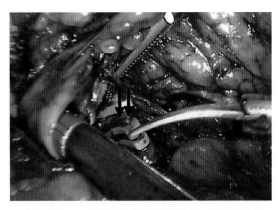

图6-16　3个Hem-o-lock夹闭肾动脉(↓↓)后剪刀锐性离断

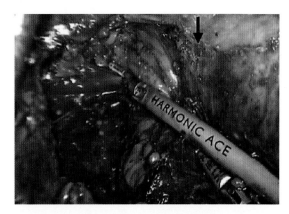

图6-18　游离肾脏上极(↓)

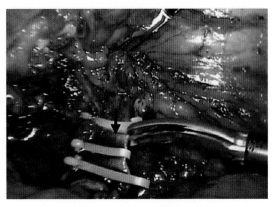

图6-17　同法处理肾静脉(↓)

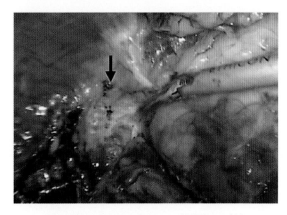

图6-19　超声刀分离Gerota筋膜侧面(↓)

二、经腹膜后途径腹腔镜肾细胞癌根治术

(一) 体位

经腹膜后入路可采用侧卧位或俯卧位,下面主要介绍笔者习惯使用的侧卧位腹膜后入路。常规

采用完全健侧卧位(图6-20)。腰部垫枕,升高腰桥,充分延伸肋弓与髂嵴之间的距离。头部和健侧肩下腋窝区垫气垫或软枕,防止臂丛受压。健侧下肢屈曲90°,患侧下肢伸直,中间垫以软枕。肘、踝

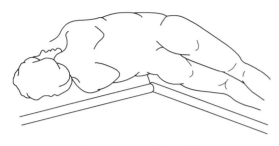

图6-20　完全侧卧体位图

关节部位垫软垫。用约束带在骨盆和膝关节处固定体位。

（二）穿刺位置与腹膜后腔的建立

腹膜后腔是位于腹膜后的一个潜在腔隙，手术时常需要人工制备。建立和扩张后腹腔的主要方法有两种。

1. Hasson开放技术　腋后线第十二肋缘下（图6-21a）纵行切开皮肤2.0 cm左右，以能伸入术者的示指为宜。长弯血管钳钝性分离肌层及腰背筋膜，伸入示指，自下向上、自后向前分离腹膜后腔，将腹膜向腹侧推开。将球囊扩张器放入腹膜后腔，充气600～800 ml，维持球囊扩张状态3～5分钟后排气拔除，在示指的引导下，当手指感知套管的尖部时，将套管朝向手指的左侧或右侧偏移，旋转加力后刺入，在腋前线肋缘下（图6-21b）放置第二个套管（左侧卧位时为12 mm，右侧卧位时为5 mm），在腋中线髂嵴上（图6-21c）放置10 mm套管（放置腹腔镜用）。腋后线第十二肋缘下放置第三个套管

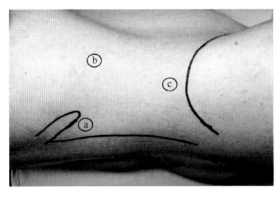

图6-21　穿刺鞘放置位置示意图

（12 mm），并缝合以防漏气。有些较瘦的患者，可直接用手指扩张法推开腹膜和游离腹膜外脂肪，而无需用球囊进一步扩张，也能获得比较满意的腹膜后操作空间。

2. Veress气腹针技术　Veress气腹针技术常选择在腋中线髂嵴上使用Veress气腹针直接穿刺入腹膜后间隙，连接气腹机充气扩张后腹腔，然后在穿刺点置入初始套管（盲穿），用腹腔镜镜体做钝性分离扩张，在腹腔镜监视下再放置其他的工作套管。

（三）手术步骤

1. 清理腹膜外脂肪和辨认腹膜后的解剖标志　进入腹膜后腔后，首先见到的是腹膜外脂肪，自上而下清理腹膜外脂肪，将其翻转下垂于髂窝。分离过程中见腹膜外脂肪的滋养血管，应用超声刀锐性分离，清理腹膜外脂肪后，可辨认肾周筋膜、膈肌、腰方肌、腹膜反折线等解剖结构。

作者习惯使用超声刀切除整块腹膜外脂肪，减少脂肪表面渗血，增加腹膜后操作空间（图6-22），尤其在肥胖患者中更为重要。切除范围上至膈下，可避免进一步分离肾上极时残留腹膜外脂肪组织呈"门帘"样下垂于视野上方影响操作。

2. 分离肾脏背侧　靠近腰方肌外缘超声刀纵行切开肾周筋膜，显露肾脂肪囊，在肾脂肪囊与腰大肌、腰方肌表面间的相对无血管间隙钝性游离（图

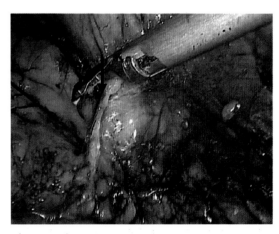

图6-22　超声刀完整切除腹膜外脂肪组织（↓），扩大腹膜后操作空间

6-23)，遇到小滋养血管则超声刀锐性离断，上至膈下，下至髂窝（图6-24、图6-25）。

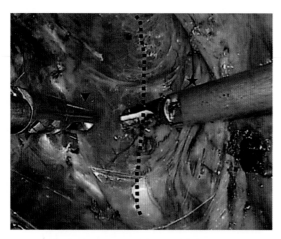

图6-23 沿虚线所示相对无血管平面分离肾脏背侧，可见腰大肌、腰方肌及表面筋膜（▼）和肾周脂肪囊（★）

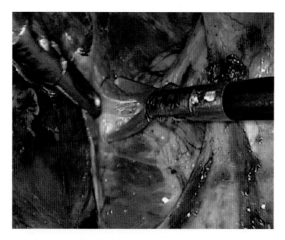

图6-24 肾脏背侧筋膜间隙可使用剪刀锐性分离

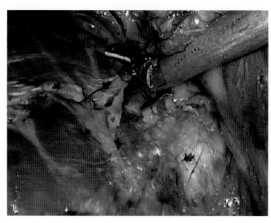

图6-25 使用超声刀闭合并切断筋膜内小血管

作者习惯先游离背侧面，然后游离腹侧面，因为完整的腹膜可以向腹侧牵拉脏器，增加腹膜后操作空间，降低手术难度。而且先沿背侧面游离可快速到达肾蒂，利于第一时间控制肾动脉，降低手术中大出血的可能。

3. 肾门的显露与处理　沿腰大肌向深面分离，右侧常首先显露下腔静脉，左侧先显露腹主动脉。约平肾脏中段水平可见肾动脉搏动，周围覆有淋巴、脂肪组织。作者习惯使用分离钳将组织分离成小束状后超声刀锐性切断，因为未做分离地大块切割组织易出现组织块滑脱，导致止血不确切，且容易误伤组织下方的周围脏器、血管等。超声刀切开肾动脉鞘，直角钳游离肾动脉腹侧，将肾动脉完全"脉管化"，以Hem-o-lock夹闭（近心端2个，远心端1个）后离断（图6-26、图6-27）。继续向深面游离显露肾

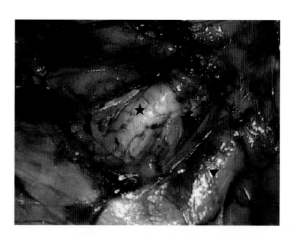

图6-26 根据动脉搏动位置依次游离肾动脉（★）及位于其背侧的腰静脉（▼）

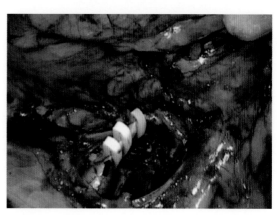

图6-27 同向施放3个Hem-o-lock夹闭肾动脉（↑）

静脉及其属支,同法处理肾静脉(图6-28)。

作者习惯Hem-o-lock夹闭静脉前先使用分离钳阻断静脉,注意静脉近肾端是否充盈。如充盈需检查是否有副肾动脉存在。在处理左侧肾静脉时,因左侧肾上腺中央静脉、左侧性腺静脉分别注入左肾静脉,Hem-o-lock夹闭肾静脉前需先行夹闭这两支静脉,减少血液回流,并有利于判断静脉阻断后近肾端的充盈程度。

作者开展腹腔镜手术初期,习惯于夹闭离断肾动静脉后直接处理肾脏腹侧及上下极。但随着经验的积累,作者更倾向于采用"背侧入路"技术:在离断主要肾动静脉后继续向内腹侧分离,直至见到腹膜(图6-29),并向上、下分离肾脏内侧,上至肾脏上极(如需切除肾上腺则直至膈肌),下至输尿管上段。该技术能最大限度地避免内侧肾迷走血管的漏

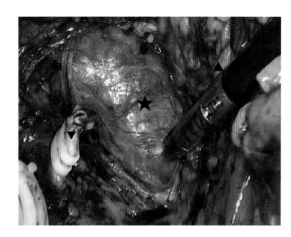

图6-29　离断肾静脉(▼)后,继续沿血管表面向腹侧分离,直至见到腹膜(★)

扎,并使后续分离肾脏腹侧更简单,减少周围脏器血管损伤的可能性。

4. 处理肾脏上极　根据是否需要切除肾上腺,可选择不同的分离平面。肾上腺周围存在3个相对无血管间隙。腹面相对无血管间隙位于肾周脂肪囊与肾前筋膜之间;背面相对无血管区位于肾周脂肪囊与腰大肌之间;肾面相对无血管区位于肾上腺底部脂肪囊与肾上极实质表面之间。如需一并切除同侧肾上腺,则延续肾背侧分离层面至肾上腺背侧相对无血管间隙,向上至膈肌,向内至腔静脉(右侧)或腹主动脉(左侧),右侧游离过程中一并以Hem-o-lock夹闭肾上腺中央静脉并切断。明确腹膜反折位置,横向切开肾周筋膜直至靠近腹膜反折,向腹侧牵拉腹膜,沿肾周脂肪与肾前筋膜之间分离,以钝性分离为主,遇到血管时则采用超声刀离断,向内上分离直至与背侧分离界面会合(图6-30)。如需保留同侧肾上腺,则沿背侧向上分离见到肾上腺下角后,沿肾脏上极相对无血管间隙分离。肾脏与肾上腺之间存在一些小的交通支,分离钳分离成束状后,可使用Hem-o-lock夹闭后切断或直接超声刀切断(图6-31)。

5. 处理肾脏下极　于肾脏下极找到输尿管,向下游离输尿管至髂血管水平,在近髂血管水平用超声刀将肾下极连接组织和输尿管切断。如无明显膀胱输尿管反流,作者习惯保持输尿管残端开放,未见

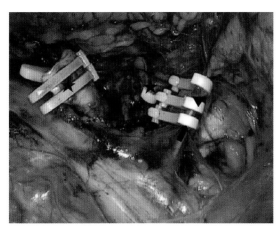

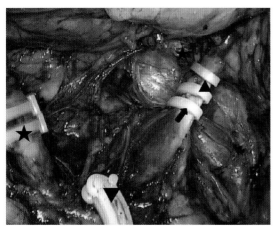

图6-28　剪刀离断肾动脉(★),Hem-o-lock夹闭腰静脉(▼)后离断,进一步向腹侧分离,同法处理肾静脉(▲)

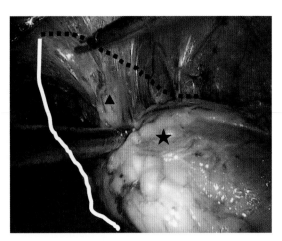

图6-30 术中如需切除肾上腺,则沿白色实线游离肾上腺背面相对无血管区,沿黑色虚线游离肾上腺腹面相对无血管区,将肾上腺(▲)连同肾脏(★)一并切除

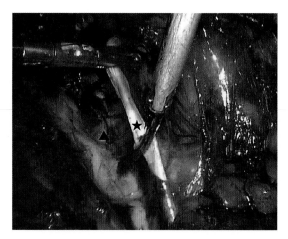

图6-32 在腰大肌(▲)腹侧找到输尿管(★)后,超声刀闭合并切断,注意勿损伤内侧的腔静脉(▲)

可能保护性腺血管(图6-33)。

6. 分离肾脏腹侧 在肾周脂肪囊与腹膜之间可见数层筋膜样组织,在这些筋膜间钝性向腹侧深面分离,遇到滋养血管则使用超声刀锐性离断,暴露出肾脏中下极的肾旁前间隙,继续游离扩大腹侧的肾旁前间隙,并与背侧会合(图6-34)。

作者习惯于相对靠近肾脂肪囊的筋膜间隙分离。因为如果太靠近腹膜侧分离,将见到一层菲薄的腹膜,术中容易损伤腹膜导致腹膜后腔完整性丢失,腹腔积气后操作空间变小,增加操作难度。如出现腹膜破口,术中需进一步开大破口,探查腹膜腔,明确有无腹腔内脏器损伤可能。如操作空间过小,可建立第4个穿刺通道,协助牵拉。

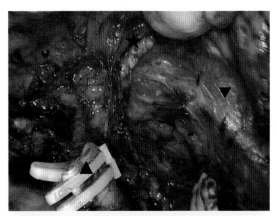

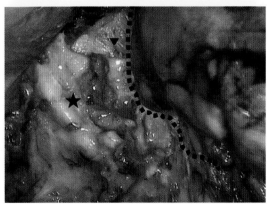

图6-31 沿血管向上游离,见到肾上腺下角(★),如需保留肾上腺,则沿黑色虚线位置分离肾上腺肾面相对无血管区,将肾上腺完整保留

输尿管残端相关并发症(图6-32)。在处理肾下极肾周脂肪时,需原位锐性分离,避免过度向上向后牵拉,以免损伤结肠肝曲(右侧)或脾曲(左侧),并尽

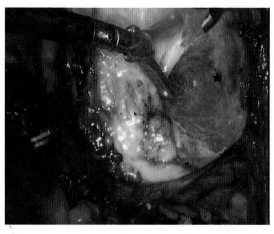

图6-33 分离肾脏下极腹侧,可见到菲薄的腹膜(★)

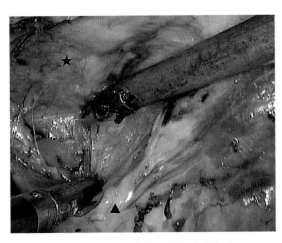

图6-34　沿腹膜（★）与肾脂肪囊（▲）
间筋膜间隙分离肾脏腹侧

7. **淋巴结清扫**　非常规行淋巴结清扫。如术中探及明显肿大的淋巴结则行区域淋巴结清扫。

8. **取出标本，关闭切口**　将标本置入标本袋内，延长背侧切口，取出标本，放置引流管，缝合关闭各切口。

三、腹腔镜手术并发症的预防与处理

（一）血管损伤的预防与处理

1. **动脉性出血**　肾切除术的关键是肾蒂血管的结扎与切断，尤其是肾动脉的确切结扎是预防术中大出血的关键。肾动脉Hem-o-lock的滑脱是术中大出血的主要原因。在游离肾动脉时，需打开肾动脉鞘，尽量清除肾动脉表面结缔组织，保证Hem-o-lock结扎确切，不易滑脱；同时需游离足够长度的肾动脉，保证有足够的空间上3个Hem-o-lock，且相邻Hem-o-lock的结扎方向保持一致，避免存在牵拉力。术中腹主动脉、肾动脉、脾动脉等的意外损伤，也是术中大出血的原因之一。由于腹腔镜下视野有限，操作空间小，发生大出血时应镇定，并努力寻找出血点，重新止血，必要时当机立断，纱布压迫后立即转为开放手术（图6-35）。

2. **静脉性出血**　静脉管壁薄，术中牵拉过度或误损伤易导致静脉撕裂。右肾静脉较短，术中分离时易出现肾静脉与腔静脉交角处撕裂。左肾静脉相对较长，但头侧有肾上腺中央静脉汇入，尾

侧有性腺静脉汇入，并时有腰静脉汇入，解剖关系复杂，分离过程中也容易出现损伤。静脉损伤通常表现为大量血液涌出，与呼吸节律有一定联系。作者习惯在腹腔镜下寻找出血点时升高气腹压力，快速吸尽积血后尽快确认出血点，并使用无损伤抓钳暂时夹闭出血点，根据情况采用Hem-o-lock夹闭或6-0血管缝线缝合（图6-36）。在未控制出血前，使用吸引器需谨慎，必要时采用点吸法，将视野内的积血快速吸尽，持续吸引会降低腹膜后腔内压力，反而会加重出血。由于气腹压力的存在，静脉损伤有时容易遗漏，待腔镜操作结束后应关闭气腹打开排气阀后进一步观察有无出血点。如术中出血汹涌，腔镜下缝合夹闭存在困难时，需果断中转开放。

3. **毛细血管出血**　腹腔镜手术中，因沿各相对无血管的解剖层面分离，避免大块组织的撕拉，可使用超声刀离断小血管，由于观察镜的放大效果，作者认为比开放手术止血更确切。在分离过程中，尤其在处理肾蒂周围组织时，部分小血管如破裂出血，可在吸引器吸尽出血、明确出

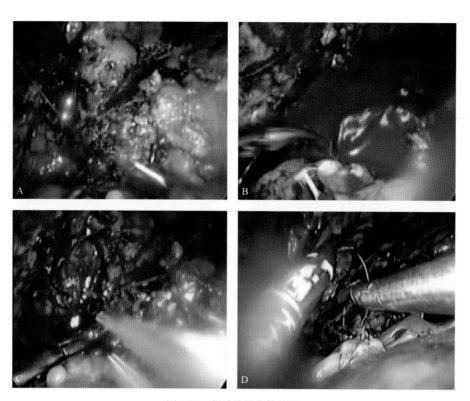

图6-35　肾动脉损伤的处理

肾动脉意外损伤（A），见大量血液涌出（B），抓钳夹住出血点后，肾蒂阻断夹临时阻断肾动脉近心端（C），6-0血管缝线缝合动脉破口（D）

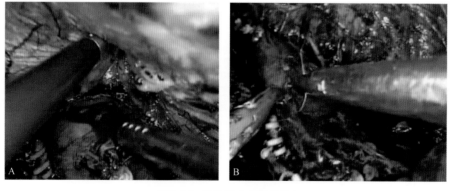

图6-36　静脉性出血的处理

腔静脉损伤（A）后，加大气腹压力后，6-0血管缝线缝合腔静脉破口（B）

血点后使用抓钳提起小血管后超声刀电凝止血。如不能明确出血点，切忌盲目钳夹及电凝止血，可使用1/4块小纱布压迫，先处理其余部位后再处理该出血点。

（二）周围脏器损伤的预防与处理

腹腔镜手术中存在胃肠道等腹腔内或间位脏器损伤的可能。术中预防损伤的关键还在于清晰的解剖层次和直视下的轻柔操作。后腹腔镜手术时，如损伤腹膜，需注意观察有无胃肠道、肝脏、脾脏等腹腔内脏器损伤。脏器损伤的处理关键在于术中及时的发现。如果术前有完善的肠道准备，可以一期修补或造瘘。如肝脏或脾脏表面轻微的撕脱伤，可以喷涂生物蛋白胶止血。即使未损伤腹膜,在分离肾脏腹侧及下极时,也需注意有无损伤十二指肠、胰尾、结肠等腹膜间位脏器。但是,许多肠道损伤术中不易发现,术后3～5天出现腹痛、发热等,负压引流管内引流出黄绿色的肠液时才能发现,此时需二次手术修补及造瘘,增加患者的痛苦。

(三) 气腹相关并发症的预防与处理

腹腔镜手术气腹并发症发生率为2%～3.5%,大多数危险性不大。主要原因与气腹压力过大或手术时间过长有关。皮下气肿、高碳酸血症等相对常见。由于二氧化碳较高的溶解度,只要保持患者呼吸道通畅,及早结束手术,都能自行缓解。

(四) 穿刺相关并发症的预防与处理

盲视下气腹针和穿刺鞘的插入过程是腹腔镜手术的危险步骤之一。文献报道,在一组274例穿刺损伤中,109例是气腹针穿刺引起的,104例是由于穿刺植入第一个腹腔镜套管引起。为减少穿刺相关的并发症,作者习惯做一小切口(Hasson技术),在手指引导下置入穿刺鞘,而且该小切口也可用于标本取出,并不额外增加患者的创伤。

第三节
开放性根治性肾切除术

随着腹腔镜技术的迅速发展,LRN术将取代大部分传统ORN术。但是,ORN术的手术路径和操作平面是开展腹腔镜技术的基础,同时,腹腔镜肾切除手术需要开放性手术的技术来支撑和保证,比如,严重损伤下腔静脉的手术需要开放性手术来修补。更重要的是一些巨大的肾细胞癌,或有肾周粘连的肾细胞癌需要开放性手术来完成。作者在介绍ORN术手术基本步骤的基础上,重点讨论ORN术操作注意事项、操作技巧以及术中并发症的处理。

一、手术路径选择

1. 经腰切口 腰切口通常包括第12肋下切口、第12肋切口和第11肋间切口(改良第12肋切口)(图6-37)。第12肋下切口对肾上极暴露差,不合适做根治性肾切除术。第12肋切口和第11肋间切口可以较好暴露肾脏上极完成手术。必要时切除第12肋,增加手术暴露的视野。该切口受腹壁脂肪肥厚的影响相对较小,肾脏位置浅,也可暴露肾脏及肾上腺,适用于简单的肾脏根治性切除术。其优点是不进腹腔,术后恢复快。肾静脉、腔静脉癌栓者,不宜选择此径路。

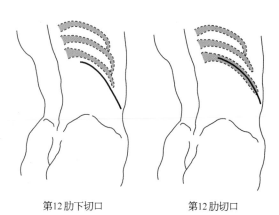

第12肋下切口　　　　第12肋切口

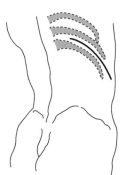

第11肋间切口

图6-37　根治性肾切除术经腰切口

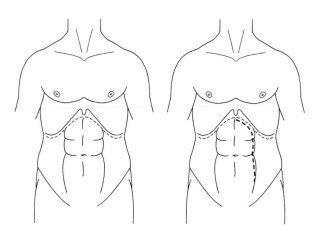

图6-38　根治性肾切除手术经腹切口

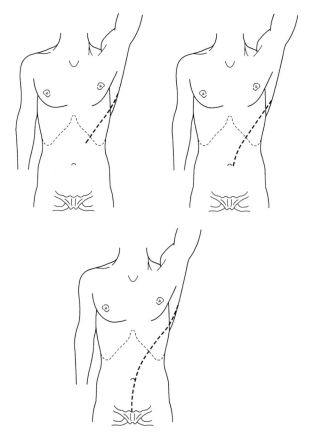

图6-39　根治性肾切除手术经腹切口

2. 经腹切口　包括肋缘下切口、腹部横切口、Mercedes切口等(图6-38)。经腹根治性肾切除术先切断肾动静脉,做区域性淋巴结清扫,再游离和切除患肾。该操作符合肿瘤的外科治疗原则,而且该途径手术视野显露好,较易控制肾蒂血管,对于较大的肿瘤、肾静脉、腔静脉癌栓者应该选择经腹根治性肾脏切除术。其缺点是术后肠道功能恢复时间长,可能发生肠粘连、肠梗阻等并发症。

3. 胸腹联合切口　切口沿第8肋或第9肋间斜行向下至脐上。本切口可广泛显露肾上腺、肾脏、腹主动脉、下腔静脉。适用于肾脏巨大肿瘤、肾上极巨大肿瘤,同时可处理腔静脉癌栓。其缺点是术后增加肺部并发症的发生,术后需放置胸腔引流管(图6-39)。

4. 如何选择最佳手术路径　肾脏手术的切口选择是手术医师非常重要术前准备,手术径路选择的基本原则:① 快捷有效的控制肾动脉与静脉,保证手术的安全。② 便于肾肿瘤的游离,肾脏切除。

③ 符合肿瘤外科的无瘤操作。④ 患者的意愿以及美观。⑤ 手术医师的擅长途径。

在临床上会遇到许多不同的病例,在手术路径选择上笔者的临床经验是:① 巨大的肾肿瘤,经腹途径先暴露腹主动脉与腔静脉,切断肾动静脉,再游离肾脏，做整块肾与肾周脂肪组织切除可以明显减少术中出血。经腹途径符合肿瘤外科无瘤操作的原则，容易临床处理肾切除的术中并发症。② 由于腹腔拉钩可以使肾上极暴露良好，以及肝移植翻肝技术的应用，多数肾上极巨大肿瘤病例可以采取经腹途径处理。但是再次或多次肾脏手术的患者，从前或从后游离肾脏困难时，胸腹联合切口从上往下分离常是好的选择。③ 国内临床上做

肾切除手术大都选择腰切口，因为经腰途径肾脏离切口近，做肾切除术较方便。但是，腰切口容易切断行走在腹内斜肌与腹横肌之间的神经，除了同侧腹壁感觉异常外，运动神经破坏，同侧腹壁的该神经支配的肌肉处于瘫痪或部分瘫痪状态，长期腹压作用使该侧腹部隆起，影响美观。对于高龄和心肺功能不全的患者，该手术带来的次生并发症较多，不宜采用。

二、经腹根治性肾切除术

(一) 左肾经腹根治性肾切除术

1. 手术步骤

(1) 经腹切口，切开腹壁各层组织，切口要足够大，向上可达肋缘与剑突角，吊式拉钩将肋缘向上向外牵拉，充分暴露手术视野。

(2) 沿结肠旁沟切开后腹膜，注意只要切开薄薄的腹膜，不要切开腹膜下组织，否则渗血多，影响手术清晰度。切开腹膜向下到降结肠与乙状结肠交界处，向上到降结肠脾曲。切断脾结肠韧带，沿横结肠上缘切开部分后腹膜，将降结肠、降结肠脾曲、部分横结肠向内分离至腹主动脉内侧。

(3) 在肾Gerota筋膜上极与胰腺体尾的下缘的疏松无血管区沿胰腺的腹侧面向上游离，暴露肾上极。

(4) 用拉钩将降结肠、降结肠脾曲、部分横结肠向内牵拉，将胰腺向上牵拉，暴露整个手术视野。

(5) 解剖分离行走在腹主动脉前方的左肾静脉，在腹主动脉的外侧部位可见对称汇入左肾静脉的肾上腺中央静脉和生殖静脉。该部位肾静脉后方有一支腰静脉汇入。笔者习惯肾静脉的近心端留置1根7号丝线，以便控制远端的静脉出血，然后游离肾上腺中央静脉结扎离断，生殖静脉一般不处理。因为左肾动脉在左肾静脉的后上方走行，切断肾上腺中央

静脉后就可以将肾静脉向下牵拉暴露肾动脉。

(6) 如果要行标准的区域性淋巴结清扫，切开腹主动脉鞘，游离腹主动脉，向下至肠系膜下动脉，向上达肠系膜上动脉，腹主动脉外侧组织与肾周脂肪组织一并切除。

(7) 腹主动脉外侧、肾静脉的后上方游离出肾动脉，结扎切断肾动脉。结扎切断肾静脉，结扎静脉时先阻断静脉，注意静脉近肾端是否充盈，如充盈需检查是否有副肾动脉存在，需沿腹主动脉寻找结扎切断该血管。

(8) 肾动静脉离断后，沿腹主动脉和脊柱外侧向下游离，肾脏及肾周脂肪组织的下级切断结扎生殖血管和输尿管，提起输尿管在腰大肌平面钝性游离肾脏背侧。

(9) 肾动静脉的上方、腹主动脉的外侧游离肾上极与肾上腺，肾上腺内侧和内上方有肾上腺血管，必须仔细结扎切断，特别是支配肾上腺的膈下动脉。沿肾上腺上方与膈肌连接的致密结缔组织平面，游离切断之。

(10) 沿后腹膜游离肾脏的前面与外侧，整块切除肾脏和肾周脂肪组织以及腹主动脉外侧和肾门的淋巴结。

(11) 检查创面，结扎止血，肠道复位，关闭切口。

2. 操作技巧与注意事项

（1）腹部切口与吊式拉钩：经腹切口要足够大，向上可达肋缘与剑突角，吊式拉钩将肋缘向上向外牵拉，充分暴露手术视野。

（2）切开后腹膜将降结肠向内游离显露肾脏和腹主动脉。

1）紧贴降结肠外侧切开薄薄的后腹膜，远离降结肠切开后腹膜将增加游离后腹膜的距离。

2）紧贴后腹膜平面游离，尽量不要损伤腹膜下组织。因为紧贴后腹膜的是肾周脂肪组织，该层组织中含有丰富的毛细血管网，巨大左肾肿瘤压迫肾静脉或肾静脉癌栓阻塞肾静脉回流，肾静脉血通过侧支循环引流，此时，肾周脂肪组织的毛细血管网的怒张易碎，渗血严重，影响手术清晰度。

3）切开后腹膜达结肠脾曲时，必须切断脾结肠韧带，才能将降结肠向内牵拉，否则容易在脾结肠韧带脾脏的附着点处将脾脏撕破，引起脾出血。

4）必须将降结肠与部分横结肠以及降结肠内侧的后腹膜从肾周脂肪组织表面向内游离，至腹主动脉，这样才能显露腹主动脉外侧与肾 Gerota 筋膜内侧之间的间隙，才能解剖肾动静脉。

5）如果肾肿瘤与部分后腹膜粘连，可以保留粘连的后腹膜，在未粘连部位把腹膜游离开。对于降结肠内侧的后腹膜破损，手术结束时要缝闭，以免引起内疝。

（3）肾上极的显露：在显露肾 Gerota 筋膜内侧后，解剖肾脏 Gerota 筋膜上极。该操作的关键是找到肾 Gerota 筋膜与胰体尾之间疏松无血管区。手术者要认识淡黄色的胰腺，在胰腺的下界解剖平面，斜向上游离将显露肾脏 Gerota 筋膜上极。切记暴露简单、无渗血的解剖平面是正确的平面。如果解剖平面不准确，损伤胰腺将引起术后胰瘘。在胰腺上界进入损伤其上缘行走的脾血管，引起术中严重出血，行脾切除。

（4）肾血管结扎切断：主要涉及以下步骤。

1）解剖肾静脉：在显露肾脏 Gerota 筋膜内侧和上极后，解剖肾静脉是处理肾血管的第一步。多数患者肾静脉在手术视野当中，解剖简单。但是有些上极或下极巨大的肾肿瘤使正常肾脏肾门的位置推移，肾静脉走行改变，或者肾脏巨大肿瘤内界达到或超过腹主动脉，或肥胖体质肾静脉被脂肪组织掩盖，盲目解剖可能损伤肾静脉引起严重出血。笔者的经验是：在肾脏的下极平面腹主动脉的前壁打开动脉鞘向上游离，就能够准确找到跨过腹主动脉前面的肾静脉。而且腹主动脉鞘内向上解剖是寻找肾动脉、防止损伤肠系膜上动脉、标准淋巴结清扫的重要操作步骤。

2）结扎切断肾静脉分支：显露肾静脉后，手术者要注意肾静脉分支的特点，在腹主动脉的外侧可以见肾静脉上下对称肾上腺中央静脉和生殖静脉汇入，在肾静脉的背后可以有腰静脉汇入。肾静脉的汇入支使肾静脉固定，肾动脉位于肾静脉后上方。因此，手术者必须切断结扎肾上腺中央静脉，将肾静脉向下牵拉，显露其后的肾动脉。没有肾动脉的变异，生殖静脉可以不用切断。腰静脉可以在腹主动的内侧或腹主动脉的外侧汇入肾静脉，特别腰静脉在腹主动脉的外侧汇入肾静脉的后侧，在游离肾静脉和肾上腺中央静脉及生殖静脉时容易忽视腰静脉引起的严重出血。手术者游离肾静脉的解剖部位应该在腹主动脉前壁，该部位背后没有腰静脉汇入。

3）解剖肾动脉：解剖肾动脉的常规途径是前述的切断左肾上腺中央静脉，将肾静脉向下牵拉，解剖出后上方的肾动脉。但是，巨大肾肿瘤肾切除术时肾动脉解剖有时非常困难，容易误伤肠系膜上动脉和肠系膜下动脉，后者对肠道的血运影响不大，而肠系膜上动脉损伤则造成小肠大范围坏死，是致命的并发症。首先，手术者要能分清腹主动脉的前方与侧方，肠系膜上动脉是从腹主动脉的前面分出，而肾动脉从左侧面分出。临床可以在肾脏的下级水平开始剪开腹主动脉鞘，向上解剖腹主动脉，结扎离断腹主动脉侧面分支，而腹主动脉前面分支的不能损伤。此外，左肾静脉也是重要的解剖标志，左肾静脉横跨腹主动脉，左肾动脉位于其后平行走行（除了左肾静脉位于腹主动脉后的畸形），只有在腹主动脉外侧的肾静脉的后面解剖出来的动脉才是肾动脉。如果肾静脉解剖畸形，肾动脉解剖困难，可以先游离肾的下极和后面，将肾向上向内翻，在肾蒂后方结扎切断肾动脉。总之，在切断动脉前必须反复推敲，甚至向动脉的远端游离，确定动脉进入肾门才能切断，以免造成致命性肠系膜上动脉损伤。

4）结扎切断肾静脉：结扎静脉时先阻断静脉，注意静脉近肾端是否充盈。如静脉充盈需检查肾动脉主干是否结扎，或是否有副肾动脉存在，需沿腹主动脉寻找结扎切断该血管。否则创面的渗血较多，而且远端静脉结扎脱离会引起严重出血。

（5）肾脏游离：肾动静脉上方肾脏及肾上腺与腹主动脉外侧的解剖结构比较模糊，没有明确的解剖平面。该部位腹主动脉的前壁厚实，腹部淋巴回流的乳糜池和交感连等结缔组织，并有肠系膜上动脉和腹腔干分出。如果肾肿瘤巨大，分离的难度较大，而且容易损伤肠系膜上动脉。操作时手术的助手要将肾脏向外尽量牵拉，在腹主动脉的外侧肾上腺的内缘分离，肾上腺的动静脉需要结扎切断。肾脏的前外侧的游离，特别是前外侧上方的游离平面要在腹膜的外侧，拉钩的牵拉轻柔，避免损失腹膜内侧的脾脏。

（6）术中出血处理：主要包括以下几个方面。

1）快速控制肾蒂法：在肾创面和肾静脉出血严重时，迅速控制肾蒂，减少出血。腹主动脉外、肾蒂的下方、脊柱与肾周脂肪组织之间是无血管区。术者用食指紧贴脊柱从肾静脉的下方向上分离，肾静脉的上缘勾出，将肾蒂控制在手中。上肾蒂钳控制肾动静脉。笔者习惯将肾静脉穿根7号线，肾动脉与周围组织穿根7号线，分别结扎。切断肾静脉后，再在其后方分离出肾动脉，单独结扎切断。

2）肾周脂肪组织渗血：对于肾周脂肪中毛细血管网的怒张出血常是手术中比较棘手的问题，因为肾周脂肪组织损伤范围大，出血无法控制，迫使手术者放弃手术。笔者的经验是：一般不要试图去缝扎止血，越缝渗血越严重，只要助手用纱布压迫出血

点，手术者做其他部位操作即可，压迫一段时间后出血自然停止。

3）腹主动脉出血：肿瘤大、与腹主动脉粘连，手术分离时易损伤腹主动脉血管壁。术前必须做CT和（或）MRI，判别肿块与腹主动脉的关系。如果可能损伤腹主动脉，在近心端分离腹主动脉，以防血管损伤，可以做腹主动脉临时阻断。如果腹主动脉小裂口，用左右"8"字全层缝合。

临床在结扎离断肾动脉时太靠近腹主动脉，结扎线脱离腹主动脉出血。肾动脉上方的腹主动脉表面覆盖厚的网状组织，包括神经组织、淋巴组织以及膈肌脚纤维组织。腹主动脉在肾动脉上方2 cm前壁还分出肠系膜上动脉和腹腔干。因此，在肾动脉以上水平分离腹主动脉是非常困难的操作。最可行控制出血的方法是在食道的膈肌裂孔处压迫腹主动脉。将胃向下牵拉，肝左叶向右翻，剪开小网膜就可见腹主动脉。控制出血后，按上述方法缝合创口。

高龄、高血压、高血脂、高血糖以及心脑血管疾病的患者，肾动脉本身的病理改变，特别是动脉粥样硬化使动脉管壁脆，易切割。因此，结扎切断肾动脉时，最好不要上血管钳，近心端第一道丝线结扎松紧适度，不要打结过紧，以免切割动脉壁引起大出血。肾动脉近心端原则上结扎两道，缝扎一道。如果肾动脉内膜粥样硬化严重，无损伤钳阻断肾动脉近端后用5-0 Prolene线做肾动脉断端连续缝合。

副肾动脉或变异的肾动脉漏扎。肾动脉存在一定的变异，人群中大约有23%存在单侧肾脏多支肾动脉供血。可起自腹主动脉、肾动脉主干、肾上腺下中动脉、左右髂总动脉分叉处。入肾部位以肾上极最多，其他还有入肾下极、前面、后面等。术前做CTA以便术者了解肾动脉的解剖变异，术中处理游离肾脏上下极时遇条索组织应钳夹结扎后切断，不宜暴力牵拉撕断。在处理肾蒂时，肾动脉和肾静脉结扎切断后，肾脏肿胀，表面渗血说明还有另一支肾动脉存在，必须仔细检查结扎切断。切勿盲目把肾脏搬出创面，拉断该动脉，引起严重出血。

生殖动脉细小，容易在腹主动脉分支处撕脱，

如果处理不当会造成创口扩大。笔者的经验是,在生殖动脉损伤时,局部压迫,多数出血可以自己止住。如果仍有出血,可以用5-0 Prolene线在生殖动脉根部腹主动脉外膜做"8"字缝扎。

4) 肾窝创面渗血:巨大肾肿瘤肾切除后肾窝出血多位于肾上腺、肝、脾、胰尾等脏器周围及腰大肌肌膜切除后的腰大肌深部渗血,常表现为创面广泛发汗样出血。在创面严重渗血难以控制,又无法找到明显渗血点的情况下,采用纱布填塞压迫法止血是挽救患者生命的有效方法,填塞时间一般不超过48小时。纱布填塞止血已有1个世纪的历史,多应用于肝脏外科、产科出血。有报道纱布填塞止血的成功率为77%左右,并发症包括纱布拆除后再出血、腹腔内感染、压迫邻近器官等。该方法是肾脏手术创面渗血无法控制的最后救急方法,笔者有3例成功的经验。

(二)右肾经腹根治性肾切除术

1. 手术步骤

(1) 经腹切口,切开腹壁各层组织,切口要足够大,向上可达肋缘与剑突角,吊式拉钩将肋缘向上向外牵拉,充分暴露手术视野。

(2) 沿结肠旁沟切开后腹膜,将升结肠、升结肠肝曲向内游离。在十二指肠降部的外侧将十二指肠向内游离至下腔静脉内侧。

(3) 用拉钩将升结肠和十二指肠向内牵拉,将肝和胆囊向上牵拉,显露手术视野。

(4) 切开下腔静脉鞘,解剖下腔静脉,显露下腔静脉的外侧缘,游离右肾静脉(图6-40)。笔者习惯右肾静脉留置7号丝线。

(5) 右肾静脉下方和下腔静脉的外侧,沿脊柱外侧与肾周脂肪组织之间的无血管区分离,在右肾静脉和下腔静脉交角处将上牵拉,暴露其后方的右肾动脉(图6-41),分离结扎切断右肾动脉。

(6) 结扎切断右肾静脉。因为右肾静脉短,有时没有结扎切断的距离,可以在下腔静脉上Satinsky血管阻断钳,切断肾静脉后,用Prolene线连

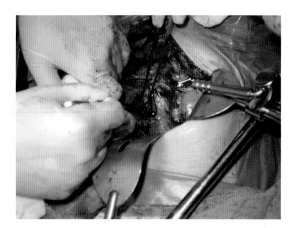

图6-40　解剖下腔静脉,在下腔静脉外侧缘显露出腔静脉与右肾静脉的交角

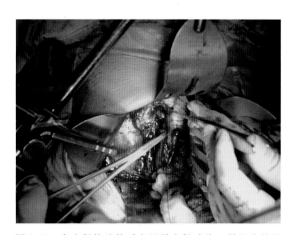

图6-41　在右肾静脉的后方显露右肾动脉,7号丝线结扎

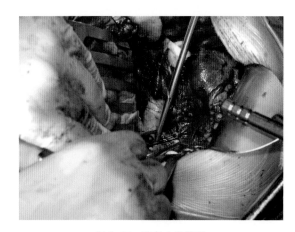

图6-42　游离右肾静脉

续缝合断端(图6-42)。

(7) 如果需做标准的区域淋巴结清扫,则需要分离结扎下腔静脉后外侧的数支腰静脉(图6-43),

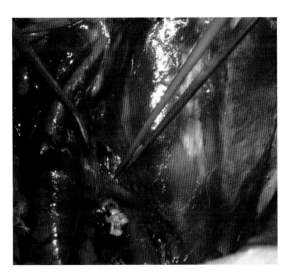

图6-43 腔静脉外侧腰静脉

清扫下腔静脉后外侧组织。

(8) 切断肾动脉和肾静脉后，沿脊柱外侧与肾周脂肪组织之间的无血管区向下游离肾与肾周脂肪组织的下极，结扎切断右输尿管和生殖静脉，提起输尿管沿腰大肌表面游离肾脏背侧面。

(9) 游离肾上极与肾上腺内侧，将下腔静脉向内牵拉，在其后外方，切断结扎结缔组织以及肾上腺中央静脉。肾上腺的内上方结扎切断膈下动脉和肾上腺上静脉。沿肾上腺上方与膈肌连接的致密结缔组织平面，游离切断之，将肾上腺的完整游离。

(10) 沿腹膜游离肾的前面和外侧面，整块切除肾脏和肾周脂肪组织以及下腔静脉外后侧和肾门的淋巴结。

(11) 检查创面 (图6-44)，结扎止血，肠道复位，关闭切口。

2. 手术注意事项

(1) 切开升结肠外后腹膜，避免损伤右肾肾周脂肪组织等，注意事项同左肾经腹ORN术相同。

(2) 将十二指肠降部向内游离至下腔静脉内侧是显露右肾和处理右肾血管的关键步骤。从解剖上十二指肠降部与右肾肾周脂肪组织之间没有明确的筋膜组织相隔，十二指肠降部的浆膜层与肾周脂肪组织直接黏附在一起，必须仔细将其游离。在没有把十二指肠降部的浆膜层与肾周脂肪组织分离开前

不要用拉钩牵拉暴露创面，以免撕裂十二指肠肠壁。一旦有严重的炎症粘连，手术者要改变游离平面，从肾包膜下游离；如果肿瘤局部浸润，分离困难时手术者考虑放弃手术。

(3) 用拉钩将升结肠和十二指肠向内牵拉，将肝和胆囊向上牵拉，显露手术视野后，游离右肾动静脉和肾周脂肪组织内侧面的安全和简单操作是剪开下腔静脉鞘，紧贴下腔静脉外侧壁解剖。该操作平面可以容易找到右肾静脉，同时可以避免损伤汇入下腔静脉侧后壁的腰静脉以及短细直接汇入下腔静脉的肾上腺静脉。更重要的是一旦出现上述静脉损伤，容易缝扎出血点控制出血。手术者害怕损伤下腔静脉而远离血管操作，解剖层次不清反而会增加损伤血管的机会，尤其是巨大肾肿瘤的肾切除术。

(4) 右肾动脉解剖有两个部位，简单的右肾根治性切除，将右肾静脉和下腔静脉交角处将上牵拉，可以暴露其后方的右肾动脉。如果肾肿瘤大，脊柱外侧与肾周脂肪组织之间的空间小，无法显露肾动脉，可以游离下腔静脉与左肾静脉，将左肾静脉向下牵拉，显露其后上方的右肾动脉。因为操作空间小，只能做肾动脉结扎，待处理右肾静脉后再结扎切断该肾动脉。

(5) 右肾静脉短，肾静脉的近端应该结扎加缝扎两道，切勿冒肾静脉的近端结扎线脱落的严重风险。对于常规结扎困难者，手术者可以游离肾静脉上下的下腔静脉，上Satinsky血管阻断钳，切断肾静

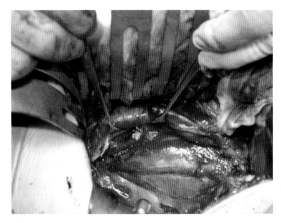

图6-44 右肾切除的创面

脉,用4-0 Prolene线连续缝合断端。临床切断右肾静脉时最多见的是右肾静脉的远端结扎线脱离,肾脏内积血流出影响手术视野的清晰。笔者习惯右肾静脉远端缝扎一道避免静脉的肾脏端出血,保证手术视野清晰。

(6) 在做右肾肾周脂肪组织与脊柱外侧之间的游离时要注意以下细节:

1) 肾脏下极要在生殖静脉的内侧游离,并在入下腔静脉处切断结扎该静脉。因为生殖静脉的内侧没有侧支,而其外侧与肾周脂肪组织之间有较多的侧支相通,当巨大肾肿瘤压迫肾静脉或肾静脉癌栓阻塞肾静脉回流时,这些侧支静脉成为静脉引流血管,从生殖静脉内侧游离可以避免损伤这些侧支静脉。

2) 在下腔静脉后外方有腰静脉汇入。腰静脉共有4对,与腰动脉伴行,收集腰部组织的静脉血,直接汇入下腔静脉。在右侧,由于肾静脉较短,常遇1支腰静脉直接汇入肾静脉与下腔静脉交角处。在使用直角钳游离肾静脉后壁不当亦容易将其撕脱,断端回缩后止血困难。此外,游离下腔静脉过程中,过度牵拉下腔静脉可能将腰静脉撕脱,引起严重的下腔静脉出血。腰静脉撕脱后出血点隐匿,止血困难,只有将腔静脉向内翻才能找到其后外方的出血点。

3) 右肾上腺中央静脉较短,平均长度为12 mm。冠状位右肾上腺中央静脉汇入下腔静脉侧面、侧后面和后面的比例分别为58%、38%和4%。矢状位从足侧、横向和头侧汇入者的比例分别为60%、32%和8%。因右侧肾上腺中央静脉位置较高、较深,手术时牵拉肾上腺组织或下腔静脉时不慎会撕脱引起下腔静脉出血,处理较为困难。将肾脏连同肾上腺向下、向外侧牵拉,助手将腔静脉向内侧推移形成张力,在肾上腺内侧面和下腔静脉之间钝性分离,显露肾上腺中央静脉。腔静脉端保留两道。由于位置很深,丝线结扎有时会撕断中央静脉,引起严重出血。我们借鉴腹腔镜的操作经验,使用的Hem-o-lock结扎可以提高手术的安全性。

4) 多数右肾静脉变异较少,少数患者有时右性腺静脉垂直汇入右肾静脉,肾上腺静脉汇入肾静脉与下腔静脉的交角处,影响游离肾静脉。必须先结扎离断这些变异的静脉分支。

(7) 右肾根治性切除手术最大的难点是右肾上极巨大肿瘤肾脏内上方的游离。常规的经腹切口受肝脏和腔静脉限制,肾脏上极的操作空间很小,除了上述的肾上腺的静脉处理困难外,在该部位还有数支短小的肝短静脉汇入腔静脉。肾脏上极的巨大肿瘤处理不当可能撕脱肝短静脉,引起下腔静脉出血。肝短静脉的位置高,一旦损伤,出血难以控制。处理肝短静脉比较可靠的方法是运用肝外科翻肝技术,可更清晰地暴露该处血管,从而避免盲目操作导致难以控制的出血。游离肝脏时首先切开肝镰状韧带,向右侧直至右上肝冠状韧带。此时将肝脏适当下压,保持一定的张力将简化镰状韧带游离和切断。而后向右下游离并切断肝右下冠状韧带并游离切断肝肾韧带。继而转向左侧,依次切开肝左冠状韧带和肝左三角韧带。仔细游离显露肝门及肝下下腔静脉。此时肝脏右叶已被基本游离,而后将肝脏向左侧逐渐推开,仔细结扎肝裸区小静脉,逐步轻柔翻转肝脏并直视下处理肝短静脉。

(8) 下腔静脉出血是右肾ORN术中比较常见的并发症,如何处理是手术要掌握的技术,作者根据个人的经验将下腔静脉出血处理技巧介绍如下:

1) 术中损伤血管引起严重出血,点对点压迫是控制出血的最好方法,比如手指压迫或吸引器压迫。点对点的压迫止血,能保证手术操作空间,便于出血部位周围组织游离,最后处理出血点。纱布压迫止血把手术空间占满,拿开纱布时还有一次大出血,而且纱布压迫止血不完全。但是,不知出血点位置时纱布压迫还是一个主要临时控制出血方法。切忌盲目的血管钳钳夹,血管钳钳夹只会增加静脉血管壁损伤的程度。

2) 小的出血点可以用无损伤血管镊子或Allis钳钳夹(作者习惯用无损伤血管镊子),无损伤缝合线做简单的"8"字缝合,对于较大的破口,让助手用

1个或2个手指或用卵圆钳夹持的纱布球将破损的下腔静脉向脊柱压迫，控制出血。吸净创面出血，显露手术视野。下腔静脉出血多在其侧壁与侧后壁，主要是在肾静脉、腰静脉、右肾上腺中央静脉汇入腔静脉处。经腹 ORN 术只能看到下腔静脉破口的前壁，必须游离一段下腔静脉，将下腔静脉向内翻转才能暴露其后壁。

3) 缝合下腔静脉破口：下腔静脉充分游离后，用 Satinsky 钳钳夹部分下腔静脉壁，用 5-0 无损伤缝合线连续缝合破口（图6-45）。

4) 对于大的下腔静脉破口或下腔静脉多处破损，前述的方法无法控制出血，需游离破口近端和远端的下腔静脉与对侧的肾静脉，阻断静脉血的回流，直视下以 4-0 或 5-0 Prolene 线连续缝合破口。注意在缝最后一针前向下腔静脉腔内注入肝素生理盐水，排出游离段腔静脉内气体。

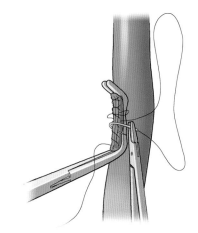

图6-45　Satinsky 钳夹闭腔静脉侧壁，Prolene 线连续缝合腔静脉破口

三、经腰根治性肾切除术

1. 手术步骤

(1) 腰切口：第12肋切口与第11肋间切口是最常选用的切口。沿第12肋或第11肋间至髂前上棘上两横指方向，上自骶棘肌外侧缘，长 15 ~ 20 cm。

(2) 分离肾脏腹侧：在腹膜反折和 Gerota 筋膜腹侧面之间无血管平面向腹侧深面分离。在右侧要分离升结肠和十二指肠降部，在左侧要分离降结肠，同时注意隔一层腹膜的脾脏。游离肾上极的腹膜，显露肾上腺（该步骤也可以在游离上极时做）。

笔者习惯先游离腹侧面，然后背侧面，因为腹侧难游离，先游离背侧面后，肾脏及包绕的肾周脂肪组织向前移动，增加腹侧面游离的难度。

(3) 分离肾脏背侧：在腰大肌筋膜和 Gerota 筋膜背侧面之间无血管平面向背侧深面分离，进入腰大肌筋膜的深面容易造成腰大肌的渗血。右侧游离至下腔静脉，左侧游离至腹主动脉。

(4) 离断肾脏上极：如果行肾上腺切除，手术平面在肾上腺与膈肌间，肾上腺外上方与膈肌连接的是致密的结缔组织，没有重要的血管，游离切断之。在肾上腺的内上方有膈下动脉和肾上腺上静脉，内侧有肾上腺中央静脉，左侧汇入肾静脉，右侧肾上腺中央静脉较短，直接汇入下腔静脉，必须仔细分离，结扎离断，以免血管回缩，引起严重出血（图6-46）。

如果保留肾上腺，手术平面在肾上腺下缘的腹侧面，肾上极与肾上腺常有血管相连，遇条索组织结扎切断。肾上腺组织脆，易损伤渗血。如果远离肾上腺组织，肾周脂肪组织脱套状，肾上极的脂肪组织切除不完整。肾脏上极离断后，向下牵拉患肾，直视下游离至肾门处。

(5) 处理肾蒂：因为肾动脉在肾蒂的后上方，向外向腹侧牵拉肾脏，显露肾动脉。充分游离肾动脉，7号丝线结扎三道后离断，近心端保留两道，再用4号线缝扎一道。向外向背侧牵拉肾脏，显露游离肾蒂前面的肾静脉。7号丝线结扎三道后离断，近心

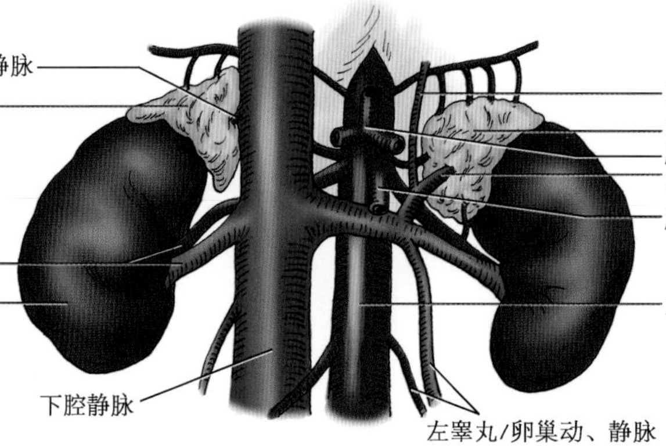

图 6-46　肾上腺血管的解剖示意图

端保留两道，再用4号线缝扎一道。远心端的结扎线容易脱落，引起肾内的静脉出血涌出，影响手术视野。如果结扎不牢靠，可以逢扎一道，防止脱离。结扎静脉时先阻断静脉，注意静脉近肾端是否充盈。如静脉近肾端充盈是否有副肾动脉存在。右肾静脉较短，处理时要充分显露，仔细分离出肾静脉与下腔静脉的夹角，以免引起严重的静脉出血。

作者习惯在游离肾背侧面时在肾门处、下腔静脉和腹主动脉的外侧分离出肾动脉，挂根7号丝线，必要时可以结扎肾动脉控制出血。该方法与腹腔镜肾切除控制肾血管相同，也是肾脏部分切除时控制肾动脉的重要步骤。

(6) 处理肾脏下级与输尿管：将肾脏标本向切口外托出。向下游离输尿管至髂血管水平，7号丝线结扎三道后离断，远端保留两道。取出标本。注意不要误损伤生殖血管。

(7) 检查创面，处理出血点：如果后腹膜有大的裂口，必须缝合，以免肠道疝入肾窝腔。创面原则上可以不放置引流管，肾创面出血都形成血凝块，常用的负压引流管引流不出，术后主要依靠观察生命体征、血红蛋白和血细胞比容判断出血情况。如果患者凝血机制差，有使用抗凝剂病史，则需要放置负压引流管引流创面的渗出液。分层缝合切口，腹横肌和腹横筋膜必须完全缝合。

2. 手术注意事项

(1) 避免或减少损伤腹前外侧肌群的神经：经

腰路径肾脏手术的切口要切开腹外斜肌、腹内斜肌和腹横肌，常损伤和切断肋间神经、肋下神经、髂腹下神经、髂腹股沟神经以及这些神经分出运动支和感觉支。切断运动神经造成部分腹前外侧肌群张力下降，同侧腹前外侧部位隆起，像腹壁疝样改变。切断感觉神经会造成切口下内侧皮肤麻木，甚至感觉异常。所有这些神经均从外后向内前潜行，逐步分支进入腹前外侧肌群。最新的研究11肋间神经对于维持前外侧腹部肌群张力最为重要。肋间神经和肋下神经在肋下的肋间沟行走，离开肋骨后行走3～4 cm后即分支进入前外侧腹部肌群。在临床腰切口损伤神经是难以避免的，但是以下措施可以减少腰切口相关的并发症。

1) 腰切口必须与神经的走行相平行，即由后上斜向前下，切口紧贴12肋或11肋上缘，离开肋骨后尽量沿着肋骨的延长线方向。体表标志：12肋或11肋与髂前上棘内二指的连线。

2) 在能显露肾脏的前提下，切口在肋骨上尽量向后上方延，向前下的切口愈短愈好。

3) 肋间神经、肋下神经、髂腹下神经、髂腹股沟神经主干支在腹内斜肌与腹横肌之间走行，切开肌层时避免切断和钳夹神经，切口应该在腹内斜肌与腹横肌之间走行神经的后侧，减少切断支配腹前外侧肌群的神经分支，保留该肌群维持腹内压的功能。

4) 切口应该与腹外斜肌肌纤维平行，腹外斜肌可以钝性分开；腹直肌不能切断或部分切断，保持腹压。

5) 避免常规切除12肋骨,因为切除肋骨必定损伤肋骨下缘血管神经束。

6) 各层肌肉分别缝合,避免集束性缝合肌层。腹横肌要紧贴切缘间断缝合,腹内斜肌切口端-端间断缝合,腹外斜肌钝性分开,只做外膜的缝合。

(2) 避免胸膜损伤以及胸膜损伤的处理:腰切口易损伤胸膜,引起气胸,如术中未能及时发现,可能会引起受损侧肺受压萎缩、纵隔摆动导致患者呼吸、循环功能障碍等严重不良后果发生。因此行经腰切口ORN术要充分认识和鉴别胸膜损伤,及时做出处理。据统计,经腰入路肾脏手术有2%～29%患者发生胸膜损伤,气胸是该术式的常见并发症之一,发生率为1%～10%。

胸膜与低位肋骨直接贴合,即胸膜在腋后线延伸至11肋以下,在脊柱区域延伸至12肋以下,使得经腰手术入路可能发生胸膜损伤。12肋下切口不易发生胸膜损伤,而12肋切口胸膜损伤容易发生在靠近脊柱区域,11肋间切口胸膜损伤则可发生在腋后线至脊柱区域。Riehle等观察到胸膜损伤通常发生在外科医师沿着肋骨骨膜分离胸膜和膈肌脚时,或未良好地分离膈肌脚或推开胸膜的情况下置入拉钩时发生,尤易发生在需要切除部分肋骨的手术入路中。术前解剖定位失误,或因解剖变异(如肋骨缺如或位置异常),导致手术肋间入路错误,损伤胸膜。因此,术前常规要拍一张KUB平片,确定L5与T12以及12肋位置。笔者做11肋间或12肋切口手术入路时,电刀切开12肋骨膜,紧贴骨膜内侧分离可以减少胸膜的损伤。术中通过对术野观察及时发现胸膜损伤,可疑时术野中灌注生理盐水和指导麻醉师鼓肺,如有气泡自伤口处冒出提示有胸膜损伤的发生。

胸膜损伤的修补技巧:术中发现胸膜损伤不要急于缝合,因为胸膜的壁层很薄且固定,外加腰切口弓状体位的关系胸膜损伤处张力大,直接修补既无法缝合胸膜,而且可能使破损的胸膜破损增大。先完成手术切口,在能很好显露肾脏前提下,做破损处

胸膜的游离松解,在胸膜没有张力的情况下,利用膈肌脚的膈肌作为缝合衬垫,做胸膜的修补。修补时先将一根8～12Fr的橡胶管置于胸膜破损处,置入胸膜腔,同时使用可吸收或不可吸收无损伤缝合线进行连续缝合关闭破口,导管置于水封液面以下(使用弯盘或其他容器),指导麻醉师重复鼓肺,将胸腔中的气体排出胸腔。当鼓肺时,水封液面以下没有气泡冒出时,再利用针筒进行负压抽吸,确定胸腔没有气体后,拔掉导管,并在肺处于膨胀状态时完全封闭破损将缝线打结。麻醉师听肺呼吸音,判断气胸是否消失,或术中胸部平片判断气胸情况。对于小量气胸(特别是＜15%)可以给予氧疗并复查胸片。大量气胸(张力性气胸或气胸)产生呼吸系统症状时,需行胸腔闭式引流处理。对于做胸膜修补的患者在手术结束后要检查损伤部位,手术的操作或牵拉常使修补胸膜重新敞开。

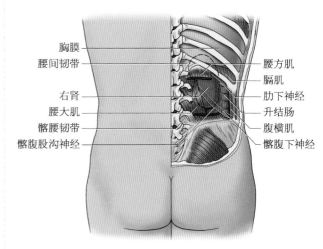

图6-47 胸膜线与肋骨的关系

(3) 肾脏上极的显露方法:经腰切口肾脏上极的显露比较困难,特别是短胖体型的患者。有的手术者将切口往下沿,甚至切断腹直肌,损伤大,对上极显露价值不大。有的手术者将第12肋切除以显露肾脏,虽然该操作能较好地显露肾脏上极,但是前面所述,肋间神经和肋下神经损伤的并发症也明显。笔者采取第12肋腰肋韧带切断的方法可以较好显

露肾脏上极。肋骨与脊柱横突关节连接靠腰肋韧带固定。做11肋间切口，切开12肋骨膜，沿12肋骨膜内平面向内、向上游离，在脊柱区域第12肋的上缘可触及边缘锐的腰肋韧带，用弯头组织剪紧贴第12肋剪断腰肋韧带，12肋可以向下拉开，在不损伤肋间神经和肋下神经情况下最大限度扩大腰切口的近端，显露肾上极。

(4) 腰切口肾脏腹侧面游离比较关键，主要注意事项如下：

1) 确定操作平面。肾脏Gerota筋膜与腹膜之间是疏松的无血管区，手术的平面要紧贴腹膜游离。手术者要认识后腹膜，即使切开腹腔也没有关系，马上找到腹膜，回归正常操作的平面。切勿切开腹膜后盲目钝性分离，经腹腔是无法切除肾脏的，离开手术平面只会增加手术的复杂性和肾周脂肪组织的渗血。

2) 避免损伤肠道。右侧升结肠与十二指肠降部，左侧的降结肠与肾脏Gerota筋膜相连，在这些肠管没有完全离开时，盲目的钝性牵拉容易损伤肠壁，引起肠瘘。特别是十二指肠的损伤会导致严重的并发症。如果肾周脂肪组织与肠道粘连，则需紧贴肾脏操作。

(5) 避免损伤肾静脉以及分支

1) 右肾静脉与下腔静脉距离较短，经腰途径肾切除术为了清晰暴露右肾静脉，通常将肾脏向后、向下牵拉，该手法同时使肾静脉与下腔静脉成锐角相交，直角钳分离肾静脉下缘时容易损伤肾静脉与下腔静脉的交角处静脉管壁。因此，术中游离肾静脉必须显露肾静脉下缘后才能用直角钳穿过带线结扎切断肾静脉。

2) 做左肾和左肾上腺切除时注意左肾静脉的分支肾上腺中央静脉，避免损伤引起出血。

3) 生殖静脉壁薄，在输尿管的内侧紧贴腹膜行走，在处理肾下极和切断输尿管时容易拉断之，引起出血。如果拉断的生殖静脉的位置较深，不要盲目钳夹，将切口向下延长，紧贴腹膜分离，非常容易找到生殖静脉的断端。

(6) 腰切口缝合

1) 腹横肌及腹横肌腱膜必须完全缝合密闭，而且该层肌肉的缝合应该紧贴切缘，大块缝扎会损伤腰部腹前外侧肌群的神经。该层肌肉没有缝合，腰切口肌肉内出血经切口流入肾窝引起腹膜后血肿。出血量大甚至造成术后生命体征不稳定。

2) 腹内斜肌要间断缝合，以免腰切口肌肉层留下腔隙，造成腰部切口血肿。

3) 标准的腰切口腹外斜肌只要做外膜间断吻合，减少该肌群的吻合线的切割损伤。

四、经胸腹联合切口肾根治性切除术

胸腹联合切口可广泛显露患肾、肾血管、腹主动脉与下腔静脉，适用于肾上极巨大肿瘤及肾上腺巨大肿瘤。由于该切口进入胸膜腔，可清晰暴露下腔静脉全程，对于巨大肾上极肿瘤或肾细胞癌合并下腔静脉Ⅲ级、Ⅳ级瘤栓患者尤其适用。

手术步骤

(1) 取患侧抬高45°仰卧位，术侧上肢抬高，前臂固定于手架。

(2) 切口沿第9肋间斜行向下，止于脐上水平。

(3) 沿切口方向逐层切开皮肤、皮下组织，显露背阔肌、腹外斜肌、腹直肌前鞘，切开背阔肌及腹壁浅层肌群，切断肋软骨。

(4) 切开肋间肌、腹内斜肌及腹横肌，斜行离断部分腹直肌。

(5) 打开胸膜并进入胸腔，向下延伸切开腹直肌后鞘及腹膜。

(6) 进入胸腹腔后,操作原则与经腹肾细胞癌根治术基本相同。

(7) 术毕先后关闭胸腔与腹腔切口,关闭胸膜腔时需留置胸腔闭式引流,接水封。

第四节
淋巴结清扫术的意义和方法

根治性肾切除术 (radical nephrolectomy, RN) 是治疗局限性肾细胞癌的重要手段。RN术要求术中早期结扎肾动静脉,于Gerota筋膜外切除患肾及输尿管上段,同时清除膈肌脚至主动脉分叉区域内的淋巴结。目前认为切除肾上腺组织不是常规选择,术前或术中提示肾上腺受累和肾脏上极肿瘤需切除之。多数学者认为区域淋巴结清扫主要起分期作用,治疗价值有限。

1.标准的区域淋巴结清扫范围

(1) 左肾肾细胞癌的淋巴结清扫范围包括 (图6-48):腹主动脉旁淋巴结、腹主动脉与下腔静脉间淋巴结,并沿腹主动脉左侧清扫至腹主动脉分叉处。在腹主动脉中部及右侧清扫至肠系膜下动脉上沿水平。

(2) 右肾肾细胞癌淋巴结清扫范围包括:下腔静脉旁淋巴结、腹主动脉与下腔静脉间淋巴结,上方至肝静脉旁水平,下端至下腔静脉分叉处,外侧至精索静脉内缘,内侧至腹主动脉中央。在清除腹主动脉-下腔静脉间淋巴结时注意保护其间的交感神经节。

2.扩大的区域淋巴结清扫范围

(1) 左肾肾细胞癌的淋巴结清扫范围除了标准清扫范围之外,还包括腹主动脉后方的淋巴结,下腔静脉前方的淋巴结。

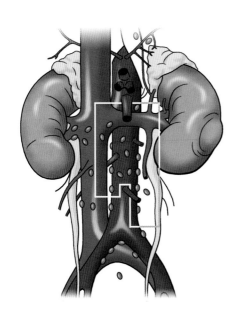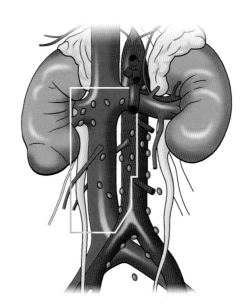

图6-48　肾细胞癌根治术标准淋巴结清扫范围

(2) 右肾肾细胞癌淋巴结清扫范围除了标准清扫范围之外，还包括下腔静脉的前后方淋巴结及下腔静脉旁淋巴结，主动脉后方淋巴结。

早期的研究主张做区域或者扩大淋巴结清扫术，而最近的研究结果认为区域或扩大淋巴结清扫术对术后淋巴结阴性患者只对判断肿瘤分期有实际意义（证据水平Ⅰb）；由于淋巴结阳性的患者多伴有远处转移，手术后需要综合治疗，区域或扩大淋巴结清扫术可能只对少部分患者有益。

最早的淋巴结清扫由Robson报道，88例行RN术的患者，随访时间为3～15年，行淋巴结清扫术的患者有明显的生存收益。Blute等回顾总结了Mayo中心1997～2000年的1 652例单侧单发肾透明细胞癌患者资料，术前均无转移证据。术后有3%的患者被证实有1个淋巴转移，1%的患者有多个淋巴结转移。利用多种回归分析发现，Fuhrman 3～4级的肾透明细胞癌，病理学提示肉瘤样改变，肿瘤最大径＞10 cm，肿瘤临床分期为T3或T4和肿瘤内部坏死是提示淋巴结转移的相关因子。同时有满足以上任意2项，淋巴结转移的概率为4.4%，而同时符合以上5项的，淋巴结转移概率高达53.3%。

Terrone等回顾分析了735例接受RN+淋巴结清扫的患者，术中平均清扫淋巴结个数为13个（1～35个），其中平均阳性个数3个（1～18个），平均阳性率为14.2%。淋巴结阳性患者中，5年肿瘤特异性生存率为18%。术中淋巴结清扫个数与患者的生存率无关，但是术中发现阳性淋巴结个数超过4个，则强烈提示患者预后不良。

虽然关于RN术中淋巴结清扫的价值的研究很多，对于何时以及对哪些患者需要行淋巴结清扫，尚未达成统一的标准。目前已经达成的共识是，淋巴结清扫对于无淋巴结转移的患者无明显生存期受益，但是对以下三类患者有益：① 已证明有区域淋巴结转移的患者。② 有证据表明已发生微转移的高危患者。③ 有后腹膜孤立性复发性淋巴结的患者。

第五节

肾细胞癌伴腔静脉瘤栓取栓术

一、概　述

肾细胞癌容易向静脉内扩散，肿瘤侵犯至肾静脉的发生率为30%，累及下腔静脉的发生率为4%～10%，而累及右心房的发生率为0.4%～1%。肾细胞癌患者形成瘤栓高于其他任何肿瘤。由于右肾静脉较短，右肾肿瘤较易形成下腔静脉瘤栓。肾细胞癌伴静脉瘤栓具有以下特点：① 伴静脉瘤栓形成的肾细胞癌，只要肿瘤局限于肾脏，不伴有淋巴结转移、远处转移或瘤栓侵及静脉壁，切除肾肿瘤取尽瘤栓后5年存活率可达40%～60%。② 肾细胞癌静脉瘤栓的根部在肾脏，肾动脉供应瘤栓的血供。

肾动脉栓塞后肾细胞癌的瘤栓会明显缩小。③ 笔者根据肾细胞癌的瘤栓的质地将瘤栓分为硬瘤栓与软瘤栓,硬瘤栓结构致密,而软瘤栓结构比较疏松,手术操作时栓子容易脱落。④ 多数肾细胞癌的瘤栓与静脉壁没有粘连,术中很容易将栓子取出。少数肾细胞癌瘤栓浸润静脉壁,瘤栓浸润血管壁预后不良。⑤ 多数瘤栓位于肾静脉、下腔静脉内,有些瘤栓可以长入腔静脉的分支(比如腰静脉),增加取栓的难度。⑥ 肾静脉的瘤栓主要是通过肾动脉血运直接种植,肿瘤在下腔静脉腔内的生长是沿着静脉血流向头部生长。然而那些没有肿瘤细胞的血栓是沿着腔内肿瘤尾部生长。有的患者肾静脉水平以下腔静脉都是栓子,给诊断与治疗带来困惑。实际上肾静脉瘤栓向心生长,肾静脉水平以下的栓子是继发静脉瘤栓的血栓。由于腔静脉回流受阻,下肢回流的血液凝固形成血栓。⑦ 除了肾细胞癌腔静脉瘤栓外,肾脏的血管平滑肌脂肪瘤也可以形成静脉瘤栓。⑧ 腔静脉完全阻塞后,下肢静脉可能通过腰静脉和奇静脉建立足够的侧支循环,使其有足够静脉血回流至心脏。

二、肾细胞癌伴静脉瘤栓的影像学诊断

需考虑的问题　临床上,肾细胞癌伴静脉瘤栓的影像学检查应该考虑以下问题。

(1) 肾细胞癌瘤栓远端波及的范围。术前了解腔静脉瘤栓的范围是必要的,对成功的手术切除也是非常重要的。下面有几种常用影像学检查方法可用来评估瘤栓的范围,包括多普勒超声、CT、MRI、腔静脉造影和术中超声(IOUS)等。术前通过影像学方法如CT、MRI、腔静脉造影、多普勒超声等确定瘤栓最远的范围,确定手术方案。术中也可以根据探查情况结合术中超声做进一步的准确定位。

CT扫描是评估肾肿瘤最基本的检查,增强的薄层CT扫描对发现血管内的瘤栓有较高准确性,由于大多瘤栓充填于静脉腔内,在CT中可见静脉增粗。CT扫描评估静脉瘤栓患者是将静脉的扩张作为肿瘤侵犯的标志,但是也存在没有静脉扩张的瘤栓,在CT上表现就不典型。所以CT扫描作为初步分期方法,用来评估肿瘤侵犯、局部淋巴结的肿大、腹腔内脏器的转移以及有无腔静脉的累及。在发现下腔静脉有累及时,需行其他检查来进一步评估其腔内累及的高度和程度。

MRI是一项既能了解瘤栓是否存在,又能够准确评价瘤栓头端在腔静脉延伸范围的首选诊断方法。MRI对发现腔静脉瘤栓的存在和累及程度的灵敏度较高,甚至高于腔静脉造影。早期的MRI检查受腔外压迫、呼吸运动、心跳等因素影响。先进的MRI使用短暂重复多次的脉冲序列,梯度回波脉冲序列(FLASH)和静态梯度回调采集序列(GRASS)更好地界定肿瘤在血管中累及程度。在这些脉冲序列中血流清晰,GRASS影像对血流十分敏感,并且在屏住呼吸时不会被呼吸活动的伪影重叠。腔外压迫能明显影响腔内造影和CT的成像质量,但不会妨碍用GRASS成像技术MRI对栓子的发现。GRASS也可以用来消除心脏跳动的伪影。但是MRI不适用在所有病例,如安装心脏起搏器者、颅内置有血管夹子者、耳蜗有植入物、眼内有外来金属异物者。MRI还有的局限性在于成像质量与操作者和磁共振机器的性能密切相关,影响了检查的普及。笔者认为如果CT证实有瘤栓累及腔静脉,MRI将被选择做进一步的影像学检查手段。如果患者有MRI检查禁忌证,可以采用64排或128排螺旋CT,该方法也能获得MRI检查相同的信息。

腔静脉造影作用非常有限，主要针对无法做MRI或MRI显示模棱两可者。腔静脉造影是判断腔静脉瘤栓延伸程度的精确方法，除了判断瘤栓远端的位置，还可了解腔静脉完全梗阻或部分梗阻的程度，显示肾静脉以下的腔静脉侧支循环建立情况。但是该方法是一项创伤性检查，需要使用造影剂，而且瘤栓完全阻断腔静脉，逆行造影不能了解瘤栓的全貌，50%的患者需行顺行和逆行联合造影才能显示全程癌栓。对于不能进行MRI检查的患者，该方法也能获得与MRI检查相同的信息。多普勒超声特别是超声造影在腔静脉瘤栓的诊断中也有非常重要的作用，其不仅在判断是否存在瘤栓方面比较准确，更加重要的在于其也能准确显示瘤栓高度与肝静脉的关系，为选择手术方式提供重要帮助。超声造影还可以提供瘤栓下方的腔静脉和下肢静脉内是否存有血栓以及血栓范围等重要信息，为手术的安全性提供帮助。术中超声对腔静脉取栓也有重要作用，其可以在腔静脉表面定位瘤栓的高度和测量腔静脉的直径进一步准确定位瘤栓，术中超声在取栓过程中也可以提供帮助，能定位取栓过程中置入腔静脉近心端的导尿管气囊位置，降低取栓过程中瘤栓的脱落和漂移。

（2）获得瘤栓的形态与质地以及瘤栓与腔静脉壁关系的信息。术中瘤栓脱落是致命的并发症，术前的瘤栓影像学虽然不能确定瘤栓的结构，但是通过了解瘤栓的形态、质地、增强程度获得一些基本信息，为手术中防止瘤栓脱落提供帮助。如果瘤栓充满腔静脉管腔，这类瘤栓质硬有包膜，不宜脱落；如果瘤栓只占部分腔静脉腔管，瘤栓顶端呈漂浮状，这类瘤栓容易脱落。当腔静脉出现瘤栓时，临床上需要判断该栓子是瘤栓还是血栓，或瘤栓与血栓同时存在。肾细胞癌的瘤栓是有血供的栓子，而血栓是无血供的栓子。由于腔静脉瘤栓梗阻使有些高凝状况的患者在瘤栓远端形成血栓。除了病史与体格检查外，CT增强扫描或MRI增强扫描中瘤栓会出现强化，而血栓无该变化。肾动脉造影也可以看到瘤栓有血供。腔静脉壁浸润是预后不好的征象，也为手术方法提供信息。但是，目前CT和MRI不能判断是腔静脉受到浸润还是受到压迫，只能在手术中证实。

（3）观察肾蒂、腹膜后有无淋巴结转移。肾细胞癌淋巴结转移预后差。如果发现肿大融合的淋巴结，原则上不做根治性手术。

（4）肿瘤局限肾脏的伴有瘤栓的肾细胞癌，术后预后较好，肿瘤大，边缘不清，特别右肾上极肿瘤，手术的风险大，预后不好。如果做深低温停循环取栓术，术中肝素化会导致局部渗血严重。因此，在处理瘤栓前，探查肾脏肿块，如果肾脏固定，需要考虑放弃手术。

（5）肺部CT检查，排除肾细胞癌肺转移，或同位素骨扫描排除骨转移。有远处转移的伴有瘤栓的肾细胞癌原则上不宜做根治性手术。

三、肾细胞癌瘤栓分级

推荐采用美国梅约医学中心（Mayo Clinic）的五级分类法（图6-49～图6-53）：① 0级：瘤栓局限在肾静脉内。② 1级：瘤栓侵入下腔静脉内，瘤栓顶端距离肾静脉开口处≤2 cm。③ 2级：瘤栓侵入肝静脉水平以下的下腔静脉内，瘤栓顶端距肾静脉开口>2 cm。④ 3级：瘤栓生长达到肝内下腔静脉内、膈肌以下。⑤ 4级：瘤栓侵入膈肌以上腔静脉内。

目前，CT或MRI是确定肾静脉或腔静脉瘤栓最常用的影像学检查方法。

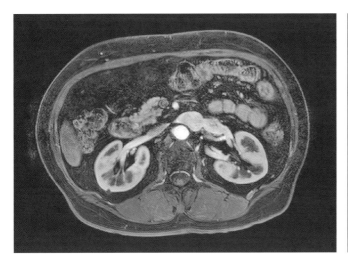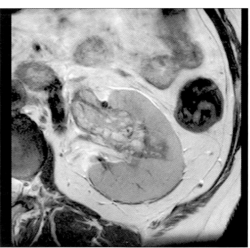

图 6-49 左肾肾细胞癌伴 0 级瘤栓

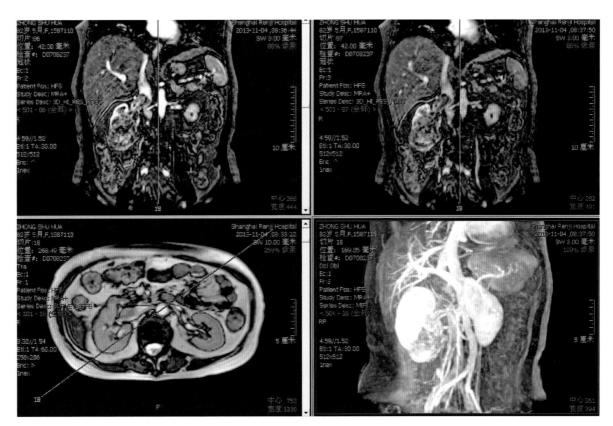

图 6-50 右肾肾细胞癌伴 1 级瘤栓

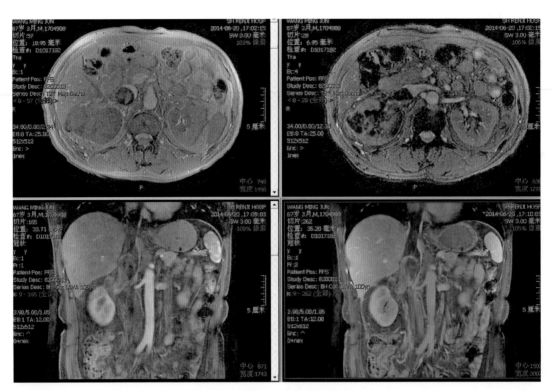

图6-51　右肾肾细胞癌伴2级瘤栓

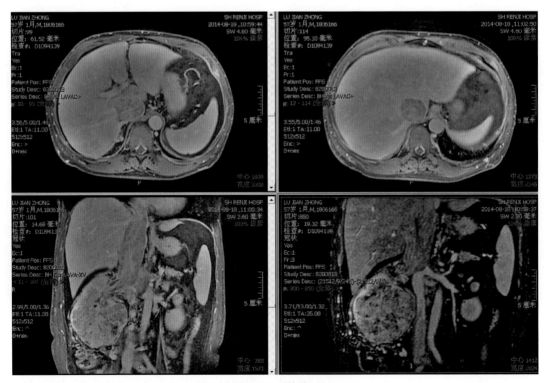

图6-52　右肾肾细胞癌伴3级瘤栓

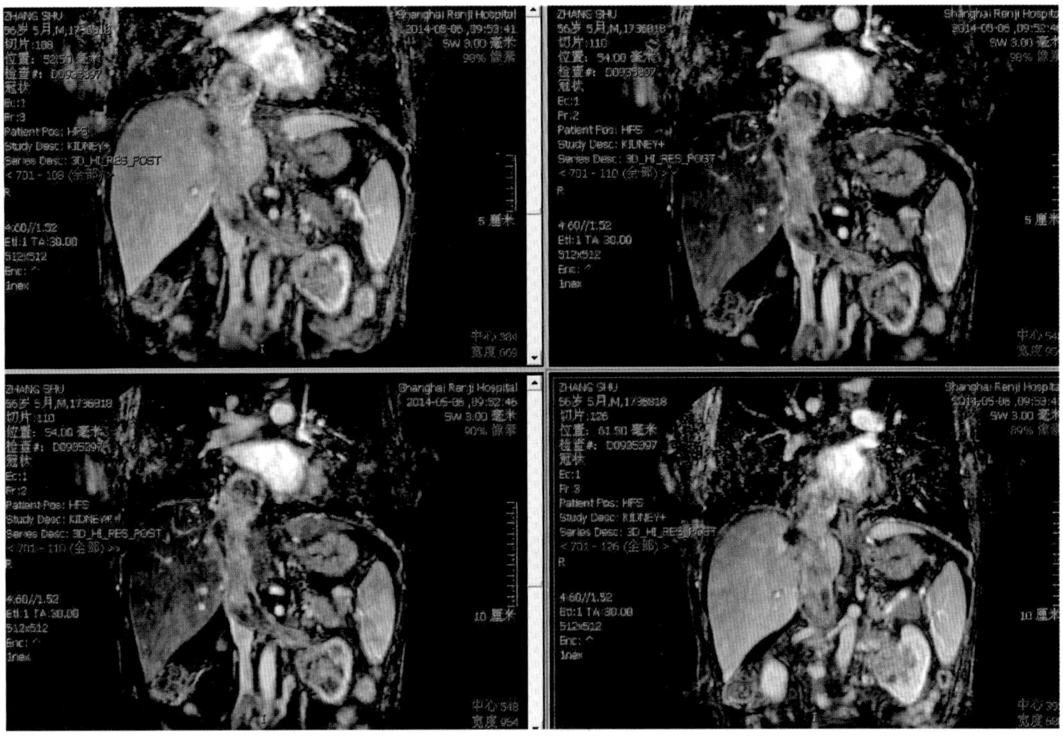

图6-53　右肾肾细胞癌伴4级瘤栓

四、新辅助治疗后取栓

临床上对于有些肾细胞癌伴腔静脉瘤栓的患者可以先行肾动脉栓塞，待瘤栓缩小后再行取栓术。近年，肾细胞癌的靶向药物治疗取得很大的进展，上海交通大学医学院附属仁济医院对于部分巨大肾细胞癌和巨大肾细胞癌伴静脉瘤栓的患者应用靶向药物做新辅助治疗，肿瘤缩小后再行根治性切除。图6-54是一位58岁男性患者，2011年1月体检发现右侧肾肿瘤，伴腔静脉瘤栓形成，瘤栓长约96 mm，近肝静脉水平。先予新辅助靶向治疗两疗程后6个月，肿瘤及瘤栓明显缩小（图6-55），行右肾细胞癌根治性切除加腔静脉切开取栓术。由于新辅助治疗使瘤栓已明显低于肝静脉水平，手术的难度大幅度减低。

五、肾细胞癌伴瘤栓手术要点

1. **肾静脉瘤栓与肝下瘤栓取栓术**　经腹或经胸腹切口，左侧肾细胞癌瘤栓达腔静脉者做腹部Chevron切口，进腹后按肾细胞癌根治手术方法暴露肾脏。首先确定肾脏能否切除，如果肿瘤与周

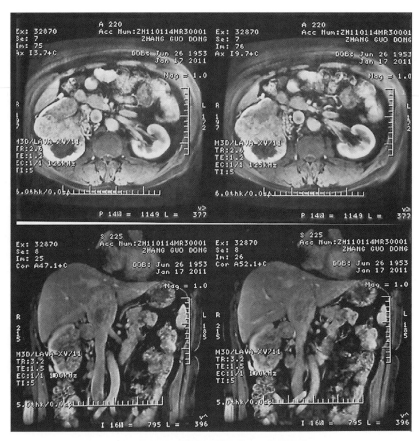

图6-54　右肾肾细胞癌伴腔静脉瘤栓新辅助靶向治疗前

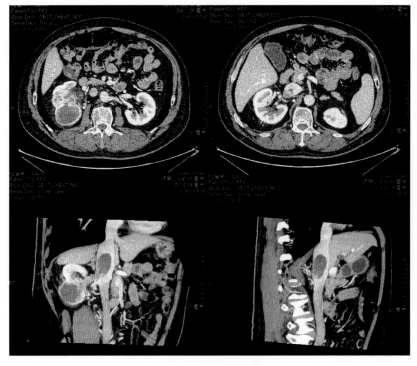

图6-55　右肾肾细胞癌伴腔静脉瘤栓新辅助靶向治疗后

围组织粘连固定,放弃根治手术,可以只做肾动脉结扎。

(1) 右侧肾细胞癌伴瘤栓处理:先在下腔静脉前壁剪开静脉鞘,显露腔静脉瘤栓上端与下端的腔静脉,以及同侧与对侧的肾静脉。瘤栓近心端腔静脉游离难度较大,要仔细分离、结扎、切断数支肝短静脉,将肝脏与下腔静脉分离,必要时采取翻肝术,可以多游离腔静脉2～3 cm。将右肾静脉往下牵拉,寻找其后上方的右肾动脉,7号丝线结扎一道。腔静脉瘤栓上端与下端的腔静脉与左侧肾静脉分别穿过血管阻断带,依次阻断腔静脉远端、左肾静脉和腔静脉近端。右肾静脉与腔静脉交界处切开右肾静脉的前壁,剪刀环形剪开肾静脉的后壁,向上适当延长,剪开部分下腔静脉壁,取出腔静脉瘤栓。用无菌蒸馏水冲洗腔静脉腔,5-0 Prolene血管缝线连续缝合腔静脉切口,缝到最后一针,腔静脉内注入肝素生理盐水或松开一侧阻断带,让血液流入腔静脉腔,把腔内的气体排出。最后游离切断肾动脉、输尿管,完整切除右肾。

(2) 左侧肾细胞癌伴瘤栓处理:先做Chevron切口的左侧切口,经腹后处理同上。游离左肾静脉,结扎、切断左肾上腺中央静脉,也可以切断其对侧的生殖静脉。在肾静脉的后上方寻找左肾动脉,7号丝线结扎一道。再做Chevron切口的右侧切口,游离下腔静脉与右肾静脉,依次阻断腔静脉远端、右肾静脉和腔静脉瘤栓近心端。左肾静脉与腔静脉交界处切开左肾静脉的前壁,剪刀环形剪开肾静脉的后壁,向上适当延长,剪开部分下腔静脉壁,取出腔静脉瘤栓。其他处理同上。左侧肾细胞癌伴腔静脉瘤栓的取栓与右侧肾细胞癌的腔静脉瘤栓取栓由于静脉回流的特点而不完全相同。第一,右侧肾细胞癌栓阻断左侧肾静脉时无须同时阻断左肾动脉,静脉回流比较通畅,对左肾功能影响不大;但左侧肾细胞癌栓阻断右肾静脉时,由于静脉回流不畅,有时会影响右肾功能,所以最好游离右肾动脉,需要暂时的阻断。第二,左侧肾细胞癌伴腔静脉瘤栓取栓时不像右侧肾细胞

癌伴腔静脉瘤栓,往往不能整块取出瘤栓,容易有瘤栓碎片残留于创面,所以术后要认真用蒸馏水冲洗切除后的创面。

2. 肝后与肝上瘤栓取栓术 肾细胞癌肝后与肝上瘤栓处理的难度增加,在心脏外科医师的帮助下,采取深低温停循环的方法可以使手术简单安全。作者单位采取改良的深低温停循环下取栓术,避免了胸骨劈开带来的创伤和并发症。深低温停循环的方法是将体温降至18℃,可以有30分钟的时间切开腔静脉从容地取出瘤栓。此外,停循环后体内95%的血液流入循环泵中,手术是在无血状况下进行,手术视野清晰,可以将瘤栓取净。

经腹切口,左侧做Chevron切口;右侧做右肋缘下腹直肌旁切口。经腹后探查患肾的固定情况,以及肝脏转移情况。向腹内侧推开结肠后显露肾静脉与腔静脉表面,探查淋巴结转移情况,有高度怀疑的可行活检明确,术中B超探及瘤栓最远端的位置。决定进一步手术后,心脏外科医师建立体外循环,右侧在第4肋间取7 cm左右小切口,逐层进胸,牵开器牵开肋骨,显露并切开心包,全身肝素化后行右心房36号腔静脉引流管插管并过索带备用。腹股沟区游离股动脉,行股动脉20号插管,股动脉根部插停跳液灌注管。开始体外循环,经体外循环机将全身温度降低,当肛温降至28℃时出现心室颤动进而心脏停搏。在降温的同时游离患肾下极和输尿管,尽可能游离肾门血管及周围组织。降温至肛温18℃时停止体外循环。

肾静脉与腔静脉交界处切开肾静脉的前壁,剪刀环形剪开肾静脉的后壁,向上延长,剪开部分下腔静脉壁。沿腔静脉管壁插入F16号导尿管至右心房,术中B超监控导尿管的气囊到达瘤栓的上方,充盈气囊,防止瘤栓上漂,向下拖出瘤栓。大多数瘤栓不能用导尿管顺利拖出,可以先固定导尿管气囊,用术者示指将瘤栓挖除,切开腔静脉至肝下缘,术者示指长度均可顺利取出瘤栓。观察静脉壁及分支静脉内无瘤栓残留后,用5-0 Prolene血管缝线连续缝合腔静脉切口。在停循环时间段内离

断肾动脉和尽可能多的处理大血管旁易出血、难游离的组织。

恢复体外循环并复温，复温时间一般需要1~2小时，在此时间段处理肾肿瘤剩余部分的游离并移去标本。大多数复温至32℃时能自行复跳，不能自行复跳者可电击除颤心脏复跳。复温至肛温36℃，循环稳定后停止体外循环，鱼精蛋白中和肝素，心脏外科拔除两个插管。

该方法只适合瘤栓在心房以下的腔静脉内，如果瘤栓长入心房，只需延长胸部第4肋间切口，待停循环后切开心房，上下一起取净瘤栓。

3. 肾细胞癌伴瘤栓手术的其他注意点

（1）肾细胞癌伴瘤栓手术的最大并发症是瘤栓的脱离，引起肺栓塞，心跳骤停。根据作者的经验，多数瘤栓为硬瘤栓，瘤栓结构较致密，有包膜，不易脱落；少数瘤栓为软瘤栓，结构疏松，非常容易脱落，造成肺栓塞。做肾细胞癌伴瘤栓取栓术一定要有防止瘤栓脱落这个概念。术前需要从影像学角度判断瘤栓的结构与远端波及位置，若结构松散，需要与血管外科医师讨论，术前在瘤栓的近心端放置一个血管滤网，以保证手术安全。血管滤网的放置需要一定的条件，瘤栓一般不超过肝静脉水平，由于腔静脉滤网需要3~5 cm的长度空间。对于肝下水平的取栓手术，特别是怀疑为软栓的患者有必要放置滤网，对于需要选择深低温停循环取栓的患者滤网放置困难，也没有必要放置滤网。术中尽量减少对肾静脉和腔静脉的挤压，充满瘤栓的腔静脉只剪开腔静脉的血管鞘，显露血管前壁，以便切开取栓。腔静脉近端上阻断带时，要用手指触及瘤栓的顶端，确保阻断带在瘤栓上方的正常腔静脉处收紧。取栓时腔静脉壁切开长些，便于取净血管腔内瘤栓，特别注意腔静脉小分支内残留瘤栓。梅骅教授的《泌尿外科手术学》和《Campbell-Walsh泌尿外科学》都提到先游离肾脏，切断肾动脉和输尿管，只留下肾静脉与瘤栓最后处理。但是，作者认为游离肾脏的幅度较大，对肾脏和肾静脉瘤栓挤压可能会造成瘤

栓的脱落。所以作者是在处理完腔静脉后，再游离切除肾脏。

（2）术中出血的控制也是该手术的难点，特别是肝后的下腔静脉游离非常困难，必要时要请肝外科医师帮助，游离肝脏，暴露腔静脉。腔静脉瘤栓阻断了肾静脉的血液回流，肾脏周围建立丰富的侧支循环，在游离肾脏前阻断肾动脉，可以减少术中出血。术前做CTA或DSA检查确定肾动脉有无变异，以免术中动脉血管没有完全阻断。如果估计游离肾动脉困难，术前24小时做肾动脉主干栓塞，能够减少手术出血。作者是在处理完瘤栓后再游离肾脏，这样可以按正常肾切除的幅度操作，特别是在处理肾脏内上方肾上腺血管时，可以减少术中和术后出血。肿瘤呈浸润性生长，特别肾上极的肿瘤，术后因肝素化局部渗血严重，不宜做根治性手术。

（3）左侧肾细胞癌伴腔静脉瘤栓取栓手术中，左肾静脉在肠系膜上动脉下穿过，完全游离比较困难，可以采取静脉分段切开取栓。在腔静脉与左肾静脉交界和左肾静脉跨越腹主动脉处切开静脉，将瘤栓由左肾静脉跨越腹主动脉处切口取出。

（4）肾细胞癌腔静脉瘤栓浸润腔静脉壁或肾肿瘤浸润腔静脉壁，可以做腔静脉部分或整段切除。右侧肾细胞癌腔静脉切断后，左肾可以通过其丰富的侧支循环引流静脉血液而不影响肾功能，但是右侧肾在阻断其肾静脉以上的腔静脉后，静脉回流影响较大，肾功能难以保存。

（5）肾细胞癌腔静脉瘤栓伴腔静脉远端血栓的处理比较困难。如果在取完瘤栓后发现远端存有机化的血栓不能完全取尽时，可将远端的下腔静脉完全关闭，防止术后血栓脱落。如果在取完瘤栓后，远端的血栓基本取尽，但是存在腔静脉壁不光整或存有可疑未机化的血栓，远侧的腔静脉要放置血管滤网，防止血栓的脱落。

（6）术中应用超声定位协助取栓，肝下瘤栓取栓手术过程中，瘤栓远端主要靠手指的触觉判断，但是顶端细小的瘤栓往往会遗漏，阻断腔静脉时将血管阻断带或无损伤血管钳在瘤栓上，切开静脉壁后

发现不仅取不尽瘤栓,而且容易引起瘤栓脱落。肝后和肝上瘤栓,如果瘤栓没有到达心房,常规插双腔气囊导尿管至心房,然后导尿管气囊注水,通过该扩大的气囊将瘤栓拖出。超声波可以监控气囊位置、气囊直径和腔静脉吻合度以及气囊与瘤栓顶端的关系,帮助导尿管安全取出瘤栓。

第六节
复杂性肾切除术

临床上不论开放性或腹腔镜下肾细胞癌根治性切除术均为常规手术,但是少数复杂性肾细胞癌的肾切除术是泌尿外科手术的一大难点,手术的危险性大,并发症发生率高。比如巨大肾细胞癌的肾切除术、肾细胞癌伴腔静脉瘤栓取栓术都是高难度手术,在前面的章节已叙述。本节讨论粘连性肾的肾切除术和肾门淋巴结肿大融合的姑息性肾切除术。

一、粘连性肾脏的肾切除术

肾周广泛性粘连肾脏的切除是泌尿外科手术的一大难点。引起肾周粘连的主要原因:① 曾经行肾脏手术,如PUJ整形术、肾脏部分切除术、肾盂切开取石术等。② 肾脏长期的炎症,如肾结核、肾脓肿,炎症累及肾周筋脉和肾周脂肪组织。③ 肾周渗血或渗尿引起肾周粘连,比如外伤性、自发性或病理性肾破裂、梗阻性尿外渗。④ 肾周器官组织的手术,如胸腰椎手术、十二指肠手术、胰腺手术等。该类手术没有固定的手术方法,需要手术者在术前周密设计手术方法,术中应用其临床经验和手术技巧安全切除患肾,减少或避免并发症的发生。下面是笔者对粘连性肾脏肾切除术的临床经验体会。

1. 初次手术时预留再次手术路径

(1) 尽量保留肾周脂肪组织,该组织能防止肾脏与周围组织粘连,减少再次手术分离肾脏的难度。

(2) 如果肾周脂肪组织不能保留,手术者也需尽量不分离或少分离肾蒂组织,减少再次手术中分离切断肾动静脉的难度。

(3) 尽量不分离或少分离上段输尿管,因为再次手术可以通过游离输尿管找到肾脏的下极。

2. 肾动脉栓塞 术前24小时可以做DSA肾动脉栓塞,减少再次手术游离肾脏时损伤肾实质所引起渗血,保障手术视野清晰,以及保证处理肾蒂血管的安全。

3. 选择适当的手术进路 手术进路的选择是粘连性肾肾切除术重要一环,手术进路选择不当会给手术带来更大的困难。主要的手术进路包括:

(1) 经腰切口:这类患者手术的径路以腰切口

为主要切口,该切口离肾脏最近,操作空间不深。

(2) 经腹切口:因为这类患者肾切除最容易损伤的脏器是肠道,经腹切口先游离开肠道,然后处理肾血管,手术的危险性下降。但是,肾脏位置深,切除肾脏难度大,腰大肌大面积损伤,渗血也会非常严重。

(3) 胸腹联合切口:从肾脏上面向下游离,视野暴露最好,暴露肠道和大血管容易,特别适用于曾经经腰和经腹做过肾脏手术的患者。

4. 经腰粘连肾肾切除手术要点

(1) 切口采取11肋间切口,暴露肾上极容易。如果曾经做过经腰切口肾脏手术,可沿原切口切入可以减少切口出血,切口的下缘要超过原切口,便于从正常组织结构入手,向粘连部解剖。

(2) 游离肾脏的切入点主要在肾的背部紧贴腰大肌锐性分离直到肾窦,该部位入路不会损伤重要脏器。

(3) 肾下极分离先找输尿管,可以在粘连远端正常的组织结构中找到输尿管,沿输尿管向肾下极游离。

(4) 分离肾脏腹侧最容易损伤肠道,右侧升结肠、十二指肠、左侧降结肠都是腹膜后间位器官,因为肾周脂肪炎症纤维化失去了原有的一层疏松无血管区,操作的基本原则是"软柿子"不能捏,"软柿子"结构就是后腹膜和肠道,该部位分离必须紧贴硬的组织。如果手术者对于将肠道分开没有把握,可以打开后腹膜进入腹腔,看清肠道进行分离。如果右侧升结肠、十二指肠、左侧降结肠与肾脏粘连紧密,手术者可以切开肾包膜,在肾包膜下分离。切记:肠道不能损伤,特别是十二指肠。

(5) 包膜下肾切除:对于一些肾周严重粘连的患者,可以选择包膜下肾切除。这类患者的肾包膜很厚,沿肾外凸缘从上极至下极切开肾包膜,手指钝性游离肾实质。如果有明显渗血,不要停止操作,只有处理肾动脉后出血才会减轻或停止。术前肾动脉栓塞可以减轻出血。包膜下游离到肾门处,沿肾蒂由里向外再切开肾包膜。不再切开肾包膜,

无法达到肾蒂。游离肾蒂,结扎切断肾动静脉,切除肾脏。

(6) 包膜下肾实质碎块切除:对于包膜下切除都困难的患肾,可以切开肾包膜,像挖矿石样将肾实质小块地切除,在近肾门处将肾动静脉分支缝扎。

(7) 肾蒂的处理:多数粘连性肾脏肾切除,肾蒂周围的组织比较疏松,肾动静脉容易分离结扎切断。但是少数情况下肾蒂完全被粘连组织包绕,分离血管困难。根据笔者的经验,这些患者粘连的肾蒂组织中,肾动脉和肾静脉与粘连组织之间还是有清晰的界面,仔细地分离还是可以找到肾脏血管。这类患者上应用肾蒂钳直接断肾蒂血管的方法不可取。

典型病例:患者,女性,79岁。右肾RCC,T1a期 (图6-56)。该患者有急性坏死性胰腺炎病史,腹部CT显示右肾肾门腹侧直径3 cm肿瘤伴不均匀增强,右肾失去肾周脂肪层,与周围组织和器官粘连。肾动静脉以及肾窦脂肪结构存在。胰腺体尾萎缩,胰腺头部与十二指肠结构不清。按上述手术要点,做经腰切口,从肾背侧紧贴腰大肌分离至肾门找到肾动脉结扎阻断。控制肾血供后,经肾包膜下分离右肾上极和腹侧,避免损伤下腔静脉和十二指肠,将右肾切除。

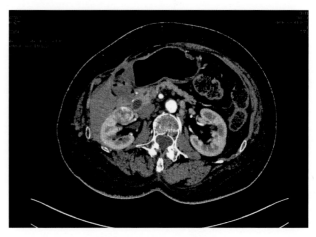

图6-56 右肾占位病例
既往有急性坏死性胰腺炎病史,右肾失去肾周脂肪层,与周围组织和器官粘连

二、肾门淋巴结肿大融合的姑息性肾切除术

肾细胞癌伴肾门淋巴结肿大融合的姑息性肾切除术是临床上肾细胞癌减瘤手术之一。肾细胞癌的淋巴结融合，多数情况肾静脉位于肿大的淋巴结表面，而肾动脉被淋巴结包绕，CN手术的难度较大。手术常无从入手，盲目操作会引起严重的并发症。肾门淋巴结肿大融合的姑息性肾切除术的技术关键是肾动静脉的分离切断。笔者根据临床经验对肾门淋巴结肿大融合的姑息性肾切除术提出如下思路和操作注意点。

（1）肾脏淋巴引流途径中最常见的淋巴结，在右肾主要是腔静脉旁及腔静脉后淋巴结；在左肾主要是主动脉旁及主动前淋巴结；以及双侧肾脏的主动脉腔静脉间淋巴结。融合的淋巴结质硬，浸润性生长，多数情况下做完整的淋巴结切除可能性不大，只能做姑息性肾切除。

（2）了解肾门淋巴结肿大融合的肾细胞癌肾动脉与肾静脉的位置和状况。多数情况下肾动脉都被肾门融合的淋巴结完全包裹。但是动脉的搏动使肾动脉与融合的淋巴结之间有间隙，后者成为肾动脉的"鞘"一样。肾动脉不会压偏狭窄，由于肾动脉失去正常的外膜鞘，动脉管壁比较"脆"。而肾静脉都在融合的淋巴结表面走行，肿大的淋巴结将肾静脉顶挤成扁平状。

（3）术前做CT或CTA检查，主要注意两个问题：① 肾肿瘤与周围组织关系，如果肿瘤浸润周围组织和脏器，应该放弃姑息性肾切除。② 了解肾动脉与静脉的分布与走行，便于手术者分离和切断肾血管。

（4）肾门淋巴结肿大融合的姑息性肾切除术的手术关键是控制肾动脉，术前DSA肾动脉栓塞，可以使手术的难度和风险下降。

（5）肾门淋巴结肿大融合的姑息性肾切除术的手术径路可以经腰途径和经腹途径。根据笔者的经验，采取经腰途径比较合适。

（6）手术技巧：① 做充分的肾脏游离，仅留下融合的淋巴结和包绕的肾动静脉。② 与根治性肾切除不同，原则上不在肾动脉与腹主动脉和肾静脉与下腔静脉交汇处分离血管，而在近肾门处分离肾血管，以免损伤大血管引起严重的出血。③ 在没有切断结扎肾动脉前不要分离肾静脉。④ 在肾门后侧肾静脉的下方寻找肾动脉，采取与肾动脉平行"劈裂"式方法一层一层分开融合的淋巴结，可以找到界面清晰的肾动脉。因为操作平面近肾门，同时不要遗漏肾动脉分支。最后结扎切断肾静脉。

（徐丹枫　陈伟　陈勇辉　黄翼然）

参考文献

［1］ 那彦群, 叶章群, 孙颖浩, 等. 中国泌尿外科疾病诊断治疗指南［M］. 北京：人民卫生出版社, 2014.

［2］ Clayman R V, Kavoussi L R, Soper N J, et al. Laparoscopic nephrectomy［J］. N Engl J Med, 1991, 324: 1370-1371.

［3］ Fuhrman S A, Lasky L C, Limas C. Prognostic significance of morphologic parameters in renal cell carcinoma［J］. Am J Surg Pathol, 1982, 6: 655-663.

［4］ Lim D J, Carter M F. Computerized tomography in the preoperative staging for pulmonary metastases in patients with renal cell

carcinoma［J］. J Urol, 1993, 150 (4): 1112-1114.

［5］ Shannon B A, Cohen R J, de Bruto H, et al. The value of preoperative needle core biopsy for diagnosing benign lesions among small, incidentally detected renal masses［J］. J Urol, 2008, 180 (4): 1257-1261.

［6］ Schmidbauer J, Remzi M, Memarsadeghi M, et al. Diagnostic accuracy of computed tomography-guided percutaneous biopsy of renal masses［J］. Eur Uro, 2008, 53(5): 1003-1011.

［7］ Lebret T, Poulain J E, Molinie V, et al. Percutaneous core biopsy for renal masses: indications, accuracy and results［J］. J Urol, 2007,

178: 1184-1188.

［8］ Volpe A, Mattar K, Finelli A, et al. Contemporary results of percutanebus biopsy of 100 small renal masses: a single center experience［J］. J Urol, 2008, 180(6): 2333-2337.

［9］ Godle P A, Stinchcombe T E. Renal cell carcinoma［J］. Cur Opin Oncol, 1999, 11: 213-217.

［10］潘柏年,徐仁方,郭晓,等.肾癌525例临床分析［J］.中华泌尿外科杂志,2000,3: 135-137.

［11］李青,程继义,王振声,等.肾癌369例临床分析［J］.中华泌尿外科杂志,2001,23: 496-499.

［12］ Paul R, Mordhorst J, Busch R, et al. Adrenal sparing surgery during radical nephrectomy in patients with renal cell cancer: a new algorithm［J］. J Urol, 2001, 166: 59-62.

［13］殷长军,睦元庚,吴宏飞,等.肾癌根治术326例报告［J］.中华泌尿外科杂志,2002,3: 392-394.

［14］ Berger A, Brandina R, Atalla M A, et al. Laparoscopic radical nephrectomy for renal cell carcinoma: oncological outcomes at 10 years or more［J］. J Urol, 2009, 182(5): 2172-2176.

［15］ Burgess N A, Koo B C, Calvert R C, et al. Randomized trial of laparoscopic vs open nephrectomy［J］. J Endourol, 2007, 21(6): 610-613.

［16］ Luo Y, Zhou F J, Xie D, et al. Analysis of long-term survival in patients with localized renal cell carcinoma: laparoscopic versus open radical nephrectomy［J］. World J Urol, 2010, 28(3): 289-293.

［17］ Sugao H, Matsuda M, Nakano E, et al. Comparison of lumbar flank approach and transperitoneal approach for radical nephrectomy［J］. Urology, 1991, 46: 43-45.

［18］ Sandock D S, Seftel A D, Resnick M I. A new protocol for the followup of renal cell carcinoma based on pathological stage［J］. J Urol, 1995, 154: 28-31.

［19］黄翼然.泌尿外科手术并发症的预防与处理［M］.上海:上海科学技术出版社,2014.

［20］ Bakal C W, Cynamon J, Lakritz P S, et al. Value of preoperative renal artery embolization in reducing blood transfusion requirements during nephrectomy for renal cell carcinoma［J］. J Vasc Interv Radiol, 1993, 4(6): 727-731.

［21］ Hom D, Eiley D, Lumerman J H, et al Complete renal embolization as an alternative to nephrectomy［J］. J Urol, 1999, 161(1): 24-27.

［22］黄翼然,张进,陈勇辉,等."球冠状"肾部分切除术治疗早期肾癌的临床研究［J］.中华泌尿外科杂志,2015,36（3）: 166-171.

［23］黄翼然.从肾脏解剖和肾癌病理特征谈保留肾单位手术［J］.临床泌尿外科杂志,2016,31: 195-198.

［24］ Lanigan D, Jurriaans E, Aammonds J C, et al. The current status of embolizaťion in renal cell carcinoma-a survey of local and national practice［J］. Clin Radiol, 1992, 46(3): 176-178.

［25］ Lane B R, Tiong H Y, Campbell S C, et al. Management of the adrenal gland during partial nephrectomy［J］. J Urol, 2009, 181(6): 2430-2436.

［26］ Kuczyk M, Münch T, Machtens S, et al. The need for routine adrenalectomy during surgical treatment for renal cell cancer: the Hannover experience［J］. BJU Int, 2002, 89(6): 517-522.

［27］ Malley R L, Godoy G, Kanofsky J A, et al. The necessity of adrenalectomy at the time of radical nephrectomy: a systematic review［J］. J Urol, 2009, 181(5): 2009-2017.

［28］ Blom J H, van Poppel H, Mar chal H, et al. Radical nephrectomy with and without lymph-node dissection: final results of European Organization for Research and Treatment of Cancer (EORTC) randomized phase 3 trial 30881［J］. Eur Urol, 2009, 55: 28-34.

［29］ Van P, Bamelis B, Oyen R, et al. Partial nephrectomy for renal cell carcinoma can achieve long-term tumor control［J］. J Urol, 1998, 160: 674-678.

［30］ Novick A C. Nephron-sparing surgery for renal cell carcinoma［J］. Br J Urol, 1998, 82: 321-324.

［31］ Uzzo R G, Novick A C. Nephron sparing surgery for renal tumors: indications, techniques and outcomes［J］. J Urol, 2001, 166: 6-18.

［32］ Fergany A F, Hafez K S, Novick A C. Long term results of nephron sparing surgery for localized renal cell carcinoma: 10 year follow-up ［J］. J Urol, 2000, 163: 442-445.

［33］ Ljungberg B, Bensalah K, Bex A, et al. Guidelines on Renal Cell Carcinoma［C］. European Association of Urology, 2013, 1-26.

［34］ Marshall F F, Taxy J B, Fishman E D, et al. The feasibility of surgical enucleation for renal cell carcinoma［J］. J Urol, 1986, 135: 231-234.

［35］ Novick A C, Zinc, Neves R J, et al. Surgical nucleation for renal cell carcinoma［J］. J Urol, 1986, 135: 235-238.

［36］ Dechet C B, Sebo T, Farrow G, et al. Prospective analysis of intraoperative frozen needle biopsy of solid renal masses in adults ［J］. J Urol, 1999, 162: 1282-1285.

［37］ Motzer R J, Agarwal N, Bhayani S, et al. NCCN Guidelines on Kidney Cancer, version 1［C］. 2013.

［38］ Humke U, Siemer S, Uder M, et al. Long-term outcome of conservative surgery for kidney cancer: survival, blood pressure, and renal function［J］. Ann Urol (Paris), 2002, 36: 349-353.

［39］ Leibovich B C, Blute M, Cheville J C. Nephron sparing surgery for appropriate1y selected renal cell carcinoma between 4 and 7 cm results in outcome similar to radical nephrectomy［J］. J Urol, 2004, 171(3): 1066-1070.

［40］ Simmons M N, Weight C J, Gill I S. Laparoscopic radical versus partial nephrectomy for tumors > 4 cm: intermediate-term oncologic and functional outcomes［J］. Urology, 2009, 73(5): 1077-1082.

［41］ Peycelon M, Hupertan V, Comperat E. Long-term outcomes after nephron sparing surgery for renal cell carcinoma larger than 4 cm

[J]. J Urol, 2009, 181(1): 35-41.

[42] Best S L, Park S K, Yaacoub R F, et al. Long-term outcomes of renal tumor radio frequency ablation stratified by tumor diameter: size matters[J]. J Urol, 2012, 187(4): 1183-1189.

[43] Bird V G, Carey R L, Ayyathurai R, et al. Management of renal masses with laparoscopic-guided radiofrequency ablation versus laparoscopic partial nephrectomy[J]. J Endourol, 2009, 23(1): 81-88.

[44] Kunkle D A, Uzzo R G. Cryoablation or radiofrequency ablation of the small renal mass: a meta-analysis[J]. Cancer, 2008, 113(10): 2671-2680.

[45] Ankem M K, Nakada S Y. Needle-ablative nephron-sparing surgery [J]. BJU, 2005, 2: 46-64.

[46] Baird A D, Woolfenden K A, Desmond A D, et al. Outcome and survival with nonsurgical management of renal cell carcinoma[J]. BJU Int, 2003, 91: 600-602.

[47] Volpe A, Panzarella T, Rendon R A, et al. The natural history of incidentally detected small renal masses[J]. Cancer, 2004, 100(4): 738-745.

[48] May M, Brookman A S, Pflanz S, et al. Preoperative renal arterial embolisation does not provide survival benefit in patients with radical nephrectomy for renal cell carcinoma[J]. Br J Radiol, 2009, 82(981): 724-731.

[49] Coleman R E. Metastatic bone disease: clinical features, pathophysiology and treatment strategies[J]. Cancer Treat Rev, 2001, 27: 165-176.

[50] Kavolius J B. Resection of metastatic renal cell carcinoma[J].J Clin Oncol, 1998, 166: 2261.

[51] Coppin C, Porzsolt F, Kumpf J, et al. Immunotherapy for advanced renal cell carcinoma[C]. Cochrane Database Syst Rev, 2000, 3: CD001425.

[52] Dernevik L, Berggren H, Larsson S, et al. Surgical removal of pulmonary metastases from renal cell carcinoma[J]. Scand J Urol Nephrol, 1985, 19(2): 133-137.

[53] Cerfolio R J, Allen M S, Deschamps C, et al. Pulmonary resection of metastatic renal cell carcinoma[J]. Ann Thorac Surg, 1994, 57(2): 339-344.

[54] 陈勇辉, 薛蔚, 孔文, 等.改良深低温停循环下根治性肾切除术加下腔静脉瘤栓取出术的临床分析[J].中华泌尿外科杂志, 2014, 35: 650-654.

[55] 韩志坚, 殷长军, 孟小鑫, 等.改良肝松解技术处理肾癌肝内下腔静脉癌栓的临床研究[J].中华泌尿外科杂志, 2012, 33: 492-494.

[56] Wang W, Wang L, Xu L, et al. Pure retroperitoneal laparoscopic radical nephrectomy for left renal cell carcinoma with differential extensions of level I renal vein tumor thrombus[J]. J Endourol, 2014, 28: 312-317.

[57] Kovac J R, Luke P P. Hand-assisted laparoscopic radical nephrectomy in treatment of a renal cell carcinoma with a level II vena cava thrombus[J]. Int Braz J Urol, 2010, 36: 327-331.

[58] Sun Y, De C, Gill I S, et al. Robotic inferior vena cava thrombus surgery: novel strategies[J]. Curr Opin Urol, 2014, 24: 140-147.

第七章
达芬奇机器人辅助的肾脏手术

概　　述

一、外科手术机器人的发展历程

现代外科的进展之一是使外科手术对患者的创伤降到最低。图像技术、内镜技术、器械的不断更新使多种手术能够从传统的开放方式转为内镜和腔镜的方式。有别于单纯追求细小切口的外科理念，微创外科应理解为在微创观念指导下的外科，其基于整体治疗的概念，在获得满意治疗效果的前提下，利用高清晰的图像系统及微型器械将传统手术操作的创伤减少到最小，对组织结构和功能进行最大限度的保护，以患者治疗后心理和生理上最大限度的康复为外科治疗的最终目标。微创外科代表了以人为本的医学价值观，是"环境—社会—心理—工程—生物"整体医学模式的体现——机器人手术技术正是其中的典型代表。

20世纪80年代，为解决手术中精密定位与辅助操作问题，创新性利用工业机器人的成熟技术应用于脑部手术的定位中。而将机器人应用于腔内泌尿外科的最早尝试始于1989年，由伦敦皇家学院机械工程系研究组发明了名为PROBOT的机器人系统。机器人系统真正开始被广泛应用于泌尿外科领域始于1998年，名为ZEUS(宙斯)，后来被Intuitive公司所收购。

2000年，第二代操作机器人(Da Vinci surgical system)研制成功，于当年7月经美国FDA批准成为允许在临床使用的第一台合法的商业化手术机器人。早期第一代的Da Vinci手术系统为3臂，其后更新为第二代的Da Vinci S手术系统包括4个机械臂，第三代Da Vinci Si手术系统则为双控制台、高清三维视觉，整体更加小巧和高效。2014年4月，第四代Da Vinci Xi手术系统创新性应用了吊杆式安装与移动平台，可以满足手术微器械到达各个方向的手术区域，同时安装更加便捷快速。手术机械臂较前更小、更薄，能够到达更大的手术覆盖范围，适用于更多的穿刺套管穿刺位置。而且还增加了一键开启系统功能，支持实时语音辅助控制，帮助每次使用系统时快速、准确地设置。其采用了基于解剖的激光定位系统辅助设备安置和器械连接，以保证最佳的配置和手术方案顺利进行，并使机器人手术系统融入现代手术室的标准护理管理信息系统。视觉系统应用最新的3D高清摄像系统，且融入荧光显像采集系统，能够提供实时的血管等灌流组织器官的可视化图像。

Da Vinci机器人手术系统的核心技术体现在了高分辨率的3D高清视野、7个自由度的腕式仿真机械手、直观的器械运动方式等3个方面。这些核心技术的精密组合，为在有限空间内进行的术中操作提供了无与伦比的精确性和灵活性。在肾部分切除术中，Da Vinci机器人手术系统大大降低了缝合肾脏创面的难度，可实现肾脏深层髓质和浅层皮质的"双层关闭"，明显缩短了肾脏缺血时间，降低了术后出血等并发症的发生率。

据统计，截至2016年底，我国大陆共装机达芬奇机器人手术系统59台，从2006年到2016年，达芬奇机器人手术系统进入中国的十年时间里，共计完成手术40 896例，仅在2016年我国大陆就累计完成达芬奇机器人手术17 979例，平均每台系统每年完成手术305台，这其中泌尿外科手术占40%。达芬奇机器人手术系统正在得到快速的推广应用。

二、手术机器人在泌尿外科中的发展和展望

目前已经成功开展的Da Vinci泌尿外科手术包括前列腺癌根治术、肾部分切除术、肾盂输尿管成形术、肾盂癌根治术、根治性膀胱全切术、肾切除术、肾上腺切除术、肾盂切开取石术、输尿管切开取石术、输尿管再植术等。Da Vinci机器人辅助下完成的上述手术，降低了组织器官重建操作的难度，确保了治疗效果，同时最大限度上满足了患者对微创的需求。

机器人技术的外科应用毋庸置疑的对传统手术操作进行了革新，并在将来有可能会成为主流。虽然进口机器人手术系统的昂贵价格限制了其在国内的广泛开展，但从卫生经济学角度看，机器人手术的微创和术后快速恢复，能够让患者早日投入工作，创造财富；并通过更为优秀的组织结构重建或更高的肿瘤控制率，降低患者术后的复发风险，延缓或消除进一步手术或辅助治疗的必需，从而减少后续的医疗支出。而且随着科技的进步以及具有我国自主知识产权的机器人手术系统的出现，会让更多的患者享受到这一先进的医疗技术。

机器人手术是传统外科和腹腔镜外为代表的微创外科技术的进一步发展和挑战，它标志着人类向着另一个崭新的医学时代跨进，可能将开创一个机器人微创外科的新纪元。

第二节
达芬奇机器人手术器械介绍及手术入路

一、达芬奇机器人手术系统介绍

（一）系统构成

达芬奇机器人系统由三大部分构成，如图7-1所示，由左向右依次是手术者操作台系统（surgeon console）、床旁机械臂系统（patient cart）及视频处理系统（vision cart）。

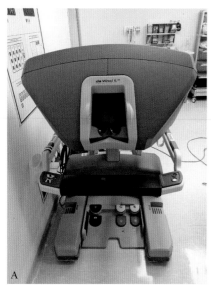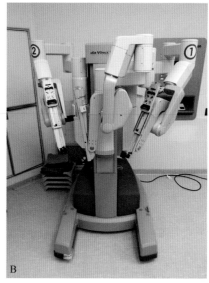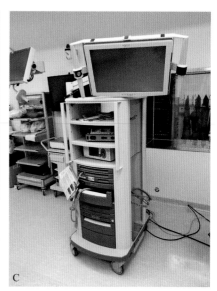

图7-1 达芬奇机器人手术系统构成

A. 手术者操作台系统；B. 床旁机械臂系统；C. 视频处理系统

（二）常用器械

1. 专用工作通道 达芬奇机器人系统除了内镜摄像头通道使用10 mm或12 mm直径的工作通道外，其余各操作通道均使用专用的金属8 mm穿刺套管（图7-2）。如图所示，每个金属穿刺套管的腹腔端都有"两细一粗"的标记横线，用来确定穿刺套管插入腹壁的深度。

2. 无菌机械臂袖套套装 一次性使用的无菌机械臂袖套套装，其上面有适配器，是连接机械臂与手术器械联动的重要桥梁。

3. 手术器械 达芬奇系统使用专有内镜，不可

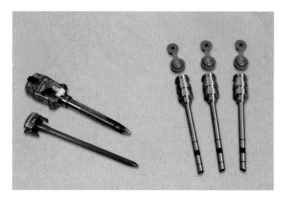

图7-2 达芬奇机器人系统使用的穿刺套管

与其他品牌内镜搭配使用。该内镜有0°和30°两种观察角度（图7-3），直径为12 mm。内镜的消毒方式推荐为低温等离子消毒，严禁使用高温高压灭菌。推荐术中用保温瓶，内装60℃左右的温水，以供术中清洗镜头。

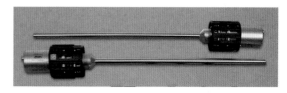

图7-3 达芬奇机器人系统专用内镜

达芬奇系统使用的是独特的专用器械，拥有540°转动的EndoWrist®腕部关节，具有7个自由度，为手术带来无与伦比的灵活性。每把手术器械均由碟盘、轴杆、腕关节三部分组成，有10次使用寿命，每次开机时机器人系统会自动识别并提示手术器械的剩余使用次数，这一特点也是为了保证每次达芬奇机器人手术操作的精准性。

4. 泌尿外科常用机器人手术器械的功能和特征

（1）单极电剪刀（图7-4）：适合分离、切除、电凝等动作。需要配合一次性防漏电保护套使用。

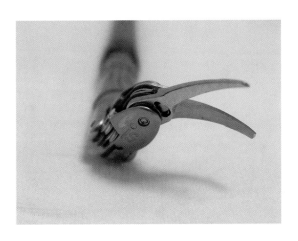

图7-4　单极电剪刀

（2）尖头双极（马里兰）抓钳（图7-5）：适合抓持、电凝止血等动作。

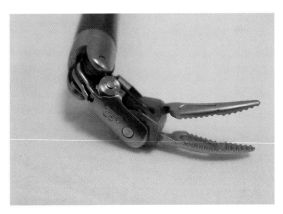

图7-5　马里兰抓钳

（3）圆头双极抓钳（图7-6）：适合抓持、电凝、持线打结等动作。

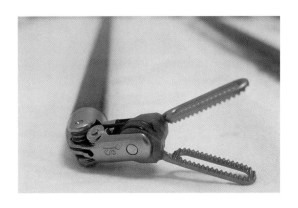

图7-6　圆头双极抓钳

（4）专业抓钳（图7-7）：适合抓持、电凝等动作。

（5）ACE超声刀：适合电凝、切割等操作，没有腕关节。

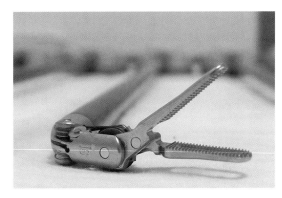

图7-7　专业抓钳

（6）其余器械还有术中有创圆头抓钳、无创圆头抓钳、大号持针器（图7-8A）、强力持针器（图7-8B）、BK腔内超声探头、血管闭合器、吸引器等。

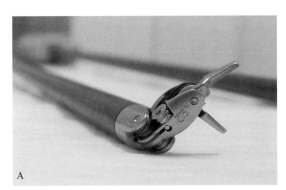

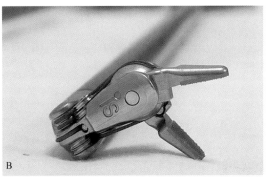

图7-8　达芬奇机器人系统专用持针器
A.大号持针器；B.强力持针器

配合相关器械,达芬奇系统还可以开展荧光显影技术、单孔机器人技术、术中超声探查等新兴技术。

5. 机器人设备放置原则 机器人手术室布局如图所示 (图7-9)。机器人手术室的基本设施与腹腔镜手术室相同,但需要具备足够的空间以妥善安置机器人手术系统的各个组成部分;手术者操作台与手术台之间不应存在任何障碍物,从而保证手术者能够从操作台上对手术台上的情况随时进行观察。此外,机器人专用手术室还需要足够的空间以便机器人在定泊 (patient cart docking) 时调整方向,从而根据具体手术要求,从不同角度进行机器人定泊。如果是使用标准手术室进行机器人手术,则需要额外配置腹腔镜塔台以放置气腹机、手术电刀系统、视频系统及供助手使用的监视器。

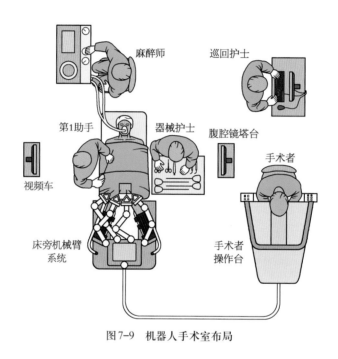

图7-9 机器人手术室布局

二、机器人手术常规操作要点

镜头穿刺套管与目标解剖区之间的距离通常应达到15 ~ 18 cm,从而获得术中最佳的手术视野;对于体型偏胖的患者,需要根据患者腹围的大小,将镜头穿刺套管适当地调整至更靠近目标解剖区;此外,机器人机械臂方向与镜头穿刺套管方向构成的夹角应大于90°,从而增加术中机械臂的可控制性。

在建立视野通路之后,可以在腹腔镜直视下置入其他的穿刺套管。机器人专用EndoWrist器械只能兼容8 mm或5 mm机械臂专用金属穿刺套管。机械臂穿刺套管与镜头穿刺套管之间的距离至少应达到8 ~ 10 cm,以避免术中机械臂之间的相互碰撞,同时便于体内的缝合操作。由于机械臂预设的最远移动距离为25 cm,在经腹肾脏手术过程中,腹腔内的操作空间要大于盆腔,并且通过体位调整利用重力作用,可以获得腹腔内肠管更大的移动度;但是由于受到肋弓和髂骨的骨性结构限制,体外能够供机械臂自由活动的空间要远小于盆腔手术,体外机械臂的活动范围决定了穿刺套管的布局以及体内机器人器械的活动范围。对于经腹腔的机器人肾脏手术，通常不会采用超过5个的穿刺套管布局。

在建立腹腔或后腹腔通道之后，根据术式要求，将床旁机械臂系统从相应角度推至手术台旁进行定泊，随后依次将镜头穿刺套管与器械臂穿刺套管连接至机械臂。手术团队需要对各机械臂的正确工作距离进行检查，同时确保机械臂对患者身体不造成挤压。完成定泊后，首先经镜头穿刺套管置入机器人腹腔镜头，然后在直视视野下经器械臂穿刺套管置入EndoWrist器械，并移至手术区域。

在开放手术及腹腔镜手术过程中，可以根据手术要求在术中对患者体位进行调整，从而利用重力的牵引作用来获得最佳视野暴露及手术操作角度；但是在机器人手术过程中，一旦床旁机械臂系统完成定泊之后，理论上患者体位在整个手术过程中不应再进行调整，因此在机器人手术开始前，应根据手术情况对患者体位及穿刺套管布局进行准确的计划。有效的穿刺套管布局应能够实现以下目标：保证床旁机械臂系统的安全定泊，保证器械在体内的充分运动性，避免机械臂之间的碰撞，以及为床旁手术医生提供安全舒适的操作环境。

三、机器人辅助肾脏手术的常规入路

（一）经腹腔入路

1. **体位**　肾脏手术的经腹腔入路多采用健侧60°～70°侧卧位，固定躯干后，头颈垫起后维持在

自然状态，腋窝用橡胶垫防止臂丛损伤，上肢手臂肘部略弯曲，手臂向头部展开约100°～110°，降低下肢15°，机器人从患者背部进入（图7-10）。

2. **建立气腹**　推荐用Veress法经脐部建立气

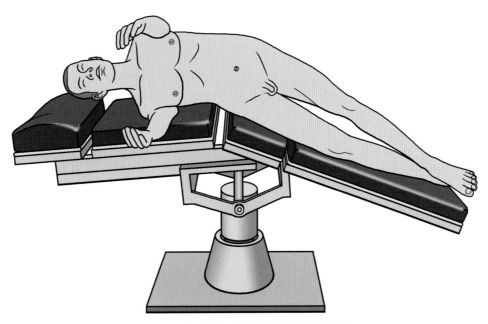

图7-10　经腹腔入路机器人肾脏手术的体位

腹，于脐内缘横行切开一个长为3 cm皮肤切口，两把巾钳于切口两侧提起皮肤，持Veress针垂直皮肤穿破筋膜进入腹腔，有明显突破感。连接气腹管，初始流量设置为低流量，保持气腹压力为12～15 mmHg。若进气过程中，机器报警，提示患者肌松不充分或者针尖被大网膜等堵塞，需要调整其深度。对于有腹部手术史或腹腔感染史患者，可以采用Hassan法，小切口直视下逐层进腹，然后缝针关闭穿刺鞘切口建立气腹。

3. 穿刺套管的布局　在设计穿刺点时，需要遵循以下几个原则：

(1) 镜头孔距离手术目标中心至少15 cm，镜头孔、手术中心、机器人中心柱三点呈一直线。

(2) 辅助孔选点务必尽量远离镜头孔，且在第三器械臂的对侧，以方便助手的操作。

(3) 所有穿刺点各自距离至少8 cm，以8～10 cm为宜，与目标区域呈扇形展开，不要重叠。对于肥胖患者尽量增大各穿刺孔之间的距离。

(4) 第三器械臂不能放置在患者头侧，否则会受到患者肩膀的限制。

因腹腔空间较大，经腹腔入路穿刺套管的布局可根据术者的习惯和患者的体型灵活多变。总的原则是以靶器官为中心的三角形分布，使得术者可以舒服地完成操作。同时，布局还要兼顾辅助孔的器械可以方便地进行协助暴露，并避免与术者的器械发生碰撞。

根据我们的经验，使用四臂达芬奇系统时采用经脐旁入路有利于处理各个位置的肾肿瘤，包括需要抬肝或者其他复杂的肾细胞癌根治术。镜头孔位于脐部头侧部1～2 cm腹直肌外侧缘处。1号操作臂和2号操作臂套管分别位于锁骨中线肋缘下两横指和腋前线距前两孔至少8 cm处，具体位置要使形成的以镜头通道为顶点的等腰三角形顶角在90°～110°。3号操作臂套管的放置，我们借鉴国内张旭教授的经验，将其定位于距离2号臂在腹直肌侧缘投影8～10 cm的位置，此处放置一个8 mm套管作为机器人的3号操作臂。

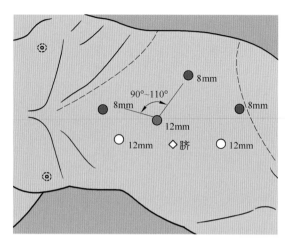

图7-11　经腹腔入路机器人肾脏手术的套管分布

助手套管位于正中线附近的1号臂与镜头孔之间，最好也能保证8 cm的距离，必要套管时可以在脐正中稍下方再放置一个12 mm助手套管 (图7-11)。右侧肾脏手术可在剑突下增加一个5 mm的辅助孔挑起肝脏。

此外一种常见的穿刺套管布局是沿腹直肌外侧缘的三点一线分布，该布局方式最明显的优点就是可以快速地将三点连在一起，形成一个腹直肌旁切口，完成中转开放。

(二) 经后腹腔入路

1. 体位　上尿路手术的经腹腔后入路采用完全侧卧位。折叠腰桥，充分展开腰部空间，宽胶布固定髋部和前胸。注意对颈、肩、肘、膝和踝关节的保护。机器人系统从患者头侧进入。

2. 穿刺套管的布局　经腰腹膜后入路的空间较小，穿刺套管的布局相对固定，基本为倒三角形。腋中线髂嵴上方两横指处做一2～3 cm切口为镜头孔，扩开腰背筋膜后，手指推开脂肪，置入自制扩张器，充气800 ml左右扩张腹膜外空间。肋缘与髂嵴连线中点水平腋后线处为2号操作臂。建立气腹后，于2号臂套管处置入吸引器，钝性推开腹膜，直视下建立1号臂操作孔。穿刺点为腋前线外1～2 cm，与2号臂穿刺孔齐平。1号器械臂操作孔与镜头孔连线中点下方6～8 cm

处置入12 cm穿刺套管,作为助手孔通道。两个器械臂与镜头之间的夹角应大于90°(图7-12)。操作要点是手指要紧贴腹壁肌肉进行剥离,将腹膜后脂肪与肾周筋膜整体推开。腹膜后腔隙扩张结束后,可在手指引导下置入其他套管,也可在直视下置管。如果不慎将腹膜撕开,破口较大时,可在腹腔镜下用Hem-o-lock夹闭修补,而破口较小又无法寻及时,可利用气腹直接朝腹腔置入5 mm套管放气。

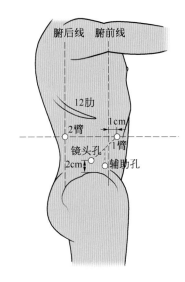

图7-12　经腹膜后入路机器人肾脏手术的套管分布

第三节
达芬奇机器人根治性肾切除术

外科手术是局限性肾细胞癌首选治疗手段,根治性肾切除术 (radical nephrectomy, RN) 是得到公认的可能治愈肾细胞癌的方法。目前中国医学会泌尿外科学分会、美国国立综合癌症网络 (NCCN)、欧洲泌尿外科协会 (EAU) 等制订的肾细胞癌指南中推荐 I 期 (T1a) 肾细胞癌首选术式为保留肾单位手术 (nephron sparing surgery, NSS) 或肾部分切除术 (partial nephrectomy, PN),但是对不适合行NSS的 I 期患者,以及临床分期 II、III 期的肾细胞癌患者,则推荐行根治性肾切除术。

1990年Clayman等首次实施经腹腔入路腹腔镜肾切除术,同开放性手术相比腹腔镜下根治性肾切除术能够显著减少术中出血,缩短住院时间,减轻术后痛苦,加快术后康复,目前腹腔镜下根治性肾切除术已经成为局限性肾细胞癌外科手术的常规术式。而机器人时代的到来,为肾细胞癌手术治疗提供了一种新的选择。2000年Klingler报道了首例机器人肾脏根治性切除术,此后的相关报道也显示它是一种安全、有效、可靠的治疗手段,为肾细胞癌微创治疗提供了一种新的治疗选择。

一、适应证和禁忌证

同腹腔镜下根治性肾切除术。

二、手术步骤

1. 术前准备　麻醉和体位、气腹的建立、套管的分布以及机器人操作系统的对接见本章第二节。

2. 手术过程　以经腹腔入路右侧肾细胞癌根治术为例。

(1) 游离升结肠和肝脏：腹腔通道建立后，检查升结肠及肝脏，明确右侧Toldt线，沿最薄的筋膜处打开 (图7-13)，并向头侧方向分离至结肠肝曲水平，包括右侧三角韧带、右前方的冠状韧带及肝横结肠韧带，向内方提起结肠，暴露肾结肠之间的结缔组织并予以离断，充分游离结肠，此时肾脏及结肠可因重力作用与肝脏分离 (图7-14)。右侧结肠游离的范围应从结肠肝曲处到达髂血管处，使结肠能够完全越过下腔静脉，从而充分暴露十二指肠，将十二指肠推向内侧，继而显露肾脏和下腔静脉 (图7-15)。

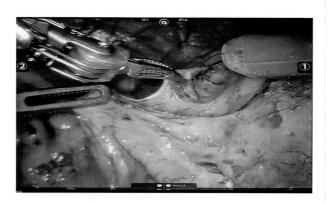

图7-13　打开侧腹膜，游离升结肠

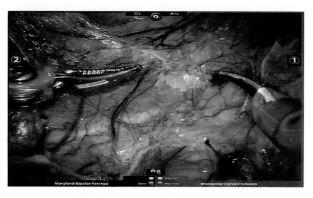

图7-14　推开升结肠，远离右肾下极

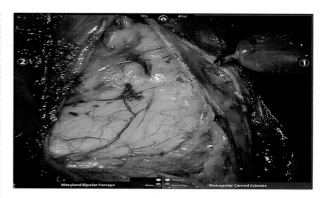

图7-15　显露下腔静脉

在游离结肠时，还可能会发现汇入下腔静脉的小回流支，因此在该步骤的操作上，应选择锐性的切割，避免撕拉而导致出血。

充分离断肝脏与肾脏上极之间的各韧带，对于右侧肾蒂的显露非常重要，并能够保证肾脏具有足够的活动度以便于后续的缝合操作；同时，在充分离断上述韧带之前，应避免过度向头侧牵拉肝脏而导致肝被膜的撕裂和出血。完全游离肝脏后，可以通过剑突下的 5 mm 穿刺套管置入蛇形肝脏拉钩 (俗称"金手指") (图7-16)。将肝脏向头侧牵引，充分暴露右侧肾蒂及肾脏上极。

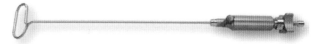

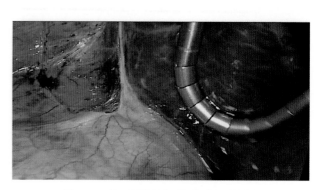

图7-16　蛇形肝脏拉钩 (俗称"金手指")

（2）暴露肾门血管：包括肾静脉和肾动脉的游离。肾动脉的暴露方法包括经典肾动脉处理、早期肾动脉处理以及超早期肾动脉处理。以下分别进行讨论。

1）经典肾动脉处理：充分游离右侧结肠后，于腰大肌内侧缘与下腔静脉之间、生殖血管深面显露右侧输尿管（图7-17）；在腰大肌前方层面，利用机器人3号臂抬起肾下极，向上游离达肾门处；继续提起近肾门处的输尿管，使肾蒂维持一定张力，依次分离出右肾静脉及其深面的右肾动脉。部分右肾动脉主干会较早发出分支，在越过下腔静脉之后可能已经分为肾段血管分支，因此术前的肾动脉增强CT造影（CTA）评估显得尤为重要：在下腔静脉右侧处理右肾动脉时，结合术前CTA影像所提示的肾蒂血管解剖位置关系，确保分离出的动脉为右肾动脉主干；如果主干位置过深无法到达，则确保在下腔静脉旁分离出所有的肾段动脉分支（图7-18）。在该步骤的操作过程中，应注意生殖血管的处理，可以将生殖血管保留于下腔静脉旁，于其深面进行输尿管牵拉，避免牵拉生殖血管而导致出血；在肾下极可能会存在小的副肾动脉，在近肾门处应细致解剖，避免在处理肾门筋膜组织时不慎离断，同时应避免过度牵拉导致血管损伤及出血。

2）早期肾动脉处理：在游离右侧结肠暴露下腔静脉后，于肾门处直接进行分离，先显露下腔静脉和右肾静脉，根据术前肾动静脉增强CT造影所显示

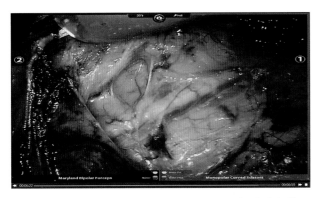

图7-17　在腰大肌内侧缘与下腔静脉之间显露右侧输尿管

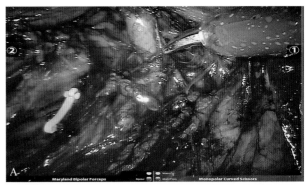

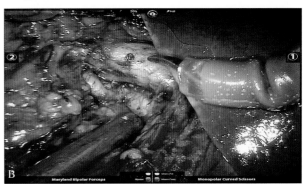

图7-18　暴露右肾动脉
A. 显露右肾动脉分支；B. 完全暴露右肾动脉主干

的肾脏动静脉位置关系，沿右肾静脉上方或下方绕至右肾静脉后方，分离右肾动脉。采用该方法进行肾动脉处理时，需要在术前充分明确肾动脉的走行及分支情况，在分离肾动脉时应充分打开肾动脉鞘并向腹主动脉方向充分游离，以避免误将右肾动脉分支作为右肾动脉主干而进行阻断。

3）超早期肾动脉处理：使用蛇形肝脏拉钩将肝脏牵拉向后上方，打开结肠肝曲系膜和部分横结肠系膜以充分暴露十二指肠降部，使用Kocher法将十二指肠充分内翻直至充分显露下腔静脉、左肾静脉和腹主动脉，钝性分离腹主动脉、下腔静脉间隙并清除脂肪和淋巴组织，于左肾静脉后方分离出右肾动脉。

对于位于右肾下极的肿瘤，可以选择经典肾动脉处理方法游离肾动脉，而对于位于右肾上极的肿瘤，则可以使用早期肾动脉处理方法。但是，经典和早期肾动脉处理方法在阻断肾动脉前均不同程度地直接或间接触碰瘤体，特别是遇到大肾细胞

癌或肾门部肿瘤时，这两种方法暴露肾动脉较为困难，并且可能增加了肿瘤细胞扩散的可能。对于直径＞7 cm的肾细胞癌，由于瘤体占据较大操作空间导致采用经典或早期肾动脉处理方法存在困难，不仅触碰了瘤体且容易损伤肾动静脉；此外，大肾细胞癌周围往往滋生大量的新生血管，导致分离过程中出血增多，影响术野清晰度，进一步增加手术难度。因此，超早期肾动脉处理方法更符合无瘤原则，同时能够降低复杂性腹腔镜肾脏手术的难度，但是该方法要求手术者拥有熟悉的局部解剖基础，较高的腹腔镜手术技术以及丰富的腹腔镜手术经验，不推荐腹腔镜初学者采用。

对于存在副肾动脉的情况，可以选择逐根分离处理的方法，或选择超早期肾动脉处理的方法从主干位置直接控制。如果术中发现存在2支粗细程度相当的肾动脉，往往提示同时存在2支肾静脉的可能。右肾静脉后方通常会有腰静脉汇入下腔静脉，在肾静脉的上方还有肾被膜静脉以及肾上腺静脉汇入下腔静脉，左肾静脉的背侧往往有1～2支腰静脉汇入左肾静脉，在分离左肾动脉要注意避免腰静脉的损伤，以免出血而影响手术视野。因此，在处理肾静脉时还需要注意以上血管的走行及处理。

3. 肾上腺处理　肾肿瘤的位置及其对周围组织的浸润程度决定保留肾上腺与否。如果需要行同侧肾上腺切除术，应注意肾上腺的血供情况。肾上腺血供丰富，主要来自膈下动脉，此外还有来自腹主动脉和同侧肾动脉的分支，动脉呈星状于肾上腺内侧及下方进入肾上腺，肾上腺的前方和后方为无血管区。肾上腺静脉通常为单支的肾上腺中央静脉，右侧肾上腺中央静脉较短，直接汇入下腔静脉，左侧肾上腺静脉通常直接汇入左肾静脉。此外，肾上腺通过其他的小静脉丛与下腔静脉发生交通。

在切除右侧肾上腺之前，需要充分游离肝脏下缘与肾上腺之间的层面，在该步骤的操作上，应采用锐性分离，避免肝脏的撕裂伤；同时在处理右肾上腺内侧缘时，应避免使用电凝钩进行热切割而造成下腔静脉损伤。在切除肾上腺的过程中，应使用Hem-o-lock进行血管的妥善结扎，如果使用钛夹进行静脉结扎处理，则存在血管回缩导致钛夹脱落可能，由于右侧肾上腺的静脉均较短，会导致钛夹脱落后止血处理非常困难。在游离左侧肾上腺时，应避免损伤其内下方的胰腺尾部、沿胰腺体尾部向外上方走行的脾血管、其外上方的脾脏以及小网膜囊和胃。如果需要保留同侧肾上腺，则在分离出肾静脉后，打开肾周脂肪囊，紧贴肾脏上极表面进行游离，在此过程中可发现发自肾动脉的肾上腺下动脉分支，可予以逐一阻断，同时还可以发现肾脏上极外后方贴近腰大肌及侧腹壁的小血管，可一并予以逐一阻断。

4. 肾门血管处理　在离断肾动脉之前需要使用Hem-o-lock对其进行双重结扎。为避免离断后的肾动脉残端回缩而导致Hem-o-lock脱落，应在肾动脉无张力的状态下使用Hem-o-lock进行结扎，同时需要在第2个Hem-o-lock的远端使用钛夹加固。部分肾细胞癌病例中可能会发现肾静脉增粗，而无法使用单个Hem-o-lock进行结扎，对于这种情况，可以尝试先使用10号丝线结扎肾静脉使之缩窄后，再使用Hem-o-lock进行结扎。在离断肾静脉前，需进行夹闭试验，以证实肾脏的动脉血供已完全阻断。在离断肾静脉时应从肾静脉远端向近端方向依次使用Hem-o-lock进行夹闭，如果反向进行操作，会导致夹闭远端的肾静脉充血而增加后续夹闭操作的难度。在处理右肾静脉时，同时还需要注意位于右肾静脉上方与下腔静脉夹角处有肾包膜小静脉汇入下腔静脉，位于右肾静脉下方与下腔静脉夹角处有生殖静脉或肾包膜小静脉汇入下腔静脉，应避免这些血管的损伤出血。

5. 离断输尿管，游离肾脏，取出标本　在肾下极找到输尿管，Hem-o-lock夹闭输尿管后离断。抬起肾下极，从肾周筋膜外游离肾脏背侧至肝下，完整切除肾脏。将肾脏置入标本袋，取出。

在结束腹腔内操作之前，还需要对手术区域进行最后的检查。关闭气腹，检查手术区域是否存在活动性出血，重点检查的区域包括肾脏创面、肾蒂周围、腔静脉边缘、肾上腺区域以及生殖静脉区域。同时检查腹腔内脱落残留的Hem-o-lock及钛夹，并予以清理。腹腔内可以放置双套管引流，以备必要时进行腹腔内冲洗。完成腹腔内操作后，在腹腔镜直视下拔出各穿刺套管，并检查各穿刺孔是否存在活动性出血。适当延长穿刺套管切口将标本袋取出。依次关闭各穿刺套管切口。为实现微创效果的最大化，可以使用生物胶对穿刺套管切口进行处理，以进一步减少术后瘢痕；但是对于腹腔镜观察孔的套管切口，由于术中镜头的各角度的频繁摆动，容易压迫切口皮缘造成缺血，因此应在缝合前对切口进行检查和修整有利于切口的愈合。

三、达芬奇机器人经腹腔途径左侧肾脏手术的技术要点

左侧肾脏手术的基本步骤与右侧肾脏手术相同，但是由于左右两侧解剖结构的不一致性，左侧肾脏手术有其需要特别注意的操作点。左侧肾蒂的暴露需要充分游离降结肠、胰尾以及肾脏上极，并需要充分打开脾结肠韧带、脾肾韧带以及脾胃韧带，使脾脏因重力作用完全坠向头侧，留出足够的空间进行肾蒂操作。

左肾静脉、生殖静脉及腰静脉会组成一个静脉复合体，在处理左肾静脉时应注意斜向后方走行的腰静脉，避免损伤出血。左肾静脉与左肾上腺中央静脉之间存在交通支，如果在左肾上腺中央静脉的远端阻断左肾静脉，则肾脏血流仍可通过中央静脉进行回流，因此在阻断左肾静脉时应位于左肾上腺中央静脉的近端进行阻断。暴露左肾动脉之前，可以首先暴露腹主动脉，动脉的明显搏动有助于判断肾动脉的位置及走行，并明确肾动脉的主干，避免将其分支动脉作为主干而进行阻断，此外预先暴露腹主动脉也有利于肾门淋巴结的清扫。左肾动脉与左肾上腺的夹角处，通常会发现神经节，神经节内还会有血管走行，在进行该区域处理时，应细致解剖并止血彻底，同时还应注意来自腹主动脉供应肾上腺的细小动脉分支。术前常规需要通过对肾脏动静脉增强CT造影明确腹主动脉、下腔静脉及肾动脉、肾静脉的走行及分支情况，在极少数的病例中可以发现双下腔静脉或者下腔静脉左置的情况，术前需要对这些罕见情况作出正确判断。

处理左侧肾上腺时应明确其界限，并注意周围组织器官的保护。左侧肾上腺上方最容易识别的层面是左肾周筋膜与脾脏之间的层面；沿该层面从左肾周筋膜上方向内侧继续游离，可以暴露左肾周筋膜与胰尾之间的层面，并可观察到沿胰腺体尾部走行的脾血管；沿左肾周筋膜上方向外后侧游离，则可以暴露左肾周筋膜与小网膜囊之间的层面。

左侧肾动脉的处理方法也可以采用经典肾动脉处理、早期肾动脉处理以及超早期肾动脉处理。其中经典肾动脉处理及早期肾动脉处理方法与右侧肾脏手术相同，而对于左侧超早期肾动脉处理，则遵循以下步骤：使用扇形拉钩将回肠推向左侧，暴露Treitz韧带和肠系膜上静脉；肥胖患者的肠系膜上静脉可能会包埋于脂肪中而不易辨认，需要小心分离；切断Treitz韧带并沿肠系膜上静脉下缘切开后腹膜，挑起肠系膜上静脉并清理深部脂肪组织和淋巴组织，找到腹主动脉，在腹主动脉的左侧向上可找到左肾动脉，进行游离并阻断。

第四节
机器人肾部分切除术

腹腔镜保留肾单位手术经过20多年的实践,对于大部分肾肿瘤而言达到了与开放手术类似的远期肿瘤控制效果,而创伤程度明显减低。

机器人手术的出现,以其更为灵活、精准、稳定和三维视野的优势,为肾脏保留肾单位手术的切除和重建提供了新的工具。Gettman等2004年首次报道了机器人辅助腹腔镜肾部分切除术,后续在国内外多家中心陆续开展,在手术适应证,减少热缺血时间等方面都进行了深入的研究。另外由于机器人操作的精准性和灵活性,以及第三机械臂辅助功能等优势使得机器人辅助的肾脏部分切除术比腹腔镜更适合于复杂肾肿瘤的保留肾单位手术。

一、适应证和禁忌证部分

适应证和禁忌证参考腹腔镜肾脏部分切除术。在临床实践中,机器人辅助肾脏部分切除术的适应证正在不断探索和扩大。

二、手术操作要点 (经腹腔途径)

麻醉体位,暴露寻找肾动静脉,寻找肾肿瘤手术步骤基本与肾细胞癌根治手术类似,下面主要叙述肾脏部分切除术的特殊之处与我们的经验体会。

可以选择经典肾动脉处理或早期肾动脉处理方法进行肾动脉的暴露;特殊情况下,可采用超早期肾动脉处理方式。对于外周型肿瘤,可以选择单纯肾动脉阻断,而对于中央型肿瘤,则可选择动静脉联合阻断,以避免在切除中央型肿瘤时切开较大的肾静脉分支而导致静脉气栓形成。若预估热缺血时间较长,阻断肾动脉之后可以通过吸引器将0℃冰水灌注于肾脏表面进行降温处理以保护肾功能。在行肿瘤切除之前,可以通过12 mm穿刺套管置入腹腔镜超声探头对肿瘤的深度和边界进行定位,同时排除肿瘤卫星灶,随后使用电凝于肾被膜表面标记出计划切除的肾脏范围。

对于切除范围,我们的经验是采用"球冠状"术式。切除前的电凝标记的深度应达到肾实质层面,从而避免肿瘤切除过程中发生肾被膜的撕脱和出血。肾动脉阻断后,采用锐性切割沿肿瘤周围3 ~ 5 mm处切开肾皮质,当到达肾髓质以及集合系统层面时,可以发现肿瘤外压周围组织而形成的假包膜,寻找肿瘤假包膜与肾实质之间的"过渡带",

此时可沿假包膜表面的疏松层面采用钝性分离边推边切的方式将肿瘤完整切除（图7-19）。肿瘤切除后即刻装入标本袋中，避免肿瘤的种植转移。

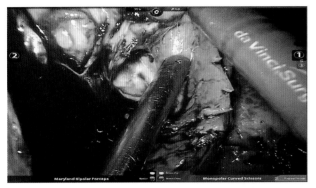

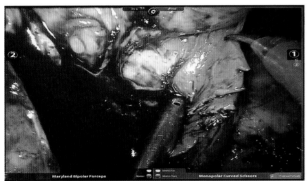

图7-19 "球冠状"切除中肿瘤假包膜与肾实质之间的"过渡带"，采用钝性"推切"的手法

在肾部分切除之后，对于比较表浅并且直径较小的肾脏创面，可以选择单层缝合肾实质而直接关闭创面；但是对于切除面较深以及直径较大的肾脏创面，选择分层缝合的关闭方式则更为安全，能够降低术后肾脏出血的风险，同时也可以缩短患者术后的绝对卧床时间，实现更快的术后恢复。肾脏创面的分层关闭包括内层集合系统和髓质的关闭，以及外层皮质的关闭。

在进行内层关闭时，可以选择的缝合方法包括点对点的8字缝合、连续缝合或使用Hem-o-lock间断加固的连续缝合。进行内层关闭的操作目的是要关闭肾脏髓质创面上明显活动的出血点、血管残端以及封闭集合系统（图7-20），并在此基础上消除外层缝合时缝针无法到达的创面深部的死腔，同时降低直径较大的肾脏创面的对合张力，保证关闭

后的创面止血效果最佳。虽然在进行内层关闭时使用Hem-o-lock间断加固的连续缝合可以分散缝线造成的压强，从而减少缝线对肾组织造成的切割损伤；但是另一方面，在完成外层缝合之后，内层创面的组织张力会降低，导致内层的连续缝合出现松动而降低缝合的压迫止血效果。实际上，对于肾皮质而言，肾髓质及集合系统内富含更多的结缔组织，能够承担更大的缝线张力，因此对于大部分的病例的内层关闭，仅适用"8"字点对点缝合而不使用Hem-o-lock间断加固的连续缝合，通常可以获得良好的内层创面止血及关闭效果。

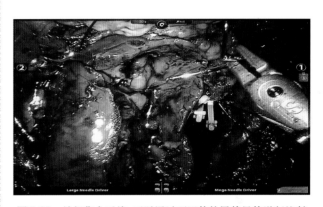

图7-20 关闭集合系统，可以通过预置的输尿管导管逆行注射美兰溶液，以保确切

在进行肾脏创面的外层肾皮质关闭时，通常使用的关闭方法包括水平褥式缝合、连续缝合以及间断"8"字缝合。水平褥式缝合方式能够将较大的缝线张力均匀地分布到肾脏创面切缘的两侧，达到良好的止血目的，同时减少缝线对肾皮质的切割损伤。但是对于较深的肾皮质创面，水平褥式缝合的缝合平面过浅会造成深部创面死腔残留并增加止血不彻底的风险，而缝合平面过深则会导致过多的切缘创面外翻，使术后表层创面出血的风险增加。对于这种情况，采用连续缝合或间断"8"字缝合，使创面表面完全对合并予以适当加压，通常可以达到满意的全层止血效果，并且创面内无须进行止血材料填充；而在进针点和出针点处加用Hem-o-lock降低压强，能够有效避免缝线对肾组织的损伤；此外，在腹腔镜下使用连续缝合能够更快地完成关闭肾脏

创面的操作,从而减少肾脏热缺血时间,更大程度的保护肾脏功能。目前用于关闭肾皮质创面的缝线材料中,除常规的2-0可吸收缝线外,还可以采用带有倒刺的Quill缝线。Quill缝线具有防止滑脱、缝合后张力适中、能够提高缝合速度的优势,但是就材料本身而言,Quill缝线质地较硬,顺应性较差,在与普通2-0可吸收线同等张力的情况下,更容易造成肾脏组织的切割损伤。

在关闭肾脏创面之后,可以使用可吸收缝线关闭肾周筋膜切口,进行肾周筋膜的重建,该处理一方面可以减少术后手术区域对腹腔内干扰,另一方面则可以通过肾周脂肪组织对肾脏创面适当加压,进行压迫止血。进行该操作的前提是肾脏创面的止血彻底以及集合系统的关闭彻底。在重建肾周筋膜之后,如果术后发生肾脏创面的明显渗出而无法充分引流,则可能会形成肾周脓肿而导致严重的术后感染及发热反应。因此对于肾周筋膜重建,应在关闭筋膜切口的同时留有适当的缺口,以供术后的充分引流,避免脓肿形成。

在腹腔镜手术中重视缝针的细节管理,对于缩短手术时间及避免术中并发症非常重要。在肾部分切除手术中,为缩短肾脏的热缺血时间,应该在肾蒂阻断之前将预计使用的缝针事先依次放入腹腔内,并妥善缝挂于视野能够随时到达的腹壁上;在完成每颗针的缝合操作之后,无须立即将缝针取出,同样可以先将缝针妥善缝挂于腹壁上,在开放肾蒂血流之后再依次取出。对于1/2弧度的缝针,缝针在取出过程中容易钩挂在穿刺套管上,并可能扯断缝线而发生缝针丢失在腹腔中,为避免上述情况,对于弧度大于3/8的缝针,必须在腹腔镜直视下看到缝针完全进入穿刺套管内,再均匀用力将缝针从穿刺套管内拖出。

三、经腹膜后入路的肾脏部分切除术

1. 整理腹膜后手术操作空间　清理腹膜后脂肪,辨认腰大肌、腹膜反折和肾周筋膜等解剖标志(图7-21A)。

2. 暴露肾动脉　辨认腹膜反折,在腹膜反折的内侧纵行剪开肾周筋膜和肾周脂肪囊(图7-21B),沿肾周脂肪与腰大肌之间的无血管层面向内游离,暴露肾动脉(图7-21C)。

3. 显露肾脏和肿瘤　打开脂肪囊,沿肾实质表面钝性和锐性结合分离,显露肿瘤和周围肾实质(图7-21D)。

4. 阻断肾动脉,切除肿瘤　Bulldog腔内无损伤血管阻断钳阻断肾动脉后(图7-21E),采用"球冠状"术式,采用锐性切割沿肿瘤周围3～5 mm处切开肾皮质,当到达肾髓质以及集合系统层面时,可以发现肿瘤外压周围组织而形成的假包膜,寻找肿瘤假包膜与肾实质之间的"过渡带",此时可沿假包膜表面的疏松层面采用钝性分离边推边切的方式将肿瘤完整切除(图7-21F、图7-21G),供应肿瘤的血管束可以Hem-o-lock或钛夹夹闭(图7-21H)。

5. 缝合创面,修复肾脏缺损　同经腹腔途径的缝合方法一样,两个器械臂都是持针器,用线尾夹有Hem-o-lock夹的Quill线连续分层缝合创面(图7-21I)。

6. 移除阻断夹,观察创面　降低气腹压力至3～5 mmHg,检查确认肾脏创面无活动性出血,取出标本(图7-21J),留置腹膜后引流管。

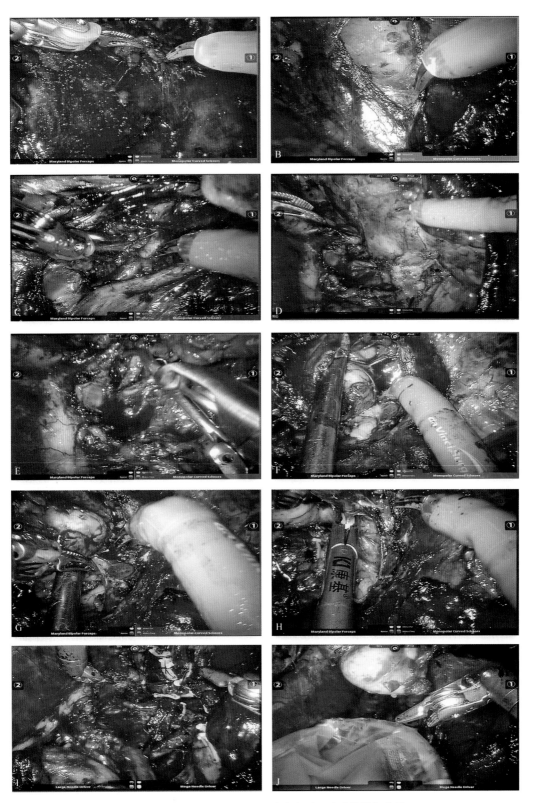

图7-21 经腹膜后入路机器人下右肾部分切除术的操作步骤

（孔文 黄吉炜 王林辉）

参考文献

[1] 张旭,丁强. 机器人技术的沿革与展望[J].微创泌尿外科杂志,2013,2(4): 225-226.

[2] Delaney C P, Senagore A J, Ponsky L. Robot-assisted surgery and health care cost[J]. N Engl J Med, 2010, 363(22): 2175.

[3] 稽武,李宁,黎介寿. 我国机器人手术开展的现状与前景展望[J].腹腔镜外科杂志,2011,16(02): 85-88.

[4] Rogers C G, Ghani K R, Kumar R K, et al. Robotic partial nephrectomy with cold ischemia and on-clamp tumor extraction: recapitulating the open approach[J]. Eur Urol, 2013, 63(3): 573-578.

[5] 郑涛,王保军,马鑫,等.机器人辅助与经腹膜外途径腹腔镜下根治性前列腺切除术的近期疗效比较[J].中华泌尿外科杂志,2014,35(11): 864-868.

[6] 张旭,王保军,马鑫,等.机器人辅助腹腔镜下根治性肾切除术联合下腔静脉瘤拴取出术的临床研究[J].中华泌尿外科杂志,2015,36: 321-324.

[7] Ashok K, Hemal. Robotics in Genitourinary[M]. New York: Springer, 2011.

[8] Klingler D W, Hemstreet G P, Balaji K C. Feasibility of robotic radical nephrectomy-initial results of single-institution pilot study[J]. Urology, 2005, 65: 1086-1089.

[9] Rogers C G, Laungani R, Krane L S, et al. Robotic nephrectomy for the treatment of benign and malignant disease[J]. BJU Int, 2008, 102: 1660-1665.

[10] 张旭. 泌尿外科腹腔镜与机器人手术学[M].北京：人民卫生出版社,2015.

[11] 黄翼然. 泌尿外科手术并发症的预防与处理[M].上海：上海科学技术出版社,2014.

[12] 黄建. 微创泌尿外科学[M].武汉：湖北科学技术出版社,2005.

[13] Gill I S, Abreu S C, Desai M M, et al. Laparoscopic ice slush renal hypothermia for partial nephrectomy: the initial experience[J]. J Urol, 2003, 170(1): 52-56.

[14] Fonouni H, Mehrabi A, Golriz M, et al. Comparison of the laparoscopic versus open live donor nephrectomy: an overview of surgical complications and outcome[J]. Langenbecks Arch Surg, 2014, 399(5): 543-551.

[15] Dogra P N, Abrol N, Singh P, et al. Outcomes following robotic radical nephrectomy: a single-center experience[J]. Urol Int, 2012, 89: 78-82.

[16] Clayman R V, Kavoussi L R, Soper N J, et al. Laparoscopic nephrectomy[J]. N Engl J Med, 1991, 324: 1370-1371.

[17] Kates M, Ball M W, Petal H D, et al. The financial impact of robotic technology for partial and radical nephrectomy[J]. J Endo Urol, 2015, 29(3): 317-322.

[18] Asimakopoulos A D, Miano R, Annino F, et al. Robotic radical nephrectomy of renal cell carcinoma: a systematic review[J]. BMC Urol, 2014, 18: 75.

[19] Jain S, Gautam G, Robotics in urologic oncology[M]. New York: Springer, 2015.

[20] Kaul S, Menon M. Robotics in laparoscopic urology[J]. Minim Invasive Ther Allied Technol, 2005, 14: 62-70.

[21] Murphy D, Challacombe B, Olsburgh J, et al. Ablative and reconstructive robotic-assisted laparoscopic renal surgey[J]. Int J ClinPract, 2008, 62: 1703-1708.

[22] Ball M W, Gorin M A, Jayram G, et al. Robot-assisted radical nephrectomy with inferior vena cava tumor thrombectomy: technique and initial outcome[J].Can J Urol, 2015, 22(1): 7666-7670.

[23] Gettman M T, Blute M L, Chow G K, et al. Robotic-assisted laparoscopic partial nephrectomy: technique and initial clinical experience with Da Vinci robotic system[J]. Urology, 2004, 64(5): 914-918.

[24] Hillyer S P, Bhayani S B, Allaf M E, et al. Robotic partial nephrectomy for solitary kidney: a multi-institutional analysis[J]. Urology, 2013, 81(1): 93-97.

[25] Gong Y, Du C, Josephson D Y, et al. Four-arm robotic partial nephrectomy for complex renal cell carcinoma[J]. World J Urol, 2010, 28(1): 111-115.

[26] Gill I S, Abreu S C, Desai M M, et al. Laparoscopic ice slush renal hypothermia for partial nephrectomy: The initial experience[J]. J Urol, 2003, 170(1): 52-56.

[27] Gogers C G, Ghani K R, Kumar R K, et al. Robotic partial nephrectomy with cold ischemia and on-clamp tumor extraction: Recapitulating the open approach[J]. Eur Urol, 2013, 63(3): 573-578.

[28] Chen Y, Huang J, Xia L, et al. Monitoring laparoscopic radiofrequency renal lesions in real time using contrast-enhanced ultrasonography: an open-label, randomized, comparative pilot trial[J]. J Endourol, 2013, 27(6): 697-704.

[29] 吴阶平.吴阶平泌尿外科学[M].济南：山东科学技术出版,2004.

[30] Ljungberg B, Bensalah K, Bex A, et al. Guidelines on Renal Cell Carcinoma[J]. European Association of Urology, 2013: 1-56.

[31] Mozter R J, Agarwal N, Beard C, et al. NCCN Clinical Practice Guidelines in Oncology Kidney Cancer-Version 1[M]. 2013.

[32] 黄翼然,张进,陈勇辉,等. "球冠状"肾部分切除术治疗早期肾癌的临床研究[J].中华泌尿外科杂志,2015,36(3).

[33] Sterkel S, Eble J N, Adlakha K, et al. Classification of renal cell

carcinoma［J］. Cancer, 1997, 80: 987-989.

［34］Delahunt B, Eble J N. Papillary renal cell carcinoma: a clinic-opathologic and immunohistochemical study of 105 tumors［J］. Mod Pathol, 1997, 10: 537-544.

［35］Delahunt B, Eble J N, McCredie M R, et al. Morphologic typing of papillary renal cell carcinoma: comparison of growth kinetics and patient survival in 66 cases［J］. Hum Pathol, 2001, 32: 590-595.

［36］Ebele J N, Sauter G, Epstein L L, et al. Pathology and Genetics of Tumours of the Urinary System and Male Genital Organs［M］. Lyon: IARC, 2004: 12-43.

［37］Fuhrman S A, Lasky L C, Limas C. Prognostic significance of morphologic parameters in renal cell carcinoma［J］. Am J Surg Pathol, 1982, 6: 655-663.

［38］Edge S B, Byrd D R, Compton C C, et al. AJCC Cancer Staging Manual［M］. 7th ed. New York: Springer Verlag, 2009, 547-560.

［39］Lee C T, Katz J, Fearn P A, et al. Mode of presentation of renal cell carcinoma provides prognostic information［J］. Urol Oncol, 2002, 7(4): 135-140.

［40］Patard, Leray E, Rodriguez A, et al. Correlation between symptom graduation, tumor characteristics and survival in renal cell carcinoma［J］. Eur Urol, 2003, 44: 226-232.

［41］Palapattu G S. Paraneoplastic syndromes in urologic malignancy: the many faces of renal cell carcinoma［J］. Rev Urol, 2002, 4: 163-170.

［42］Lim D J, Carter M F. Computerized tomography in the preoperative staging for pulmonary metastases in patients with renal cell carcinoma［J］. J Urol, 1993, 150(4): 1112-1114.

［43］Shannon B A, Cohen RJ, de Bruto H, et al. The value of preoperative needle core biopsy for diagnosing benign lesions among small, incidentally detected renal masses［J］. J Urol, 2008, 180(4): 1257-1261.

［44］Schmidbauer J, Remzi M, Memarsadeghi M, et al. Diagnostic accuracy of computed tomography guided percutaneous biopsy of renal masses［J］. Eur Urol, 2008, 53(5): 1003-1011.

［45］Lebret T, Poulain J E, Molinie V, et al. Percutaneous core biopsy for renal masses: indications, accuracy and results［J］. J Urol, 2007, 178: 1184-1188.

［46］Volpe A, Mattar K, Finelli A, et al. Contemporary results of percutaneous biopsy of 100 small renal masses: a single center experience［J］. J Urol, 2008, 180(6): 2333-2337.

［47］Godle P A, Stinchcombe T E. Renal cell carcinoma［J］. Cur Opin Oncol, 1999, 11: 213-217.

第八章
转移性肾细胞癌的外科治疗

一、肾细胞癌的减瘤性肾切除术

1. 转移性肾细胞癌行减瘤手术的意义

(1) 增加免疫治疗或靶向治疗的疗效：转移性肾细胞癌 (mRCC) 与多数其他转移性肿瘤相比，在处理上有其不同点，临床上一直将减瘤性肾切除术 (cytoreductive nephrectomy, CN) 作为 mRCC 综合治疗的一个重要部分。mRCC 对化疗与放疗均不敏感，以往免疫治疗是主要的治疗方法，临床常用的细胞因子是 α 干扰素和白介素-Ⅱ。内分泌治疗如抗雌激素和抗孕激素治疗也是治疗 mRCC 的方法之一。2005 年美国 FDA 批准第一个抑制血管形成和细胞增殖的靶向药物在临床应用后，mRCC 治疗进入靶向药物治疗的时代。mRCC 的 CN 术结合细胞因子的免疫治疗治疗可以提高患者的总生存期。随机对照研究证实，mRCC 在 CN 术后给予 α 干扰素治疗与只给 α 干扰素治疗比较，联合治疗组的总生存期增加 5 个月。CN 结合靶向药物治疗的疗效能否提高 mRCC 患者的总生存期目前还没有结论。

(2) 临床缓解症状：晚期肾细胞癌三大典型症状：腹部肿块、腰部疼痛以及肉眼血尿。20%～40% 晚期肾细胞癌患者还会出现癌旁综合征 (如高钙血症、高血压、红细胞增多症、Stauffer 综合征、发热、体重减轻、乏力等)。mRCC 切除原发灶后可以消除或减轻严重的临床症状。

肾肿瘤侵及集合系统引起间歇性肉眼全程血尿，出血量大形成血块，阻塞输尿管引起肾绞痛。长期出血造成贫血，加重病程的进展。特别在应用靶向药物后可能加重出血。切除患肾可以彻底处理出血问题。当然，处理血尿还有其他方法，比如：DSA 肾动脉栓塞、患侧输尿管结扎等，选择何种方法要视患者的全身情况而定。

肾肿瘤腰部或腹部疼痛可以是肿瘤生长、肾包膜内压力增高所致膨胀性，特别是肿瘤内部坏死液化、肿瘤内出血，或肿瘤破裂，也可以是肿瘤的局部浸润生长侵及脊神经根引起的疼痛。对于前者肾脏切除可以解除疼痛症状；对于后者主要依靠药物对症治疗，肾切除难去除浸润性病灶。

肾肿瘤肿块体积增大可以引起一系列压迫症状，比如压迫肠道引起肠梗阻，压迫胃造成胃容积变小，进食困难，肿块对输尿管压迫和肾血管压迫会引起肾性高血压等。压迫症状重，技术上患肾可以切除，而且全身情况容许手术的条件下，临床应积极争取切除原发肿瘤的肾脏，提高患者的生活质量。

晚期肾细胞癌的癌旁综合征都是与肾肿瘤本身分泌的相关激素或肿瘤的压迫引起正常肾组织分泌激素相关，如分泌肾素引起高血压，或者肿瘤坏死分泌物质引起全身的恶液质症状，将患肾切除后癌旁综合征才能缓解。

(3) 转移灶自然消退　在 20 世纪 70 年代有零星的临床报道，原发的肾肿瘤灶切除后，远处的转移自然消退。推测原发灶使肿瘤与宿主免疫能力的平衡发生了变化，宿主的抗肿瘤免疫力增强，清除了转移病灶。这类患者非常罕见，也没有明确理论机制上的支持，不能将该目的作为 CN 的指征。

2. 减瘤手术的选择原则

CN 术是 mRCC 综合治疗的方法之一，同时 CN 是一个创伤性治疗措施，对于晚期肿瘤患者该方法的利弊必须全面考量。临床上 CN 术应用总体原则是：延长患者生存期，提高生存的质量。在实际应用上下述问题为临床提高参考。

(1) 全身状况 (ECOG 评分)：CN 术的重要目的是术后接受后继的免疫因子治疗，这里有 3 个问题：首先，患者能否耐受 CN 手术；其次手术恢复时间，即能接受全身治疗的时间；最后疾病进展的速度评估。ECOG 评分是判断 CN 手术适应证比较重要的全身性指标，ECOG 评分 0～1 分的患者可以接受 CN 术。此外，评估患者的肝功能，特别是白蛋白和白球蛋白的比例以及凝血功能，保证手术的安全和术后良好愈合。总肾功能在正常范围，对侧肾功能可以维持正常生活也是重要的指标。高龄mRCC患者耐受手术的能力差，选择CN术应慎重，而且，高龄患者肿瘤进展较缓慢，治疗上偏向保守。

（2）肿瘤病理：术前肾肿瘤原发灶和转移灶病理评估，决定是否做CN术。CN术前应该做穿刺活检，获得病理学诊断。目前临床研究的免疫治疗和靶向治疗主要是针对肾透明细胞癌，所以肾透明细胞癌类型的mRCC适合做CN术。肾透明细胞癌的Fuhman分级Ⅲ～Ⅳ级、肾透明细胞癌合并肉瘤样变以及其他类型的肾细胞癌不合适做CN术。

mRCC包括肾肿瘤远处转移（TxNoM1）或肾肿瘤淋巴结转移（TxN1Mx），在远处转移的患者中，肺转移的发生率高，肺转移mRCC患者病程进展相对较缓慢，适合行CN术。中枢神经系统、骨以及肝转移mRCC，除了局部治疗可以控制病情外，如脑转移灶手术治疗或放疗控制病情，一般不宜选择CN术。

既有区域淋巴结转移，又有远处脏器转移，CN术原则上仅做肾脏姑息性切除，不做淋巴清扫术。相关临床研究证实，分期为TxN1Mx的mRCC患者只做肾切除与肾切除加淋巴清扫术的总生存期无显著差异。

（3）影像学：影像学检查主要评估CN手术技术层面的难度和手术危险性，肾门的融合淋巴结与肾血管的关系，淋巴结完全包裹肾动脉，术中需要切开肾门的融合淋巴结，找到并切断结扎肾动脉，手术难度非常大。术前CT检查可以显现肾血管与肿大淋巴结的关系，术前采取DSA肾动脉栓塞可以使手术变得相对简单。影像学检查可以判断肾肿瘤与周边脏器和组织的关系，比如肿瘤与腰大肌广泛粘连，不宜做CN手术后者的损伤出血非常严重。更重要的是要注意肾肿瘤与肠道、肝脏、脾脏、胰腺的关系，避免手术损伤相关脏器，特别不要损伤十二指肠，发生十二指肠瘘的后果是很严重的。

二、淋巴结转移

肾细胞癌区域性淋巴结转移与其他肿瘤的淋巴结转移性质不同，肾细胞癌的淋巴结转移等同肾细胞癌远处转移，属于全身性转移病变，其预后差。因此，临床必须理解肾细胞癌TNM分期意义与其他肿瘤的差别。pTNM分期中pN0病例的5年存活率为75%，而pN1仅为20%。临床常发现肾细胞癌淋巴结转移合并其他脏器转移，最多为肺转移，pN1M1是预后非常差的指标，远低于单独pN1或M1。

1. **肾细胞癌淋巴结转移的部位** 肾脏淋巴引流途径中最常见的淋巴结在右肾主要是腔静脉旁及腔静脉后淋巴结；在左肾主要是主动脉旁及主动前淋巴结，以及双侧肾脏都可能存在的主动脉腔静脉间淋巴结。然而，肾细胞癌的肿瘤细胞还可以通过胸导管直接转移到纵隔和肺门。Saitoh等在1 828例肾细胞癌尸检研究中也证实了肾细胞癌淋巴结转移解剖定位的多样化，肾细胞癌的尸检结果显示：同侧肾门淋巴结转移70%，肺门淋巴结转移66.2%，腹膜后36%，腹主动脉旁26.8%，锁骨上20.7%。还可以发现单个的纵隔、腋下、锁骨上、髂血管旁淋巴结转移。因此，常规的肾细胞癌根治术不能完全获得肾细胞癌淋巴结转移的资料。此外，Johnsen和Hellsten等在554例肾细胞癌尸检研究中发现80例（14%）患者存在淋巴结转移，其中75例并发远处转移，仅5例（0.9%）患者发生单纯的腔静脉旁或者主动脉旁淋巴结转移。因此他们认为，根治性肾细胞癌切除术同时行广泛的腹膜后淋巴结清扫的治疗价值较低，但可以考虑行区域性淋巴结清扫术用于病理分期。

2. **肾细胞癌淋巴结转移的临床分期** 目前肾

细胞癌最常用的分期系统为TNM分期系统。2002年版AJCC将淋巴结受累情况分类为淋巴结无法评估 (pNx)、淋巴结阴性 (pN0)、一个淋巴结发生转移 (pN1) 或一个以上淋巴结发生转移 (pN2)。许多研究重新评估了之前的肾细胞癌淋巴结分期系统,在2010年AJCC肾细胞癌TNM分期中关于淋巴结分期主要的调整是将N1和N2合并为pN1,即区域的淋巴结转移阳性。这一改变主要是基于这样一个事实,虽然患者发生淋巴结转移后的5年无复发生存期和肿瘤特异性生存率低于未发生淋巴结转移组,但一个淋巴结发生转移和一个以上淋巴结发生转移的患者之间在生存预后上没有差异。

3. 肾细胞癌淋巴结转移的影像学诊断 当前的影像学技术还无法判断出正常大小的淋巴结内是否已经发生微转移,对于淋巴结微转移,CT扫描可能显示假阳性或假阴性。Studer等分析了163例肾细胞癌患者中CT检查用于评估区域性淋巴结转移的诊断价值,其中5例患者发现假阴性 (2例有肾门淋巴结转移,3例小于1 cm的淋巴结发生了微转移)。在CT扫描显示淋巴结增大 (平均直径1.4 cm,范围为1 ~ 2.2 cm) 的43例肾细胞癌患者中,仅18例 (42%) 患者发生淋巴结转移,而另外25例 (58%) 患者中,肿大的淋巴结只是炎症性改变或者滤泡增生,即为假阳性。这些改变在伴有肿瘤侵袭肾静脉和肿瘤坏死的患者中更易于发生。这一研究表明需要精确分期的患者有必要行扩大化的淋巴结清扫。因为当前的影像学技术无法将淋巴结转移和淋巴结炎性肿大区分开来,因此建议影像学检查显示淋巴结肿大的患者应当行淋巴结清扫术。

4. 肾细胞癌淋巴结清扫术 1960年Robson提出扩大性肾脏根治性切除的切除范围包括:肾周筋膜、肾周脂肪、患肾、同侧肾上腺、隔肌脚下至腹主动脉分叉处的大血管旁淋巴结。左侧肾细胞癌的淋巴结清扫范围包括腔静脉旁淋巴结、腹主动脉与下腔静脉间淋巴结,并沿腹主动脉左侧清扫至腹主动脉分叉处。在腹主动脉中部及右侧清扫至肠系膜下动脉上沿水平。右侧肾细胞癌淋巴结清扫范围包括腹主动脉旁淋巴结、腹主动脉与下腔静脉间淋巴结,上方至肝静脉旁水平,下端至下腔静脉分叉处,外侧至精索静脉内缘,内侧至腹主动脉中央。由于该手术损伤大,实际效果有限,目前临床只做肾血管周围的腹主动脉和下腔静脉旁淋巴结清扫,帮助临床分期。

在临床实际工作中,术前影像学考虑肾细胞癌淋巴结转移的患者中有相当一部分无法行淋巴结清扫术,或手术风险很大。作者将临床影像学诊断肾细胞癌伴有淋巴结转移的患者分成两种类型:肾门或 (和) 腹主动脉和下腔静脉旁孤立肿大淋巴结;肾门与腹主动脉和下腔静脉融合性淋巴结 (图8-1、图8-2)。前者可以做标准的淋巴结清扫术。后者淋巴结质硬,包绕肾血管、腹主动脉和下腔静脉,手术基本无法切除。因为腹主动脉和下腔静脉旁的肿大淋巴结位于大血管与背侧脊柱之间,切除非常困难。位于下腔静脉后的淋巴结有时可能需要连同一段血管一起切除。

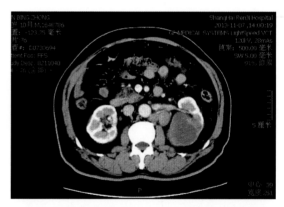

图8-1 左侧肾细胞癌伴左肾门旁孤立性肿大淋巴结

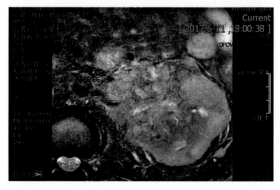

图8-2 左侧肾细胞癌伴左肾门旁融合性肿大淋巴结

5. 肾细胞癌淋巴结清扫的临床意义 对于低分期没有淋巴结转移的肾细胞癌患者 (cT1-T2N0M0)，行淋巴结清扫并不能减少肿瘤复发和改善预后。EORTC30881前瞻性研究了淋巴结清扫术对T1-2N0M0肾细胞癌患者预后的影响，该研究将纳入的732例cN0M0期肾细胞癌患者，这些患者被随机分成两组：行根治性肾切除加淋巴结清扫组362例和单纯根治性肾切除组370例，结果显示根治性肾切除同时行淋巴结清扫不会发生额外并发症，但对患者生存亦无改善，两组间的总体生存率、疾病进展时间和无进展生存率均无统计学差异。该研究结果显示淋巴结清扫后检测出的淋巴结转移率仅4.0%，低的淋巴结转移阳性率使两组间的差异无法显现。

Pantuck等回顾性分析了900例行根治性肾切除的肾细胞癌患者，根据病理结果将入组患者分为4组：① 未转移组。② 仅有区域性淋巴结肿大组。③ 仅有远处转移组。④ 区域性淋巴结肿大合并远处转移组。这4组患者根据是否行淋巴结清扫又分为不同亚组。结果显示行淋巴结清扫对于未显示淋巴结肿大患者的生存预后没有改善意义。对于没有淋巴结转移的局限性肾细胞癌 (cT1-T2N0M0)，淋巴结清扫仅对肿瘤分期有帮助而没有治疗意义。如果低分期患者 (T1-T2) 手术时发现还伴有其他危险因素，如Fuhrman分级3级或4级，肉瘤样分化或凝固性坏死，此时发生淋巴结转移的危险度增大，推荐同时行淋巴结清扫术。

目前还没有前瞻性随机对照试验评估淋巴结清扫术在局部进展期肾细胞癌患者中的价值。但是部分回顾性研究可能支持淋巴结清扫术对高危患者 (肿瘤直径 > 10 cm，临床分期T3 ~ T4，高Fuhrman分级，肉瘤样特征或凝固性肿瘤坏死) 有益。Blute等研究显示高分期 (pT3a、pT3b、pT3c) 的肾细胞癌患者发生淋巴结转移的风险是低分期 (pT1a、pT1b或pT2) 患者的两倍；而高分级 (Fuhrman 3级或4级) 肾透明细胞癌患者发生区域性淋巴结转移的风险是低分级 (Fuhrman 1级或2级) 患者的5倍。对于局部进展期无临床淋巴结转移的肾细胞癌患者

(cT3-T4N0M0)，淋巴结清扫除了帮助明确肿瘤分期外可能也有一定的治疗价值。对于那些高危患者有必要常规行淋巴结清扫术。

对于淋巴结转移阳性肾细胞癌患者 (cT1-4N1M0)，淋巴结清扫对改善生存率有价值，同时也有利于以后的免疫治疗和靶向治疗。一项研究纳入行根治性肾切除合并淋巴结清扫肾细胞癌患者200例的研究，其中10%发生淋巴结转移不伴有远处转移，这些患者的5年生存率为32%，而发生远处转移的患者5年生存率仅7%。Giberti等验证这一结论，他们发现淋巴结转移阳性但不伴远处转移及静脉癌栓的肾细胞癌患者行根治性肾切除合并区域性淋巴结清扫后5年生存率为53.2%。美国加州大学洛杉矶分校 (UCLA) 一项回顾性研究纳入了900例行根治性切除的肾细胞癌患者，其中112例患者淋巴结转移阳性但不伴远处转移，对这些患者同时加行淋巴结清扫，结果显示提高5个月的中位生存期，并能提高对免疫疗法的应答率。安德森癌症中心 (MD Anderson) 一项回顾性研究纳入了40例淋巴结转移阳性但不伴远处转移的肾细胞癌患者，所有患者均行根治性切除合并扩大腹膜后淋巴结清扫术，肿瘤的中位直径大小是11 cm，80%患者的病理分期为T3或T4期。30%的患者发生1个淋巴结转移，其余均为1个以上数量的淋巴结转移。中位随访时间为17.7个月时30%的患者未见复发，中位疾病特异性生存时间为20.3个月。该研究认为淋巴结清扫术对患者有治疗意义。近来一项回顾性研究分析了171例淋巴结转移阳性不伴远处转移的肾细胞癌患者，结果显示10 ~ 15年肿瘤特异性生存率约30%，该研究认为根治性切除的同时行淋巴结清扫对一些淋巴结转移阳性的患者有利。对于临床上淋巴结转移 (T1-4N1M0) 的患者，淋巴结清扫术除分期价值外还有一定的治疗意义。针对这些患者，推荐肾细胞癌根治术同时行淋巴结清扫术。

Herrlinger等在一项回顾性研究中评估了扩大的淋巴结清扫对患者生存预后的影响，他们对比511例行根治性肾切除术的肾细胞癌患者，分为两

组：完全性淋巴结清扫组320例，部分性淋巴结清扫组191例（仅切除一些淋巴结用于分期），结果显示完全性淋巴结清除组17.5%发生淋巴结转移阳性，5年生存率和10年生存率分别为66.0%和56.1%；而部分性淋巴结清除组10%患者发生淋巴结转移阳性，5年生存率和10年生存率为58.0%和40.9%，完全性淋巴结清除术患者生存率优于部分性淋巴结清除术患者。研究者把生存率的改善归因于扩大的淋巴结清扫术可以清除肉眼和影像学检查未出现改变的转移灶，因此他们认为扩大的淋巴结清除术优于部分性淋巴结清除，前者可以改善肾细胞癌患者预后，且不伴随相关并发症的增加。

6. 肾门淋巴结肿大融合的姑息性肾切除术 肾细胞癌伴肾门淋巴结肿大融合的姑息性肾切除术是临床肾细胞癌减瘤手术之一。肾细胞癌的淋巴结融合，多数情况肾静脉位于肿大的淋巴结表面，而肾动脉被淋巴结包绕，CN手术的难度较大。手术常无从入手，盲目操作会引起严重的并发症。肾门淋巴结肿大融合的姑息性肾切除术技术关键是肾动静脉的分离切断。作者根据临床经验对肾门淋巴结肿大融合的姑息性肾切除术提出如下思路和操作注意点。

(1) 肾脏淋巴引流途径中最常见的淋巴结，在右肾主要是腔静脉旁及腔静脉后淋巴结；在左肾主要是主动脉旁及主动前淋巴结；以及双侧肾脏的主动脉腔静脉间淋巴结。融合的淋巴结质硬，浸润性生长，多数情况下做完整的淋巴结切除可能不大，只能做姑息性肾切除。

(2) 了解肾门淋巴结肿大融合的肾细胞癌肾动脉与肾静脉的位置和状况。多数情况下肾动脉都被肾门融合的淋巴结完全包裹。但是动脉的搏动使肾动脉与融合的淋巴结之间有间隙，后者成为肾动脉的"鞘"一样。肾动脉不会压偏狭窄，由于肾动脉失去正常的外膜鞘，动脉管壁比较"脆"。而肾静脉都在融合的淋巴结表面走行，肿大的淋巴结将肾静脉顶挤成扁平状。

(3) 术前做CT或CTA检查，主要注意两个问题：① 肾肿瘤与周围组织关系，如果肿瘤浸润周围组织和脏器，应该放弃姑息性肾切除。② 了解肾动脉与静脉的分布与走行，便于手术者分离和切断肾血管。

(4) 肾门淋巴结肿大融合的姑息性肾切除术的手术关键是控制肾动脉，术前DSA肾动脉栓塞，可以使手术的难度和风险下降。

(5) 肾门淋巴结肿大融合的姑息性肾切除术的手术径路可以经腰途径和经腹途径。根据作者的经验，采取经腰途径比较合适。

(6) 手术技巧：① 做充分的肾脏游离，仅留下融合的淋巴结和包绕的肾动静脉。② 与根治性肾切除不同，原则上不在肾动脉与腹主动脉、肾静脉与下腔静脉交汇处分离血管，而在近肾门处分离肾血管，以免损伤大血管引起严重的出血。③ 在没有切断结扎肾动脉前不要分离肾静脉。④ 在肾门后侧肾静脉的下方寻找肾动脉，采取与肾动脉平行"裂开"式方法一层一层分开融合的淋巴结，可以找到界面清晰的肾动脉。因为操作平面近肾门，同时不要遗漏肾动脉分支。最后结扎切断肾静脉。

三、肾上腺转移

肾细胞癌转移的常见部位为肺、肝、淋巴结、骨等，肾上腺转移较为少见。既往文献显示，在行经典肾细胞癌根治术（包括同侧肾上腺切除）的患者中，仅有1.2% ～ 10%的肾上腺受累及。但随着影像学技术和偶发性肾细胞癌筛查技术进步，20世纪90年代末肾细胞癌肾上腺累及的发生率有下降的趋势。国内毕新刚等报道其发生率为3.4%。国外近十年的大样本研究显示，肾细胞癌肾上腺累及的发生率为3%～8%，但若去除对侧和双侧肾上腺转移，即单纯同侧肾上腺累及的发生率仅为0.7%～5%。以往的研究认为对侧的肾上腺转移罕见，至2003年为止全世界报道的对侧肾上腺转移仅有60余例。但Weight等对3 107例行肾细胞癌根治术患者的长期随访研究表明，同期和迟发的对侧肾上腺转移患者达到2.6%，该结果与既往的尸检结果相符，说明对侧与同侧肾上腺转移的发生率并无明显差别。

肾细胞癌迟发性肾上腺转移较其他肾上腺转移癌常见，其平均发现转移时间约为5年，目前文献中最长迟发转移时间为术后26年。故对于有肾细胞癌病史的肾上腺占位患者，无论同侧或对侧，均应考虑迟发性转移的可能性。

(一) 肾细胞癌肾上腺转移的危险因素

肾细胞癌侵犯肾上腺的途径主要包括：位于肾上极肿瘤直接侵犯肾上腺；通过区域淋巴结转移；肿瘤全身血液循环播散；肾静脉或下腔静脉癌栓达到肾上腺中央静脉水平，逆行侵犯肾上腺；肿瘤通过肾脏和肾上腺之间的微血管丛播散。

1. 肿瘤的位置 传统观念认为，由于解剖位置的关系，位于肾脏上极的肿瘤较易直接侵犯肾上腺，既往的部分研究也显示，大于60%的同侧肾上腺受累，其原发灶位于肾上极，然而由于肾上腺直接侵犯的发生率较低，更多是通过血管和淋巴转移，故肿瘤是否位于肾脏上极虽有一定的倾向性，但不能作为独立的预测因素。既往认为肿瘤位于上极可作为行同侧肾上腺切除术的相对适应证，但2011年Kutikov等的研究显示，肿瘤是否位于上极与是否累及肾上腺的关系不大，不应作为行同侧肾上腺切除术的指征。

2. 肿瘤的大小 (分期) 绝大部分的研究显示，较大或分期较晚的肿瘤发生肾上腺累及的概率明显增大，而直径小于5 cm的肿瘤，无论肿瘤位

置如何，出现肾上腺转移的概率极低。部分学者认为，肿瘤的大小和分期可作为肾上腺转移的独立预测因素。故过去将肿瘤直径大小＞7 cm作为同侧肾上腺切除的指征之一，但Kutikov的研究对此也持反对意见，他认为虽然肿瘤的大小与是否肾上腺转移相关，但即便是T2以上的肿瘤，发生肾上腺转移的概率仍然较低，故其不足以作为行同侧肾上腺切除术的指征。

3. 肾静脉和下腔静脉瘤栓 之前的研究显示，对于肾静脉瘤栓的患者，出现肾上腺累及的发生率较高，部分研究还认为可将肾静脉瘤栓作为独立预测因素。鉴于左右两侧肾上腺静脉解剖位置的差异，故推测左侧肾上腺可能较易受累，大部分的研究也证实了这个结果。但同时也有不少学者认为肿瘤位于左侧不具有任何提示意义。

4. 淋巴结转移和远处转移 前文曾提到，肾细胞癌肾上腺累及常伴有淋巴结和远处转移。由于存在淋巴结转移或其他脏器转移的mRCC患者本身预后较差，即便其对是否肾上腺转移有提示意义，临床价值也不大。

(二) 肾细胞癌肾上腺转移的术前诊断

判断肾上腺是否受侵犯最直接的证据就是术前影像学上的肾上腺异常。术前CT可表现为肾上腺体积增大、密度不均匀、结节样改变、正常肾上腺消失、增强后周围强化明显等 (图8-3)；MRI可表现为病灶T1W1呈低信号，T2W1呈高信号，但缺乏特异性。诚然，由于目前检查手段有限，肾上腺上的微小转移灶依然较难发现。

之前大部分的临床研究表明，CT和MRI对肾细胞癌肾上腺侵犯/转移的敏感度和特异度均较高，特别在肿瘤较小时 (直径＜4 cm)，其敏感度将更高。多数报道其敏感性大于80%，特异度接近100%。但是，Antoneni等的研究中，术前CT的敏感度仅为47%，但总体来说，由于其高敏感性，若术前CT上发现肾上腺存在异常，则是行同侧肾上腺切除术的强烈指征。值得一提的是，由于影像学上肾上

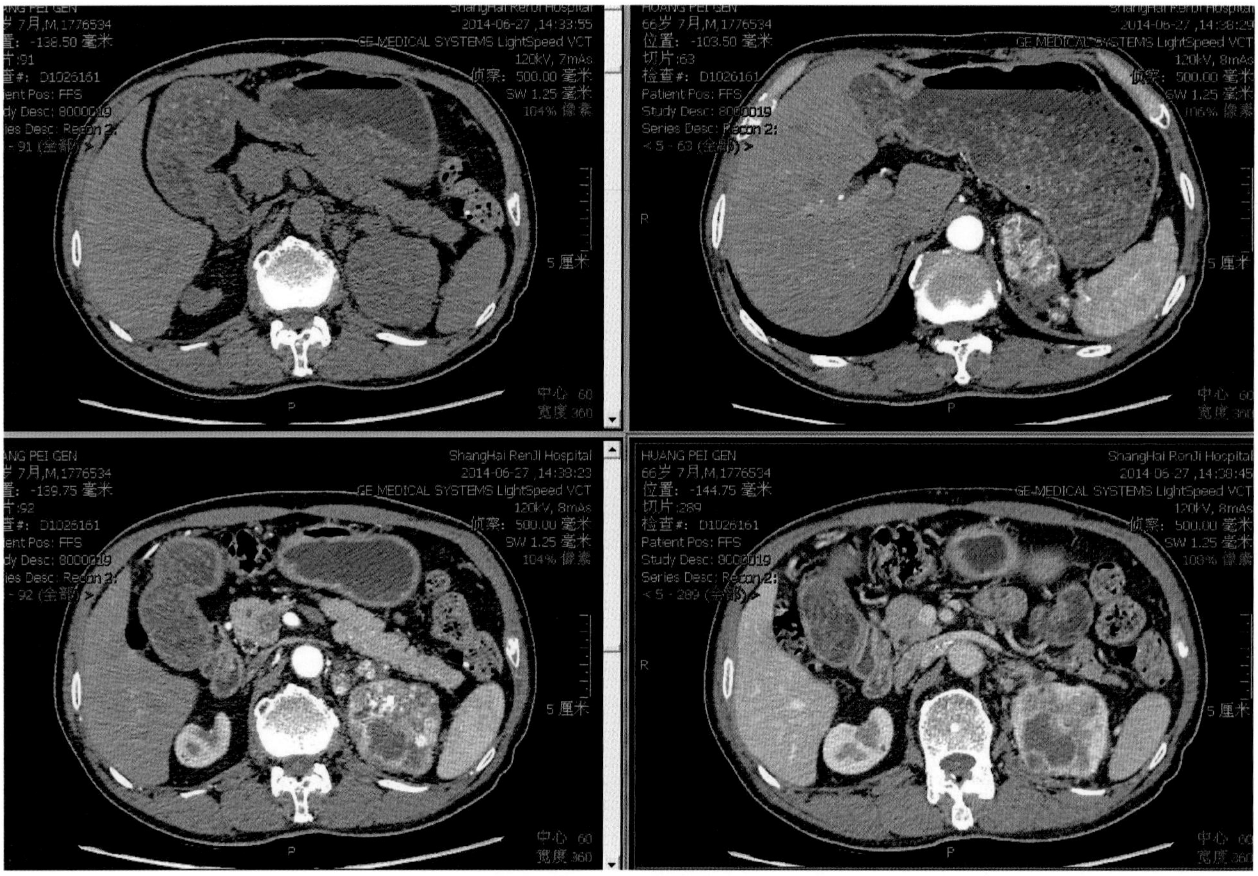

图8-3　左侧肾细胞癌伴左侧肾上腺转移

腺异常的定义较为宽泛，某些常见的肾上腺非肿瘤性改变，如局部充血水肿、出血、增生或良性腺瘤等，也在CT上表现为上述特征，故CT的阳性预测值仍较低，大多数研究中其阳性预测值都＜50%，行MRI检查可能略增加其阳性预测值，但还是有相当部分正常肾上腺被切除。

（三）肾细胞癌根治术时行同侧肾上腺切除术的指征及其手术疗效

1969年Robson提出对于肾细胞癌，若在患肾切除基础上行肾周脂肪和Gerota筋膜清除，淋巴结清扫及同侧肾上腺切除，其远期效果要好于单纯肾切除，该术式被奉为经典的肾细胞癌根治术。20世纪80年代开始，有不少学者对是否在行肾细胞癌根治术时行同侧肾上腺切除术提出质疑，质疑的理由

一方面是术后证实肾上腺侵犯或转移的发生率极低，另一方面若发生肾上腺转移，即便行同侧肾上腺切除似乎并不能够改善预后。所以，常规行肾上腺切除的方法逐渐被摒弃。其后由于影像学的发展及对肾上腺转移危险因素的深入了解，行同侧肾上腺切除只限于有明确影像学依据，或者是体积较大、位于上极、有肾静脉癌栓的肿瘤。

2009年，O'Malley等总结了之前的研究后建议大多数的肾细胞癌手术都应予以保留肾上腺，除以下3种情况外：① CT/MRI上提示肾上腺异常或术中发现。② 癌栓到达肾上腺中央静脉水平。③ 肿瘤直径大于7 cm且位于肾脏上极。但Kutikov的研究认为，除了影像学检查提示肾上腺异常之外，所有肾细胞癌肾上腺转移的危险因素均不能作为独立预测因素，故O'Malley等提供的建议很大程度是基于

证据级别较低的研究之上。他在研究中指出,由于影像学检查敏感度较高,凭此对于是否行同侧肾上腺切除术已经足够,不应纳入肿瘤大小和位置作为手术指征。Weight等的研究中也倾向于将影像学异常表现作为唯一的手术指征,同时还提到,行同侧肾上腺切除术不能降低对侧肾上腺转移的发生率,一旦该情况发生,即便手术患者也将由于肾上腺功能不全而导致不良预后。

至于行同侧肾上腺切除术的远期疗效,研究证明,孤立的同侧肾上腺直接侵犯或转移才可能从该手术中获益。由于大部分肾上腺累及的肾细胞癌患者已有其他转移灶或有远处转移的倾向,所以只有极少患者能够长期存活,故对于所有患者,术后都应接受进一步全身治疗。

(四) 肾上腺转移的分期和预后

回顾肾细胞癌分期的历史,1969年Robson提出的肾细胞癌分期中首次提及肾细胞癌肾上腺累及,并将其与肾周脂肪浸润一起归入Ⅱ期,其后直至2002年第5版AJCC癌症TNM分期依然将肾上腺累及和肾周脂肪浸润划入T3a。但从20世纪90年代开始,陆续有研究对肾细胞癌肾上腺累及的预后提出异议,David等对57例行肾细胞癌根治术和同侧肾上腺切除的患者的随访发现,与肾上腺正常的患者相比,肾上腺累及的患者 ($n=3$) 有全身转移的倾向,预后较差,并提出将肾细胞癌肾上腺直接侵犯划为T3d,肾上腺转移归入M1。Han等对1 061位肾细胞癌根治术后患者的随访研究表示,同期肾上腺直接浸润的患者,无论是否伴有淋巴结和远处转移,总体预后明显差于仅

有肾周脂肪浸润的患者,与T4患者相仿(中位生存期均为1年左右),并且对IL-2的反应也差于后者。其后数年间若干单中心大样本研究也得出相同的结论。2007年,Ficarra等在欧洲12个中心的近2 000名患者的研究结果进一步佐证了上述观点,而且发现若肾上腺侵犯伴有肾静脉或下腔静脉癌栓形成,其预后将更差。基于上述研究,2009年,第6版AJCC癌症TNM分期中将肾上腺直接侵犯和超出Gerota筋膜共同归入T4。其后关于肾上腺预后的争议告一段落,但关于其预后较差的原因,目前观点认为与全身转移倾向有关,但具体机制尚待发掘。

总之,肾细胞癌肾上腺转移较为少见,发生率小于5%,尸检报告及新近的大样本研究提示对侧肾上腺转移不比同侧发病率低。肾细胞癌术后可出现迟发性肾上腺转移。较大的 (≥T2期),位于上极的或伴有肾静脉和下腔静脉癌栓的患者发生肾上腺转移的风险可能较大,但均不可作为独立的预测因素,也不能单纯凭这几项而在行肾细胞癌根治术时同时行同侧肾上腺切除术。影像学检查(CT/MRI)是术前判断是否伴有肾上腺转移的最直接证据,近几年有研究建议将影像学阳性作为行同侧肾上腺切除术的唯一指征,但目前还未能广泛运用。影像学检查的敏感度、特异度及阴性预测值都较高,但阳性预测值偏低,故即便影像学表现为肾上腺异常,但大部分病理结果仍为阴性。无论为直接侵犯或转移,肾细胞癌肾上腺累及的预后总体较差,最新AJCC肾细胞癌分期已将肾上腺直接侵犯列为T4。只有孤立的同侧肾上腺转移才可能从同侧肾上腺切除术中获益,极少数患者可获得长期存活,所有患者术后均建议进一步全身治疗。

四、肺 转 移

肾细胞癌最常见转移部位为肺,Saitoh于1981 年报道称尸检显示74%的肾细胞癌转移为肺部转

移。肾细胞癌可以通过血源性途径转移至肺，也可以直接通过淋巴引流途径经胸导管，继而转移至锁骨下静脉和肺动脉。目前已有大量关于肺转移灶切除的回顾性非随机对照研究。截至20世纪末，大部分此类研究都是小规模的，纳入研究的患者数量均不超过50例。近来一些规模略大的队列研究结果显示，完全性切除孤立或寡转移性肺部转移灶后患者的5年生存率为37%～45%。此外，多变量分析反复验证了潜在的独立预后因子。相反，转移灶的不完全切除往往预示着预后不良，5年生存率仅为0%～22%。

肺转移灶的数量也和预后密切相关。大量研究结果表明，孤立的肺转移灶完全切除后其中位生存时间为45.6～49个月，而完全切除多发转移灶后其中位生存期仅为19～27个月。一项纳入规模最大的研究报道称5年生存率的截点在于肺转移灶数量，当肺转移灶数量＞7处时其5年生存率为46.8%，而转移灶数量＞7处时仅为14.5%。此外，伴随淋巴结转移的患者生存时间更短。在肺转移同时伴随淋巴结转移的患者中，即使行肺转移灶完全性切除，其中位生存时间从102个月降至19个月，5年生存率从42.1%降至24.4%。

肾切除术后无瘤间歇期过短或出现同步转移均预示着不良预后。当患者无瘤间歇期大于或小于48个月时，其5年生存率分别为46%和26%；而大于或小于23个月时，其5年生存率分别为47%和24.7%。在肾切除术同时发生肺部远处转移时，即使完全性切除肺转移灶，患者的5年生存率为0；而异时发生的远处肺转移灶完全性切除术后5年生存率为43%。肺部转移灶的大小也是影响预后的因素之一。大小为5 mm的肺转移灶切除后其5年生存率为70%，而转移灶直径达45 mm的患者5年生存率仅35%。切除手术方式和预后没有相关性；此外，消融技术在部分患者中可作为手术切除的替代疗法。

五、肝 转 移

8%～30%的肾细胞癌患者出现肝转移。尸检报告显示肝转移占肾细胞癌远处转移的41%，但其中仅5%为孤立的异时性转移。然而，无论是手术还是消融术治疗肝转移灶的相关报道均较少见，其主要原因在于肾细胞癌患者出现肝转移时往往伴随其他脏器也发生转移，此时手术治疗已经没有意义。此外，不同于孤立的肺转移灶，肝转移往往伴随着不良预后。目前仅有一些纳入患者数量为13～68例的回顾性研究称外科切除肝转移灶有助于改善生存预后。更早的一些研究显示切除孤立的肝转移灶后中位生存时间为16～48个月，5年生存率为8%～38.9%。与肾细胞癌其他转移部位类似，发生肝转移时影响患者预后的因素包括大于6～24个月的无瘤间隔期、体力状态和切除的完整程度。

最大的一项回顾性研究分析了88例仅发生肝转移的肾细胞癌患者的预后情况，其中68例行肝转移灶切除术，结果发现行肝转移灶切除术的患者5年生存率为62.2%，而拒绝手术的患者5年生存率仅为29.3%。88例患者中有79%接受了系统治疗，由此可见，转移灶切除术对部分肾细胞癌发生肝转移的患者具有重要的治疗价值。但高危肾细胞癌患者及同时伴随其他远处转移的患者不能从手术治疗中获益。肝转移灶切除术的围术期死亡率较高，不同报道分别达到20.1%和31%。此外，肝转移灶切除后肿瘤易复发。因此在确定患者治疗方案时应权衡肝转移灶切除术的利弊。消融治疗作为外科手术替代方案的疗效仍不明确。

六、骨 转 移

转移性肾细胞癌患者中16%～26%的患者出现骨转移且常伴随明显症状。孤立性骨转移的确切发生率仍不明确。在94例孤立性转移的肾细胞癌患者中，仅有5例患者（5.3%）表现为单纯的转移性骨肿块，另外的研究显示仅2.5%的转移病灶为孤立性骨肿块。虽然在切除单个或多个转移肿块后能有效延长无瘤生存期，但由于大部分发生骨转移的患者常伴随疼痛、神经根压迫和病理性骨折等症状，姑息治疗往往成为首选。

放疗针对此类患者也许有一定效果，有研究比较了单剂量图像引导放射治疗（single-dose image-guided radiotherapy, IGRT）与低剂量分次照射法治疗骨转移治疗的疗效，结果提示IGRT（＞24 G）对3年局部控制无进展率显著优于后者（88% *vs.* 17%）。另一项研究比较了骨转移性肾细胞癌单剂量立体放射治疗（stereotactic body radiotherapy, SBRT）和常规放疗（conventional radiotherapy, CRT）的疗效和耐受性，两种方法应用于RCC脊柱骨转移（C1节段）治疗的疗效和疼痛缓解持续时间进行了比较。在疼痛的总体缓解率（CRT 68% *vs.* SBRT 62%，$P=0.67$）、至疼痛缓解的时间（CRT 0.6 周 *vs.* SBRT 1.2 周，$P=0.29$）和疼痛缓解的持续时间（CRT 1.7个月 *vs.* SBRT 4.8个月，$P=0.095$）方面均未观察到显著差异。

有研究对不同部位的孤立性RCC骨转移灶进行转移灶切除术/刮除术联合局部固定（$n=33$）与不进行手术的患者（$n=27$）进行了比较。结果显示，干预组的5年CSS率显著更高（36% *vs.* 8%，$P=0.007$），甚至在校正局部辅助放疗后亦是如此。一项回顾性研究报道了外科手术切除孤立或寡转移性骨转移灶的结果。早期的报道称手术切除孤立性骨转移灶能有效改善预后。在38例发生骨转移的肾细胞癌患者中，13例行转移灶切除术的患者5年生存率大于所有患者55%的5年生存率。此外，其他研究中行孤立性骨转移灶切除术的5例和9例肾细胞癌患者其5年总体生存率分别为40%和54%。但是另一项纳入25例晚期肾细胞癌患者的研究结果显示完全性切除孤立的骨转移灶后其5年生存率仅为13%。近来一项研究报道了切除多发性转移灶的125例肾细胞癌患者，其中11例患者仅发生骨转移，4例患者同时发生骨和肺的远处转移。该研究中，75.2%的患者切除了3个以上的转移灶。这些患者在切除肺部以外转移灶后5年生存率为32.5%，未行手术的对照组患者的5年生存率仅12.4%。一篇综述纳入了最大数量的行骨转移灶切除术的肾细胞癌患者，研究数据显示其5年生存率为35.8%～55%。此外，外周骨发生远处转移灶的患者5年生存率可达75%。无瘤间隔期较长的异时性骨转移，手术彻底切除的四肢骨转移灶和孤立的骨转移均预示着更长的生存期。

相关研究分析了肾透明细胞癌亚型发生骨转移，且报道了同时完全切除肺转移灶和骨转移灶的晚期肾细胞癌患者也可能存活多年，由此可见肾细胞癌患者同时出现肺部和骨转移并不一定预示着预后不佳。一系列小规模回顾性研究报道了类似的预后相关因子和生存率。由于回顾性研究的局限性，纳入研究对象数量不足和选择偏倚，手术切除肾细胞癌骨转移灶的具体疗效仍存在争议。但是，手术切除骨转移灶对于缓解患者疼痛症状的作用毋庸置疑。虽然没有肾细胞癌相关的随机研究，但针对其他恶性肿瘤骨转移患者的回顾性随机对照研究结果显示，采用减压手术结合术后放疗治疗骨转移灶引起的脊髓压迫，效果优于单纯放疗。这些患者中仅少部分骨转移源于肾细胞癌。另一项回顾性非随机观察性研究显示，脊柱手术能有效改善发生硬膜外脊髓骨转移患者的生活质量，手术可以控制疼痛，使患者重获或保持行动能力并提高控制括约肌能力，且手术治疗的死亡率和并发症发生率均处于可接受范围。

从外科角度看,肾细胞癌骨转移灶是高侵袭性且血供丰富的肿瘤。由于出血风险极高且存在危及生命的可能,外科操作显得非常有难度。最大的一项研究报道了368例肾细胞癌患者远处转移至四肢和骨盆后行手术治疗的结果,术后1年和5年总体生存率分别是47%和11%,其中15例 (5%) 患者在术后4周内死亡,大多由于急性肺衰竭或多脏器衰竭。

在切除引起疼痛症状的肾细胞癌骨转移灶后,91%的患者疼痛症状有所缓解,84%的患者达到了令人满意的功能学改善,94%骨转移灶发生在骨盆带和下肢的患者术后可以行走。此外,完全性切除同时还能减少同一部位的肿瘤复发,以免再次治疗。大量研究显示多种恶性肿瘤发生骨转移后,行完全性骨转移灶切除术较之行椎板切除术能更好地改善预后及功能。因此,外科治疗骨转移灶也作为持久固定和重建的最终手段,以免再次治疗。仅有一项随机性研究结果显示,术后的四肢放疗是值得推荐的。对于那些体积巨大的,生长范围延伸至骨外的骨转移灶,消融技术能够作为外科治疗的替代疗法。

七、脑 转 移

晚期肾细胞癌患者2% ～ 17%会发生脑转移,且其中80%的患者是有症状的。据报道未治疗患者的中位生存期仅3.2个月。随着无创性放射外科技术的发展,仅在处理直径大于2～3 cm的脑转移灶或症状发展迅速和导致中线偏移的大肿块时才选择开颅手术,其他情况下开颅手术已不占主导地位。总的来说,不论原发肿瘤部位在何处,选择脑部转移灶的治疗方案时需要考虑的最主要因素包括一般状态、颅外的肿瘤负荷以及肿瘤放射治疗小组 (RTOG) 回归分类分析 (RPA) 纳入的疾病种类。70% ～ 80%的肾细胞癌脑转移患者属于PRA二级 (Karnofsky评分大于70%,远处颅外转移),此类患者中位生存期仅4.2个月。另一项纳入4 295例患者的研究显示,肾细胞癌脑转移患者的预后因素包括Karnofsky评分状态和脑转移灶数目。Karnofsky评分为80% ～ 90%及孤立脑转移病灶的患者中位生存期为14.8个月,而Karnofsky评分小于70%及脑转移灶数目＞3的患者其中位生存期仅3.3个月。另一项纳入138例患者的观察性研究验证了这一结果。

在一项回顾性研究中,采用全脑放射治疗 (WBRT) 肾细胞癌孤立脑转移,患者生存期也仅有4.4个月,提示手术治疗可能更为有效。一项回顾性随机对照研究比较了手术联合WBRT和单独应用WBRT治疗63例不同种类肿瘤发生的脑转移,结果证实联合手术和WBRT的治疗效果优于独用WBRT。WBRT可用于治疗存在颅外进展性疾病的患者。目前WBRT适用于控制一般状态不良及肿瘤病灶数目多患者的症状。研究显示开颅术切除50例肾细胞癌患者的脑转移灶,术后总体生存期达到12.6个月,效果确实优于WBRT。术后辅助WBRT对预后没有明显改善。

然而,立体定向放射外科治疗 (stereotactic radiosurgery, SRS) 相比于手术能有效控制转移灶,甚至是多发转移灶和复发的转移灶。一项纳入85例具有376个脑转移灶的肾细胞癌患者接受SRS治疗,中位肿瘤体积为1.2 cm (范围为0.1 ～ 14.2 cm)且65%存在多发转移,结果显示中位生存期为11.1个月且局部肿瘤控制率为94%,死亡的患者大多因为疾病的系统进展。肿瘤放射治疗小组 (RTOG) 回归分类分析 (RPA) 等级为一级、二级、三级患者的生存时间分别为24.2、9.2和7.5个月。另一项纳入

69例患者的研究结果显示，SRS治疗后没有活动性颅外病灶的患者中位生存时间为13个月，而存在活动性颅外病灶患者的中位时间仅5个月。

一项三臂的研究比较了SRS、WBRT和SRS+WBRT治疗。每组进一步分为RPA Ⅰ～Ⅲ级（Ⅰ级：良好；Ⅱ级：中度；Ⅲ级：较差）。单独SRS治疗组与SRS+WBRT治疗组在2年生存率和颅内控制方面相当。在一般人群中以及在RPA亚组分析中，这两种治疗模式均优于单独WBRT治疗。SRS相较开颅手术是否更有助于改善生存预后目前仍存在争议，关于肾细胞癌脑转移的回顾性研究规模均较小，许多患者的转移是异时发生的，并且仅少部分患者实施开颅手术，所以难以直接比较两种治疗方案在改善预后方面的优劣性。

（黄吉炜　黄翼然）

参考文献

[1] 毕新刚, 寿建忠, 马建辉, 等.肾细胞癌肾上腺转移的临床特点及外科治疗(附23例报告)[J].中华泌尿外科杂志, 2006, 27(5): 328–331.

[2] O'Malley R L, Godoy G, Kanofsky J A, et al. The necessity of adrenalectomy at the time of radical nephrectomy: a systematic review[J]. The Journal of Urology, 2009, 181(5): 2009–2017.

[3] Lau W K, Zincke H, Lohse CM, et al. Contralateral adrenal metastasis of renal cell carcinoma: treatment, outcome and a review[J]. BJU International, 2003, 91(9): 775–779.

[4] Weight C J, Kim S P, Lohse C M, et al. Routine adrenalectomy in patients with locally advanced renal cell cancer does not offer oncologic benefit and places a significant portion of patients at risk for an asynchronous metastasis in a solitary adrenal gland[J]. European Urology, 2011, 60(3): 458–464.

[5] Ke-hung Tsui K H, Shvarts O, Barbaric Z, et al. Is adrenalectomy a necessary component of radical nephrectomy? UCLA experience with 511 radical nephrectomies[J]. The Journal of Urology, 2000, 163: 437–441.

[6] Moudouni S M, En-Nia I, Patard J J, et al Real indications for adrenalectomy in renal cell carcinoma[J]. Scand J Urol Nephrol, 2002, 36(4): 273–277.

[7] Sandock D S. Adrenal metastases from renal cell carcinomas: role of ipsilateral adrenalectomy and definition of stage[J]. Urology, 1997, 49: 28–31.

[8] Moudouni S M, En-nia I, Manunta A, et al. Factors influencing adrenal metastasis in renal cell carcinoma[J]. Int Urol Nephrol, 2003, 35(2): 141–147.

[9] Kutikov A, Piotrowski Z J, Canter D J, et al. Routine adrenalectomy is unnecessary during surgery for large and/or upper pole renal tumors when the adrenal gland is radiographically normal[J]. The Journal of Urology, 2011, 185(4): 1198–1203.

[10] Siemer S. Adrenal metastases in 1635 patients with renal cell carcinoma: outcome and indication for an adrenalectomy[J]. The Journal of Urology, 2004, 171: 2155–2159.

[11] Yokoyama H, Tanaka M. Incidence of adrenal involvement and assessing adrenal function in patients with renal cell carcinoma: is ipsilateral adrenalectomy indispensable during radical nephrectomy?[J]. BJU Int, 2005, 95(4): 526–529.

[12] McDougal W S. Adrenal sparing surgery in the treatment of renal cell carcinoma: when is it possible?[J]. J Urol, 2005, 173(3): 922–923.

[13] De Sio M, Autorino R, Di Lorenzo G, et al. Adrenalectomy: defining its role in the surgical treatment of renal cell carcinoma[J]. Urol Int, 2003, 71(4): 361–367.

[14] Kuczyk M, Munch T, Machtens S, et al. The need for routine adrenalectomy during surgical treatment for renal cell cancer: the Hannover experience[J]. BJU Int, 2002, 89(6): 517–522.

[15] Antonelli A, Cozzoli A, Simeone C, et al. Surgical treatment of adrenal metastasis from renal cell carcinoma: a single-centre experience of 45 patients[J]. BJU Int, 2006, 97(3): 505–508.

[16] Vazquez B J, Richards M L, Lohse C M, et al. Adrenalectomy improves outcomes of selected patients with metastatic carcinoma[J]. World Journal of Surgery, 2012, 36(6): 1400–1405.

[17] Han K-R, Bui M H T, Pantuck A J, et al. TNM T3a renal cell carcinoma: adrenal gland involvement is not the same as renal fat invasion[J]. The Journal of Urology, 2003, 169(3): 899–904.

[18] Ficarra V, Galfano A, Guillé F, et al. A new staging system for locally advanced (pT3–4) renal cell carcinoma: a multicenter european study including 2,000 patients[J]. The Journal of Urology, 2007, 178(2): 418–424.

[19] Haas N B, Manola J, et al. Initial results from ASSURE (E2805): adjuvant sorafenib or sunitinib for unfavorable renal carcinoma, an ECOG-ACRIN-led, NCTN phase Ⅲ trial[J]. European Archives of Psychiatry & Clinical Neuroscience, 2012, 263(2): 133–141.

[20] Capitanio U, Blute M L, Mulders P, et al. Lymph node dissection in

renal cell carcinoma [J]. Eur Urol, 2011, 60(6): 1212-1220.

[21] Kim S, Thompson R H, Weight C, et al. The relationship of lymph node dissection with recurrence and survival for patients treated with nephrectomy for high-risk renal cell carcinoma [J]. J Urol, 2012, 187(4): e233-e234.

[22] Zelefsky M J, Greco C, Motzer R, et al. Tumor control outcomes after hypofractionated and single-dose stereotactic image-guided intensity-modulated radiotherapy for extracranial metastases from renal cell carcinoma [J]. Int J Radiat Oncol Biol Phys, 2012, 82: 1744.

[23] Hunter G K, Balagamwala E H, Koyfman S A, et al. The efficacy of external beam radiotherapy and stereotactic body radiotherapy for painful spinal metastases from renal cell carcinoma [J]. Pract Radiat Oncol, 2012, 2(4): e95-e100.

[24] Fokas E, Henzel M, Hamm K, et al. Radiotherapy for brain metastases from renal cell cancer: should whole-brain radiotherapy be added to stereotactic radiosurgery?: analysis of 88 patients [J]. Strahlenther Onkol, 2010, 186(4): 210-217.

第九章
肾细胞癌的免疫治疗

肾细胞癌生物学的许多研究发现，肾细胞癌存在肿瘤的自主退缩现象（比率大概约0.5%）、癌组织中存在细胞毒性T淋巴细胞、无抗肿瘤治疗下疾病保持稳定等情况，这提示肾细胞癌的发展可能与机体自身免疫系统密切相关。而针对肾细胞癌的抗肿瘤免疫治疗，如细胞因子治疗转移性肾细胞癌有一定的效果，曾经是转移性肾细胞癌的主要治疗方式。近年来随着CTLA-4单抗以及PD-1/PD-L1单抗的出现，转移性肾细胞癌的免疫治疗再起波澜，下面就肾细胞癌的免疫治疗现状及未来做一具体阐述。

第一节
细胞因子治疗

细胞因子（cytokine）是由免疫细胞和其他细胞分泌的具有免疫调控作用的小分子量活性蛋白。由于细胞因子强大的免疫调控能力，细胞因子治疗（cytokine therapy）在临床上常常用来作为拮抗肿瘤患者免疫抑制状态的辅助治疗措施。目前应用于肾细胞癌治疗的细胞因子主要有白介素-2（IL-2）、α干扰素（IFN-α）。

（一）白介素-2治疗转移性肾细胞癌

1976年Morgan等首次阐述了白介素-2（interleukin-2, IL-2），IL-2是T淋巴细胞生长因子，具有较强的免疫增殖与免疫调节活性，体内能够激活非特异性细胞毒性T细胞以及自然杀伤细胞。经过体外及动物试验研究证实IL-2的抗肿瘤活性后，其抗肿瘤的主要机制包括：IL-2促进T淋巴细胞的增殖，诱导细胞毒性T淋巴细胞（CTL）及自然杀伤细胞（NK）的活性，同时诱导大量细胞因子的释放，包括肿瘤坏死因子（TNF）、γ干扰素（IFN-γ）等（图9-1）。

20世纪80年代初开始将其应用于进展期恶性肿瘤的治疗，并在晚期肾细胞癌及晚期黑色素瘤的治疗中取得一定的疗效。2005年前，IL-2是唯一获得美国FDA批准用于转移性肾细胞癌治疗的药物。

Fyfe G等开展了高剂量IL-2（Proleukin）治疗转移性肾细胞癌的临床研究，共入组255例患

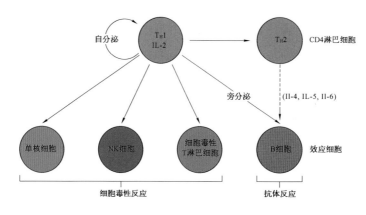

图9-1　白介素-2的作用机制

者，其具体治疗方案为：IL-2 600 ～ 720 kU/kg 静脉注射，时间大于15分钟，每8小时一次，直至出现不良反应；或连续给药14次，共5天；休息5 ～ 9天后，重复上述给药，如病情稳定或有效，可每6 ～ 12周重复。结果显示：客观有效率达14% (95%*CI*：10% ～ 19%)，其中12例 (5%) 患者获得完全缓解，24例 (9%) 患者获得部分缓解。长期随访显示：患者的中位生存时间为16.3个月，且疗效持续的中位时间为54个月，获得病情

完全缓解的患者，其疗效持续时间大于80个月，临床研究显示高剂量IL-2治疗延长了患者的无病生存期，从而整体生存获益。因此，1992年美国FDA批准高剂量IL-2 (Proleukin) 用于晚期肾细胞癌的治疗，IL-2成为被批准用于肾细胞癌治疗的首个生物制剂。大量的临床研究发现高剂量IL-2取得完全缓解的部分患者能够得到长期无病生存 (图9-2)，因此被认为是目前唯一能够治愈转移性肾细胞癌的疗法。

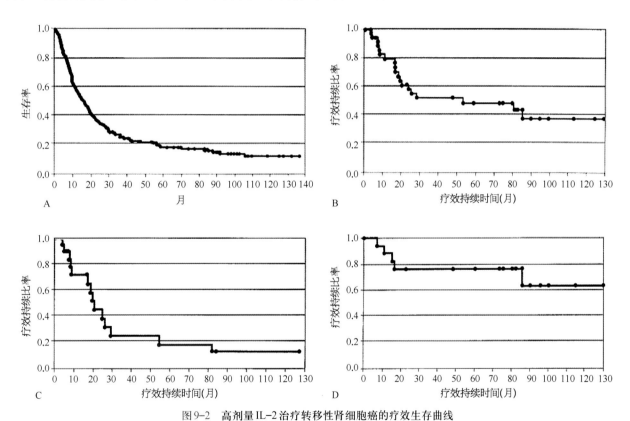

图9-2 高剂量IL-2治疗转移性肾细胞癌的疗效生存曲线
A. 255名接受高剂量IL-2治疗的转移性肾细胞癌患者的总体生存曲线；B. 255名患者中36名客观反应患者的疗效持续时间曲线；C. 255名患者中20名获得部分缓解患者的疗效持续时间曲线；D. 255名患者中获得完全缓解患者的疗效持续时间曲线

大部分接受IL-2治疗的患者都有流感样症状，包括发热、寒战、肌痛。心血管、肺以及中枢神经系统毒性都与高剂量IL-2治疗相关。心血管毒性包括需要升压药物治疗的低血压、心律失常、心肌梗死及心绞痛。其次的肺毒性可能发展成渗漏综合征，并需要机械通气。表现为少尿的3级肾毒性，发生率超过20%，血肌酐水平超过8 mg/dl的比例据报道

约2%。意识错乱以及神经精神病变也较为常见，治疗相关的病死率高达4%。因此仔细挑选合适的患者，可尽量降低高剂量IL-2治疗引起的相关并发症发生率与病死率。近来发布了高剂量IL-2毒性的治疗指南。

有关高剂量IL-2治疗转移性肾细胞癌的临床试验所报道的肿瘤客观有效率各有差异，完全缓解

(complete remission, CR) 率从0% ～ 13%,而部分缓解 (partial remission, PR) 率从0% ～ 30%。但由于高剂量IL-2治疗的不良反应,需要患者住院治疗,并进行严密监测,因此限制了其应用。目前已经发展了可替代的低剂量IL-2治疗方案,并用于转移性肾细胞癌的临床研究。Kammula等总结美国国家癌症研究院 (National Cancer Institute, NCI) 应用高剂量IL-2治疗晚期肿瘤的结果,并对比了每周期平均用药13次 (155例) 与用药7次 (809例) 对疗效及

毒副作用的影响,研究发现后者IL-2用量减少了近50%,但有效率没有降低,不良反应明显减少,没有与IL-2相关的死亡病例。

目前国外大量临床研究证实:通过改变给药途径 (如采用皮下注射) 以及降低给药剂量,疗效并未发现存在显著差异,尤其是无生存差异,但治疗的不良反应明显降低,明显提高了患者治疗的耐受性 (表9-1)。因此IL-2用于转移性肾细胞癌的治疗,包括高、低剂量两种用法。

表9-1 肾细胞癌的高、低剂量IL-2治疗方案

方　案	给 药 方 法
高剂量IL-2方案[a]	600 ～ 720 kU/kg IL-2静脉注射,时间大于15分钟,q8 h直至出现毒性反应;或连续给药14次共5天;休息5 ～ 9天后,追加14次的IL-2治疗剂量,给药时间大于5天。如果治疗有效或稳定,可以继续1 ～ 2个疗程
低剂量IL-2方案[b]	72 kU/kg IL-2快速注射,q8 h,最多给予15个治疗剂量,每7 ～ 10天重复,治疗2周期。一周期治疗有效或稳定,继续第二周期治疗。只有肿瘤出现缩小,可以继续第3及4周期的治疗
皮下用药方案	• 90 MU/w (18 MU d1-5) w1,72 MU/w (9 MU d1-2, 18 MU d3-5) w2-4,休息1周后重复,两周期有效继续原方案治疗[c] • 90 MU/w (18 MU d1-5) w1,63 MU/w (18 MU d1-2, 9 MU d3-5) w2-4,休息1周后重复,两周期有效继续原方案治疗[d]

注: a. 引自 Fyfe G, Fisher RI, Rosenberg SA, et al: J Clin Oncol 13; 688-696,1995; b. 引自 Yang JC, Topalian SL, Parkinson D, et al: J Clin Oncol 12: 1572-1576,1998; c. Geertsen PF, Gore ME, Negrier S, et al. Br J Cancer. 2004; 90: 1156-1162; d. 盛锡楠,李峻岭,郭军,等. 中华肿瘤杂志,2008,30 (2): 129-133。

为明确高剂量与低剂量IL-2治疗转移性肾细胞癌的优缺点,开展了两项随机临床试验。美国NCI外科分会Yang等进行了一项比较不同剂量IL-2静脉给药治疗转移性肾细胞癌的随机临床试验,随机接受高剂量及低剂量静脉IL-2,临床随机至117例患者入组后,增加了皮下给药治疗组,这样试验共有三组,分别入组了156例、150例、94例患者。结果显示:静脉给药不同剂量情况下高剂量组有效率 (21%) 显著高于低剂量组 (13%) (P=0.048),并且

疗效持续时间优于低剂量组 (P=0.04),但两种剂量水平下总生存 (OS) 无显著差异;毒性方面,高剂量组显著高于低剂量组,特别是低血压发生率;而不同给药途径方面,高剂量静脉给药组有效率明显高于皮下给药组有效率 (21% vs. 10%),但统计学差异性处于边界 (P=0.048),同样,生存方面两组之间无显著差异,而皮下给药组与低剂量静脉给药组的有效率相当,无统计学差异性,另外皮下给药组的毒性也显著低于高剂量静脉给药组下降 (表9-2、表9-3)。

表9-2 Yang等报告的高、低剂量IL-2治疗转移性肾细胞癌研究结果

试 验 结 果	高 剂 量	低 剂 量	皮 下 注 射
2组研究:客观有效率 (ORR)	21%	13%	—
完全缓解 (CR)	7%	4%	—

（续表）

试 验 结 果	高 剂 量	低 剂 量	皮 下 注 射
3组研究：客观有效率 (ORR)	21%	11%	10%
完全缓解 (CR)	6%	1%	2%
CR患者有效持续时间 (月)	19～130+	3～128+	13～78+

注：引自 Yang JC et al. *J Clin Oncol*. 2003; 21：3127。

表9-3　高、低剂量IL-2治疗转移性肾细胞癌的不良反应

3/4级不良事件	高剂量 (%)	低剂量 (%)	皮下注射 (%)
低血压	36.4	29	0
抑 郁	20.5	9.9	9.4
恶心/呕吐	13.4	8.5	3.3
少尿 ($\leq$ 80 ml/8 h)	12.0	7.7	1.1
中枢系统疾病	10.2	3.7	1.7
血小板减少	9.2	1.5	0

注：引自 Yang JC et al. *J Clin Oncol*. 2003;21：3127。

　　另外一项研究是由细胞因子工作组 (CWG) 开展的Ⅲ期随机临床试验，共入组193例患者，按照1∶1的比例随机接受每6周的皮下注射IL-2联合IFN-α治疗或标准的高剂量静脉IL-2治疗，可评价患者为192例。结果显示：高剂量IL-2组客观有效率为23.2%，IL-2与IFN-α联合治疗组客观有效率为9.9%，两组具有显著性差异 (P=0.018)，两组中位有效持续时间分别为24个月及15个月 (P=0.18)，中位生存时间分别为17.5个月及13个月 (P=0.12)。其中无进展生存期超过3年的患者，高剂量IL-2组患者10例，而联合治疗组为3例。在这项研究中，骨转移或肝转移以及原发肿瘤保留的患者，接受高剂量IL-2具有生存优势 (P=0.001, P=0.040)。而肾细胞癌根治术后或无骨、肝转移的患者，无生存优势。

　　上述两项高、低剂量IL-2的临床研究表明，高剂量静脉给药与低剂量比较，能够获得较高的有效率，这是其主要优势，尤其适合肿瘤转移至免疫隔离的器官，如肝脏、骨或原发肿瘤保留的患者。虽然高剂量IL-2治疗转移性肾细胞癌仅能使小部分患者客观有效，但完全缓解的患者，其疗效持续时间长 (超过5年)，因此高剂量静脉给药仍然是IL-2治疗的标准用法。但上述研究同样也表明高剂量IL-2治疗与低剂量及皮下给药比较，无明确的总生存优势，加上高剂量IL-2的应用受限于其毒副作用，需要住院严密观察，仅一般情况良好的患者才能接受高剂量IL-2治疗，因此部分患者也同样可以考虑接受低剂量IL-2静脉或皮下给药，或者低剂量IL-2与干扰素联合给药。

　　2004年7月～2006年6月，国内进行了单药重组人源化IL-2 (Proleukin) 皮下注射治疗转移性肾细胞癌的疗效及其安全性研究，该研究为开放、多中心、非对照临床研究。入组41例经病理确诊的转移性肾细胞癌患者。第一周接受IL-2 9 MU q12 h (d1-5)，后三周9 MU q12 h (d1-2)，9 MU qd (d3-5)，休息1周后重复。5周为1个周期，共2～4个周期。5例出组，36例可评价客观疗效，CR 0例，PR 7

例 (19.4%)，SD 16 例 (44.4%)，PD 13 例 (36.1%)，疾病控制率 63.9%，中位疾病进展时间 (time to progression, TTP) 为 6 个月，中位总生存期 (overall survival, OS) 未达到，1 年生存率为 66.7%。严重不良反应 (≥ 3 级) 少见，主要表现为多系统 1 ～ 2 级的轻中度不良反应，分别为疲乏感 (100%)、发热 (82.9%)、注射部位皮下硬结 (68.3%)、皮疹 / 脱屑 (43.9%)、腹泻 (24.4%)、呕吐 (17.1%)、转氨酶升高 (39%)、血肌酐升高 (39%)、尿素氮升高 (22%)、贫血 (12.2%)、呼吸困难 (12.2%) 等，大多数不良反应为可逆性。研究结果显示中低剂量 IL-2 治疗中国人转移性肾细胞癌的疗效与国外报道有相同，且能延长患者生存期，不良反应以轻中度为主，患者能够耐受。因此《中国肾癌诊治指南 (2015 版)》推荐 IL-2 的中低剂量方案可用于我国转移性肾细胞癌的一线治疗，主要适用于一般情况较好、心肺功能正常的转移性肾透明细胞癌患者，推荐剂量：18 MU/d ih (5 d/w × 1w)，9 MU q12 h (d1-2)，9 MU qd (d3-5 × 3w)，休息 1 周后重复 (推荐分类为 2A)。

近来细胞因子工作组 (CWG) 开展了有关高剂量 IL-2 进行选择性治疗的临床试验，其主要目的是前瞻性确定预后指标 (基础免疫功能、免疫组化) 是否能够用于选择合适的患者接受高剂量 IL-2 的治疗。虽然细胞因子的辅助治疗，无论是 IFN-α、高剂量 IL-2 还是生物化疗 (低剂量 IL-2 与 IFN、5-FU 联合) 还没能改善预后，但是选择合适的患者接受上述治疗也许能提高预后。高剂量 IL-2 与抗血管生成药物以及其他免疫治疗联合也处于探索中。

近年来，随着抗 VEGF 靶向药物的发展，有研究尝试高剂量 IL-2 治疗 TKI 治疗失败的转移性肾细胞癌，2008 年度 ASCO 大会报道了一项回顾性研究，共有 23 例既往接受抗 VEGFR 的 TKI 或者贝伐珠单抗失败的转移性肾细胞癌患者，全组无客观有效，SD 3 例，持续时间分别为 1 个月、8 个月、9 个月，总有效率低于 CWG 的 III 期临床试验的结果，而接受 TKI 患者的严重心血管毒性达到 40%。因此对于

接受抗 VEGF 治疗失败的患者，可能不适宜高剂量 IL-2 的治疗。

总体来说，IL-2 仍为转移性肾细胞癌的一个重要治疗方法，目前的研究重点也集中在如何提高反应率和增加持续 CR 的患者比例。McDermott 等报道的 SELECT 研究即通过选择特定患者人群 (肾透明细胞癌，PS 评分：0 分)，从而获得几乎既往研究的 2 倍反应率。其他预测 IL-2 反应率的研究也在进行。英国的学者也报道了类似的结果，通过选择治疗人群使反应率翻番，同时 CR 的患者也得以增加。IL-2 治疗的下一个目标将是提高反应率并延长反应持续时间。Mayer Fishman 目前正在进行的一项研究，希望通过阿昔替尼 (axitinib) 提高反应率，之后序贯予 IL-2 以延长反应持续时间。另一个方向，则基于 IL-2 免疫细胞活化模式的深入研究，试图分别诱导细胞毒性 T 细胞和成熟 DC 细胞，并减少对免疫系统抑制细胞的诱导。实验室数据已证实"通过 IL-2 间歇给药的方式以控制免疫反应中不同细胞活化"的可行性。一项单中心研究探讨了 IL-2 间歇给药的方式，即每周 5 次，共 4 周，这项研究发现 DC 细胞活性相似或高于既往研究报道。

(二) 干扰素、聚乙二醇干扰素以及其他细胞因子

干扰素 (interferon, IFN) 是最先发现的细胞因子，早在 1957 年，Issacs 等发现病毒感染的细胞产生一种因子，可抵抗病毒的感染，干扰病毒的复制，因而命名为干扰素。根据其来源和结构，可将 IFN 分为 IFN-α、IFN-β、IFN-γ，它们分别由白细胞、纤维母细胞和活化的 T 细胞产生。IFN 除有抗病毒作用外，还有抗肿瘤、免疫调节、控制细胞增殖及引起发热等作用。1983 年两组研究者首次报道了干扰素针对肾细胞癌的抗肿瘤效应，其具体作用机制还不是很明确，其可能的作用机制包括：抑制癌基因活性，提高免疫调节功能，包括效应细胞的细胞毒作用以及肿瘤细胞 MHC-II 的表达。

IFN-α 治疗转移性肾细胞癌进行了广泛研究，而 INF-β 与 IFN-γ 研究相对较少，而且 IFN-γ 的

随机对照临床试验证实其治疗并不优于安慰剂,因此临床实践中应用最广泛的干扰素为重组IFN-α 2a以及重组IFN-α 2b。其剂量从每日3～50 MU,有效率为0%～30%,中位值为14.5%(648例患者中,CR13例,PR81例,95%*CI* 12%～17%)。大部分有效的病例为肺转移及行为状况良好的患者。疗效持续的中位时间为6～10个月,但也有患者完全缓解的持续时间超过2年。

一般文献中将IFN-α的用量分为低剂量(≤3 MU/d)、中等剂量(5～20 MU/d)和高剂量(≥20 MU/d),两项回顾性分析显示中等剂量IFN-α治疗可获得较高的有效率,其中一项分析显示5～10 MU/d剂量强度的疗效最高,但考虑到干扰素的不良反应是剂量依赖性的,因此最佳疗效剂量为5～10 MU/m^2 tiw。

转移性肾细胞癌患者给予IFN-α治疗是否能够生存获益,共进行了4项随机临床试验(表9-4),其中2项临床试验是单药IFN-α与醋酸甲羟孕酮(medroxyprogesterone acetate, MPA)进行比较,而另外2项是IFN-α联合长春碱与单用长春碱或MPA进行比较。结果显示其中两项试验可观察到生存获益。

表9-4 IFN-α治疗改善转移性肾细胞癌生存的随机试验

	治疗方案	样本量(例)	有效率(%)	中位生存(月)	生存获益
Steineck等	IFN-α	30	6	7	无
	vs. MPA	30	3	7	
Kriegman等	IFN-α/VBL	41	35	16	无
	vs. MPA	35	0	10	
Pyrhonen等	IFN-α/VBL	79	16	17	有
	vs. VBL	81	2	10	
Ritchie等	IFN-α	167	16	8.5	有
	vs. MPA	168	2	6	

两项随机试验已经证实发生同步转移的肾细胞癌患者,先行减瘤手术后再接受IFN-α治疗具有统计学上的生存优势。第一项临床研究由西南肿瘤协作组开展,共入组246例患者,随机分配肾细胞癌切除术后接受IFN-α,与单独IFN-α治疗而不予手术治疗进行比较。两组分别为120例与126例,结果显示肾细胞癌切除术后接受IFN-α治疗组患者具有生存优势(11.1个月*vs.*8.1个月,*P*=0.05)。另外一项临床试验,Mickisch等入组85例患者随机分配肾细胞癌切除术后再给予IFN-α治疗,或单独IFN-α治疗而不予手术,结果显示前者的TTP(5个月*vs.*3个月,*HR*=0.60;95%*CI* 0.36～0.97)以及中位OS均显著优于后者(17个月*vs.*7个月,*HR*=0.54;95%*CI* 0.36～0.97)。这些试验表明如果肾细胞癌同步发生转移,接受IFN-α治疗前应尽可能给予肾细胞癌切除术,而相关的回顾性分析显示这个结论同样适用于其他细胞因子,例如IL-2。

因此IFN-α是欧洲泌尿外科协会推荐的转移性肾细胞癌的一线治疗之一。常用治疗剂量是9～18 MU/d,皮下或肌内注射,3次/周。大多数学者建议治疗持续时间至少3个月。国内应用较为广泛,《中国肾癌诊治指南》(2015版)推荐将中、高剂量IFN-α作为转移性肾细胞癌一线治疗,每次9 MU,皮下注射,3次/周,共12周。

干扰素单药有效率低，因此研究者开展了多项联合用药临床研究。而其中最重要的即为贝伐珠单抗联合干扰素治疗转移性肾细胞癌。其中，贝伐珠单抗为单克隆抗体，其通过阻断 VEGF 与其受体结合，从而发挥抗肿瘤作用。两项随机对照Ⅲ期临床研究对比了贝伐珠单抗联合干扰素组与干扰素单药治疗初治转移性肾细胞癌的疗效。两项研究均证实联合用药组显著延长 PFS (Rini：8.5 个月 vs. 5.2 个月，HR = 0.71；Escudier：10.2 个月 vs. 5.4 个月，HR = 0.63)，研究中反应持续却由于毒副反应需要停用干扰素时，贝伐珠单抗均可持续应用。与中危肾细胞癌的既往生存数据相比，两项研究中的所有用药组均显示出中位 OS 的延长 (Rini：18 个月 vs. 17.4 个月；Escudier：两组均为 19.8 个月)，OS 几乎为既往生存数据的两倍 (这两项研究为近 20 个月，既往为 10 个月)。生存的延长主要得益于两组对照治疗后的后续维持治疗。

普通干扰素治疗具有自身不可克服的缺点，半衰期短，只有 4 小时，近年来研发了长效干扰素，也就是聚乙二醇干扰素，是聚乙二醇 (PEG) 与 IFN-α 结合形成的长效干扰素，改造后而经过聚乙二醇化的 IFN-α 的半衰期达 40 小时。因此聚乙二醇 IFN-α 可每周给药一次，较为便利，而其疗效与常规干扰素相当，也许具有更好的耐受性。每周一次的聚乙二醇 IFN-α 的药代动力学数据显示其达峰浓度较低且半衰期长。而其与常规 IFN-α 比较具有较长的半衰期可能转变为提高疗效，这点尚有争议。由于目前尚缺乏相关的随机试验，聚乙二醇 IFN-α 在肾细胞癌治疗中的地位尚不明确。其他细胞因子已经进行了初步的研究，目前尚处于进一步研究中。

(三) 细胞因子的联合治疗

细胞因子无论是 IL-2 还是 IFN-α，有效率仅为 10% ～ 20%，整体疗效不高，因此通过细胞因子之间联合，或与化疗、靶向治疗联合，以期提高疗效。

1. 细胞因子间联合　国外学者进行了 IFN-α

联合 IL-2 的临床实验研究，法国开展了一项Ⅲ期随机临床试验，与单药 IL-2 或 IFN-α 比较，评价中等剂量 IL-2 联合 IFN-α 的疗效，试验共入组 425 例转移性肾细胞癌患者。结果显示，联合治疗组无论是客观有效率还是 1 年无病生存方面，显著优于单药 IFN-α 或 IL-2 治疗，但总生存无明显差异，这说明联合治疗可提高对转移性肾细胞癌的有效率，但生存率与单用 IFN-α 或 IL-2 相比无明显统计学意义。

2005 年 ASCO 大会上报告了法国免疫治疗协会开展的一项针对中等预后患者的Ⅲ期临床试验，共入组 425 例患者，随机接受 MPA、IFN-α、低剂量皮下 IL-2 以及 IFN-α 与 IL-2 联合治疗，4 组患者在 3 个月时的有效率分别为 2.5%、4.4%、4.1%、10.9%，但出乎意料的是，其总体疗效并无显著差异 (中位总生存为 15 个月；P > 0.05)。

因此，细胞因子联合治疗转移性肾细胞癌，与单药细胞因子或高剂量 IL-2 比较，疗效方面无绝对优势，虽然部分患者可能有疗效获益，但总体来说，联合治疗无生存优势。因此，考虑到联合治疗的不良反应，不建议进行细胞因子的联合治疗。

2. 细胞因子与化疗联合　细胞因子与化疗联合称为化学免疫治疗 (chemoimmunotherapy)，临床前研究证实细胞因子与部分化疗药物联合具有协同效应，从而提高疗效。近十年来，国内外也进行了不同的尝试，转移性肾细胞癌的化疗中具有一定疗效的药物主要有 5-FU、吉西他滨、长春碱等，其单药化疗或联合化疗的有效率为 5% ～ 10%。细胞因子主要是与上述这些化疗药物联合，随机试验显示化学免疫治疗与单药细胞因子比较，仅仅在有效率方面稍有提高，但生存方面无明显差异，并且由于与化疗联合，增加了毒副作用，接受化学免疫治疗患者的生活质量下降。因此随着靶向药物的发展，部分靶向药物的有效率也明显高于细胞因子治疗，因此细胞因子联合化疗不适合转移性肾细胞癌的一线治疗，但对于靶向治疗失败的治疗，仍可以考虑尝试。

3. 细胞因子与靶向治疗的联合　近年来肾细

胞癌靶向治疗快速发展,自2005年以来,美国FDA批准了索拉非尼、舒尼替尼、阿昔替尼、培唑帕尼、依维莫斯、替西罗莫司以及贝伐珠单抗等7种靶向药物用于转移性肾细胞癌的治疗,而细胞因子与上述靶向药物的联合,也进行了不少尝试,这些研究已经确立了细胞因子与部分靶向药物的联合方案成为转移性肾细胞癌的一线治疗,如IFN-α联合贝伐珠单抗,无论是CALGB90206研究及欧洲开展的AVOREN研究,均证实联合治疗较单药IFN-α,既提高了有效率,也获得了生存改善。另外多项Ⅱ期临床研究证实索拉非尼联合干扰素可以提高疗效,但联合方案中IFN-α的地位尚不明确,贝伐珠单抗的抗VEGF治疗也许能够逆转这些肾细胞癌

患者免疫抑制效应,因而联合IFN-α提高了单药IFN-α的疗效,但也有联合细胞因子不能增效的情况,如替西罗莫司联合干扰素治疗的Ⅲ期临床试验证实两者联合并未获益,舒尼替尼联合干扰素也未能获益。有关细胞因子与靶向药物联合的具体情况可见"第十章　肾细胞癌的靶向治疗"部分。

(四) 细胞因子治疗预后指标的研究

近来转移性肾细胞癌患者接受细胞因子为主的治疗时提及多项临床指标(表9-5)。细胞因子治疗下病情快速进展的预测指标,包括肝转移、原发肾肿瘤至转移的间歇期较短(< 1年)、转移部位大于1个、中性粒细胞计数增高。

表9-5　高剂量IL-2治疗mRCC可能与疗效相关的因素

预 测 指 标	反应率 (%)
T-细胞受体 ζ 链的表达	
表达低	0
正常水平	19
病理学特征	
透明细胞癌	21
非透明细胞癌	6
透明细胞中	
泡样征＞50%	25
其他	0
CA Ⅸ表达	
＞85%	27
≤85%	14
免疫学特征	
高中性粒细胞,瘤体内浸润的高	
中性粒和低CD57+NK细胞	

注: CA Ⅸ=碳酸酐酶Ⅸ。

高剂量IL-2治疗转移性肾细胞癌仅能使小部分患者获益有效,但其不良反应显著,具有一定的治疗相关病死率,因此仔细挑选合适的患者,使其从高剂量IL-2治疗中获益,且尽量降低高剂量IL-2治疗

引起的相关发生率与病死率。肾细胞癌对于IL-2治疗的疗效以及生存预后与病理分级、碳酸酐酶Ⅸ(CA Ⅸ,G250抗原) 表达相关。

2008年ASCO大会T.Klatte等总结了330例转

移性肾细胞癌一线接受IL-2为主的免疫治疗的长期随访情况，CR22例 (7%)，PR56例 (17%)，临床获益率为56%，PD、SD、PR、CR不同疗效患者的总生存分别为6.9、24.6、31.4、105.7个月，全组超过50%的患者治疗获益，其总生存超过30个月。亚组分析显示随着MSKCC评分危险度的增高，其有效率、临床获益及总生存均下降。多因素分析显示一般情况良好、诊断到治疗的间歇期长、无肝转移、转移病灶

数少及中性粒细胞正常的患者适合给予IL-2的治疗，而其他患者应考虑接受靶向治疗比较合适。

上述所提及的法国免疫治疗协会于2005年ASCO大会报道的针对中等预后 (转移部位数>1个，诊断至转移时间>1年) 的肾细胞癌患者的Ⅲ期临床研究，临床结果可能表明细胞因子治疗不适用于中等预后的患者，也就是说低剂量细胞因子对于有利预后因素较少的患者而言，也许不能获得显著益处。

第二节
免疫治疗现状

(一) 特异性主动免疫治疗

特异性主动免疫治疗是指应用肿瘤细胞、肿瘤细胞裂解物、肿瘤细胞DNA和RNA，以及肿瘤细胞来源的肿瘤抗原，如蛋白、多肽、DNA和RNA等构建肿瘤疫苗，以此激发机体针对肿瘤的特异性免疫反应。目前，以树突状细胞和热休克蛋白为基础的疫苗免疫治疗措施显示出了比较好的应用前景，尤

其是自体热休克蛋白-多肽复合物疫苗 (oncophage) 已经在个别国家上市用于临床 (表9-6)。

肿瘤疫苗进入体内首先通过抗原递呈细胞 (如树突状细胞)，与细胞表面的主要组织相容性复合体-Ⅰ (major histocompatibility complex, MHC-Ⅰ) 类分子结合，呈递给CD8$^+$细胞毒性T淋巴细胞，或由抗原提呈细胞摄取、加工成肽段后与表面MHC-Ⅱ类分子结合并呈递给CD4$^+$辅助性T淋巴细胞，进

表9-6　部分近来报道并正在开展的疫苗试验

研究机构	入组标准	试验阶段	举办方	疫苗	对照	结果
国际	辅助治疗局部高危	Ⅲ期	企业	自体热休克蛋白-多肽复合物	观察	无PFS改善
德国	辅助治疗局部高危	Ⅲ期	企业	自体肿瘤裂解物	观察	5年及70个月PFS提高
多中心	转移性	Ⅱ期	不定	树突状细胞		临床获益38%
国际	转移性	Ⅲ期	企业	TroVax+标准治疗	安慰剂+标准治疗	进行中
哥伦比亚大学	转移性	Ⅱ期	企业	TroVax+HD IL-2		进行中
Hoag癌症中心	转移性	Ⅱ期	其他	自体肿瘤与树突状细胞		进行中
多中心	转移性	Ⅰ/Ⅱ期	企业	树突状细胞负载肿瘤与CD40		进行中
NCI	转移性	Ⅱ期	NCI	自体肿瘤突变VHL多肽	—	即将进行

注：NCI，国家癌症研究所；PFS，无进展生存。

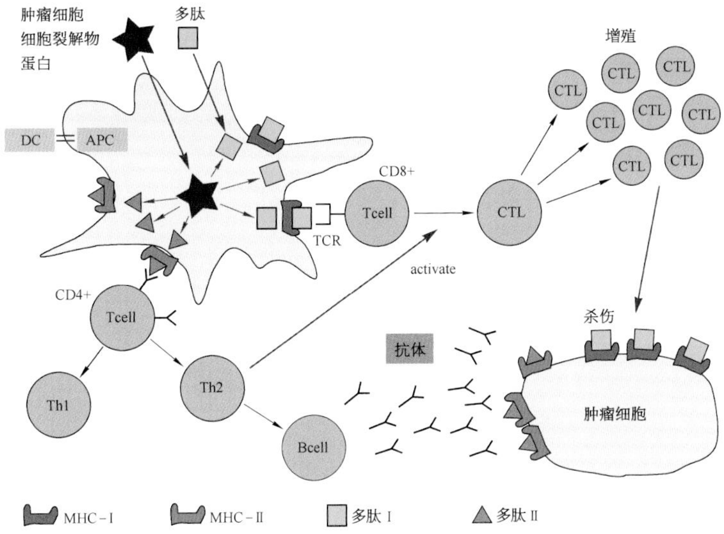

图 9-3　肿瘤疫苗的抗肿瘤免疫应答机制

而诱发机体的抗肿瘤细胞免疫应答，杀伤肿瘤细胞，这是肿瘤疫苗作用的全部过程（图 9-3）。

　　无论是肿瘤细胞为基础的疫苗还是树突状细胞疫苗，临床前研究均具有一定的抗肿瘤活性，单中心小样本的临床研究也显示出一定的临床效果。但由于缺乏多中心的大样本临床试验，这些治疗手段尚需要进一步的研究，需要进一步改进和开展前瞻性随机对照临床试验。因此，无论 NCCN 指南还是中国肾细胞癌诊治指南均未见明确推荐，但可作为临床试验鼓励合适的患者参与。

　　1. 肿瘤细胞疫苗　肿瘤细胞疫苗是将整个肿瘤细胞作为抗原导入患者体内，诱导特异性的抗肿瘤免疫应答。由于肿瘤细胞带有肿瘤的全部抗原，无须考虑分离肿瘤特异性抗原（TSA），而且由于自体肿瘤细胞具有和正常组织相同的人类白细胞抗原，不会引发机体的免疫排斥反应，因此被认为是理想的肿瘤疫苗方案。但是自体肿瘤组织来源十分有限，并且考虑到 TSA 的表达具有一定的组织特异性，因此这种方法的应用受到了限制。后来应用同种异体肿瘤细胞系进行肿瘤疫苗的研究，不同肿瘤细胞的混合能够提供一系列的 TSA，有利于增加肿瘤疫苗的免疫原性，减小其发生抗原丢失的概率。但是，单独使用自体或异体的肿瘤细胞难以产生足

够强度的免疫应答，给予 IL-2、GM-CSF、BCG 等免疫佐剂的使用极大地改善了这种情况。

　　肿瘤细胞疫苗应用于临床方面，疗效差异性很大，Kurth 等报道治疗的 33 例转移性肾细胞癌，其中 8 例获得客观有效，有效患者的中位生存为32 个月。德国开展了一项观察自体肿瘤疫苗与空白对照比较，用于 pT2-3bN0-1M0 肾细胞癌术后辅助治疗的开放性、多中心 III 期临床研究，共入组 558 例患者，其中由于不满足入组标准或不能制备疫苗，174 例退出试验。意向人群分析中仅 379例患者可进行评价，5 年及 70 个月随访时，肿瘤进展的危险比分别为 1.58 与 1.59，疫苗组更为有利（$P=0.020\,4$）。5 年与 70 个月的无进展生存率疫苗组为 77.4% 与 72%，对照组为 67.8% 与 59.3%。该疫苗耐受性良好，仅 12 例患者发生不良事件。国内也有部分医疗单位开展过这类疫苗用于肾细胞癌术后的辅助治疗，虽然研究证实了安全性，但由于临床研究设计不规范，缺乏严格的随机对照临床试验，其疗效不明确，逐渐趋于淘汰。

　　2. 基因修饰的肿瘤细胞疫苗　为提高疫苗的免疫应答，将 GM-CSF、CD80、IL-2、IL-12 以及IFN-γ 等细胞因子或免疫刺激因子的基因整合至肿瘤细胞进行基因修饰。基因修饰分为两种，一种

是直接转染至自体肿瘤细胞,但受限于肿瘤细胞数量及时间,操作性差;另一种就是基因转染至肾细胞癌细胞系的肿瘤细胞,这样可以规模化制备疫苗。Simons等开展了一项利用逆转录病毒转染GM-CSF至自体肿瘤细胞治疗转移性肾细胞癌的I期临床研究,结果证实了其安全性,接受GM-CSF转染肿瘤细胞疫苗的注射部位巨噬细胞、中性粒细胞及T细胞浸润增加,而迟发型超敏反应估测全身免疫反应、疗效方面,与对照比较无显著差异性,这可能与其样本量小有关。另外,也进行了联合转染的尝试,进行CD80与IL-2联合转染肿瘤疫苗,这样促进疫苗所激活T淋巴细胞的增殖,治疗9例转移性肾细胞癌,其中2例获得PR,2例SD。

另一个值得关注的疫苗——AGS-003 (Argos Therapeutic Inc, Durham),该疫苗通过从肿瘤组织提取RNA进一步研制,这意味着从少数切除的肿瘤中即可提取制作大量的疫苗,患者首先经淋巴细胞单采术,并获取DC细胞,同时提取肿瘤RNA用于转染自体DC细胞以产生成熟的肿瘤细胞疫苗,之后即可冻存用于瘤体内注射。目前正在进行的一项Ⅲ期临床研究 (NCT01582672) 值得关注,该研究将入组600例高危组转移性肾细胞癌,随机入组接受规范舒尼替尼单药治疗或舒尼替尼治疗1周期 (6周) 后加用AGS-003联合治疗,该研究第一研究终点为PFS。

3. 树突状细胞疫苗 树突状细胞 (dendritic cell, DC) 疫苗治疗肿瘤是最近免疫治疗的新进展,国内也有多家中心开展。树突状细胞是免疫系统最有潜能的抗原呈递细胞 (antigen presenting cell, APC)。几项DC疫苗临床试验,对转移性肾细胞癌患者进行基于DC的疫苗治疗安全可行。但临床受益尚不满意,有待改善。最佳的疫苗制备、输注途径或疗程仍不明确 (图9-4)。

4. 热休克蛋白-多肽复合物疫苗 热休克蛋白 (heat shock protein, HSP) 家族是一群进化上非常保守的管家基因,一般根据其分子量将HSP分为HSP90、HSP70、HSP60、HSP40和小分子量HSP等。HSP的主要功能是作为分子伴侣调节蛋白的正确折叠、转运以及变性蛋白的复性等。另外,HSP蛋白可以发挥细胞因子样作用,促进单核细胞和DC分泌细胞因子和趋化因子等免疫调控分子。目前,人们把HSP又称为"伴侣因子"(chaperonin),即分子伴侣样的细胞因子。在肿瘤细胞中虽然发现了HSP表达水平的升高或下降,但是并无规律性的突变。HSP蛋白最基本的特征是在受到热及其他应激刺激后表达水平迅速升高,并且保护细胞免于应激诱发的细胞凋亡。

来源于患者个体肿瘤的自体热休克蛋白-多肽复合物疫苗 (Oncophage) 已经开展针对早期高危肾细胞癌 (T2～T4或淋巴结阳性患者) 的Ⅲ期临床试验,其主要与不进行任何治疗作为对

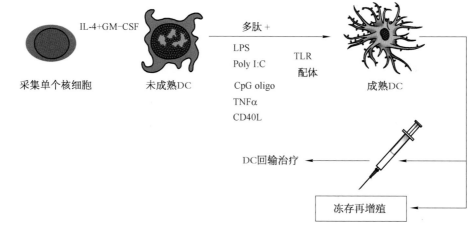

图9-4 树突状细胞疫苗的制备

照。外科切除的肿瘤组织进行处理获得HSP-多肽,然后提纯。试验的主要研究终点为无复发生存 (recurrence free survival, RFS) ,而OS是次要研究终点。共入组728例患者,604例可评价病例进行分析,两组的RFS无明显统计学差异,本品最常见的不良反应主要是注射部位的反应,如红肿、硬结、疼痛,其他为头痛、乏力和潮红。由于该试验最终结果在RFS上无明显差异,因而未能通过美国FDA的上市批准。

但接受本品治疗的中危(Ⅰ/Ⅱ高危阶段,ⅢT1/2低危阶段)肾细胞癌术后患者 (n=362) ,45%以上在临床上显著改善无复发存活率 ($P < 0.01$;RR=0.55)。虽然改善者尚未达到一半,但其中25%RFS延长约1.7年。2008年上半年俄罗斯基于该Ⅲ期临床试验的结果,批准其于该国上市,用于中危肾细胞癌术后的辅助治疗,这也成为全球唯一一个上市的肾细胞癌疫苗,并且也是唯一一个个性化用药。

5. 病毒载体为基础的疫苗　肾细胞癌具有5T4的高水平表达,这表明这些患者能从5T4靶向治疗中获益,例如TroVax (牛津生物医学,英国) 是减毒痘病毒负载了5T4基因,从而触发抗5T4的免疫应答。一项进行的试验正在评估该疫苗的安全性和有效性 (表10-7) 。

另一个值得关注的病毒载体疫苗——TG4010 (Transgene, Strasbourg, France) ,该疫苗治疗肾细胞癌的一项随机Ⅱ期研究显示,入组该研究的患者随机接受细胞因子治疗或细胞因子联合TG4010治疗,虽然疫苗耐受性好,但两组患者OS未显示统计学差异,提示TG4010在肾细胞癌的进一步研究并非一路坦途。

(二) 特异性被动免疫治疗

被动免疫治疗主要是指用特异性抗肿瘤血清或抗体,通过与肿瘤细胞的相应抗原结合激活免疫系统,产生抗体依赖的细胞介导的细胞毒作用 (antibody-dependent cellular cytotoxicity, ADCC) ,或补体依赖的细胞毒作用 (complement-dependent cytotoxicity, CDC) ,诱导产生抗肿瘤免疫 (独特型网络) 。cG250为近年来研究的热点。

目前肾细胞癌尚无明确相关的特异性抗原作为抗体治疗的靶点,近年来碳酸酐酶Ⅸ (Carbonic Anhydrase Ⅸ, CA Ⅸ) 成为该领域的研究热点。CA Ⅸ是由酸性氨基酸组成的跨膜糖蛋白,能够催化 CO_2 水化生成 H^+ 和 HCO_3^-,HCO_3^- 与细胞内 Cl^- 交换,维持细胞内碱性环境,有利于细胞的生长;细胞内 H^+ 则通过离子泵、H^+-Na^+ 交换等方式运输到细胞外,使细胞外为酸性微环境,细胞外酸性环境可以激活细胞表面蛋白,在调控细胞增殖、转化方面有重要作用,并有利于肿瘤的生长和转移。*CA Ⅸ*位于*VHL*肿瘤抑制基因的下游,由*HIF-1*途径激活,正常组织中表达极低,94%的肾细胞癌都有表达。临床研究证实CA Ⅸ低表达 (<85%) 与预后不良密切相关。

cG250是针对CA Ⅸ的IgG单克隆抗体,其Ⅱ期临床研究共入组36例转移性肾细胞癌,结果显示其耐受性良好,2例有效,11例疾病稳定,基于这些研究开展的Ⅲ期临床试验,即为ARISER研究 (Adjuvant Rencarex Immunotherapy Phase Ⅲ Trial to Study Efficacy in Nonmetastatic Renal Cell Carcinoma) ,该研究为国际多中心双盲随机对照试验,主要目的是观察cG250与安慰剂对照,能否延长术后高危的肾透明细胞癌患者的无病生存 (disease free survival, DFS) 及OS。入组标准为病理明确为肾透明细胞癌的高危患者 (肿瘤分期在T3a以上或淋巴结转移,肿瘤分期为T1b-T2且Fuhrman分级为3级) ,该研究共入组864例患者,治疗组每周治疗一次,共24周,其中第1周给予负荷量给药50 mg,余下每周给药20 mg。不幸的是,该研究未能达到研究终点。研究分析显示相比安慰剂组,研究组未见到中位DFS (约72个月) 的延长。然而进一步的亚组分析则表明,对肿瘤组织进行CA Ⅸ表达定量计数,分数越高者,治疗越有效;相比安慰剂组和CA Ⅸ表达低水平组,CA Ⅸ表达高水平组接受cG250治疗后DFS得以延长。因此对于肾透明细胞癌的特定亚组人群,免疫治疗可能作为未来辅助治疗的一种选择。

基于IL-2可增强单抗的单克隆抗体（mAbs）的ADCC作用，部分研究着眼于评价cG250与IL-2联合治疗。一项Ⅱ期研究中，35例进展期肾细胞癌患者接受cG250每周50 mg静脉注射，同时每日皮下注射小剂量IL-2，共持续11周。治疗耐受性好，仅存在部分IL-2相关毒性。8例患者（23%）临床获益，其中1例较长时间持续PR（>95周），6例较长时间持续SD（>24周），中位OS为24个月，其中30例可评价患者中有45%生存时间超过2年。反应组的中位OS达41个月，而无反应组中位OS为13个月。延长的生存时间达常规IL-2治疗生存时间的6倍之多，因此考虑延长的生存时间（与历史对照）与cG250相关而非与IL-2相关。

另一个多中心、开放、前瞻性、单组Ⅰ/Ⅱ临床研究，入组了32例Ⅳ期肾细胞患者接受cG250联合IFN-α 2a治疗。患者接受cG250每周20 mg，同时联合IFN-α 2a（3 MU tiw 皮下注射），共2个月。31例中有26例患者可用于疗效评价，其中前16周有2例患者达到PR，14例患者达SD。1例患者持续PR超过8个月，9例患者达长时间稳定（≥24周）。42%（11/26）患者临床获益。31例联合治疗的患者中位OS为30个月，其中57%患者生存时间超过2年。获益的患者中位OS达45个月，而无获益患者中位OS仅10个月。

（三）过继免疫治疗

过继免疫治疗（adoptive immunotherapy）指通过输入体外制备的能够识别和杀伤肿瘤细胞的免疫细胞起到重建免疫系统和治疗肿瘤目的的免疫疗法。考虑到MHC限制性和抗肿瘤免疫反应的特异性，传统的输入异体混合免疫细胞的疗法已经被弃用，但是患者自体来源的外周血单个核细胞（LAK）、肿瘤浸润淋巴细胞（TIL）、细胞因子诱导的杀伤细胞（CIK）经过体外IL-2扩增和活化后回输治疗肿瘤仍然受到很多的关注。另外，近年来非亲髓异基因造血干细胞移植（NAST）是过继免疫治疗的新进展。

1. 淋巴因子激活的杀伤细胞 淋巴因子激活的杀伤细胞（lymphokine activated killer cell, LAK）是采用IL-2在体外刺激活化外周血单个核细胞而诱生出的具有非特异性细胞毒作用的效应细胞，由NK细胞及非MHC抗原限制性毒性T淋巴细胞组成，能杀伤NK细胞敏感的细胞，还能溶解多种自体及同种异体NK抵抗的肿瘤细胞。1982年首先由美国NCI的Roserberg研究室发现，曾是20世纪80~90年代中期肿瘤免疫治疗研究领域的热点之一，是临床上应用最多的过继性细胞免疫治疗方法。

1984年，Rosenberg SA等首先将LAK细胞用于治疗6例晚期肿瘤，证实其安全可行。1985年，开始应用IL-2联合LAK细胞治疗晚期肾细胞癌72例，有效率达35%，此后IL-2联合LAK细胞治疗研究较多，治疗有效率为13%~27%，但缺少严格设计的随机对照研究。1993年，Rosenberg SA等观察97例转移性肾细胞癌患者，比较IL-2联合LAK治疗与单用IL-2治疗的疗效差异，结果显示IL-2联合LAK组和IL-2组的有效率分别是33%和24%，4年生存率分别是29%和25%，故认为IL-2联合LAK治疗组疗效并不优于IL-2治疗组。其他相关对照研究也得出了类似的结论。

同时，由于该疗法采用常规方法诱导难以获得足够数量的效应细胞，为达到更好的疗效而应用大剂量IL-2会带来严重的副作用，经静脉途径回输到体内很少到达肿瘤部位，因此目前IL-2联合LAK细胞治疗肾细胞癌已经趋于淘汰。

2. 肿瘤浸润淋巴细胞 肿瘤病灶常发现有大量的淋巴细胞浸润（tumor infiltrating lymphocyte, TIL），将切除的肿瘤组织制成悬浮液与IL-2行体外培养，经一段时间后，肾细胞癌细胞死亡，T淋巴细胞则继续增长，最后TIL计数可达$(2~3) \times 10^{11}$/L。TIL是被激活的细胞毒T细胞，表型主要是CD3$^+$CD8$^+$，识别自身MHC-Ⅰ类分子抗原复合物。TIL细胞分泌细胞因子（GM-CSF、IFN-γ及TNF-α）发挥抗肿瘤作用，杀伤肿瘤细胞具有高度特异性。

体外动物实验结果表明，这些TIL细胞活化后对自体肿瘤细胞有特异性杀伤功能，其杀伤肿瘤细胞的活性比LAK细胞强50～100倍。但临床实验研究的结果显示,TIL细胞并没有表现出优于LAK细胞的体内抗癌作用。

3. 细胞因子诱导的杀伤细胞 细胞因子诱导的杀伤细胞 (cytokine induced killer cell, CIK) 是指采用γ干扰素、CD3单抗及IL-2等细胞因子在体外刺激活化外周血单个核细胞而诱生出的具有非特异性细胞毒作用的效应细胞,主要由CD3⁺CD8⁺及CD3⁺CD56⁺这两种亚群组成,因此CIK同时具有T细胞和NK细胞这两种人体内主要具有抗肿瘤活性

细胞的效应,其体外抗肿瘤活性较以往生物治疗中培养的LAK、CTL、TIL活性强100～1 000倍,且具有增殖快、杀瘤活性高、杀瘤谱广等优点。

CIK细胞大体可通过4种途径杀伤肿瘤细胞:① CIK细胞能以不同的机制识别肿瘤细胞,通过直接的细胞质颗粒穿透封闭的肿瘤细胞膜进行胞吐,实现对肿瘤细胞的裂解。② 通过诱导肿瘤细胞凋亡杀伤肿瘤细胞。③ CIK细胞分泌IL-2、IL-6、IFN-γ等多种抗肿瘤的细胞因子。④ CIK细胞回输后可以激活机体免疫系统,提高机体的免疫功能。

第三节
肾细胞癌免疫治疗的发展方向

随着对免疫系统和肿瘤之间相互作用的了解,特异性和安全性更佳的新型免疫治疗逐步涌现,其中最值得关注的有抗CTLA-4单抗、抗PD-1单抗、抗PD-L1单抗。T细胞表面存在一类受体,起到控制T细胞活化的天然抑制作用,在产生免疫反应后可重建稳态。这类受体包括CTLA-4、PD-1、PD-L1。正常情况下,T细胞的激活依赖于第一信号(抗原-抗体复合物形成)和第二信号(B7介导的活化信号)双活化。而CTLA-4与B7结合将产生抑制性信号从而抑制T细胞的活化。Ipilimumab (Yervoy, Bristol-Myers Squibb) 能阻断CTLA-4与B7的结合,使免疫抑制去除,从而调动特异性抗肿瘤免疫反应。Ipilimumab是作用于APC与T细胞活化途径而间接活化抗肿瘤免疫反应。PD-1通过与其配体PD-L1或PD-L2结合,抑制抗肿瘤作用并介导免疫逃逸,因此抗PD-1单抗和抗PD-L1单抗亦可发挥抗肿瘤作用(图9-5)。

1. 抗CTLA-4单抗 T细胞表面的CTLA-4与CD28竞争性地与CD80 (B7-1) 和CD 86 (B7-2) 结

合,导致T细胞活化被抑制。此外,CTLA-4结合CD80/86的高亲和力刺激APC产生高浓度的免疫抑制酶吲哚胺2,3-脱氧酶。抗CTLA-4抗体正是利用这一机制,抑制B7和CTLA-4之间的相互作用,从而放开了抑制T细胞活化的"刹车",增强抗肿瘤免疫反应。在鼠的前列腺癌和黑色素瘤动物研究中,证实了CTLA-4单抗增强了T细胞抗肿瘤活性,抑制肿瘤复发。

Ipilimumab是人源化IgG1的抗CTLA-4单克隆抗体,于2012年3月25日被美国FDA批准用于晚期黑色素瘤的治疗。Ipilimumab阻断了CTLA-4的活性,从而增强了肿瘤特异性T细胞的活性。如果把其他的免疫治疗比喻为"踩油门",那么Ipilimumab的治疗如同是"松开刹车"。肾细胞癌方面,一项Ⅱ期临床研究显示了Ipilimumab的一定疗效,该研究共入组61例转移性肾细胞癌,分为两个剂量组:一组21例患者首次给予3 mg/kg剂量水平,其后每3周1 mg/kg,另外40例患者每3周接受3 mg/kg剂量水平的治疗。近期该研究结果显示,

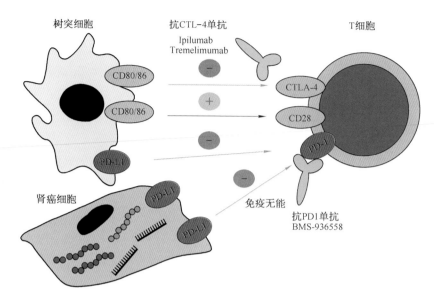

图9-5　抗CTLA-4单抗、抗PD-1单抗、抗PD-L1单抗作用机制

高剂量组40例患者中有5例患者获得PR, 33%的患者出现3或4级免疫相关毒性 (IRAEs), 这可能与每3周持续治疗方案相关。值得关注的是, 研究发现IRAEs与疗效相关。由于FDA批准的众多靶向药物疗效显著, 目前暂无其他CTLA-4单抗治疗肾细胞癌的临床研究进行。

2. 抗PD-1、抗PD-L1单抗　程序性死亡1 (programmed death-1, PD-1) 受体是D28家族的一种免疫抑制性受体, 有两种已知的配体PD-L1 (亦被称为B7-H1或CD274) 和PD-L2 (亦被称为B7-DC或CD273), PD-1通过与其配体PD-L1和PD-L2结合发挥诱导免疫耐受的作用, 抑制抗肿瘤作用并介导免疫逃逸。与CTLA-4不同的是, PD-1主要限制慢性炎症、感染或癌症中的T细胞活性, 从而限制自身免疫, 而CTLA-4则调节初始和记忆性T细胞的早期活化程度。免疫抑制信号的选择性增高是由肿瘤直接介导, 同时PD-1在T细胞反应的效应期扮演着重要的调节作用, 预示着PD-1抑制与CTLA-4抑制相比不良反应更少, 抗肿瘤效应更强。在临床前研究、黑色素瘤、肺癌相关研究中, 抗PD-1、抗PD-L1单抗均取得了较好的疗效。

(1) 抗PD-1抗体: 基于肾细胞癌为免疫原性肿瘤, 因此抗PD-1抗体治疗肾细胞癌的Ⅰ期临床

研究获得疗效并非意料之外。实际上, 其中一个进展期肾细胞癌患者维持PR超过2年时间, 更值得关注的是, 该患者之后达到CR, 末次随访时停药状态下已存活超过5年。随后的Ⅰb期研究则进一步验证了抗PD-1抗体的疗效, 研究中客观反应率为30%～35%, 另外有10%的患者获得了长期的疾病稳定。基于Ⅰ期研究的结果, 随即开展了Nivolumab (抗PD-1抗体, Opdivo, Bristol-Myers Squibb) 的3项Ⅰ/Ⅱ期研究, 目前一项Ⅲ期研究亦将进行。而其中比较重要的一项研究则是该药物的剂量递增研究, 该研究入组了150例患者, 随机分入0.3 mg/kg、2 mg/kg、10 mg/kg剂量组, 每3周给药 (与Ⅰb研究中每2周给药区别), 该研究已经入组完成, 但最终数据未公布。另一项更有意义的临床研究 (NCT01358721) 设计类似, 该研究拟行治疗后活检以期获得疗效的生物预测标记物, 该研究入组患者包括部分初治患者。Charles G. Drake的研究提示在肾细胞癌动物模型中, 酪氨酸激酶抑制剂 (TKIs) 比如舒尼替尼或培唑帕尼联合抗PD-1抗体可增加疗效。基于此, 一项TKIs (舒尼替尼或培唑帕尼) 联合抗PD-1抗体的Ⅰ期研究 (NCT0147281) 正在进行。而一项Ⅲ期临床研究 (CheckMate 214, NCT 02231749) 比较Nivolumab联合Ipilumimab 与舒尼

替尼相比用于一线治疗的疗效也正在进行。一项重要的随机 III 期研究 (NCT01668784) 入组 820 例既往治疗失败的肾细胞癌患者，以 1 ：1 比例随机分入 Nivolumab 组 (3 mg/kg 每 2 周) 或标准二线治疗方案 (mTOR 抑制剂：Everolimus, 10 mg 每日 1 次)，首要研究终点为 OS。结果显示 Nivolumab 组比 Everolimus 组有更长的 OS，更好的生活质量以及更少的 3 ~ 4 级药物相关不良反应。与 Everolimus 组 19.6 个月的中位 OS 相比，Nibolumab 组的中位 OS 为 25 个月 ($HR = 0.73$, 95% CI: 0.57 ~ 0.93, $P < 0.002$)。Nivolumab 组的客观有效率高于 Everolimus 组 (25% 对 5%, $P < 0.001$)。两组的 3 或 4 级治疗相关不良事件发生率分别是 19% 和 37%；Nivolumab 组最常见不良事件是疲劳 (2%)，而 Everolimus 组是贫血 (8%)。这一阳性研究结果使得肾细胞癌成为 PD-1 单抗继黑色素瘤、肺癌之后第 3 个取得疗效的瘤种。基于此，2016 年《欧洲泌尿外科指南》也将 Nivolumab 推荐为一线或二线 VEGF-靶向治疗失败后的治疗，推荐等级为 A 级。

(2) 抗 PD-L1 单抗：除了阻断 PD-1，近期的研究发现阻断 PD-L1 同样可以发挥抗瘤作用，并已在黑色素瘤、肾细胞癌、肺癌中获得相应疗效。抗 PD-L1 抗体通常每 2 周给药，6 周为一治疗周期，最多至 16 周期或直至达到确认 CR 或 PD。总体来说，抗 PD-L1 抗体耐受性较好，3 ~ 4 级治疗相关毒性仅 9%，最常见的毒副反应为乏力、输液反应和腹泻。近期报道的一项 I 期研究报道了一个 PD-L1 抗体 (MPDL3280A) 的临床数据，这项研究中该抗体为每 3 周给药方案，未找到最大耐受剂量，药物耐受性好，仅 13% 患者发生 3 ~ 4 级治疗相关毒性，其中仅 2% 患者发生 3 ~ 4 级 IRAEs，未见 3 ~ 5 级肺炎发生，疾病反应率达 15%，近 35% 患者疾病获得长期稳定。值得注意的是，该研究中，在 36 例 PD-L1 阳性患者中，13 例患者有效，反应率达 36%。相反的，PD-L1 阴性患者中，仍可见疗效，虽然反应率低 (13%)。虽然前期研究发现抗 PD-L1 抗体客观有效率偏低，但总体来说，抗 PD-1、抗 PD-L1 抗体可能成为未来抗瘤的重要选择。

总之，肿瘤细胞通过多种免疫机制促成了患者的免疫抑制状态和适合于肿瘤生长的微环境，免疫治疗立足于拮抗这些免疫抑制因素，激发机体对肿瘤的重新识别和清除。近十余年来，包括干扰素、白介素-2 以及疫苗、树突状细胞在内的生物免疫治疗在肾细胞癌治疗中取得了许多进展，细胞因子干扰素与白介素-2 很长时间作为进展期肾透明细胞癌的主要治疗方案，虽然近年来抗 VEGF 抑制剂和 mTOR 抑制剂在肾细胞癌的治疗领域获得巨大成功，成为肾细胞癌治疗的新进展，但这些药物不能获得完全缓解或治愈。而高剂量白介素-2 仍然是目前唯一能够使得部分患者获得完全缓解或者可能治愈的治疗手段，美国 NCCN 肾细胞癌指南仍将高剂量白介素-2、α 干扰素作为转移性肾细胞癌的标准治疗，中国肾细胞癌治疗指南同样将细胞因子的免疫治疗推荐为一线治疗，因此，免疫治疗仍然是重要的治疗手段。针对免疫系统的特定靶点进行的免疫治疗 (抗 CTLA-4 单抗、抗 PD-1 单抗、抗 PD-L1 单抗)，这也是未来免疫治疗发展的方向。

（盛锡楠　郭军）

参考文献

[1] Vogelzang N J, Priest E R, Borden L. Spontaneous regression of histologically proved pulmonary metastases from renal cell carcinoma: a case with 5-year follow-up [J]. J Urol, 1992, 148: 1247-1248.

[2] Finke J H, Rayman P, Hart L, et al. Characterization of tumor-infiltrating lymphocyte subsets from human renal cell carcinoma: specific reactivity defined by cytotoxicity, interferon-gamma secretion, and proliferation [J]. J Immunother, 1994, 15: 91-104.

［3］ Oliver R T D, Mehta A, Barnett M J. A phase 2 study of surveillance in patients with metastatic renal cell carcinoma and assessment of response of such patients to therapy on progression［J］. Mol Biother, 1998, 1: 14−20.

［4］ Morgan D A, Ruscetti F W, Gallo R C. Selective in vivo growth of T-lymphocytes from normal bone marrows［J］. Science, 1976, 193: 1007−1008.

［5］ Herberman R B. Summary: potential of IL−2 for the therapy of cancer［J］. J Biol Response Mod, 1984, 3: 527−532.

［6］ Fyfe G, Fisher R I, Rosenberg S A, et al. Results of treatment of 255 patients with metastatic renal cell carcinoma who received high-dose recombinant interleukin-2 therapy［J］. J Clin Oncol, 1995, 13(3): 688−696.

［7］ Atkins M B, Lotze M T, Dutcher J P, et al. High-dose recombinant interleukin−2 therapy for patients with metastatic melanoma: analysis of 270 patients treated between 1985 and 1993［J］. J Clin Oncol, 1999, 17: 2105−2116.

［8］ Fisher R I, Rosenberg S A, Fyfe G. Long-term survival update for high-dose recombinant interleukin−2 in patients with renal cell carcinoma［J］. Cancer J Sci Am, 2000, 6(suppl 1): S55−S57.

［9］ Rosenberg S A, Yang J C, White D E, et al. Durability of complete responses in patients with metastatic cancer treated with high-dose recombinant interleukin 2［J］. Ann Surg, 1998, 228: 319.

［10］ Schwartzentruber D J. Guidelines for the safe administration of high-dose interleukin−2［J］. J Immunotherapy, 2001, 24(4): 287−293.

［11］ Hutson T E, Quinn D. Cytokine therapy: the standard of care in metastatic RCC?［J］. Clin Genitourinary Cancer, 2005, 4(3): 181−186.

［12］ Kammula U S, White D E, Rosenberg S A. Trends in the safety of high dose bolus interleukin−2 administration in patients with metastatic cancer［J］. Cancer, 1998, 83: 797−805.

［13］ Geertsen P F, Gore M E, Negrier S, et al. Safety and efficacy of subcutaneous and continuous intravenous infusion rIL−2 in patients with metastatic renal cell carcinoma［J］. Br J Cancer, 2004, 90: 1156−1162.

［14］ Lopez Hanninen E, Kirchner H, Atzpodien J. Interleukin−2 based home therapy of metastatic renal cell carcinoma: risks and benefits in 215 consecutive single institution patients［J］. J Urol, 1996, 155(1): 19−25.

［15］ Bordin V, Giani L, Meregalli S, et al. Five-year survival results of subcutaneous low-dose immunotherapy with interleukin−2 alone in metastatic renal cell cancer patients［J］. Urol Int, 2000, 64: 3−8.

［16］ Tourani J M, Lucas V, Mayeur D, et al. Subcutaneous recombinant interleukin−2(IL−2) in out-patients with metastatic renal cell carcinoma. Results of a multicenter SCAPP1 trial［J］. Ann Oncol, 1996, 7: 525−528.

［17］ Yang J C, Sherry R M, Steinberg S M, et al. Randomized study of high-dose and low-dose interleukin−2 in patients with metastatic renal cancer［J］. J Clin Oncol, 2003, 21(6): 3127−3132.

［18］ McDermott D F, Regan M M, Clark J I, et al. Randomized phase Ⅲ trial of high-dose interleukin−2 versus subcutaneous interleukin−2 and interferon in patients with metastatic renal cell carcinoma［J］. J Clin Oncol, 2005, 23(1): 133−141.

［19］ 盛锡楠, 李峻岭, 郭军, 等. 重组人源化白细胞介素−2治疗转移性肾癌的Ⅲ期临床研究［J］. 中华肿瘤杂志, 2008, 30（2）: 129−133.

［20］ McDermott D, Ghebremichael M, Signoretti S, et al. The high-dose aldesleukin "select" trial: a trial to prospectively validate predictive models of response to treatment in patients with metastatic renal cell carcinoma［J］. Clin Cancer Res, 2015, 21(3): 561−568.

［21］ Hawkins R, Galvis V, Shablak A, et al. Selecting patients for high-dose interleukin−2 on the basis of tumour histology［J］. Ann Oncol, 2012, 23(Suppl 9): abstract 808P.

［22］ Coventry B, Ashdown M L. The 20th anniversary of interleukin−2 therapy: bimodal role explaining longstanding random induction of complete clinical responses［J］. Cancer Manag Res, 2012, 4: 215−221.

［23］ Finkelstein S, Carey T, Fricke I, et al. Changes in dendritic cell phenotype after a new high-dose weekly schedule of interleukin−2 therapy for kidney cancer and melanoma［J］. J Immunother, 2010, 33: 817−827.

［24］ Quesada J R, Swanson D A, Trindade A, et al. Renal cell carcinoma: antitumor effects of leukocyte interferon［J］. Cancer Research, 1983, 43(2): 940−947.

［25］ Dekernion J B, Sarna J B, Figlin R, et al. The treatment of renal cell carcinoma with human leukocyte alpha-interferon［J］. J Urol, 1983, 130: 1063−1066.

［26］ White C W. Treatment of hemangiomatosis with recombinant interferon alfa［J］. Seminars in Hematology, 1990, 27(4): 15−22.

［27］ Motzer R J, Berg W J. Role of Interferon in Metastatic Renal Cell Carcinoma［M］//Renal Cell Carcinoma. Clifton: Humana Press, 2000: 319−329.

［28］ Bukowski R M, Novick A C. Clinical practice guidelines: renal cell carcinoma［J］. Cleve Clin J Med, 1997, 64: SI1−S48.

［29］ Minassian L M, Motzer R J, Gluck L, et al. Interferon-alpha 2a in advanced renal cell carcinoma: treatment results and survival in 159 patients with long-term follow-up［J］. J Clin Oncol, 1993, 11: 1368−1375.

［30］ Bukowski R M. Cytokine therapy for metastatic renal cell carcinoma［J］. Semin Urol Oncol, 2001, 19: 148−154.

［31］ Steineck G, Strander H, Carbin B E, et al. Recombinant leukocyte interferon alpha−2a and medroxyprogesterone in advanced renal cell carcinoma. A randomized trial［J］. Acta Oncol, 1990, 29: 155−162.

［32］ Kriegmar M, Oberneder R, Hofstetter A. Interferon alpha and vinblastine versus medroxy-progesterone acetate in the treatment of metastatic renal cell carcinoma. Urology, 1998, 45: 758-762.

[33] Pyrh nen S, Salminen E, Lehtonen T, et al. (1996) Prospective randomized trial of interferon alfa-2a plus vinblastine versus vinblastine alone in patients with advanced renal cell cancer.[J]. J Clin Oncol, 1999, 17(9): 2859-2867.

[34] Ritchie A, Griffiths G, Parmar M, et al. Alpha-interferon improves survival in patients with metastatic renal carcinoma: Preliminary results of an MRC randomized controlled trial[J]. British Journal of Urology, 1998.

[35] Flannigan R C, Salmon E, Blumenstein B A, et al. Nephrectomy followed by interferon alfa-2b compared with interferon alfa-2b alone for metastatic renal-cell cancer[J]. N Engl J Med, 2001, 345(23): 1655-1659.

[36] Mickisch G H, Garin A, van Poppel H, et al. Radical nephrectomy plus interferon-alfa-based immunotherapy compared with interferon alfa alone in metastatic renal-cell carcinoma: a randomized trial[J]. Lancet, 2001, 358(9286): 966-970.

[37] Yang J, Haworth L, Sherry R, et al. A randomized trial of bevacizumab, an anti-vascular endothelial growth factor antibody, for metastatic renal cancer[J]. N Engl J Med, 349: 427-434.

[38] Escudier B, Eisen T, Stadler W M, et al. Sorafenib in advanced clear-cell renal-cell carcinoma[J]. New England Journal of Medicine, 2007, 356(2): 125.

[39] Rini B, Halabi S, Rosenberg J, et al. Phase III trial of bevacizumab plus interferon alfa versus interferon alfa monotherapy in patients with metastatic renal cell carcinoma: final results of CALGB 90206 [J]. J Clin Oncol, 2010, 28: 2137-2143.

[40] Motzer R J, Rakhit A, Thompson J, et al. Phase II trial of branched peginterferon-alfa 2a(40kDa) for patients with advanced renal cell carcinoma[J]. Ann Oncol, 2002, 13: 1799-1805.

[41] Negrier S, Escudier B, Lasset C, et al. Recombinant human interleukin-2, recombinant human interferon alfa-2a, or both in metastatic renal-cell carcinoma. Groupe Fran ais d'Immunothérapie[J]. New England Journal of Medicine, 1998, 338(18): 1272-1278.

[42] Négrier S, Perol D, Ravaud C, et al. Do cytokines improve survival in patients with metastatic renal cell carcinoma of intermediate prognosis? Results of the prospectively randomized PERCY Quattro trial[J]. Proc Am Soc Clin Oncol, 2005, 4: 511.

[43] Escudier B, Koralewski P, Pluzanska A, et al. A randomized, controlled, double-blind phase III study (AVOREN) of bevacizumab/interferon-α 2a vs. placebo/interferon-α 2a as first-line therapy in metastatic renal cell carcinoma[J]. J Clin Oncol, 2007, 25(18S): 3.

[44] Motzer R J, Mazumdar M, Bacik J, et al. Survival and prognostic stratification of 670 patients with advanced renal cell carcinoma[J]. J Clin Oncol, 1999, 17: 2530-2540.

[45] Négrier S, Escudier B, Gomez F, et al. Prognostic factors of survival and rapid progression in 782 patients with metastatic renal carcinomas treated by cytokines: a report from the Groupe Français d'Immunothérapie[J]. Annals of Oncology Official Journal of the European Society for Medical Oncology, 2002, 13(9): 1460.

[46] Bui M H, Seligson D, Han K R, et al. Carbonic anhydrase IX is an independent predictor of survival in advanced renal cell carcinoma: implications for prognosis and therapy[J]. Clin Can Res, 2003, 9: 802-811.

[47] Klatte T, de Martino M, Shuch B, et al. Long-term outcome of interleukin-2 based immunotherapy for the treatment of metastatic renal cell carcinoma[J]. J Clin Oncol, 2008, 20: abstr 5119.

[48] Kurth K H, Marquet R, Zwartendijk J, et al. Autologous anticancer antigen preparation for specific immunotherapy in advanced renal cell carcinoma[J]. Eur Urol,1987, 13(1-2): 103-109.

[49] Jocham D, Richter A, HoVmann L, et al. Adjuvant autologous renal tumour cell vaccine and risk of tumour progression in patients with renal-cell carcinoma after radical nephrectomy: phase III, randomised controlled trial[J]. Lancet, 363: 594-599.

[50] Simons J W, JaVee E M, Weber C E, et al. Bioactivity of autologous irradiated renal cell carcinoma vaccines generated by ex vivo granulocyte-macrophage colony-stimulating factor gene transfer [J]. Cancer Res, 1997, 57(8): 1537-1546.

[51] Antonia S J, Seigne J, Diaz J, et al. Phase I trial of a B7-1 (CD80) gene modified autologous tumor cell vaccine in combination with systemic interleukin-2 in patients with metastatic renal cell carcinoma[J]. J Urol, 2002, 167(5): 1995-2000.

[52] Feder M E, Hofmann G E. Heat-shock proteins, molecular chaperones, and the stress response: evolutionary and ecological physiology[J]. Annu Rev Physiol, 1999, 61: 243-282.

[53] Nieland T J, Tan M C, Monne-van Muijen M, et al. Isolation of an immunodominant viral peptide that is endogenously bound to the stress protein GP96/GRP94[J]. Proc Natl Acad Sci U S A, 1996, 93(12): 6135-6139.

[54] Mulders P, Wood C G, Gorelov S, et al. A multicentre, randomised, phase 3 trial of a novel, autologous, therapeutic vaccine (vitespen) vs. observation as adjuvant therapy in patients at high risk of recurrence after nephrectomy for renal cell carcinoma[J]. European Urology Supplements, 2008, 7(3): 244-244.

[55] Berntsen A, Geetsen P E, Svane I M. Therapeutic dendritic cell vaccination of patients with renal cell carcinoma[J]. Eur Urol, 2006, 50: 34-43.

[56] Arlen P M, Kaufman H L, Dipaola R S. Pox viral vaccine approaches [J]. Seminars in Oncology, 2005, 32(6): 549-55.

[57] Oudard S, Rixe O, Beuselinck B, et al. A phase II study of the cancer vaccine TG4010 alone and in combination with cytokines in patients with metastatic renal clear-cell carcinoma: clinical and immunological findings[J]. Cancer Immunology Immunotherapy, 2011, 60(2): 261-271.

［58］Ivanov S, Liao S Y, Ivanova A, et al. Expression of hypoxia inducible cell-surface transmembrane carbonic anhydrases in human cancer ［J］. Am J Pathol, 2001,158(3): 905–919.

［59］Bleumer I, Knuth A, Oosterwijk E, et al. A phase Ⅱ trial of chimeric monoclonal antibody G250 for advanced renal cell carcinoma patients［J］. Br J Cancer, 2004, 90(5): 985–990.

［60］Bleumer I, Oosterwijk E, Oosterwijkwakka J C, et al. A clinical trial with chimeric monoclonal antibody WX–G250 and low dose interleukin–2 pulsing scheme for advanced renal cell carcinoma［J］. Journal of Urology, 2006, 175(1): 57–62.

［61］Siebels M, Rohrmann K, Oberneder R, et al. A clinical phase Ⅰ / Ⅱ trial with the monoclonal antibody cG250 (RENCAREX®) and interferon-alpha–2a in metastatic renal cell carcinoma patients［J］. World Journal of Urology, 2011, 29(1): 121–126.

［62］Rosenberg S A, Lotze M T, Yang J C, et al. Prospective randomized t rial of high-dose interleukin22 alone or in conjunction with lymphokine2activated killer cells for the treatment of patients with advanced cancer［J］. J Nati Cancer Inst, 1993, 85(8): 622–632.

［63］Figlin R A, Thompson J A, Bukowski R M, et al. Multicenter, randomized, phase Ⅲ trial of CD8(+) tumor-infiltrating lymphocytes in combination with recombinant interleukin–2 in metastatic renal cell carcinoma［J］. Journal of Clinical Oncology Official Journal of the American Society of Clinical Oncology, 1999, 17(8): 2521.

［64］Bedke J, Gouttefangeas C, Singhjasuja H, et al. Targeted therapy in renal cell carcinoma: moving from molecular agents to specific immunotherapy［J］. World Journal of Urology, 2014, 32(1): 31–38.

［65］Yang J C, Beck K E, Blansfield J A, et al. Tumor regression in patients with metastatic renal cancer treated with a monoclonal antibody to CTLA4 (MDX–010)［J］. Journal of Clinical Oncology, 2005(16): 166S.

［66］Yang J C, Hughes M, Kammula U, et al. Ipilimumab (anti–CTLA4 antibody) causes regression of metastatic renal cell cancer associated with enteritis and hypophysitis［J］. Journal of Immunotherapy, 2007, 30(8): 825–830.

［67］Zitvogel L, Kroemer G. Targeting PD–1/PD–L1 interactions for cancer immunotherapy［J］. Oncoimmunology, 2012, 1(8): 1223–1225.

［68］Brahmer J R, Tykodi S S, Chow L Q M, et al. Safety and activity of anti–PD–L1 antibody in patients with advanced cancer［J］. N Engl J Med, 2012, 366: 2455–2465.

［69］Brahmer J R, Drake C G, Wollner I, et al. Phase I study of single-agent anti-programmed death–1 (MDX–1106) in refractory solid tumors: safety, clinical activity, pharmacodynamics, and immunologic correlates［J］. J Clin Oncol, 2010, 28(19): 3167–3175.

［70］Lipson E J, Sharfman W H, Drake C G, et al. Durable cancer regression off-treatment and effective reinduction therapy with an anti-PD–1 antibody［J］. Clin Cancer Res, 2013, 19(2): 462–468.

［71］Drake C G, Mcdermott D F, Sznol M, et al. Survival, safety, and response duration results of nivolumab (Anti-PD–1; BMS–936558; ONO–4538) in a phase I trial in patients with previously treated metastatic renal cell carcinoma (mRCC): Long-term patient follow-up［J］. European Journal of Cancer Supplements, 2013, 1(5): S241.

［72］Tannir N M. A phase 3, randomized, open-label study of nivolumab combined with ipilimumab versus sunitinib monotherapy in subjects with previously untreated, advanced or metastatic renal cell carcinoma［J］. Genitourinary Medical Oncology, 2015.

［73］Motzer R J, Escudier B, McDermott D F, et al. Nivolumab versus Everolimus in Advanced Renal-Cell Carcinoma［J］. N Engl J Med, 2015, 373(19): 1803–1813.

［74］Rexer H. Therapy of untreated local advanced or metastatic renal carcinoma. Phase Ⅲ, randomized, open-label study of nivolumab combined with ipilimumab versus sunitinib monotherapy in subjects with previously untreated, local advanced or metastatic renal cell carcinoma (CheckMate 214–AN 36/15 of the AUO)［J］. Urologe A, 2015, 54(10): 1443–1445.

［75］Study of Nivolumab (BMS–936558) vs. Everolimus in Pre-Treated Advanced or Metastatic Clear-cell Renal Cell Carcinoma (CheckMate 025). 2015.

［76］Pardoll D M. The blockade of immune checkpoints in cancer immunotherapy［J］. Nat Rev Cancer, 2012, 12(4): 252–264.

［77］Keir M E, Butte M J, Freeman G J, et al. PD–1 and its ligands in tolerance and immunity［J］. Annu Rev Immunol 2008; 26: 677–704.

［78］Chen L. Co-inhibitory molecules of the B7–CD28 family in the control of T-cell immunity［J］. Nature Reviews Immunology, 2004, 4(5): 336.

［79］Brahmer J R. Safety and activity of anti–PD–L1 antibody in patients with advanced cancer. N Engl J Med, 2012, 366: 2455–2465.

［80］Herbst R S, Gordon M S, Fine G D. A study of MPDL3280A, an engineered PD–L1 antibody in patients with locally advanced or metastatic tumors［J］. Cancer Research, 2013, 73(8 Supplement): LB–288-LB–288.

［81］Cho D C, Sosman J A, Sznol M, et al. Clinical activity, safety, and biomarkers of MPDL3280A, an engineered PD–L1 antibody in patients with metastatic renal cell carcinoma (mRCC)［J］. Asco Meeting Abstracts, 2013, 31(15_suppl).

第十章
肾细胞癌的靶向治疗

晚期肾细胞癌对传统放化疗不敏感，自2005年美国FDA批准索拉非尼用于晚期肾细胞癌的治疗以来，晚期肾细胞癌的治疗发生了划时代的巨变，晚期肾细胞癌的治疗进入了靶向治疗为主的时代。相应的靶向药物也层出不穷，先后上市了索拉非尼、舒尼替尼、替西罗莫司、贝伐珠单抗、依维莫司、培唑帕尼以及阿昔替尼等多种靶向药物，使得晚期肾细胞癌的治疗得到跨越，显著改善了晚期肾细胞癌患者的生存。

肾细胞癌抗肿瘤血管生成治疗的理论基础

肾透明细胞癌是肾细胞癌中最常见病理类型，约占所有肾细胞癌的80%以上。遗传学研究证实，90%以上肾透明细胞癌在染色体3p25～26区发生 *VHL* 基因缺失，而50%～60%存在残余 *VHL* 等位基因突变，*VHL* 等位基因的缺失是由于超甲基化以及其他遗传机制所致。*VHL*（-/-）RCC细胞系中，*VHL* 基因功能恢复可以抑制裸鼠异种移植肿瘤的生长，*VHL* 基因失活可导致肿瘤进展，这说明 *VHL* 基因是肾细胞癌的抑癌基因。

正常情况下，*VHL* 基因产物与elongin B、elongin C、cillin 2与Rbx 1形成稳定的复合体，导致缺氧诱导因子-α（hypoxia inducible factor-alpha, HIF-α）蛋白降解。*VHL* 基因功能缺失时，HIF-α 积累形成转录因子复合物，导致缺氧诱导基因的上调，包括血管内皮生成因子（VEGF）、血小板源性生长因子（PDGF）以及转化生长因子（TGF）（图10-1）分泌增加。其中血管内皮生长因子（VEGF）是一个糖蛋白二聚体，同时也是血小板衍生生长因子超家族的成员，主要包括VEGF-A、VEGF-B、VEGF-C、VEGF-D、VEGF-E与胎盘生长因子（placenta growth factor, PlGF），其主

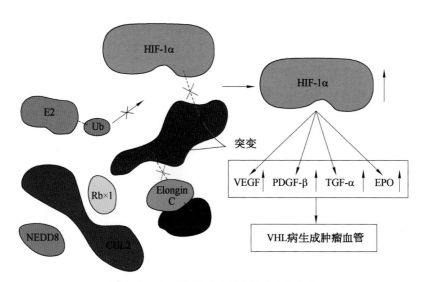

图10-1　*VHL* 基因突变与肾细胞癌血管生成

要作用是促血管生成,在机体内不管是对正常血管生成还是对肿瘤相关的新生血管生成均具有至关重要的作用。VEGF的促血管生成作用包括:促进内皮细胞的分裂和迁移;提高内皮细胞抗凋亡能力;逆转内皮细胞的衰老。绝大部分肾透明细胞癌患者肿瘤组织过表达VEGF,这可能与抑癌基因 *VHL* 失活相关。VEGF通过与细胞膜表面的血管内皮生长因子受体 (VEGFR) 结合来发挥其促血管生成的生物学效应。这些跨膜酪氨酸激酶受体包括:VEGFR-1 (Flt-1)、VEGFR-2 (KDR/Flk-1)、VEGFR-3 (Flt-4),VEGFR-1/2主要在血管内皮细胞表达;VEGFR-3主要在淋巴,血管内皮细胞表达。

血小板源性生长因子 (PDGF) 是由A、B两条多肽链通过二硫键连接而成的同型或异型二聚体,包括3种形式:PDGF-AA、PDGF-BB和PDGF-AB。PDGF生物学特征主要有三方面:① 促分裂效应,PDGF能刺激血管平滑肌细胞、成纤维细胞、胶质细胞的分裂增生。② 趋化活性,对中性粒细胞、平

滑肌细胞、成纤维细胞有趋化性。③ 具有缩血管活性。

肾细胞癌患者由于 *VHL* 基因灭活,导致低氧诱导因子HIF-1α 的过表达;而后者的蓄积使多种血管生成物质如VEGF、PDGF等增高,这些生长因子与脉管内皮细胞表面的特异性酪氨酸激酶受体相结合,导致细胞迁移、增殖和生存,促进肿瘤血管生成,从而形成了肾细胞癌富血管的组织学特点。因此阻断VEGF和PDGF信号通路可能会逆转 *VHL* 基因功能缺失的病理进程,从而抑制肿瘤生长,这就是抗血管生成治疗转移性肾细胞癌的理论基础。

目前7个获得美国FDA批准上市的靶向药物,主要分为多靶点受体酪氨酸激酶抑制剂 (protein receptor tyrosine kinase inhibitor, TKI)、抗VEGF单克隆抗体及mTOR抑制剂,分别作用于VEGFR、PDGFR、EGFR及VEGF、mTOR等位点 (表10-1),阻断抗肿瘤血管生成,最终抑制肾细胞癌的发生和发展 (图10-2)。

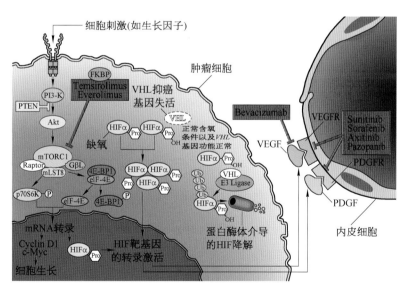

图10-2　肾细胞癌 *VHL* 基因突变与靶向药物抗血管生成作用机制

表10-1　FDA批准用于晚期肾细胞癌治疗的靶向药物

药 物 名 称	作 用 靶 点	获 批 时 间
Sorafenib (索拉非尼)	VEGFR、PDGFR、Raf	2005 年

（续表）

药物名称	作用靶点	获批时间
Sunitinib (舒尼替尼)	VEGFR、PDGFR、c-Kit	2006年
Temsirolimus (替西罗莫司)	mTOR	2007年
Bevacizumab (贝伐珠单抗)	VEGF	2008年
Everolimus (依维莫司)	mTOR	2009年
Pazopanib (培唑帕尼)	VEGFR、PDGFR、c-Kit	2010年
Axitinib (阿昔替尼)	VEGFR、PDGFR	2012年

注：VEGFR，血管内皮生长因子受体；PDGFR，血小板源性生长因子受体；Erb-2，表皮生长因子受体-2；mTOR，雷帕霉素靶蛋白。

第二节
晚期肾细胞癌的靶向治疗

一、晚期肾透明细胞癌的靶向治疗

（一）肾透明细胞癌的一线治疗

肾透明细胞癌的一线治疗首选分子靶向治疗。研究发现大部分肾透明细胞癌存在 *VHL* 基因的缺失或失活，从而引起 *HIF* 基因上调，导致 *PDGF*、*VEGF*、*CA* Ⅸ 等基因过度表达，这些肿瘤发生、发展的生物学机制有可能是肾透明细胞癌分子靶向治疗的应用基础。

1. 舒尼替尼　舒尼替尼 (Sunitinib) 是小分子的多靶点受体酪氨酸激酶抑制剂，主要的作用靶点为血管内皮生长因子受体 (VEGFR-1 与 VEGFR-2)、血小板衍生生长因子受体 (PDGFR-α 与 PDGFR-β)、

干细胞生长因子受体 (c-KIT) 以及 FMS 样酪氨酸激酶 3 (FLT-3)，具有较强的抗血管生成作用，抑制肿瘤细胞增殖，达到抗肿瘤效应。

舒尼替尼推荐用法为 50 mg qd，口服给药，常规为 4/2 方案给药，也就是服用 4 周休 2 周，6 周为一周期，这一特殊用法源于 Ⅰ 期临床研究。其 Ⅰ 期临床试验设计了药物剂量爬坡，舒尼替尼给药剂量 15 ～ 59 mg/m^2，包括 25 ～ 150 mg/d 不等，给药方案分别为用 2 周停 1 周 (2/1 方案)、用 2 周停 2 周 (2/2 方案)、用 4 周停 2 周 (4/2 方案)，结果显示舒尼替尼 75 mg/d 及其以上剂量时患者出现剂量限制性毒性，而 50 mg/d 的剂量可以达到抑制 PDGFR

与VEGFR起效的血药浓度（50 ng/ml），而经过4周治疗后血浆VEGF浓度达到最高，2周休息后其主要不良反应（如乏力）等可以得到明显缓解，血浆VEGFR-2水平呈剂量相关性降低，后者在治疗停止2周后回升至基线水平。因而，Ⅱ期和Ⅲ期临床试验均采用了舒尼替尼每天50 mg，用4周停2周方案。

舒尼替尼的Ⅲ期临床试验结果奠定了其作为转移性肾细胞癌靶向治疗的一线地位，该试验为随机对照的国际多中心临床研究，比较了舒尼替尼与IFN-α分别作为一线治疗转移性肾细胞癌的疗效。此项研究共纳入了未经治疗的转移性肾透明细胞癌患者共750例，按照1:1随机接受舒尼替尼治疗（50 mg qd，4/2方案给药），或IFN-α治疗（9 MU皮下给药，tiw），主要研究终点是无进展生存（progress free survival，PFS），次要终点为客观疗效与不良

事件。独立评价分析的结果显示：舒尼替尼治疗组客观有效率（objective response ratio, ORR）为31%（95% CI：26% ～ 36%），IFN-α组为6%（95% CI：4% ～ 9%，$P<0.001$）；而研究者评价两组有效率分别为37% $vs.$ 9%（$P<0.001$）。主要研究终点中位PFS：舒尼替尼治疗组与IFN-α对照组分别为11个月（95% CI：10 ～ 12个月）和5个月（95%CI：4 ～ 6个月）（HR=0.42，95%CI：0.32 ～ 0.54；P=0.001）（图10-3）。而且舒尼替尼组患者生活质量评分也显著好于IFN-α组。OS分析显示舒尼替尼组的中位OS 26.4个月，优于干扰素组21.8个月（P=0.051）（图10-4），尽管差异仅达边缘显著性，但考虑研究后期干扰素组进展的部分患者交叉接受了舒尼替尼治疗等因素，校正后上述两组中位OS分别为26.4个月和20.0个月（P=0.036 2），两组OS有显著差异。

表10-2　舒尼替尼Ⅲ期临床试验客观疗效（独立分析）

疗效评价（RECIST）	独立评价（%）		研究者评价（%）	
	舒尼替尼	IFN-α	舒尼替尼	IFN-α
	（n=365）	（n=346）	（n=365）	（n=346）
客观缓解率（95%CI）	31（34 ～ 44）	6（6 ～ 12）	37	9
完全缓解率	0	0	1	0
部分缓解率	31	6	36	9
疾病稳定	48	49	47	57
疾病进展及未评价	21	45	16	34

入组患者根据MSKCC预后评分进行分层分析显示，低危患者中位PFS两组分别为14个月和8个月；中危患者中位PFS分别为9个月与4个月；高危患者分别为4个月与1个月。研究发现舒尼替尼治疗组患者在各种危险分层中均有获益。

基于上述临床数据，美国FDA于2006年批准舒尼替尼用于晚期肾细胞癌的治疗，并被NCCN肾细胞癌指南推荐。国内于2008年免临床试验批准上市用于晚期肾细胞癌的治疗，多项单中

心数据报道其一线治疗晚期肾细胞癌的ORR为24.5% ～ 32.6%，中位PFS时间为7.5 ～ 12个月。2012年公布了舒尼替尼一线治疗中国转移性肾细胞癌患者的开放性多中心Ⅳ期临床研究结果，入组了105例晚期转移性肾透明细胞癌患者，结果显示ORR为31.1%，疾病控制率达到76.7%，中位PFS为14.2个月，中位OS为30.7个月，总体来说后两者数据要优于国际Ⅲ期临床研究结果。基于上述的临床试验结果，舒尼替尼一线治疗晚期肾

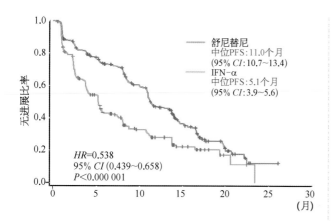

图 10-3　舒尼替尼Ⅲ期临床试验最终结果 (PFS 曲线)
(引自: Motzer RJ. et al. *N Engl J Med* 2007; 356: 115-124)

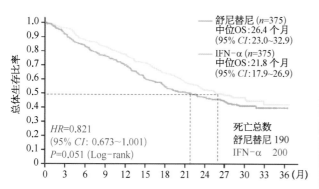

图 10-4　舒尼替尼Ⅲ期临床试验的总生存曲线
(引自: Figlin et al. Abstract 5024, ASCO 2008.)

细胞癌的 ORR、中位 PFS 以及中位 OS 都明显优于 IFN 治疗,《中国肾癌诊治指南》(2015 版) 将舒尼替尼作为 1 类证据推荐用于肾透明细胞癌的一线治疗。

安全性方面, 舒尼替尼治疗的主要不良反应为皮肤黄染、乏力、手足皮肤反应、高血压及骨髓抑制, 大多为 1/2 级不良反应, 3/4 级严重不良反应相对少见。Ⅲ期临床试验结果显示, 3/4 级严重不良反应发生率为中性粒细胞减少 (11%)、血小板减少 (8%)、乏力 (7%)、高血压 (8%)、腹泻 (5%)、手足皮肤反应 (5%) 等。但是国际Ⅲ期临床试验入组患者多为欧美人群, 来自 COMPAZ 研究中关于亚洲人群与欧美人群接受舒尼替尼治疗安全性差异的亚组分析显示亚洲人群的血液学毒性、高血压、手足皮肤反应、转氨酶升高、蛋白尿发生率高, 而胃肠症状、头痛发

生率低。国内舒尼替尼Ⅳ期临床研究的安全性结果同样验证了这项结论, 其 3/4 级不良反应为手足皮肤反应 (23.8%)、白细胞计数减少 (8.6%)、疲乏 (6.7%)、血小板计数减少 (21.9%)、腹泻 (6.7%)、中性粒细胞减少 (14.3%)、高血压 (7.6%)、血红蛋白减少 (10.5%) 等, 发生率要高于欧美人群。

因此为了降低因药物不良反应导致的治疗中断, 有研究尝试调整舒尼替尼的用药方案, 包括 37.5 mg qd 持续给药方案和采用 50 mg qd 2/1 方案, 提高治疗期间患者的耐受性, 相应研究仍处在不断摸索中。EFFECT 试验为一项随机对照的Ⅱ期临床研究, 用于比较 37.5 mg qd 持续给药与标准剂量 4/2 方案给药的疗效与耐受性, 共入组 292 例患者, 1∶1 随机入组, 结果显示持续给药组与标准剂量给药组的 TTP 分别为 7.1 个月与 9.9 个月, OS 分别为 23.5 个月与 23.1 个月, 但无论是 TTP, 还是 OS 均无统计学显著性差异, 而安全性方面, 各项不良反应发生率亦无显著差异, 但标准 4/2 方案给药治疗组患者症状恶化时间要优于 37.5 mg qd 持续给药治疗组, 因此 37.5 mg qd 持续给药并不优于标准剂量给药方案。另外, 数项回顾性小样本研究发现给予舒尼替尼治疗后出现 3/4 级严重不良反应后, 从标准剂量给药调整为 2/1 方案, 能显著提高治疗的耐受性, 治疗中断次数减少, 值得进一步相关研究。

2. 索拉非尼　索拉非尼 (Sorafenib) 是第一个获得美国 FDA 批准用于肾细胞癌抗血管生成治疗的多靶点受体酪氨酸酶抑制剂, 其具有双重的抗肿瘤作用。一方面通过抑制 RAF/MEK/ERK 信号传导通路, 包括 CRAF、BRAF 和变异型 BRAF, 直接抑制肿瘤生长; 另一方面通过抑制血管内皮生长因子受体 (VEGFR)、血小板衍生生长因子受体 (PDGFR) 以及 c-KIT、FLT-3, 从而阻断肿瘤新生血管的形成, 间接抑制肿瘤细胞的生长。

索拉非尼一线治疗转移性肾细胞癌的临床数据来自一项国际多中心随机对照Ⅱ期临床研究, 共入组 189 例患者, 随机接受索拉非尼或干扰素治疗。

具体治疗分别为:索拉非尼 400 mg bid 及 IFN 9 MU tiw。研究结果显示索拉非尼治疗组与 IFN 治疗组的 ORR 分别为 15% 及 9%,疾病控制率分别为 79% 及 64%,最终分析显示索拉非尼组的 PFS 为 5.7 个月,而 IFN 组的 PFS 为 5.6 个月 (图 10-5),两者数据相当。索拉非尼治疗的主要不良反应为皮疹、腹泻、高血压以及手足皮肤反应,其中 3 级以上不良反应主要为腹泻 (24.7%)、高血压 (13.4%) 及手足皮肤反应 (6.2%) 等。

关于索拉非尼用于晚期肾细胞癌一线治疗的临床数据,近年来数项新的靶向药物开展晚期肾细胞癌一线治疗的临床试验中,均将索拉非尼作为对照组进行比较疗效,从这些大宗的随机对照 III 期临床试验结果数据可以再次观察到索拉非尼一线治疗的临床疗效。阿昔替尼与索拉非尼对照用于晚期肾细胞癌一线治疗的 III 期临床结果显示:索拉非尼一线治疗的中位 PFS 时间达到 6.5 个月,ORR 达到 14.6%,虽然阿昔替尼组较索拉非尼组延长了中位 PFS 达 3.6 个月,但显著性低于设定的显著性标准。另外在 Tivozanib 与索拉非尼对照用于转移性肾细胞癌一线治疗的国际多中心 III 期临床试验 (TIVO-1 研究) 中,索拉非尼治疗组 ORR 为 24%,中位 PFS 时间为 9.1 个月,中位 OS 为 29.3 个月,这是目前所有临床研究中关于索拉非尼一线治疗转移性肾细胞癌疗效报道最好的一项临床试验数据。

亚洲多项临床研究均证实了索拉非尼对亚裔人群的疗效较好,且优于欧美人群。日本与韩国的

临床研究显示索拉非尼一线治疗转移性肾细胞癌的 ORR 为 19.4% ～ 24%,中位 PFS 为 7.9 ～ 8.6 个月,中位 OS 为 25.3 ～ 25.7 个月。国内报道了多项索拉非尼相关的研究数据,其中一项来自研究者发起的多中心临床研究 (II T 研究),共纳入既往曾接受细胞因子治疗以及初治的患者 62 例,总体 ORR 为 19.4%,疾病控制率为 77.4%,中位 PFS 为 9.6 个月,中位 OS 为 24 个月。另外数项分别来自北京、上海以及东北地区的研究,入组患者大多为一线治疗,获得 ORR 分别为 25%、24.5% 与 36.6%,中位 PFS 为 12 个月、14 个月与 9 个月。

总的来说,索拉非尼治疗获得的客观缓解率偏低,通常认为其客观有效率可达 10% ～ 20%,大部分患者获得疾病稳定,从而获得肿瘤控制,无进展生存延长。与以往的化疗疗效不同的是,索拉非尼治疗后肿瘤往往发生了瘤体内中心坏死,这可以通过 CT 扫描图像显示的肿瘤不同部位 CT 值的不同来证实。肿瘤中心坏死非常常见,伴或不伴肿瘤缩小,表现为空洞较为常见,大部分 SD 的患者对索拉非尼的治疗都获得了这种方式的缓解而非传统 RECIST 标准的缓解 (图 10-6)。这也提示转移性肾细胞癌患者接受如索拉非尼等分子靶向药物治疗时,疗效评价应注意这种方式的缓解。

基于上述临床数据,NCCN 指南仍将索拉非尼作为晚期肾细胞癌的一线靶向治疗推荐,受限于临床数据水平,作为选择性人群推荐。而在国内,由于亚洲人群以及国内实践,《中国肾癌诊治指南》(2015 版) 将索拉非尼推荐用于晚期肾透明细胞癌的一线治疗,用法为 400 mg bid (推荐分类为 2A 类)。

3. 培唑帕尼 培唑帕尼 (Pazopanib) 同样是多靶点受体酪氨酸激酶抑制剂,其主要作用靶点为 VEGFR-1、VEGFR-2、VEGFR-3、PDGFR-α、PDGFR-β 和 c-KIT。

培唑帕尼治疗转移性肾细胞癌的临床数据来源于国外多中心 III 期临床研究,VEG105192 研究为评价培唑帕尼治疗初治或细胞因子治疗失败的进展期或转移性肾细胞癌的随机对照 III 期临床试验。治

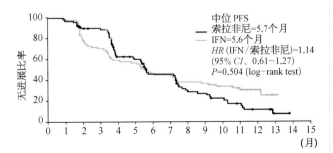

图 10-5　索拉非尼与干扰素对照用于转移性肾细胞癌一线治疗的国际多中心 II 期研究 (PFS 曲线)
(引自:Szczylik et al. ASCO. 2007 Abstract 5025)

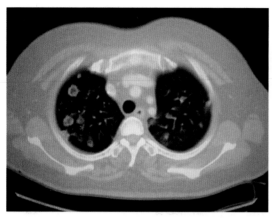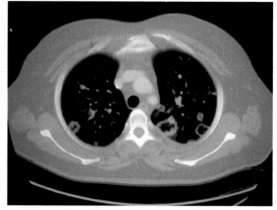

图 10-6　索拉非尼治疗导致的肺转移病灶内部空洞与坏死

疗组为培唑帕尼 800 mg qd 治疗，对照组为安慰剂治疗，共入组 435 例患者，其中既往细胞因子失败的患者 203 例，结果显示培唑帕尼治疗组与安慰剂组有效率分别为 30% 与 3%；中位 PFS 分别为 9.2 个月与 4.2 个月（$P < 0.000\ 01$），证实了 Pazopanib 治疗转移性肾细胞癌能够显著提高疗效，延长疾病无进展生存。针对一线治疗的转移性患者进行亚组分析，结果显示培唑帕尼治疗组与对照组的 PFS 分别为 11.1 个月与 2.8 个月（$P < 0.000\ 01$），这说明对于未接受治疗的转移性肾细胞癌，培唑帕尼能显著延长无疾病进展时间。而药物的主要不良反应为高血压（40%）、腹泻（52%）、毛发颜色改变（38%）、恶心（26%）等，常见的实验室异常为肝脏转氨酶（ALT）增高（53%）。基于该临床试验数据，NCCN 肾细胞癌指南将培唑帕尼作为 1 类证据推荐作为转移性肾细胞癌的一线治疗。2009 年 10 月美国 FDA 批准 Pazopanib 用于晚期肾细胞癌的靶向治疗，为晚期肾细胞癌的治疗提供了新的治疗选择。

但由于上述临床试验以安慰剂作为对照，且仅入组部分一线治疗患者，其证据水平受到质疑，2008 年开展了一项培唑帕尼与舒尼替尼对照一线治疗转移性肾细胞癌的国际多中心 Ⅲ 期临床研究（COMPARZ 研究），总共入组了 1 110 例患者，包括中国受试者在内总计 367 例亚洲患者入组了该研究，国内也有多家医院参与了该临床试验。该研究的主要研究终点为 PFS，次要终点为 ORR 及 OS，独立评估显示培唑帕尼与舒尼替尼的中位 PFS 为 8.4 个月与 9.5 个月（图 10-7），ORR 分别为 31% 与 25%，统计分析有差异（$P=0.03$）；而研究者评估的数据，中位 PFS 时间分别为 10.5 个月与 10.2 个月，ORR 为 33% 与 29%，中位 OS 分别为 28.4 个月与 29.3 个月。安全性方面，舒尼替尼治疗组患者乏力（63% vs. 55%）、手足皮肤反应（50% vs. 29%）、血小板下降（78% vs. 41%）等不良反应发生率高，而培唑帕尼治疗组患者谷丙转氨酶增高发生率高于舒尼替尼组（60% vs. 43%），生活质量评分方面，培唑帕尼组中总共 14 项中的 11 项评分要优于舒尼替尼治疗组，因此总体来说，两者疗效类似，而耐受性方面，培唑帕尼要优于舒尼替尼。另外欧洲开展的 PISCES 是一项随机双盲对照研究，用于评估转移性肾细胞癌患者对于培唑帕尼与舒尼替尼药物治疗优先选择性，结果显示基于生活质量及安全性优势，患者较为倾向选择培唑帕尼治疗。

该研究进行了亚洲人群与欧美人群的疗效与安全性差异的亚组分析，结果显示培唑帕尼与舒尼替尼治疗晚期肾细胞癌与种族无关，亚洲人群、欧洲人群及北美人群的 PFS 相似，培唑帕尼治疗患者的中位 PFS 分别为：亚洲 8.4 个月、欧洲 8.5 个月、北美 8.3 个月；舒尼替尼治疗患者：亚洲 11.1 个月、欧洲 9.0 个月、北美 10.5 个月。两个治疗组均观察到亚洲人群的血液毒性、高血压、手足皮肤反应、转氨酶升高、蛋白尿发生率高，而胃肠症状、头痛发生

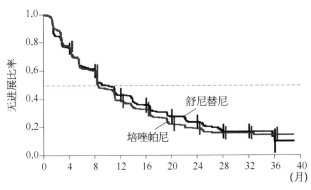

图10-7 COMPARZ研究患者的PFS曲线
（引自：Motzer RJ et al. *N Engl J Med.* 2013 369;8）

率低。而与欧美人群比较，亚洲人群接受培唑帕尼治疗不良反应发生率较高的是转氨酶升高，接受舒尼替尼治疗发生率较高的是血液毒性及手足皮肤反应。一项患者偏向性（PISCES研究）研究显示，考虑到全身系统不良反应，与舒尼替尼相比患者更倾向于培唑帕尼（70% *vs.* 22%，*P* < 0.05）。但这两项研究均存在不足，即将间歇治疗（舒尼替尼）与持续治疗（培唑帕尼）进行比较。基于上述临床试验结果，《中国肾癌诊治指南》（2015版）仍将培唑帕尼作为1类证据推荐用于转移性肾细胞癌的一线治疗。

4. 贝伐珠单抗联合干扰素　贝伐珠单抗（Bevacizumab）是重组抗血管内皮生长因子的单克隆抗体，能够与VEGF的所有生物学活性亚型结合，阻断VEGF与VEGFR的结合，从而起到抗肿瘤血管生成和抑制肿瘤细胞增殖的作用。贝伐珠单抗问世后，已经在多项肿瘤治疗领域取得了成功，而肾细胞癌无论是原发灶还是转移灶均具有高度血管化特征，因而使之成为贝伐珠单抗临床试验开展的理想瘤种之一。单药贝伐珠单抗治疗转移性肾细胞癌的临床研究显示其治疗活性，相应的Ⅲ期临床研究确定了贝伐珠单抗联合干扰素一线治疗转移性肾细胞癌的价值。

美国与欧洲相继开展了贝伐珠单抗联合干扰素一线治疗转移性肾细胞癌的Ⅲ期随机对照国际多中心临床研究。这两项研究分别是美国开展的CALGB 90206研究及欧洲开展的AVOREN研究，均为Ⅲ期随机对照临床试验，两者研究设计类似，入

组患者均为初治的进展期或转移性肾细胞癌患者。随机接受贝伐珠单抗联合IFN-α 2a或安慰剂联合IFN-α 2a治疗，贝伐珠单抗用药剂量为10 mg/kg，每2周一次，IFN-α 2a用法为9 MU，每周3次。

AVOREN研究结果显示贝伐珠单抗与干扰素联合组显著延长了PFS（10.2个月 *vs.* 5.4个月）及提高了ORR（30.6% *vs.* 12.4%），贝伐珠单抗联合干扰素治疗组有生存获益趋势，最终结果显示中位OS分别为23.3个月与21.3个月（图10-8）。亚组分析结果显示，MSKCC评分预后低危与中危患者人群接受贝伐珠单抗联合干扰素治疗的生存获益最大，而高危患者仅能够提高中位PFS 1.5个月（3.8个月 *vs.* 2.3个月），分层分析还进一步显示，无论肌酐清除率是否正常、肿瘤有无混杂其他病理类型、血清VEGF水平是否高于中位值，这些亚组均能从贝伐珠单抗治疗中获益。

美国开展的CALGB 90206研究也获得了类似的结果，联合治疗组延长了中位PFS（8.5个月 *vs.* 5.2个月）与ORR（25.5% *vs.* 13.1%），两组的中位OS分别为18.3个月与17.4个月。分层分析显示，两组MSKCC评分为低危的患者OS分别为32.5个月和33.5个月，中危患者为17.7个月和16.1个月，高危患

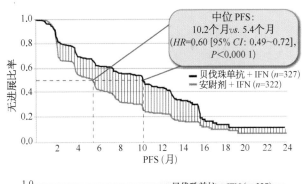

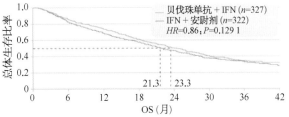

图10-8 AVOREN研究PFS及OS曲线
［引自：Escudier B et al. *Lancet.* 2007;370（9605）：2103-2111.］

者为8.4个月和4.9个月。贝伐珠单抗联合IFN-α显著改善了PFS及ORR,且OS有延长趋势,但未达到统计学差异。

基于上述结果,NCCN指南将贝伐珠单抗联合干扰素治疗推荐为转移性肾细胞癌的一线治疗方案选择之一。贝伐珠单抗已经在国内上市,其适应证为转移性结直肠癌的治疗,尚缺乏治疗转移性肾细胞癌的相关临床数据。但基于国外的临床数据,《中国肾癌诊治指南》(2015版)仍将贝伐珠单抗联合干扰素治疗推荐为转移性肾细胞癌的一线治疗。

5. 替西罗莫司 替西罗莫司 (Temsirolimus, CCI-779) 为首个批准上市用于晚期肾细胞癌治疗的mTOR抑制剂。哺乳动物雷帕霉素靶蛋白 (mammalian target of rapamycin, mTOR) 是一种非典型的丝氨酸/苏氨酸蛋白激酶,其信号主要通过生长因子和营养细胞来调节细胞生长,主要有3种途径:① 生长因子激活通路,经PI3K/AKT途径;② 细胞外氨基酸通路;③ 经LKB1/AMPK途径,其核心作用与细胞生存、生长、蛋白合成、细胞新陈代谢、血管生成等密切相关。mTOR通路在某些肿瘤活性增高,可作为这些肿瘤治疗的靶点。在大多数肾透明细胞癌中,mTOR/p70S6激酶信号通路均处于激活状态。mTOR抑制剂治疗肾细胞癌的主要作用机制如图10-9所示,除了通过抑制mTOR信号抗肿瘤作用外,还具有抑制血管生成作用,主要抑制缺氧诱导因子HIF-1的转录,减少对血管相关生长因子如VEGF/PDGF/TGF等的刺激,从而达到抑制肿瘤血管生成的作用。

替西罗莫司是最早一个开发用于肾细胞癌靶向治疗的mTOR抑制剂,其Ⅲ期随机对照临床研究入组了那些MSKCC预后评分为高危的转移性肾细胞癌患者,共626例初治的转移性肾细胞癌患者,患者随机分组:干扰素单药治疗组:干扰素18 MU皮下注射,每周3次;替西罗莫司单药组:替西罗莫司25 mg静脉注射,每周1次;联合治疗组:替西罗莫司15 mg静脉注射,每周1次,同时联合干扰素6 MU皮下注射,每周3次。研究的主要研究终点为OS,结果显示3个治疗组的中位OS分别为7.3个月、10.9个月、8.4个月,替西罗莫司单药治疗组较其他组生存获益 (图10-10);次要研究终点为ORR,分别为4.8%、8.6%、8.1%;中位PFS三组分别为3.1个月、5.5个月、4.7个月。安全性方面,患者接受替西罗莫司治疗的毒副作用主要为高血糖,高胆固醇血症和呼吸困难。这个研究结果促使FDA于2007年5月底批准替西罗

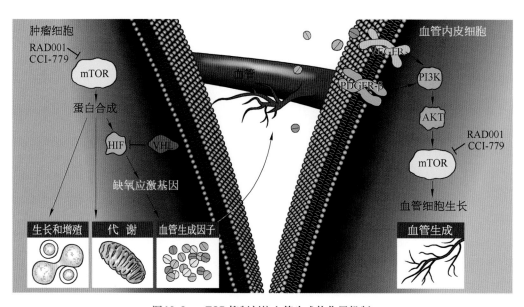

图10-9 mTOR抑制剂抗血管生成的作用机制

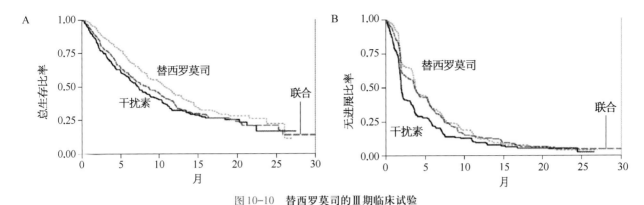

图10-10　替西罗莫司的Ⅲ期临床试验

A. OS曲线(引自：Gary Hudes, et al. *N Engl J Med.* 2007 356;22)；B. PFS曲线(引自：Gary Hudes, et al. *N Engl J Med.* 2007 356;22)

莫司用于进展期肾细胞癌的治疗,且被NCCN指南作为1类证据水平推荐为MSKCC预后评分高危的转移性肾细胞癌患者的一线治疗,而其他预后好或中等的某些患者为2B类证据。

替西罗莫司曾于中国、日本及韩国开展了一项非随机单臂开放性Ⅱ期临床研究,用于评价替西罗莫司用于东亚转移性肾细胞癌患者的疗效与安全性。该研究共入组了82例转移性肾细胞癌(中国患者占39%),其中大部分(71%)患者既往接受过全身抗肿瘤治疗,2/3患者MSKCC评分为中危,结果显示临床获益率为48%,ORR为11%,中位PFS为7.3个月。安全性方面：最常见的3/4级不良反应为贫血、高血糖、低血磷及口腔炎,严重不良反应为肺炎(9%)及间质性肺病(7%)。INTORSECT研究比较了舒尼替尼治疗失败后接受替西罗莫司或索拉非尼的疗效。结果显示虽然两组PFS无显著差异,但是索拉非尼组OS显著优于替西罗莫司组,因此替西罗莫司不推荐用于TKI失败后的治疗。

虽然替西罗莫司尚未于国内上市,但基于该临床数据以及国际多中心Ⅲ期临床试验数据,《中国肾癌诊治指南》(2015版)仍推荐为转移性肾细胞癌高危患者的一线治疗。

6. 其他靶向药物　晚期肾细胞癌虽然已经有5项靶向药物用于其一线治疗,其疗效也获得了提高,近年来还涌现了一些新的靶向药物,包括新一代的VEGFR多靶点酪氨酸激酶抑制剂阿昔替尼(Axitinib)以及Tivozanib尝试用于转移性肾细胞癌的一线治疗,

其开展的Ⅲ期临床研究均较对照组索拉非尼治疗提高了ORR及PFS,阿昔替尼已在国内上市。

(二) 肾透明细胞癌的二线治疗

1. 靶向治疗失败后的二线治疗

(1) 依维莫司：依维莫司 (Everolimus, RAD001) 是一种口服的丝-苏氨酸衍生物,具有抑制哺乳动物雷帕霉素靶分子的作用。临床前研究中发现口服依维莫司可导致mTOR下游分子p-36和p-4E-BP1的减少,同时伴有上游分子p-Akt的增加。

依维莫司的临床数据来源于其Ⅲ期临床研究 (RECORD-1),该研究为随机、对照、双盲,入组了先前接受过抗VEGF治疗或TKI治疗失败的患者,安慰剂作为对照比较依维莫司治疗的疗效与生存获益。试验共入组410例患者,按照2:1随机分为Everolimus联合最佳支持治疗 (BSC) 组 (272例) 及安慰剂联合BSC治疗组 (138例), Everolimus用法为10 mg po qd, 28天为一周期重复。结果显示两组的疾病稳定率分别为66.8%与32.4%,依维莫司治疗显著延长了中位PFS,独立评估的中位PFS分别为4.90个月与1.87个月,中位OS分别为14.78个月与14.39个月,由于交叉入组导致OS数据未获得统计学显著性 (图10-11)。安全性方面,患者服用依维莫司最常见的不良反应包括口腔溃疡 (40%),疲劳感/虚弱 (37%) 以及皮疹 (25%)。该研究入组的患者中有74%仅接受过一项TKI制剂治疗,这组人群接受二线治疗的中位PFS分别为：依维莫司组为

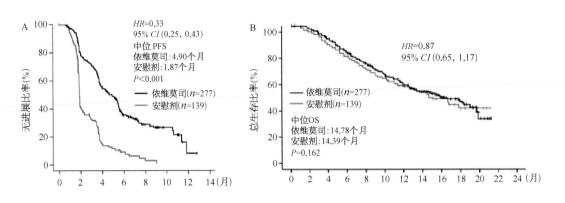

图 10-11　RECORD-1 研究的 PFS 及 OS 曲线
［引自：Motzer RJ, et al. *Lancet*. 2008;372（9637）：449-456］

5.42 个月，安慰剂组为 1.87 个月，依维莫司作为二线治疗显著延长了中位 PFS。

基于该项研究，依维莫司被证实为能够改善晚期肾细胞癌接受 TKI 治疗失败后的 PFS，成为晚期肾细胞癌患者接受 TKI 靶向治疗失败后首个二线靶向治疗药物，2009 年获得美国 FDA 批准上市，NCCN 将其作为 1 类证据推荐用于 VEGFR-TKI 治疗失败后的二线治疗。

RECORD-3 研究是一个随机 Ⅱ 期临床研究，它比较了一线依维莫司（EVE）二线舒尼替尼（SU）序贯治疗与一线舒尼替尼二线依维莫司序贯治疗的疗效，它入组未接受过全身治疗的晚期肾细胞癌患者（包括透明细胞型和非透明细胞型），两组分别以 EVE-SU 和 SU-EVE 序贯治疗，主要终点是假设 EVE 一线治疗 PFS 非劣于 SU，次要终点是两种序贯治疗的一线和二线 PFS、OS。RECORD-3 结果显示 EVE 组与 SU 组中位 PFS 分别为 7.9 个月和 10.7 个月，而对于序贯治疗，EVE+SU 与 SU+EVE 的中位 PFS 分别为 21.1 个月和 25.8 个月，中位 OS 分别为 22.4 个月和 32.0 个月，均有统计学差异。结果提示一线依维莫司二线舒尼替尼序贯治疗能获得更长的中位 PFS 获益。

RECORD-4 是一项开放的、国际多中心 Ⅱ 期试验，纳入入组之前仅接受过一线全身治疗的晚期肾透明细胞癌患者，评估 EVE 作为纯二线治疗的疗效。入组的患者包括多种 TKI（舒尼替尼、索拉非尼、培唑帕尼、贝伐珠单抗等）治疗失败和部分细胞

因子失败的患者。RECORD-4 研究主要终点，总体人群的 PFS 达到了 7.8 个月，这是目前所有临床研究中二线靶向治疗获得的最长 PFS。如果我们按一线治疗分层，舒尼替尼组 PFS 达到 5.7 个月；其他 VEGF 治疗的 PFS 达到 7.8 个月，而其中培唑帕尼更是获得了 9.2 个月的 PFS；细胞因子组 PFS 为 12.9 个月，显示在目前常见的一线治疗失败后依维莫司都是二线治疗的很好选择。

国内患者接受依维莫司治疗的数据来自一项多中心注册临床研究（L2101 研究），其同样证实了依维莫司作为 TKI 治疗失败后二线靶向治疗的疗效及安全性。该研究入组了 64 例先前接受过 TKI 治疗的晚期肾细胞癌患者，结果显示 ORR 为 5%，疾病稳定率为 61%，中位 PFS 为 6.9 个月，临床获益率为 66%，1 年生存率为 56%，1 年无进展生存率为 36%。

基于国内外临床试验结果，《中国肾癌诊治指南》（2015 版）推荐依维莫司作为转移性肾细胞癌 TKI 治疗失败后的二线治疗药物（推荐分类为 1 类），用法为依维莫司 10 mg qd。

（2）阿昔替尼：阿昔替尼（Axitinib）为多靶点受体酪氨酸激酶抑制剂，主要靶点为 VEGFR-1、VEGFR-2、VEGFR-3、PDGFR-β 与 c-KIT，其用于一线靶向治疗失败后的疗效数据主要来源于国际多中心的随机 Ⅲ 期临床试验（AXIS 研究）。该试验将阿昔替尼与索拉非尼比较，用于治疗既往一线治疗失败的转移性肾细胞癌。既往一线治疗包括舒

尼替尼 (54%)、贝伐珠单抗 (8%)、替西罗莫司 (3%) 或细胞因子 (35%)。患者以ECOG评分和既往接受的治疗方案分层,按1:1比例随机接受阿昔替尼 (5 mg, bid, 361例) 或索拉非尼 (400 mg, bid, 362例) 治疗,主要研究终点为无进展生存。结果显示,阿昔替尼显著提高ORR,改善PFS,ORR分别为19.4%与9.4%,中位PFS分别为6.4个月与4.7个月 (图10-12),两组的中位OS分别为20.1个月与19.2个月,未获得统计学显著差异,但阿昔替尼治疗显著改善了晚期肾细胞癌的二线治疗预后。分层分析显示一线接受舒尼替尼治疗的患者,阿昔替尼治疗组较索拉非尼对照组显著延长了中位PFS,分别为4.8个月与3.4个月,为TKI治疗失败的二线治疗提供了新的选择 (图10-13)。

对患者基线特征和预后因素进行分析,无论是按ECOG PS评分 (0分或1分)、一线治疗方案选择 (舒尼替尼、替西罗莫司或细胞因子)、性别 (男或女)、种族 (白人或非白人,亚洲、欧洲、北美或其他地区)、

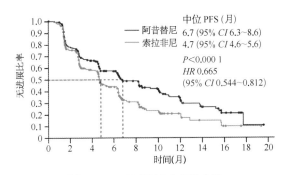

图10-12　AXIS研究的PFS曲线
(引自:Rini BI, et al. *Lancet*. 2011; 378: 1931-1939)

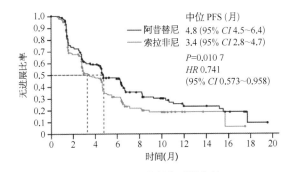

图10-13　AXIS研究亚组分析
一线应用舒尼替尼的患者,二线治疗采用阿昔替尼或索拉非尼的PFS曲线 (引自:Rini BI, et al. *Lancet*. 2011; 378: 1931-1939)

年龄 (<65岁或≥65岁),还是按MSKCC预后评分分组 (0分或≥1分),阿昔替尼组患者的疾病进展风险均低于索拉非尼组。阿昔替尼组常见不良反应有高血压、疲劳、发声困难和甲状腺功能减退,而手足综合征、皮疹、脱发和贫血则在索拉非尼组多见。

国内多家中心参加了该临床研究,入组了多名中国患者接受阿昔替尼治疗,2012年度美国ASCO大会公布了一项亚洲转移性肾细胞癌患者二线接受阿昔替尼治疗的研究结果,该研究共入组204例患者,按照2:1接受阿昔替尼与索拉非尼治疗,主要研究终点为无进展生存,既往一线治疗包括舒尼替尼 (45%) 与细胞因子 (53%),结果显示两组中位PFS分别为6.4个月与4.8个月,ORR为23.7%与10.1%,这与AXIS研究所获得的结果类似。

将阿昔替尼作为一线治疗的研究主要有两项。其中一项主要研究阿昔替尼的不同剂量用于未接受其他治疗的转移性肾细胞癌患者的疗效和安全性。结果提示剂量增加可能获得更高的ORR。另一项Ⅲ期临床研究比较了阿昔替尼和索拉非尼用于一线转移性肾透明细胞癌患者的疗效,结果显示两组PFS无显著差异。根据以上研究,欧洲泌尿外科指南也未将阿昔替尼推荐为一线治疗药物。

基于上述临床试验结果,NCCN指南以及《中国肾癌诊治指南》(2015版) 均推荐阿昔替尼作为转移性肾细胞癌接受TKI治疗失败后的二线治疗 (推荐分类为1类),具体用法为阿昔替尼5 mg bid。

(3) 索拉非尼增量治疗:索拉非尼用于一线治疗的国际随机对照Ⅱ期临床试验的第2部分进行了疾病进展后增量治疗的疗效与安全性研究,一线治疗病情进展后可将索拉非尼加量至600 mg bid,结果显示耐受性较好,增量治疗获得的中位PFS为3.6个月,有效率达41.9%,证实了标准剂量索拉非尼治疗失败后通过增量可以再次获得一定时间的无疾病进展生存。其他医疗中心也进行了一系列索拉非尼增量治疗的临床研究,包括增量至800 mg bid的治疗,其结果大体类似。

国内资料来自一项索拉非尼增量治疗复治的

转移性肾细胞癌的临床研究，共入组16例患者，索拉非尼剂量从800 mg/d增量至1 200 mg/d或1 600 mg/d，直至不能耐受，中位随访6.3个月，全组ORR为43.8%，临床受益率81.3%，不良反应基本能耐受。国内多家医疗中心也开展了相应工作，大部分患者能够从增量治疗中获益。

因此基于上述临床试验结果，《中国肾癌诊治指南》(2015版) 推荐索拉非尼增量作为转移性肾细胞癌接受标准剂量索拉非尼失败后的二线治疗 (推荐分类为2A类)，具体用法为索拉非尼600 mg bid，并根据不良反应耐受情况及疗效可逐渐增量至800 mg bid。

(4) 索拉非尼联合贝伐珠单抗：索拉非尼联合贝伐珠单抗治疗转移性肾细胞癌的临床数据来自国外索拉非尼联合贝伐珠单抗一线治疗转移性肾细胞癌的数项Ⅰ期临床研究，ORR达46%，中位TTP达11.2个月，不良反应能耐受，而在有关靶向药物联合治疗的BEST研究中，索拉非尼联合贝伐珠单抗一线治疗转移性肾细胞癌获得ORR为30%，中位PFS时间为11.3个月。

基于国外临床研究数据，国内开展了索拉非尼联合贝伐珠单抗用于晚期肾细胞癌的二线靶向治疗，一项索拉非尼联合贝伐珠单抗用于晚期肾细胞癌二线靶向治疗的Ⅱ期临床研究，入组了23例既往一线接受过TKI治疗失败的患者，结果显示总体ORR 13.0%，疾病控制率69.6%，中位PFS为7.0个月，主要的3/4级不良反应为手足皮肤反应及腹泻。

基于上述临床试验结果，《中国肾癌诊治指南》(2015版) 推荐索拉非尼联合贝伐珠单抗作为转移性肾细胞癌接受TKI制剂治疗失败后的二线治疗 (推荐分类为2B类)。具体用法为索拉非尼400 mg bid，贝伐珠单抗5 mg/kg q2w。

(5) 其他靶向药物的序贯治疗：转移性肾细胞癌接受一线TKI靶向治疗失败后，应用其他TKI靶向药物治疗的临床研究大多为回顾性研究，无论是舒尼替尼治疗失败后续索拉非尼治疗，还是索拉非尼后续舒尼替尼治疗，没有明确交叉耐药，可以获得4.2 ～ 8.9个月的无进展生存时间。

近年来一些前瞻性二线靶向治疗临床研究入组了一线舒尼替尼治疗后进展的晚期肾细胞癌接受索拉非尼作为二线靶向治疗，研究了舒尼替尼进展后索拉非尼的疗效。INTORSECT研究为一项替西罗莫司与索拉非尼比较用于转移性肾细胞癌二线靶向治疗的Ⅲ期临床试验，入组了一线接受舒尼替尼治疗后进展的转移性肾细胞癌患者512例，随机接受替西罗莫司及索拉非尼治疗，结果显示两组的中位PFS时间为4.28个月与3.91个月，无显著性差异，中位OS分别为12.3个月和16.6个月，统计分析显示索拉非尼治疗组要显著优于替西罗莫司治疗组。AXIS研究的亚组分析显示一线接受舒尼替尼患者二线接受索拉非尼治疗的中位PFS时间为3.4个月。另外靶向药物序贯治疗的SWITCH研究显示舒尼替尼进展后序贯索拉非尼的中位PFS时间为2.8个月。因此三项前瞻性二线靶向治疗的Ⅲ期临床研究基本明确了二线治疗应用索拉非尼的疗效，显示一线接受舒尼替尼治疗后接受索拉非尼作为二线靶向治疗的中位PFS时间为2.8 ～ 3.9个月。很多研究以索拉非尼作为对照，探讨一线舒尼替尼治疗后进展的晚期肾细胞癌接受阿昔替尼、Dovitinib (多韦替尼) 或替西罗莫司治疗，结果均没有明显优于索拉非尼。最新有研究表明，乐伐替尼联合依维莫司的联合靶向治疗可取得较长的PFS时间——近15个月，这为靶向治疗提供了新的选择，靶向药物联合方案有可能成为晚期肾细胞癌二三线治疗选择。2016年5月13日，FDA也批准了Lenvatinib (乐伐替尼) 联合依维莫司治疗既往接受抗血管生成治疗的晚期肾细胞癌患者。

舒尼替尼作为二线靶向治疗方面，SWITCH研究结果显示索拉非尼进展后序贯舒尼替尼的中位PFS时间为5.4个月。一项Ⅱ期临床研究入组了61例转移性肾细胞癌患者，一线接受贝伐珠单抗治疗进展后接受二线舒尼替尼靶向治疗，结果显示舒尼替尼ORR为23%，中位PFS时间可达30周。

培唑帕尼作为二线靶向治疗的疗效方面，一项Ⅱ期临床研究入组了55例既往一线接受舒尼替尼或贝伐珠单抗治疗失败的转移性肾透明细胞癌患者，结果显示ORR为27%，疾病稳定为49%，亚组分析一线接受舒尼替尼与贝伐珠单抗的患者疗效类似，全组中位PFS时间为7.5个月，24个月的生存率为43%。另外一项回顾性研究分析了31例舒尼替尼治疗失败后接受培唑帕尼的疗效，结果显示ORR为19%，疾病稳定为58%，中位PFS时间为7.4个月，其中培唑帕尼作为二线治疗的患者中，ORR达到43%，中位PFS为11个月。

基于上述临床试验结果，NCCN指南及中国肾细胞癌诊治指南推荐舒尼替尼与索拉非尼作为转移性肾细胞癌一线靶向治疗失败后的二线治疗（推荐分类为2A类），而培唑帕尼同样可以作为一线靶向治疗失败后的二线治疗选择，替西罗莫司与贝伐珠单抗作为二线治疗的推荐级别为2B类。

2. 细胞因子治疗失败后的二线治疗

（1）索拉非尼：索拉非尼（Sorafenib）是首个上市应用于转移性肾细胞癌治疗的TKI药物，其关键的TARGET试验奠定了索拉非尼作为转移性肾透明细胞癌患者细胞因子治疗失败后二线治疗的地位。该试验为先前细胞因子失败后晚期肾细胞癌的多中心随机对照Ⅲ期临床试验，共有903例患者入组，按照1∶1随机接受索拉非尼或安慰剂治疗，结果显示索拉非尼组和安慰剂组的ORR分别为10%与2%，疾病稳定分别为74%与53%，临床受益率分别为84%和55%，PFS分别为5.8个月和2.8个月，索拉非尼组较安慰剂组PFS延长了一倍（$P<0.001$），并且索拉非尼较安慰剂治疗显著改善了患者的生活质量（图10-14）。进一步分析表明，不同亚组的病人都从索拉非尼的治疗中获得了益处，包括年龄大于或小于65岁，Motzer评分中或低度，既往用过或未用过IL-2，有或无肝转移，无病生存期大于或小于1.5年。

鉴于索拉非尼治疗获益，安慰剂组交叉接受了索拉非尼治疗，交叉治疗后的OS数据分析显示：治疗组与安慰剂中位生存期OS分别为17.8个月与15.2个月，无统计学差异。但如果去除安慰剂组交叉接受索拉非尼治疗的干扰因素，OS二级数据分析结果显示，索拉非尼与安慰剂治疗组的中位OS分

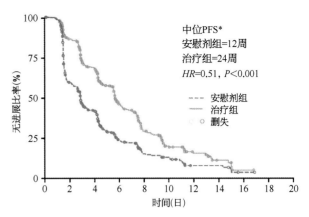

图10-14　TARGETs试验中期分析PFS曲线
［引自：Escudier B. et al. ECCO 2005. Paris］

别为17.8个月与14.3个月（$P=0.028\ 7$），说明索拉非尼确实延长了患者的总生存。

TARGET试验入组患者均为既往细胞因子治疗失败后的患者，即评价的是索拉非尼作为二线治疗的地位，此试验奠定了索拉非尼作为细胞因子治疗失败后二线治疗的地位，NCCN肾细胞癌指南及中国肾细胞癌诊治指南推荐用于细胞因子治疗失败的证据为1类证据。

（2）其他TKI制剂：舒尼替尼二线治疗细胞因子治疗失败的转移性肾细胞癌的Ⅱ期临床试验014与1006研究荟萃分析结果，共168例可评价的患者，ORR为45%，中位有效持续时间为11.6个月，2年生存率为48%，中位PFS为8.4个月，其中获得客观缓解（CR/PR）的患者PFS更长，达14.8个月，中位OS为23.9个月。

培唑帕尼治疗细胞因子治疗失败后的临床数据来源于其治疗转移性肾细胞癌的Ⅲ期随机对照试验，其中一线接受过细胞因子治疗共计202例患者，亚组分析显示：培唑帕尼治疗组较安慰剂组显著延长了中位PFS时间，分别为7.4个月与4.2个月。而阿昔替尼用于二线治疗的Ⅲ期临床试验中，一线接受细胞因子治疗的亚组分析显示：二线接受阿昔替尼治疗的患者较对照组索拉非尼显著延长了中位PFS时间，分别为12.1个月与6.5个月。

因此，基于上述临床数据，CSCO肾细胞癌专家委员会推荐舒尼替尼、培唑帕尼与阿昔替尼均可作

为转移性肾细胞癌细胞因子治疗失败的二线治疗药物（推荐分类为1类）。

（三）肾透明细胞癌的三线治疗

1. 依维莫司　对于低危或中危的患者，依维莫司可作为一线、二线抗血管生成酪氨酸激酶抑制剂（VEGFr-TKI）治疗失败之后的三线治疗。其临床数据来源于依维莫司的Ⅲ期临床试验，即RECORD-1研究，其入组受试者中24%的患者既往接受了舒尼替尼及索拉非尼两者的治疗，对于这部分患者，依维莫司及安慰剂治疗作为三线治疗，结果显示三线依维莫司治疗获得的中位PFS为3.78个月，安慰剂治疗的中位PFS为1.87个月，统计分析表明依维莫司三线治疗能够显著改善无进展生存，这是目前能够作为三线靶向治疗的唯一1级循证医学证据推荐。因此《中国肾癌诊治指南》(2015版)将其作为1类证据推荐用于靶向药物的三线治疗。

2. TKI制剂　部分回顾性研究报道，对于VEGFr-TKI及mTOR抑制剂进展的患者，三线治疗可考虑再次使用VEGFr-TKI，将会带来临床获益。法国的一项研究，回顾性分析了36例参与RECORD-1研究，依维莫司治疗进展后的患者，分别接受索拉非尼、舒尼替尼以及多韦替尼(Dovitinib)等TKI制剂的治疗情况，分别获得的中位PFS时间为5.3个月、8.0个月及12个月，该组人群的总体中位PFS时间为7.9个月。另外德国一项回顾性研究分析了103例接受了TKI制剂与mTOR抑制剂序贯治疗的晚期肾细胞癌患者，发现三线接受TKI制剂的中位PFS时间为3.7个月，与三线接受mTOR抑制剂治疗的中位PFS相当。

近年开展了一项多韦替尼(Dovitinib)与索拉非尼用于转移性肾细胞癌的Ⅲ期临床试验(GOLD研究)，多韦替尼为一项新的多靶点酪氨酸激酶抑制剂，研究入组了570例既往接受了一项TKI制剂以及一项mTOR抑制剂的转移性肾透明细胞癌患者，按照1：1随机接受三线多韦替尼或索拉非尼治疗。结果显示两组三线治疗的中位PFS时间分别为3.7个月与3.6个月，两者无统计学差异，中期分析示两组OS分别为11.1个月及11个月，两者相当。这是目前唯一一项评估多靶点受体酪氨酸激酶用于转移性肾细胞癌的三线靶向治疗的Ⅲ期临床试验，三线治疗获得的PFS也与既往一些回顾性研究类似。

二、肾非透明细胞癌的靶向治疗

肾细胞癌的主要病理类型为肾透明细胞癌，约占85%，其他少见类型包括乳头状肾细胞癌、肾嫌色细胞癌、染色体易位性肾细胞癌、肾集合管癌、肾髓质癌等，统称为肾非透明细胞癌。目前上市靶向药物均针对肾透明细胞癌有效，相应临床研究入组的患者也均为肾透明细胞癌患者，因此对于晚期肾非透明细胞癌的靶向治疗数据相对较少。近年来虽然靶向药物增多，相应临床数据逐渐增大，但目前仍缺乏大样本随机对照临床研究来验证靶向药物对于肾非透明细胞癌的疗效。

1. mTOR抑制剂　对于高危肾非透明细胞癌，替西罗莫司的Ⅲ期临床研究(ARCC研究)中包含了72例肾非透明细胞癌的治疗数据，这些患者接受替西罗莫司与干扰素治疗的ORR无明显差异，但接受替西罗莫司治疗的患者中有68%出现肿瘤缩小，明显高于干扰素治疗患者(14%)，两组人群的中位PFS为7.0个月与1.8个月，中位OS分别为11.6个月与4.3个月，肾非透明细胞癌的患者接受替西罗莫司更能从PFS和OS上获益。这是靶向药物治疗晚期肾非透明细胞癌的唯一一项Ⅲ期临床研究，是样本量最大的肾非透明细胞癌的治疗数据，NCCN指南因此将其作为1类循证医学证据推荐用于肾非透明细胞癌高危患者的一线治疗药物,而其他危险分层的肾非透明细胞癌推荐级别为2A。

另外一项mTOR抑制剂依维莫司应用于肾非透明细胞癌的研究数据也有限。最大的一项数据来源于依维莫司二线治疗的扩大临床研究(REACT试验),共有75例晚期肾非透明细胞癌患者,ORR为1.3%,疾病稳定为49.3%,中位治疗时间为12.14周,与肾透明细胞癌患者亚组疗效类似。另外韩国开展的一项入组既往接受舒尼替尼或索拉非尼的转移性肾非透明细胞癌患者二线接受依维莫司治疗的Ⅱ期临床研究,共入组49例,其中乳头状肾细胞癌为29例,肾嫌色细胞癌8例,结果显示ORR为10.2%,疾病稳定为51%,中位PFS时间为5.2个月。上述数据均为依维莫司二线治疗,关于依维莫司一线治疗晚期肾非透明细胞癌的一线数据,可以参考RAPTOR研究。该研究为依维莫司一线治疗晚期乳头状肾细胞癌的前瞻性Ⅱ期临床研究,共入组了92例晚期乳头状肾细胞癌,其结果显示中位PFS为3.7个月,中位OS为21个月。

2. TKI制剂 舒尼替尼、索拉非尼的扩大临床研究显示了TKI用于肾非透明细胞癌的疗效,但其疗效不如肾透明细胞癌,另外有一些Ⅱ期舒尼替尼治疗肾非透明细胞癌的临床研究,但这些研究样本量少,且为单臂研究,数据差异性较大。一项入组了31例晚期肾非透明细胞癌患者的Ⅱ期临床研究,其中23例为乳头状肾细胞癌患者,3例为肾嫌色细胞癌,结果显示ORR为36%,中位PFS时间为6.4个

月,预计中位OS为25.6个月。另外一项入组57例晚期肾非透明细胞癌(乳头状肾细胞癌27例、肾嫌色细胞癌5例、未分类癌8例、肾集合管癌或肾髓质癌6例、肉瘤样改变的为7例等)患者接受舒尼替尼治疗,结果显示55例可评价患者的中位PFS为2.7个月,ORR为5%,乳头状肾细胞癌患者中位PFS为1.6个月,肾嫌色细胞癌患者中位PFS为12.7个月,总体OS为16.8个月。

在2013年ESMO年会上报道的一项非随机Ⅱ期试验(RAPTOR试验),该试验对依维莫司用于两种乳头状肾细胞癌亚型进行了分析,结果显示在意向性治疗人群中按照中央评估的中位PFS为3.7个月(95% CI: 2.3 ~ 5.5个月),中位OS为21.0个月(95% CI: 15.4 ~ 28.0个月)。另一项非随机Ⅱ期试验对Foretinib (GSK1363089)(MET/VEGFR2双重抑制剂)用于乳头状肾细胞癌治疗进行了分析。结果显示,其不良反应可以接受,且在MET种系突变的患者中具有较高的缓解率。这是将来一个有前景的研究方向。一项交叉对照研究设计的随机Ⅱ期临床试验(ESPN)研究了依维莫司和舒尼替尼治疗73例非透明细胞型转移性肾细胞癌患者,其中27位乳头状肾细胞癌。最终结果公布在美国ASCO年会上,结果并无统计学意义(6.1个月 vs.4.1个月)。而关于培唑帕尼、阿昔替尼以及贝伐珠单抗用于晚期肾非透明细胞癌的治疗,相应的临床数据较少,仍处于进一步研究中。

第三节
靶向药物的选择及其治疗策略

转移性肾细胞癌的治疗已经进入了靶向治疗时代,目前已经有7项靶向药物问世,虽然国内仅获

批5项靶向药物,但相信很快即将上市更多靶向药物,并且这些靶向药物均在国内开展过相关临床研

究。因此选择合适的靶向药物进行治疗，需要根据患者的组织学类型、预后评分以及自身条件进行个体化治疗，使治疗最优化。

一、靶向药物选择

目前所有靶向药物主要针对的类型为肾透明细胞癌，疗效较好，而肾非透明细胞癌也可以选择靶向药物，但疗效要差于肾透明细胞癌。另外对于MSKCC评分为高危的患者，替西罗莫司是明智的选择。而其他情况的选择则需要综合考虑。

1. 一线治疗　目前除了对于高危肾细胞癌患者首选替西罗莫司治疗外，对于低中危的晚期肾细胞癌患者，仍有4项治疗选择，索拉非尼、舒尼替尼、培唑帕尼以及贝伐珠单抗联合干扰素，相关的临床研究证实低中危患者均能获益。除了索拉非尼

NCCN指南推荐一线治疗仅限于特定患者人群外，其他三者疗效指标数值相当（表10-3），目前仅有COMPARZ研究开展了舒尼替尼与培唑帕尼之间的头对头研究，证实了两者疗效相当，而耐受性培唑帕尼更优；另外有PISCES研究证实患者更偏向于选择培唑帕尼治疗，因此两者之间进行考虑抉择应首先考虑患者的耐受性，如一般情况差，同时既往骨髓储备功能不足，肯定要优先选择培唑帕尼。至于两者与贝伐珠单抗比较无明确优劣之分，治疗选择上可能更多要考虑患者的耐受性。

表10-3　晚期肾细胞癌一线靶向药物的Ⅲ期临床数据结果

药物名称	入组例数	ORR (%)	PFS (月)	OS (月)
舒尼替尼	750	47	11	26.4
贝伐珠单抗联合干扰素[a]	649	31	10.2	23.3
培唑帕尼[b]	1 110	31	8.4	28.4
索拉非尼	189	5.2	5.7	NA
替西罗莫司	416	8.6	5.5	10.9

注：a. 该数据为AVOEN研究结果；b. 该数据为COMPARZ研究结果。

但国内仅有索拉非尼和舒尼替尼获批并推荐用于晚期肾细胞癌的一线治疗（培唑帕尼新近在国内上市），目前尚无两种靶向药物相关头对头临床研究来比较两药的优劣，因此要结合药物的疗效及其安全性进行综合判断。如患者一般情况良好，无既往心脏疾病或骨髓储备差等因素，应首先考虑选择舒尼替尼治疗，特别是对于肿瘤瘤负荷较大的患者，选择客观有效率较高的药物治疗，有可能快速缓解肿瘤导致的相关症状。而对于高龄、一般情况稍差

以及基础心脏疾病的患者，索拉非尼可能是不错的治疗选择。

2. 二线治疗　应首先考虑既往的一线治疗及其疗效，如一线接受了细胞因子治疗，目前的靶向药物索拉非尼、舒尼替尼、培唑帕尼、阿昔替尼均有最高的循证医学证据支持。AXIS研究显示一线细胞因子治疗二线接受阿昔替尼治疗的效果要显著优于索拉非尼，2016版最新EAU指南也将阿昔替尼作为细胞因子或一线VEFGr-TKI治疗失败后的首选

二线治疗,推荐等级为A级。因此在国内已经上市阿昔替尼的情况下,应首先考虑选择阿昔替尼。而对于一线治疗接受过索拉非尼或舒尼替尼治疗的患者,虽然依维莫司具有较高的循证医学证据,但一项IMDC数据回顾性分析显示接受二线依维莫司治疗的患者仅占23%,将近58%患者二线治疗选择了序贯TKI治疗,因此序贯TKI治疗仍是一项治疗选择。而最近一项类似RECORD-1设计的研究提示,一线TKI治疗失败后的患者使用Nivolumab和Cabozantinib的效果要优于依维莫司。如何选择二线治疗,应结合一线治疗的疗效,如PFS较长(超过1年以上),说明针对受体酪氨酸激酶的抗血管生成

治疗敏感,应考虑二线治疗继续TKI治疗或者TKI联合贝伐珠单抗治疗;而如果一线治疗的PFS时间较短,说明原先靶向抑制通路不敏感,则需要更换作用靶点,应优先考虑mTOR抑制剂,如依维莫司的治疗或者采用免疫治疗,如Nivolumab。

3. 三线治疗 三线治疗对于患者的选择有限,尤其是国内的患者。如果既往TKI序贯治疗,三线治疗选择依维莫司;如果既往二线接受依维莫司治疗,三线应考虑TKI序贯治疗。

因此对于晚期肾细胞癌靶向治疗的选择,应结合多方面因素进行,对于国内患者,《中国肾癌诊治指南》(2015年)制定了相应得治疗路径,以供参考。

二、靶向药物的序贯治疗

有关肾细胞癌靶向治疗的临床数据越来越多,相关指南推荐的一线治疗选择有5项,相应的二线治疗被证实能改善生存,即使三线治疗仍能取得11个月的中位生存时间。因此随着靶向药物的增多,患者有机会进行序贯二线治疗,甚至三线和三线以上的治疗,有可能改善晚期肾细胞癌的总体生存。因此靶向药物如何进行序贯应用,互为一、二、三线治疗,以期望提高疗效,降低毒副作用,最终延缓患者的总生存,是临床治疗面临的新问题。

欧洲一项关于AVOREN研究后续治疗的回顾性研究,最早提示靶向治疗序贯可以改善生存。入组AVOREN研究的全部649例患者中,贝伐珠单抗联合干扰素治疗组与干扰素对照组分别有180例(55%)与202例(63%)治疗失败后接受了后续治疗,大部分(分别为148例与171例)接受了1项或2项后续TKI靶向治疗,如索拉非尼、舒尼替尼,结果显示贝伐珠单抗联合干扰素治疗组与干扰素对照组患者的中位OS分别达到了38.6个月与33.6个月。与舒尼替尼III期临床试验最终结果报道的中位OS

26.4个月相比有了明显提高,虽然研究结果仅仅是回顾性质,但提示靶向药物的序贯治疗可以提高患者的总生存。

SWITCH研究是目前唯一一项有关靶向序贯治疗的随机对照III期临床研究,入组了365例未接受任何全身治疗的晚期肾透明细胞癌患者,按照1:1随机分为索拉非尼治疗后舒尼替尼序贯组(So-Su组)或舒尼替尼治疗后索拉非尼序贯组(Su-So组),这种治疗模式也是国内外依维莫司上市前晚期肾细胞癌治疗的主要方式。研究结果发现,两组的中位PFS时间为12.5个月和14.9个月,疾病控制率为72%与67%,OS分别为31.5个月和30.2个月,统计学分析显示无论是PFS还是OS,两种序贯治疗组无明显差异,也就是说先用索拉非尼后序贯舒尼替尼,还是先使用舒尼替尼后使用索拉非尼,疗效无明显差异性,但值得关注的是,序贯应用后两组的总生存时间超越了30个月,在目前所有靶向药物III期临床研究中是生存数据最长的。

上述两项研究为VEGFr-TKI序贯VEGFr-TKI

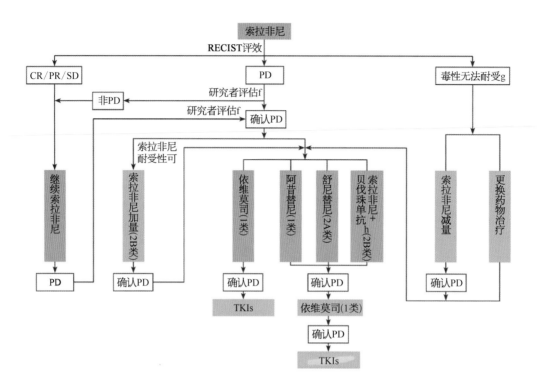

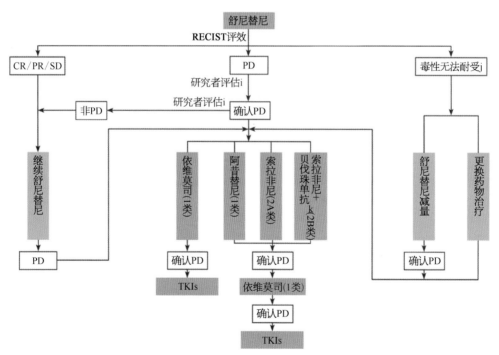

图10-15　晚期肾细胞癌接受索拉非尼及舒尼替尼的临床治疗路径

［引自:《中国肾癌诊治指南》(2015版)］

模式,获得较好的生存数据,侧面验证了二线TKI治疗的疗效,另外一种模式即为VEGFr-TKI序贯mTOR模式。2012年度ASCO大会报道了一项来自IMDC数据库的2106例晚期肾细胞癌患者序贯靶向治疗的回顾性分析,结果显示VEGFr-TKI序贯VEGFr-TKI模式患者的中位OS为23.8个月,而采用VEGFr-TKI序贯mTOR模式的患者中位OS为33.7个月。二线治疗后有条件患者仍可以序贯三线治疗,无论是TKI-TKI-mTOR模式,还是TKI-mTOR-TKI模式,还能获得3.7～7.9个月的中位PFS时间。

但有关靶向药物如何序贯,如何组合,仍需要进一步研究开展随机对照临床研究,才能确定最佳的序贯治疗模式,从而改善患者的生存。

三、靶向药物的联合治疗

多种靶向药物在转移性肾细胞癌的治疗上取得了成功。但总体来说,客观有效率最高也不过40%左右,PFS及OS的延长仍不能令人满意。一些研究者开始尝试靶向药物与其他以往有效的治疗联合或多种靶向药物联合用于转移性肾细胞癌的治疗,以期能够进一步提高客观有效率并改善生存。但近期进行的几项联合TKI和mTOR抑制剂的靶向治疗结果均为阴性,未表现出联合治疗的明显优势。RECORD-2试验和INTORACT试验均对联合疗法用于初治患者进行了研究。INTORACT试验在一项Ⅲ期研究中对贝伐珠单抗+替西罗莫司与贝伐珠单抗+IFN-α联合用药的观点进行了分析。RECORD-2试验在2012年ESMO年会上进行了报道,应用随机Ⅱ期试验设计对贝伐珠单抗+依维莫司与贝伐珠单抗+IFN-α进行了分析,两种联合方案在PFS和OS方面均不佳。因此,目前没有证据推荐联合治疗。

(一) 靶向药物与细胞因子的联合

靶向药物与细胞因子联合治疗取得成功的是贝伐珠单抗联合干扰素,获得晚期肾细胞癌的一线治疗地位,而替西罗莫司联合干扰素与单药比较,经过Ⅲ期临床研究证实无显著性差异,且增加不良反应,因此没有得到应用。

由于索拉非尼一线治疗转移性肾细胞癌的ORR低,中位PFS时间为5.7个月,因此索拉非尼联合干扰素治疗转移性肾细胞癌的临床研究开展较多,多项Ⅱ期临床研究显示两者联合后治疗的ORR明显提高,但联合治疗的不良反应较单药治疗相应增加。RAPSODY研究为一项索拉非尼与不同剂量IFN-α2a联合一线治疗转移性肾细胞癌的前瞻性随机Ⅱ期临床研究,根据干扰素的不同用法随机分为两组,9 MU每周3次 (A组) 与3 MU每周5次 (B组),两组均给予索拉非尼400 mg bid治疗,共入组100例患者 (A组51例,B组49例),全部患者的总有效率为34.7%,不同剂量组的ORR分别为17.6%与34.7%,提示索拉非尼联合低剂量干扰素更有优势。

国内自2007年底启动索拉非尼联合低剂量干扰素一线治疗转移性肾细胞癌的开放性单组临床研究,患者接受索拉非尼400 mg bid,联合IFN-α2b (甘乐能) 3 MU每周5次,连续3～4个月,休息2个月。结果显示:全组17例患者均可评价疗效,ORR为29.4%,疾病控制率为88.2%,其中3度不良反应的发生率为腹泻、黏膜炎、乏力、皮疹等。因此,索拉非尼联合IFN-α2b治疗转移性肾细胞癌ORR提高,不良反应可耐受。

索拉非尼与干扰素联合由于缺乏大规模临床

试验,相关临床数据仍需要进一步研究,并且联合治疗增加了不良反应,因此随着肾细胞癌可选择靶向药物增多,这种联合治疗的应用逐渐减少。

(二) 靶向药物与化疗的联合

晚期肾细胞癌全身化疗有效率低,也不作为转移性肾细胞癌的常规推荐,但化疗与靶向药物联合,有可能提高患者的疗效。SOGUG-02-06研究为一项索拉非尼联合吉西他滨与卡培他滨化疗一线治疗转移性肾细胞癌的Ⅱ期临床试验,该研究纳入40例转移性肾细胞癌患者,接受索拉非尼联合卡培他滨及吉西他滨化疗,结果显示中位PFS为11.1个月,ORR为50%。最常见的3级以上毒性反应是手足皮肤反应 (27.8%),其次为疲乏无力 (16.7%) 和中性粒细胞减少 (13.9%)。但靶向药物联合化疗可能增加不良反应,如同联合干扰素一样,随着靶向药物选择增多,仅仅对于肾非透明细胞癌或伴肉瘤样分化的晚期患者可考虑采取。

(三) 靶向药物间的联合

肾细胞癌靶向治疗药物根据其作用机制分为VEGF受体酪氨酸激酶抑制剂、VEGF单抗以及mTOR抑制剂,这些药物作用于不同的靶点达到抗肿瘤血管生成的治疗效应,而基于这些不同靶点的垂直或水平联合,以期达到靶向药物抗肿瘤的协同效应。国外开展的靶向药物联合治疗转移性肾细胞癌的临床研究中,大多以垂直联合的模式为主,所谓的垂直联合是指针对同一信号通路的不同水平靶点的药物联合,而水平联合是指针对同一信号靶点不同产物或不同信号通路的靶向联合。较多的临床研究主要集中于贝伐珠单抗与VEGF受体酪氨酸激酶抑制剂 (或与mTOR抑制剂) 联合,应用于转移性肾细胞癌的靶向治疗。

一项索拉非尼联合贝伐珠单抗一线治疗转移性肾细胞癌的Ⅰ期临床研究,共纳入48例患者,其中肾透明细胞癌41例,肾非透明细胞癌7例。最大耐受剂量为索拉非尼200 mg bid+贝伐单抗5 mg/kg q2w,全组ORR为52%,疾病稳定38%,中位PFS为14个月,贝伐珠单抗治疗似乎增加了索拉非尼已知的毒性反应 (如手足皮肤反应、食欲减退、高血压、疲乏等)。国内曾将贝伐珠单抗与索拉非尼联合用于转移性肾细胞癌的二线靶向治疗,取得不错的疗效,并且大部分不良反应可耐受。

而舒尼替尼与贝伐珠单抗靶向联合的Ⅰ期临床研究显示其客观疗效类似,但严重不良反应发生率高,3/4级高血压发生率为60%,蛋白尿发生率为36%,血小板减少24%,因此该方案耐受性差。另外也有应用贝伐珠单抗联合替西罗莫司或贝伐珠单抗联合依维莫司以及索拉非尼联合依维莫司治疗转移性肾细胞癌的Ⅰ期临床研究,均显示耐受性良好,部分患者获得客观缓解,但样本量均较少,无法进行评价。

因此,为评价贝伐珠单抗联合索拉非尼、替西罗莫司,以及索拉非尼与替西罗莫司联合治疗的疗效与安全性,开展了BEST研究。该研究设计为多中心随机对照的Ⅱ期临床研究,一线治疗晚期肾透明细胞癌,按照1:1:1:1随机分配入单药贝伐珠单抗为对照组 (A组)、贝伐珠单抗联合替西罗莫司组 (B组)、贝伐珠单抗联合索拉非尼组 (C组)、索拉非尼联合替西罗莫司组 (D组),主要研究终点为无进展生存,共入组361例患者。2013年公布了该研究的初步结果,其中20%患者由于不良反应终止治疗,结果显示4组的中位PFS分别为8.7个月、7.3个月、11.3个月、7.7个月,虽然靶向联合在主要研究终点无统计学差异性,但靶向联合显著提高了ORR (4组分别为12%、28%、30%、26%),耐受性方面从结果也显示靶向联合增加了不良反应的发生率。三种靶向联合中,虽然无论是PFS,还是ORR,都无显著性差异,但结果显示贝伐珠单抗与索拉非尼联合在各项指标中均明显优于其他各种靶向药物联合组,说明VEGFR-TKI抑制剂与VEGF单抗之间的垂直联合模式值得进一步去探索。

总体来说,不同靶向药物的联合应用或靶向药物与其他药物的联合应用,有可能提高疗效,尤其是针对难治性病例,联合治疗是未来转移性肾细胞癌治疗的发展方向之一,但联合治疗也会带来了新的问题,尤其是多种靶向药物应用后,其毒副作用有可能重叠,加重那些类似的毒副作用。

第四节
靶向药物的常见不良反应及其处理

转移性肾细胞癌的治疗以靶向药物治疗为主,由于靶向药物独特的作用机制,以及治疗给药的长期性,其治疗相关的不良反应不同于化疗药物,有其自身特点。通常情况下转移性肾细胞癌的靶向治疗药物无明显急性反应、消化道反应及骨髓抑制不占主导地位,并且随着治疗时间的延长,患者对不良反应的耐受性也在增强。但由于靶向治疗为长期过程,有可能涉及多系统损害,个别系统损害并不亚于化疗的毒性反应,同样可能造成治疗中断,或者导致严重危及生命的并发症,因此应该引起足够重视。

肾细胞癌的靶向药物治疗的机制虽然都是抗血管生成,可能发生的不良反应发生谱类似,多表现为乏力、手足皮肤反应、口腔黏膜炎、呕吐、腹泻以及高血压等,但由于具体作用靶点的差异性,各种靶向药物的不良反应也具有较大的差异,表10-4为晚期肾细胞癌一线靶向药物的不良反应汇总。

表10-4 晚期肾细胞癌一线靶向治疗药物的不良反应

不良反应发生率 (%)	索拉非尼 400 mg bid	舒尼替尼 50 mg qd	培唑帕尼 800 mg qd	替西罗莫司 25 mg qw	贝伐珠单抗 10 mg/kg q2w
皮肤毒性					
皮疹	40	19	18	47	—
手足反应	30	50	29	—	—
黏膜/口腔炎	21	45	11	41	—
血液毒性					
中性粒细胞减少	18	68	37	7	7
贫血	44	60	31	45	10
淋巴细胞减少	23	55	38	5	—
血小板减少	12	78	41	14	6
出血	15	18	9	—	33
全身症状					
乏力/衰弱	37	63	55	51	—

(续表)

不良反应发生率 (%)	索拉非尼 400 mg bid	舒尼替尼 50 mg qd	培唑帕尼 800 mg qd	替西罗莫司 25 mg qw	贝伐珠单抗 10 mg/kg q2w
甲状腺功能减低	—	24	12	—	—
心血管毒性					
高血压	17	41	46	7	26
LVEF	—	10	—	—	—
胃肠道毒性					
腹泻	43	57	63	27	20
恶心	23	46	45	37	—

由于作用机制不同，各种药物的不良反应也具有较大的差异，即使同为多靶点受体酪氨酸激酶抑制剂，索拉非尼与舒尼替尼的不良反应也有一定的差异。舒尼替尼Ⅲ期试验中最常见的3级毒性为乏力、腹泻、恶心、高血压、全血细胞减少和电解质异常。另外，10%患者发生短暂性左心室射血分数降低。而索拉非尼最常见的不良反应是皮疹、腹泻、手足皮肤反应、乏力、脱发和瘙痒。与索拉非尼相关最常见的3级毒性是乏力、高血压、手足皮肤反应和低磷血症。但由于受试人群差异明显，不宜进行毒性比较，但仍有部分毒性反应差异明显，如舒尼替尼的血液学毒性及头发颜色改变，而索拉非尼导致的脱发更常见。这些药物的"靶点外"毒性也不同，舒尼替尼更易导致甲状腺功能减低和左心室收缩功能降低。

（一）全身症状

靶向药物治疗最主要的全身症状为乏力，所有靶向药物都会发生，是靶向治疗最常发生的不良反应，发生率大多达到50%，甚至更高，具体机制不详。治疗主要可以通过调整剂量或暂停治疗来处理，适当休息以及调整饮食可能有一些帮助。当接受靶向治疗的患者出现乏力，特别是服用舒尼替尼的患者，由于其发生甲状腺功能减退的概率较高，首先需要排除甲状腺功能减退，如出现甲状腺功能减退，可以通过补充甲状腺素能够改善症状。

（二）皮肤毒性反应

肾细胞癌靶向药物引起的皮肤毒性反应，多见于酪氨酸激酶抑制剂，主要包括皮疹、手足皮肤反应及黏膜炎/口腔炎。

1. 手足皮肤反应　手足皮肤反应是指影响到手足的一系列症状，是靶向药物最常见不良反应之一，多见于TKI制剂，如舒尼替尼、索拉非尼、培唑帕尼、阿昔替尼等，发生率为30% ～ 50%，mTOR抑制剂及贝伐珠单抗少见。通常双侧发生，症状常常同时或接连发生，手足的受力区往往症状更严重，与通常化疗引起的手足皮肤反应不同，表现为局部皮肤触痛与感觉异常，出现红斑、水疱、过度角化、皮肤干裂、硬结下大水疱，通常水疱中无水及脱屑和脱皮（图10-16）。一般用药两周后达到最严重后会逐渐减轻，疼痛感一般6 ～ 7周左右会有明显减轻或消失。而3级手足皮肤反应的症状明显，表现为痛感强烈，皮肤功能丧失，但比较少见。

手足皮肤反应的处理原则：1/2级可继续原用药剂量，同时采取一些必要的支持治疗，都能够控制在0 ～ 1级，因此不需要停药或减量；而3级则需要减量或停药。其局部处理包括保守治疗，如干燥可

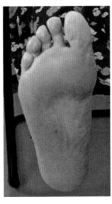
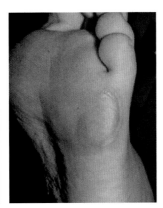
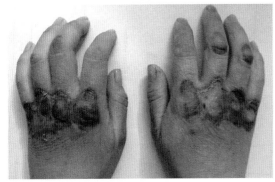

图 10-16　手足皮肤反应

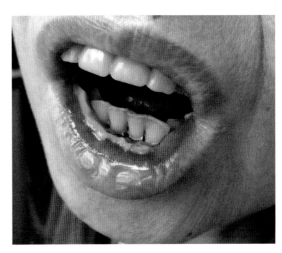

图 10-17　口腔黏膜炎

以使用保湿药物,出现瘙痒可以应用不同的洗液。具体包括:① 加强皮肤护理,避免继发感染;② 避免压力或摩擦;③ 使用润肤霜或润滑剂;④ 局部使用含尿素、皮质类固醇乳液或润滑剂;⑤ 如果需要则使用抗真菌药或抗生素治疗;⑥ 推荐10%的尿素软膏或双氟可龙戊酸酯。

2. 黏膜炎/口腔炎　口腔疼痛、黏膜过敏和吞咽困难是其常见的口腔症状,服药几周后患者可能变成特异味类型。除贝伐珠单抗外,TKI制剂以及mTOR抑制剂均容易发生,舒尼替尼与依维莫司的发生率比较高,可达40% ～ 45%。

通常症状明显的患者需要积极处理,包括口腔的护理,避免辛辣或较咸的食物;甜食通常耐受良好;通常需要局部使用麻醉剂和抗酸剂,如利多卡因含漱;真菌感染病例需两性霉素B悬液等局部抗真菌治疗;如需要使用质子泵阻滞剂,局部应用油状鼻软膏。如果疼痛处理没有效果可以尝试剂量调整或暂停用药(图10-17)。

3. 皮疹　索拉非尼皮疹发生率较高,可达30%,零散发生于全身,或成大片状,常伴瘙痒不适(图10-18),其处理原则根据皮疹范围决定是否停药,通常给予抗过敏药物,局部外敷炉甘石洗剂对症处理。

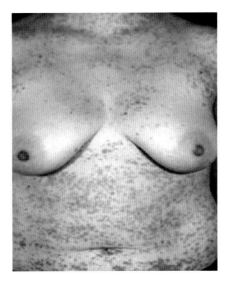

图 10-18　索拉非尼导致的皮疹

(三) 消化道反应

肾细胞癌患者接受靶向治疗时,常规全身化疗所见的恶心、呕吐等发生率相对偏低,如发生可常规处理,如少量饮水和进食、进流质,同时适当给予止吐治疗,如甲氧氯普胺(胃复安)、HT3受体阻滞剂等。腹泻是肾细胞癌靶向药物的常见消化道反应，TKI制剂发生率较高（可达50%左右），可发生在药物治疗的任何阶段，表现为次数增加的稀便，而不是水样便。因此治疗过程中应避免食用加重腹泻的食物（如辛辣、油腻和咖啡因等），避免服用大便软化剂和纤维素。

腹泻处理中也强调药物与非药物联合使用。临床经验提示饮食调整，如增加水果和蔬菜，补充纤维以及大米都能减轻腹泻。也可用药物治疗方面，如洛哌丁胺（易蒙停）和地芬诺酯（泻特灵），标准用法（易蒙停）：起始剂量4 mg，随后每4小时2 mg，严重时起始剂量4 mg，随后每2小时2 mg。有临床试验应用奥曲肽治疗TKI导致的腹泻。其他治疗胃肠道不适的药物包括抗酸药、质子泵抑制剂或嗜酸乳酸杆菌产品。

（四）心血管不良反应

肾细胞癌靶向治疗药物可能导致的心血管不良反应主要包括高血压、左心室射血分数（LVEF）下降、心肌缺血或心肌梗死（MI）和QT间期延长。其中高血压是主要不良反应，其发生机制、发生情况及其相应处理如下。

1. 高血压　所有肾细胞癌靶向药物均可引起血压升高，相对而言，TKI制剂如索拉非尼、舒尼替尼、培唑帕尼以及阿昔替尼引起的高血压发生率较高，最高可到46%。高血压多发生于用药后1～2周，一般伴随用药持续存在，常规抗高血压药物大多可以控制，而发生难以控制的高血压也可以通过药物减量或停药而得到缓解。

靶向药物所引起的高血压需要进行监控与管理，可以使用常用的抗高血压药物治疗，包括噻嗪类利尿剂、β受体阻滞剂、血管紧张素转换酶抑制剂、血管紧张素受体抑制剂和钙通道拮抗剂，另外治疗期间应考虑各种因素，如肾功能、电解质状态和其他并存疾病（如冠心病、糖尿病）。所有患者都应该在家中常备血压计，常规记录血压，从而使医生更清楚治疗后血压变化情况。降压同时可以

使用非药物方法进行补充，包括饮食控制（如减少食盐的摄取）、体育锻炼和控制体重。舒尼替尼的治疗间期可能会发生血压降低，因此需要密切随访。

2. 心脏毒性　肾细胞癌靶向药物所导致的心脏毒性有左心室射血分数（LVEF）下降、心肌缺血或心肌梗死（MI）和QT间期延长，其中主要为左心室射血分数下降。舒尼替尼Ⅲ期临床研究发现其可引起LVEF下降，所有级别的发生率高达21%，而索拉非尼和贝伐珠单抗的发生率均小于1%。因此使用靶向药物尤其是舒尼替尼的患者，要注重定期复查心脏超声，监测LVEF。2012年美国肿瘤年会报道了ASSURE研究中心血管安全事件的分析，这是目前最大宗TKI制剂相关心脏不良事件的前瞻性研究。该研究入组了1 943例患者，结果发生21例主要心脏事件，舒尼替尼组、索拉非尼组以及安慰剂分别为2.3%、1.8%以及1.0%，研究分析认为与安慰剂比较，舒尼替尼与索拉非尼治疗与心血管事件没有显著相关性，左心功能不全也是可逆的，而心肌缺血发生率低，与靶向药物治疗的相关性也不确切。

因此，对伴有心脏危险因素的患者口服靶向药物，尤其是舒尼替尼，治疗前应行超声心动图检查，进行基线射血分数评价。治疗过程中，患者如出现充血性心力衰竭的症状应立即终止治疗，给予抗心力衰竭治疗；如果患者虽未出现充血性心力衰竭的症状但伴有射血分数低于50%或较基线下降20%，则需中断或减量治疗。

（五）血液学毒性

肾细胞癌靶向药物虽然不同于传统化疗药物，但由于抑制干细胞生长因子，因此容易产生骨髓抑制，导致白细胞、红细胞及血小板下降。舒尼替尼的骨髓抑制较为显著，中性粒细胞减少发生率为68%，血小板减少发生率为78%，其中3/4级不良反应的发生率分别为20%与22%。亚组分析显示欧美人群骨髓抑制发生率不高，但亚洲人群发生率较高，3/4

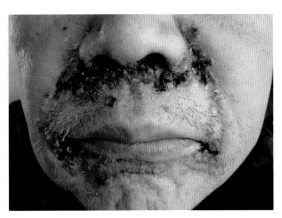

图10-19　一例患者舒尼替尼治疗后出现4级血小板下降不良反应,合并鼻出血

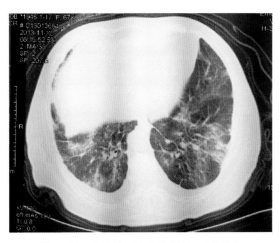

图10-20　依维莫司治疗所致的间质性肺炎

级血小板减少发生率达29%。舒尼替尼引起的血小板减少通常发生在治疗的第3、4周,因此接受舒尼替尼治疗期间需要密切监测血常规。一旦出现3/4级血小板减少,应暂停舒尼替尼治疗,待骨髓功能恢复后考虑减量。

(六) 肺毒性

肺部并发症是mTOR抑制剂需要特别关注的不良反应,尤其是间质性肺炎 (图10-20) 。国外文献报道依维莫司治疗转移性肾细胞癌非感染性肺炎的发生率为14%,这其中关于间质性肺炎的发生率未见报道,但国内的注册临床研究 (L2101研究) 显示间质性肺炎的发生率为22%,应该引起重视,严重慢性阻塞性肺疾病或严重肺纤维化的患者应避免使用依维莫司治疗。间质性肺炎表现为肺的非感染性、非恶性浸润特征(雷帕霉素衍生物相关的类效应),通常发生在起始治疗后2～6个月,可能是无症状或非特异性呼吸道症状和体征 (如缺氧、胸腔积液、咳嗽或呼吸困难) ,这些症状通常是轻度至中度而且可逆的,也有些是严重的,甚至是致命的。一旦患者出现症状,考虑为间质性肺炎,即使症状轻微,也应该暂停依维莫司,给予糖皮质激素治疗。对于分级为2/3级的患者,症状好转后,依维莫司应从最低剂量恢复使用,如再次复发,应停用依维莫司。

(七) 甲状腺功能减退

一项报道指出舒尼替尼治疗的患者中有85%发生甲状腺功能减退,其中84%有甲状腺功能低下的症状或体征,其发生机制不明,可能与淋巴细胞浸润、碘摄取障碍以及抑制甲状腺过氧化酶活性有关。

舒尼替尼引起甲状腺功能低下的特点:往往发生于第2周期后,有时表现为先出现甲状腺功能亢进 (较轻且有自限性) ,之后迅速变为甲状腺功能减退,其严重程度几乎都是1/2级,少有3/4级的报道。发生甲状腺功能减退后,给予补充甲状腺素,大部分症状可改善 (尤其疲乏为主的症状) 。因此,舒尼替尼治疗期间每2～3个月检查促甲状腺激素 (TSH) ,其他靶向药物在出现临床症状时也需要监测TSH。

(八) 其他不良反应

1. **色素改变**　毛发脱色常发生于治疗后5～6周,停药后2～3周可恢复。有研究报道VEGFR抑制剂治疗相关的色素改变发生率为16%～30%。治疗前应当将药物可能导致色素改变的情况充分告知患者,以减少对其心理的冲击。该类不良反应一般不需要特殊治疗和调整剂量。

2. **蛋白尿**　蛋白尿是VEGFR抑制剂共同

的不良反应，肾小球足细胞表达的VEGFR是维持肾小球内皮细胞正常结构和功能所必需的，抑制VEGFR可破坏肾小球滤过屏障，最终形成蛋白尿。

蛋白尿多为可逆，大部分无症状。治疗前应了解患者有无蛋白尿病史。若果尿常规显示蛋白尿大于1+，可进一步进行24小时尿蛋白检查，若尿蛋白<2 g/24 h，可按原剂量继续用药；若尿蛋白含量>2 g/24 h，应当暂停用药，并重新收集24小时尿液，复查蛋白和肌酐清除率，直至尿蛋白<2 g/24 h后恢复治疗，或者减量、更改给药方案。

3. 血糖血脂代谢异常　血糖血脂代谢异常在mTOR抑制剂中更多见。有报道指出替西罗莫司和依维莫司引起的高甘油三酯血症发生率分别为27%和71%；高胆固醇血症的发生率与高甘油三酯血症类似。

对使用mTOR抑制剂治疗的患者建议检测基线的血糖和血脂水平，并定期监测。由mTOR抑制剂引起的高血糖患者使用口服降糖药物或胰岛素，首选二甲双胍。若患者肾功能不全，可考虑使用罗格列酮。由mTOR抑制剂引起的高脂血症患者伴有以下任意一项心血管风险因素：动脉粥样硬化、吸烟、高血压、冠心病家史，应当考虑药物干预。可考虑使用羟甲基戊二酰辅酶A还原酶抑制剂（如他汀类）治疗。如存在禁忌证，可选择其他药物，包括胆汁酸螯合剂和胆固醇吸收抑制剂等。必要时请内分泌科医师会诊。

总之，患者使用多靶点激酶抑制剂时，剂量限制性毒副作用是这些药物的靶点外反应，处理相关毒性是患者护理中一个非常重要的方面，过度的毒性可能会影响患者的耐受性和依从性。因此需要积极认识到靶向治疗的毒副作用，并正确处理，处理好毒性作用可以为希望渺茫的患者提供更长期的有效用药时间和更长的无进展生存。

（盛锡楠　郭军）

参考文献

[1] Sukosd F, Kuroda N. Deletion of chromosome 3p14. 2-p25 involving the VHL and FHIT genes in conventional renal cell carcinoma[J]. Cancer Res, 2003, 63: 4552457.

[2] Konda K, Yao M, Yoshida M, et al. Comprehensive mutational analysis of the VHL gene in sporadic renal cell carcinoma: Relationship to clinicopathological parameters[J]. Genes Chromosomes Cancer, 2002, 34: 58-68.

[3] Gnarra J R, Tory K, Weng Y, et al. Mutations of the VHL tumour suppressor gene in renal carcinoma[J]. Nat Genet, 1994, 7: 85-90.

[4] Herman J G, Latif F, Weng Y, et al. Silencing of the VHL tumour-suppressor gene by DNA methylation in renal carcinoma[J]. Proc Natl Acad Sci, 1994, 91: 9700-9704.

[5] Lliopoulos O, Kibel A, Gay S, et al. Tumor suppression by the human von hipple-lindau gene product[J]. Nat Med, 1955, 1: 822-826.

[6] Sato K, Terada K. Frequent overexpression of vascular endothelial growth factor gene in human renal cell carcinoma[J]. Tohoku J Exp Med JT, 1994, 173(3): 355-360.

[7] Benjamin L E, Golijanin D, Itin A, et al. Selective ablation of immature blood vessels in established human tumors follows vascular endothelial growth factor withdrawal[J]. J Clin Invest, 1999, 103(2): 159-165.

[8] Kim W, Kaelin WG Jr. The von Hippel2Lindau tumor suppressor protein: New insight s in oxygen sensing and cancer[J]. Curr Opin Genet Dev, 2003, 13: 55260.

[9] Rini B I, Small E J. Biology and clinical development of vascular endothelial growth factor-targeted therapy in renal cell carcinoma[J]. J Clin Oncol, 2005, 23(5): 1028-1043.

[10] Dvorak H F. Vascular permeability factor/vascular endothelial growth factor: a critical cytokine in tumor angiogenesis and a potential target for diagnosis and therapy[J]. J Clin Oncol, 2002, 20(21): 4368-4380.

[11] Mendel D B, Laird A D. In vivo antitumor activity of SU11248, a novel tyrosine kinase inhibitor targeting vascular endothelial growth factor and platelet-derived growth factor receptors: determination of a pharmacokinetic/pharmacodynamic relationship[J]. Clin Cancer Res, 2003; 9: 327-337.

[12] Kaelin W G Jr. The von Hippel2Lindau tumor suppressor gene and kidney cancer[J]. Clin Cancer Res, 1994, 10: 6290S-6295S.

[13] Motzer R J, Michaelson M D, Redman B G, et al. Activity of SU

11248, a multitargeted inhibitor of vascular endothelial growth factor receptor and platetel-derived growth factor receptor, in patients with metastatic renal cell carcinoma[J]. J Clin Oncol, 2006, 24(1): 16−24.

[14] Faivre S, Delbaldo C, Vera K, et al. Safety, pharmacokinetic, and antitumor activity of SU11248, a novel oral multitarget tyrosine kinase inhibitor, in patients with cancer[J]. J Clin Oncol, 2006, 24(1): 25−35.

[15] Motzer R J, Hutson T E, Tomczak P, et al. Sunitinib versus interferon alfa in metastatic renal cell carcinoma[J]. N Engl J Med, 2007, 356(2): 115−124.

[16] Figlin R A, Hutson T E, Tomczak P, et al. Overall survival with sunitinib versus interferon (IFN)-alfa as first-line treatment of metastatic renal cell carcinoma (mRCC)[J]. J Clin Oncol, 2008, 26 (suppl): 5024.

[17] 李学松, 宋毅, 龚侃, 等. 舒尼替尼治疗转移性肾脏透明细胞癌的临床研究[J]. 中华外科杂志, 2010, 48(5): 375−377.

[18] 盛锡楠, 李思明, 迟志宏, 等. 舒尼替尼一线治疗转移性肾癌初探[J]. 中华泌尿外科杂志, 2011, 32(2): 134−137.

[19] 石泓哲, 李长岭, 寿建忠, 等. 舒尼替尼治疗晚期肾细胞癌的疗效和安全性[J]. 中国癌症杂志, 2013.

[20] Qin S-K, Jin J, Guo J, et al. A phase IV multicenter study of the efficacy and safety of sunitinib as first-line therapy in Chinese patients with metastatic renal cell carcinoma[J]. Ann Oncol, 2012, 23 (suppl. 9): Abstract 851P.

[21] Guo J, Jin J, Huang Y, et al. Comparison of PFS and safety for Asian compared to North American and European populations in the phase III trial of pazopanib versus sunitinib in patients with treatment-naive RCC (COMPARZ)[J]. J Clin Oncol 31, 2013 (suppl 6): abstr 366.

[22] Motzer R J, Hutson T E, Olsen M R, et al. Randomized phase II trial of sunitinib on an intermittent versus continuous dosing schedule as first-line therapy for advanced renal cell carcinoma[J]. J Clin Oncol, 2012, 30(12): 1371−1377.

[23] Najjar Y G, Mittal K, Elson P, et al. A 2weeks on and 1week off schedule of sunitinib is associated with decreased toxicity in metastatic renal cell carcinoma[J]. Eur J Cancer, 2014, 50(6): 1084−1089.

[24] Kondo T, Takagi T, Kobayashi H, et al. Superior tolerability of altered dosing schedule of sunitinib with 2-weeks-on and 1-week-off in patients with metastatic renal cell carcinoma—comparison to standard dosing schedule of 4-weeks-on and 2-weeks-off[J]. Jpn J Clin Oncol, 2014, 44(3): 270−277.

[25] Sergio B, Roberto I, Mimma R, et al. Retrospective observational study of sunitinib administered on schedule 2/1 in patients with metastatic renal cell carcinoma (mRCC): the rainbow study[J]. J Clin Oncol, 2014 (suppl 4): abstr 471.

[26] Gollob J A, Wilhelm S, Carter C, et al. Role of Raf kinase in

cancer: therapeutic potential of targeting the Raf/MEK/ERK signal transduction pathway[J]. Semin Oncol, 2006, 33(4): 392−406.

[27] Reddy G K, Bukowski R M. Sorafenib: recent update on activity as a single agent and in vombination with interferon-alpha2 in patients with advanced-stage renal cell carcinoma[J]. Clin Genitourin Cancer, 2006, 4(4): 246−248.

[28] Wilhelm S L, Carter C, Tang L, et al. BAY−43−9006 exhibits broad spectrum oral antitumor activity and targets the RAF/MEK/ERK pathway and receptor tyrosine kinases involved in tumor progression and angiogenesis[J]. Cancer Res, 2004, 64(19): 7099−7199.

[29] Escudier B, Szczylik C, Hutson T E, et al. Randomized phase II trial of first-line treatment with sorafenib versus interferon Alfa−2a in patients with metastatic renal cell carcinoma[J]. J ClinOncol, 2009, 27(8): 1280−1289.

[30] Hutson T E, Lesovoy V, Al-Shukri S, et al. Axitinib versus sorafenib as first-line therapy in patients with metastatic renal-cell carcinoma: a randomised open-label phase 3 trial[J]. Lancet Oncol, 2013, 14(13): 1287−1294.

[31] Motzer R J, Nosov D, Eisen T, et al. Tivozanib versus sorafenib as initial targeted therapy for patients with metastatic renal cell carcinoma: results from a phase III trial[J]. J Clin Oncol, 2013, 31(30): 3791−3799.

[32] Tanigawa G, Kawashima A, Yamaguchi S, et al. Clinical outcome and prognostic factors of sorafenib in Japanese patients with advanced renal cell carcinoma in general clinical practice[J]. Jpn J Clin Oncol, 2011, 41(11): 1265−1267.

[33] Park S J, Lee J L, Park I, et al. Comparative efficacy of sunitinib versus sorafenib as first-line treatment for patients with metastatic renal cell carcinoma[J]. Chemotherapy, 2012, 58(6): 468−474.

[34] 周爱萍, 何志嵩, 于世英, 等. 索拉非尼治疗转移性肾癌的临床试验[J]. 中华泌尿外科杂志, 2009, 30(1): 10−14.

[35] Zhang H, Dong B, Lu J J, et al. Efficacy of sorafenib on metastatic renal cell carcinoma in Asian patients: results from a multicenter study[J]. BMC Cancer, 2009, 9: 249.

[36] Xie X, Guo F, Song X, et al. Efficacy and toxicity of sorafenib in patients with advanced renal cell cancer in northeast China: a multicenter study[J]. J Clin Oncol., 2011 (suppl): abstr e15046.

[37] 崔传亮, 马建辉, 郭军, 等. 索拉非尼一线治疗晚期转移性肾癌的II期临床研究[J]. 中华泌尿外科杂志, 2009, 30(1): 15−17.

[38] Sonpavde G, Hutson T E, Sternberg C N. Pazopanib, a potent orally administered small-molecule multitargeted tyrosine kinase inhibitor for renal cell carcinoma[J]. Expert Opin Investig Drugs, 2008, 17(2): 253−261.

[39] Sternberg C N, Davis I D, Mardiak J, et al. Pazopanib in locally advanced or metastatic renal cell carcinoma: results of a randomized phase III trial[J]. J Clin Oncol, 2010, 28(6): 1061−1068.

[40] Motzer R J, Hutson T E, Cella D, et al. Pazopanib versus sunitinib

in metastatic renal-cell carcinoma[J]. N Engl J Med, 2013, 369(8): 722-731.

[41] Escudier B, Porta C, Bono P, et al. Randomized, controlled, double-blind, cross-over trial assessing treatment preference for pazopanib versus sunitinib in patients with metastatic renal cell carcinoma: PISCES study[J]. J Clin Oncol, 2014[Epub ahead of print].

[42] Porta C, Bono P, De Gu, et al. Patient preference between pazopanib (Paz) and sunitinib (Sun): results of a randomized double-blind, placebo-controlled, cross-over study in patients with metastatic renal cell carcinoma (mRCC)?PISCES study, NCT 01064310[J]. J Clin Oncol, 2012.

[43] Rini B I, Small E J. Biology and clinical development of vascular endothelial growth factor-targeted therapy in renal cell carcinoma [J]. J Clin Oncol, 2005, 23(5): 1028-1043.

[44] Yang J C, Haworth L, Sherry RM, et al. A randomized trial of bevacizumab, an anti-vascular endothelial growth factor antibody, for metastatic renal cancer[J]. N Engl J Med, 2003, 349(5): 427-434.

[45] Escudier B, Pluzanska A, Koralewski P, et al. Bevacizumab plus interferon alfa-2a for treatment of metastatic renal cell carcinoma: a randomised, double-blind phase Ⅲ trial[J]. Lancet, 2007, 370(9605): 2103-2111.

[46] Escudier B, Bellmunt J, Negrier S, et al. Final results of the phase Ⅲ, randomized, double-blind AVOREN trial of first-line bevacizumab (BEV) + interferon-α 2a (IFN) in metastatic renal cell carcinoma (mRCC)[J]. J Clin Oncol, 2009, 27(15s): abstract 5020.

[47] Rini B I, Halabi S, Rosenberg J E, et al. Bevacizumab plus interferon alfa compared with interferon alfa monotherapy in patients with metastatic renal cell carcinoma: CALGB 90206[J]. J Clin Oncol, 2008, 26(33): 5422-5428.

[48] Sarbassov D D, Guertin D A, Ali S M, et al. Phosphorylation and regulation of Akt/PKB by the rictor-mTOR complex[J]. Science, 2005, 307(5712): 1098-1101.

[49] Hudson C C, Liu M, Chiang G G, et al. Regulation of hypoxia-inducible factor 1α expression and function by the mammalian target of rapamycin[J]. Mol Cell Biol, 2002, 22: 7004-7014.

[50] Guertin D A, Sabatini D M. Defining the role of mTOR in cancer [J]. Cancer Cell, 2007, 22: 7004-7014.

[51] Hudes G, Carducci M, Tomczak P, et al. Temsirolimus, interferon alfa, or both for advanced renal-cell carcinoma[J]. N Engl J Med, 2007, 356(22): 2271-2281.

[52] Sun Y, Rha S, Lee S H, et al. Phase Ⅱ study of the safety and efficacy of temsirolimus in East Asian patients with advanced renal cell carcinoma[J]. Jpn J Clin Oncol, 2012, 42(9): 836-844.

[53] O'Donnell A, Faivre S, Burris H A, et al. Phase Ⅰ pharmacokinetic and pharmacodynamic study of the oral mammalian target of rapamycin inhibitor everolimus in patients with advanced solid tumors[J]. J Clin Oncol, 2008, 26: 1588-1595.

[54] Motzer R J, Escudier B, Oudard S, et al. Efficacy of everolimus in advanced renal cell carcinoma: a double-blind, randomised, placebo-controlled phase Ⅲ trial[J]. Lancet, 2008, 372(9637): 449-456.

[55] Motzer R J, Escudier B, Oudard S, et al. Phase 3 trial of everolimus for metastatic renal cell carcinoma: final results and analysis of prognostic factors[J]. Cancer, 2010, 116(18): 4256-4265.

[56] Figlin R A, Calvo E, Motzer T, et al. Everolimus in metastatic renal cell carcinoma (mRCC): Subgroup analysis of patients (pts) with one versus two prior vascular endothelial growth factor receptor tyrosine kinase inhibitor (VEGFR-TKI) therapies enrolled in the phase Ⅲ RECORD-1 study[J]. J Clin Oncol, 2011, 29(Supple 7): abstract 304.

[57] Motzer R J, Barrios C H, Kim T M, et al. Record-3: phase Ⅱ randomized trial comparing sequential first-line everolimus (EVE) and second-line sunitinib (SUN) versus first-line SUN and second-line EVE in patients with metastatic renal cell carcinoma (mRCC)[J]. J Clin Oncol, 2013: 31.

[58] Motzer R J, Alyasova A, Ye D, et al. Phase Ⅱ trial of second-line everolimus in patients with metastatic renal cell carcinoma (RECORD-4)[J]. Ann Oncol, 2016, 27(3): 441-448.

[59] Guo J, Huang Y, Zhang X, et al. Safety and efficacy of everolimus in Chinese patients with metastatic renal cell carcinoma resistant to vascular endothelial growth factor receptor-tyrosine kinase inhibitor therapy: an open-label phase 1b study[J]. BMC Cancer, 2013, 13: 136.

[60] Rini B I, Escudier B, Tomczak P, et al. Comparative effectiveness of axitinib versus sorafenib in advanced renal cell carcinoma (AXIS): a randomized phase 3 trial[J]. Lancet, 2011, 378: 1931-1939.

[61] Motzer R J, Escudier B, Tomczak P, et al. Axitinib versus sorafenib as second-line treatment for advanced renal cell carcinoma: overall survival analysis and updated results from a randomised phase 3 trial [J]. Lancet Oncol, 2013, 14(6): 552-562.

[62] Qin S, Bi F, Cheng Y, et al. Axitinib versus sorafenib as second-line therapy in Asian patients with metastatic renal cell carcinoma (mRCC): Results from a registrational study[J]. J Clin Oncol, 2012, 30(18s): LBA4537.

[63] Rini B I, Melichar B, Ueda T, et al. Axitinib with or without dose titration for first-line metastatic renal-cell carcinoma: a randomised double-blind phase 2 trial[J]. Lancet Oncol, 2013, 14(12): 1233-1242.

[64] Hutson T E, Lesovoy V, Al-Shukri S, et al. Axitinib versus sorafenib as first-line therapy in patients with metastatic renal-cell carcinoma: a randomised open-label phase 3 trial[J]. Lancet Oncol, 2013, 14(13): 1287-1294.

[65] Amato R J, Jac J, Harris P, et al. A phase ii trial of intra-patient dose escalated- sorafenib in patients (pts) with metastatic renal cell cancer (mrcc)[abstract 5122][J]. Proc Am Soc Clin Oncol, 2008, 26: 280s.

［66］Shepard D R, Rini B I, Garcia J A, et al. A multicenter prospective trial of sorafenib in patients (pts) with metastatic clear cell renal cell carcinoma (mccrcc) refractory to prior sunitinib or bevacizumab ［abstract 5123］［J］. Proc Am Soc Clin Oncol, 2008, 26: 280s.

［67］斯璐, 马建辉, 周爱萍, 等. 索拉非尼增量治疗转移性肾癌的初步报告［J］. 中华泌尿外科杂志, 2009, 30: 18-20.

［68］Sosman J A, Flaherty K T, Atkins M B, et al. A phase Ⅰ／Ⅱ trial of sorafenib (S) with bevacizumab (B) in metastatic renal cell cancer (mRCC) patients (Pts)［J］. J Clin Oncol, 2006, 24(18s): 3031.

［69］Sosman J A, Flaherty K T, Atkins M B, et al. Updated results of phase I trial of sorafenib (S) and bevacizumab (B) in patients with metastatic renal cell cancer［J］. J Clin Oncol, 2008, 26(15s): abstract 5011.

［70］McDermott D F, Judith M, Michael P, et al. The BEST trial (E2804): a randomized phase Ⅱ study of VEGF, RAF kinase, and mTOR combination targeted therapy (CTT) with bevacizumab (bev), sorafenib (sor), and temsirolimus (tem) in advanced renal cell carcinoma (RCC)［J］. J Clin Oncol, 31, 2013 (suppl 6): abstr 345.

［71］盛锡楠, 迟志宏, 崔传亮, 等. 索拉非尼联合贝伐珠单抗用于晚期肾癌二线靶向治疗的Ⅱ期临床研究［J］. 中国新药杂志, 2014, 23（3）: 317-320.

［72］Di Lorenzo G, Cartenì G, Autorino R, et al. Phase Ⅱ study of sorafenib in patients with sunitinib-refractory metastatic renal cell cancer［J］. J Clin Oncol, 2009, 27(27): 4469-4474.

［73］Garcia J A, Hutson T E, Elson P, et al. Sorafenib in patients with metastatic renal cell carcinoma refractory to either sunitinib or bevacizumab［J］. Cancer, 2010, 116 (23): 5383-5390.

［74］Dudek A Z, Zolnierek J, Dham A, et al. Sequential therapy with sorafenib and sunitinib in renal cell carcinoma［J］. Cancer, 2009, 115(1): 61-67.

［75］Eichelberg C, Heuer R, Chun F K, et al. Sequential use of the tyrosine kinase inhibitors sorafenib and sunitinib in metastatic renal cell carcinoma: a retrospective outcome analysis［J］. Eur Urol, 2008, 54(6): 1373-1378.

［76］Hutson T E, Escudier B, Esteban E, et al. Randomized phase Ⅲ trial of temsirolimus versus sorafenib as second-Line therapy after sunitinib in patients with metastatic renal cell carcinoma［J］. J Clin Oncol, 2014, 32(8): 760-767.

［77］Michel M S, Vervenne W L, De Santis M, et al. SWITCH: a randomized sequential open-label study to evaluate efficacy and safety of sorafenib (SO)/sunitinib (SU) versus SU/SO in the treatment of metastatic renal cell cancer (mRCC)［J］. J Clin Oncol, 2014 (suppl 4): abstr 393.

［78］Hutson T E, George D J, Michaelson M D, et al. A phase 2 trial of sunitinib in bevacizumab-refractory metastatic renal cell carcinoma (mRCC): updated results and analysis of circulating biomarkers［J］. Eur J Cancer Suppl, 2007, 5: 301.

［79］Hainsworth J D, Rubin M S, Arrowsmith E R, et al. Pazopanib as second-line treatment after sunitinib or bevacizumab in patients with advanced renal cell carcinoma: a Sarah Cannon Oncology Research Consortium Phase Ⅱ Trial［J］. Clin Genitourin Cancer, 2013, 11(3): 270-275.

［80］Rautiola J, Utriainen T, Peltola K, et al. Pazopanib after sunitinib failure in patients with metastatic renal cell carcinoma［J］. Acta Oncol, 2014, 53(1): 113-118.

［81］Escudier B, Eisen T, Stadler W M, et al. Sorafenib in advanced clear-cell renal-cell carcinoma［J］. N Engl J Med, 2007, 356: 125-134.

［82］Motzer R J, Rini B I, Bukowski R M, et al. Sunitinib in patients with metastatic renal cell carcinoma［J］. JAMA, 2006, 295: 2516-2524.

［83］Motzer R J, Rini B I, Michaelson M D, et al. Phase 2 trials of SU11248 show antitumor activity in second-line therapy for patients with metastatic renal cell carcinoma［J］. J Clin Oncol, 2005, 23(380S): Abstract 4508.

［84］Blesius A, Beuselinck B, Chevreau C, et al. Are TKIs still active in patients treated with TKI and everolimus? Experience from 36 patients treated in France in the RECORD 1 trial.［C］//European Society for Medical Oncology, 2010, 21(suppl 8): viii271-303.

［85］Busch J, Seidel C, Erber B, et al. Retrospective comparison of triple-sequence therapies in metastatic renal cell carcinoma［J］. Eur Urol, 2013, 64(1): 62-70.

［86］Motzer R J, Porta C, Vogelzang N J, et al. Dovitinib versus sorafenib for third-line targeted treatment of patients with metastatic renal cell carcinoma: an open-label, randomised phase 3 trial［J］. Lancet Oncol, 2014, 15(3): 286-296.

［87］Dutcher J P, de Souza P, McDermott D, et al. Effect of temsirolimus versus interferon-alpha on outcome of patients with advanced renal cell carcinoma of different tumor histologies［J］. Med Oncol, 2009, 26(2): 202-209.

［88］Blank C U, Bono P, Larkin J M G, et al. Safety and efficacy of everolimus in patients with non-clear cell renal cell carcinoma refractory to VEGF-targeted therapy: subgroup analysis of REACT ［J］. J Clin Oncol, 2012, 30(5): abstract 402.

［89］Koh Y, Kim J Y, Lim H Y, et al. Phase Ⅱ trial of RAD001 in renal cell carcinoma patients with non-clear cell histology［J］. J Clin Oncol, 2012, 30 (15s): abstr 4544.

［90］Escudier B, Bracarda S, Maroto J P, et al. Open-label phase Ⅱ trial of first-line everolimus monotherapy in patients with advanced papiliary renal cell carcinoma: RAPTOR interim analysis［J］. Annals of Oncology, 2012, 23(9s): abstract 798PD.

［91］Escudier B J, Molinie V, Bracarda S, et al. Open-label phase Ⅱ trial of first-line everolimus monotherapy in patients with papillary metastatic renal cell carcinoma: RAPTOR final analysis［J］. European Journal of Cancer, 2016, 69: 226-235.

［92］Choueiri T K, Plantade A, Elson P, et al. Efficacy of sunitinib and sorafenib in metastatic papillary and chromophobe renal cell carcinoma[J]. J Clin Oncol, 2008, 26(1): 127−131.

[93] Stadler W M, Figlin R A, McDermott D F, et al. Safety and efficacy results of the advanced renal cell carcinoma sorafenib expanded access program in North America[J]. Cancer, 2010, 116(5): 1272−1280.

[94] Lee J L, Ahn J H, Lim H Y, et al. Multicenter phase Ⅱ study of sunitinib in patients with non-clear cell renal cell carcinoma[J]. Ann Oncol, 2012, 23(8): 2108−2114.

[95] Tannir N M, Plimack E, Ng C, et al. A phase 2 trial of sunitinib in patients with advanced non-clear cell renal cell carcinoma[J]. Eur Urol, 2012, 62(6): 1013−1019.

[96] Choueiri T K, Vaishampayan U, Rosenberg J E, et al. Phase Ⅱ and biomarker study of the dual MET/VEGFR2 inhibitor foretinib in patients with papillary renal cell carcinoma[J]. J Clin Oncol, 2013, 31(2): 181−186.

[97] Tannir N M, Jonasch E, Albiges L, et al. Everolimus versus sunitinib prospective evaluation in metastatic non-clear cell renal cell carcinoma (The ESPN Trial): a multicenter randomized phase 2 trial [J]. J Clin Oncol, 2014, 32(31): 181.

[98] Armstrong A J, Broderick S, Eisen T, et al. Final clinical results of a randomized phase Ⅱ international trial of everolimus vs. sunitinib in patients with metastatic non-clear cell renal cell carcinoma (ASPEN) [J]. J Clin Oncol, 2015.

[99] Bracarda S, Bellmunt J, Melichar B, et al. Overall survival in patients with metastatic renal cell carcinoma initially treated with bevacizumab plus interferon−α 2a and subsequent therapy with tyrosine kinase inhibitors: a retrospective analysis of the phase Ⅲ AVOREN trial[J]. BJU Int, 2011, 107(2): 214−219.

[100] Alimohamed N, Lee J L, Srinivas S, et al. A population-based overview of sequences of targeted therapy in metastatic renal cell carcinoma[J]. Clin Genitourin Cancer, 2014, 12(4): e127−e131.

[101] Bukowski R M, Kabbinavar F, Fiqlin R, et al. Randomized phase Ⅱ study of erlotinib combined with bevacizumab compared with bevacizumab alone in metastatic renal cell cancer[J]. J Clin Oncol, 2007, 25(29): 4536−4541.

[102] Negrier S, Gravis G, Pérol D, et al. Temsirolimus and bevacizumab, or sunitinib, or interferon alfa and bevacizumab for patients with advanced renal cell carcinoma (TORAVA): a randomised phase 2 trial[J]. Lancet Oncol, 2011, 12(7): 673−680.

[103] McDermott D F, Manola J, Pins M, Flaherty K T, et al. The BEST trial (E2804): a randomized phase Ⅱ study of VEGF, RAF kinase, and mTOR combination targeted therapy (CTT) with bevacizumab (bev), sorafenib (sor), and temsirolimus (tem) in advanced renal cell carcinoma (RCC)[J]. J Clin Oncol, 2013, 31(6).

[104] Rini B I, Bellmunt J, Clancy J, et al. Randomized phase Ⅲ trial of temsirolimus and bevacizumab versus interferon alfa and bevacizumab in metastatic renal cell carcinoma: INTORACT trial [J]. J Clin Oncol, 2014, 32(8): 752−759.

[105] Ravaud A, Barrios C, Anak O, et al. Randomized phase Ⅱ study of first-line everolimus (EVE) + bevacizumab (BEV) versus interferon alfa−2A (IFN) + BEV in patients (pts) with metastatic renal cell carcinoma (MRCC): RECORD−2. The Annual Meeting of the European Society for Medical Oncology, 2012.

[106] Ryan C W, Goldman B H, Lara P N Jr, et al. Sorafenib with interferon alfa−2b as first-line treatment of advanced renal cell carcinoma: a phase Ⅱ study of the Southwest Oncology Group[J]. J Clin Oncol, 2007, 25: 3296−3301.

[107] Gollob J A, Rathmell W K, Richmond T M, et al. Phase Ⅱ trial of sorafenib plus interferon alfa−2b as first- or second-line therapy in patients with metastatic renal cell cancer[J]. J Clin Oncol, 2007, 25: 3288−3295.

[108] Bracarda S, Porta C, Boni C, et al. Randomized prospective phase Ⅱ trial of two schedules of sorafenib daily and interferon−α 2a (IFN) in metastatic renal cell carcinoma (RAPSODY): GOIRC Study 0681[J]. J Clin Oncol, 2007, 25(18 suppl): 259s.

[109] 周爱萍, 马建辉, 郭军, 等. 索拉非尼联合干扰素−α−2b治疗转移性肾细胞癌的初步报告[J]. 中华泌尿外科杂志, 2009, 30 (1): 21−24.

[110] Bellmunt J, Trigo J M, Calvo E, et al. Activity of a multitargeted chemo-switch regimen (sorafenib, gemcitabine, and metronomic capecitabine) in metastatic renal-cell carcinoma: a phase 2 study (SOGUG−02−06)[J]. Lancet Oncol, 2010, 11(4): 350−357.

[111] Eunice L K, Jeffrey W C, Bruce C. Targeted agents: the rules of combination[J]. Clin Cancer Res, 2007, 13(18): 5232−5237.

[112] Sosman J A, Puzanov I, Atkins M B. Opportunities and obstacles to combination targeted therapy in renal cell cancer[J]. Clin Cancer Res, 2007, 13: 764s−769s.

[113] Sosman J A, Flaherty K T, Atkins M B, et al. Updated results of phase Ⅰ trial of sorafenib (S) and bevacizumab (B) in patients with metastatic renal cell cancer (mRCC)[J]. J Clin Oncol, 2008, 26(15): 431−436.

[114] Feldman D R, Baum M S, Ginsberg M S, et al. Phase Ⅰ trial of bevacizumab plus escalated doses of sunitinib in patients with metastatic renal cell carcinoma[J]. J Clin Oncol, 2009, 27(9): 1432−1439.

[115] Merchan J R, Liu G, Fitch T, et al. Phase Ⅰ/Ⅱ trial of CCI−779 and bevacizumab in stage Ⅳ renal cell carcinoma: phase Ⅰ safety and activity results[J]. Journal of Clinical Oncology, 2007 ASCO Annual Meeting Proceedings Part Ⅰ, 25(18s): abstract 5034.

[116] Rosenberg J E, Weinberg V K, Claros C, et al. Phase Ⅰ study of sorafenib and RAD001 for metastatic clear cell renal cell carcinoma[J]. J Clin Oncol, 2008, 26(20s): abstr 5109.

[117] Whorf R C, Hainsworth J D, Spigel D R, et al. Phase Ⅱ study of bevacizumab and everolimus (RAD001) in the treatment of

advanced renal cell carcinoma (RCC)[J]. J Clin Oncol, 2008 (May 20 suppl; abstr 5010).

[118] Telli M L, Witteles R M, Fisher G A, et al. Cardiotoxicity associated with the cancer therapeutic agent sunitinib malate[J]. Ann Oncol, 2008, 19(9): 1613−1618.

[119] Haas N B, Manola J, Bonnie K, et al. Cardiac safety analysis for a phase III trial of sunitinib (SU) or sorafenib (SO) or placebo (PLC) in patients (pts) with resected renal cell carcinoma (RCC)[J]. J Clin Oncol, 2012, 30 (suppl; abstr 4500).

[120] Motzer R J, Hutson T E, Tomezak P, et al. Sunitinib versus interferon alfa in metastatic renal-cell carcinoma[J]. N Engl J Med, 2007, 356: 115−124.

[121] Motzer R J, Hutson T E, Calla D, et al. Pazopanib versus sunitinib in metastatic renal-cell carcinoma[J]. N Engl J Med, 2013, 369: 722−731.

[122] 中华医学会泌尿外科学分会肾癌指南编写组.2015中国肾癌靶向治疗药物不良反应管理专家共识[J].中华泌尿外科杂志,2016,37(1): 2−6.

[123] Izzedine H, Massard C, Spano J P, et al. VEGF signaling inhibition-induced pmteinufia: mechanisms, significance and management[J]. Eur J Cancer, 2010, 46: 439−448.

[124] Hudes G, Cardueci M, Tomczak P, et al. Temsirolimus, interferon alfa, or both for advanced renal-cell carcinoma[J]. NEngl J Med, 2007, 356: 2271−2281.

[125] Rodriguez-Pascual J, Cheng E, Maroto P, et al. Emergent toxicities associated with the use of mTOR inhibitors in patients with advanced renal carcinoma[J]. Anticancer Drugs, 2010, 21: 478−486.

第十一章
其他类型肾细胞癌的治疗

第一节
von Hippel-Lindau 病肾细胞癌

研究发现有些癌症具有明显的家族遗传倾向。像结直肠癌、乳腺癌一样，肾细胞癌也分为遗传性肾细胞癌和散发性肾细胞癌，国外资料显示遗传性肾细胞癌约占全部肾细胞癌的4%。与肾细胞癌相关的遗传综合征主要包括von Hippel-Lindau (VHL) 病、遗传性乳头状肾细胞癌 (hereditary Papillary renal cell carcinoma, HPRC)、遗传性平滑肌瘤合并肾细胞癌综合征 (hereditary leiomyomatosis renal cell carcinoma, HLRCC) 及 Birt-Hogg-Dubé (BHD) 综合征等，其中 von Hippel-Lindau 病肾细胞癌为最常见的一类遗传性肾细胞癌。下文将讨论 *VHL* 基因突变、临床表现、诊断标准以及诊治特点。

von Hippel-Lindau 病是一种常染色体显性遗传病，涉及多个系统病变。1904年德国眼科医师von Hippel报道某些视网膜血管瘤的发病具有家族遗传性；1927年瑞士病理学家Lindau报道视网膜血管瘤与小脑血管瘤具有相关性。以后陆续有文章报道了许多其他疾病 (如肾细胞癌、肾囊肿、胰腺肿瘤囊肿、肾上腺嗜铬细胞瘤等) 与家族性视网膜血管瘤有关。1964年Melmon等第一次用两位医学专家名字命名此类家族遗传性肿瘤综合征即 von Hippel-Lindau 病，并得到广泛认可。国外统计资料显示，von Hippel-Lindau病的发病率为1∶36 000，至65岁其外显率为80% ~ 90%。患者的临床表现呈多样化，主要包括视网膜血管瘤、中枢神经系统血管母细胞瘤、肾细胞癌、肾囊肿、胰腺肿瘤囊肿、嗜铬细胞瘤、附睾囊腺瘤等病变 (表11-1)。中枢神经系统血管母细胞瘤破裂出血和肾细胞癌是患者死亡的主要原因。

表11-1　von Hippel-Lindau 病临床表现

	发生率 (%)	平均发病年龄/岁 (范围)
视网膜血管瘤	25 ~ 60	25 (1 ~ 67)
内淋巴囊肿瘤	10	22 (12 ~ 50)
中枢神经系统血管母细胞瘤	60 ~ 80	33 (9 ~ 78)
肾肿瘤/囊肿	25 ~ 60	39 (16 ~ 67)
胰腺肿瘤/囊肿	35 ~ 70	36 (5 ~ 70)
嗜铬细胞瘤	10 ~ 20	30 (5 ~ 58)
附睾囊腺瘤	25 ~ 60	/
阔韧带囊腺瘤	/	/

一、VHL基因结构及抑癌机制

1993年Latif等通过连锁分析方法将VHL基因定位于3p 25-26并首次成功克隆。该基因含3个外显子，转录后形成长约4.5 kb的带有一长3'-非翻译区的mRNA。人类VHL基因编码含有213个氨基酸残基，分子量为24～30 kDa的蛋白质即VHL蛋白（pVHLl），其与现存DNA数据库内的蛋白质无同源性。当其翻译从54号密码子ATG开始时，则形成分子量为18～20 kDa的蛋白质（pVHL）。这两种蛋白作用是相似的：VHL基因是肿瘤抑制基因，pVHL在抑制肿瘤发生上起非常重要的作用。目前认为pVHL具有多种功能：① 调节缺氧诱导因子HIF的表达（HIF 1α和HIF 2α）及其一系列缺氧反应基因（EPO、VEGF、Glut1）。② 正确组装细胞间纤维素。③ 调控细胞增殖过程。④ 调节碳酸酐酶9、12的表达。⑤ 维护细胞内微管稳定。⑥ 诱导细胞纤毛形成。VHL病显著的临床特征为血管瘤。血管内皮细胞生长因子VEGF是肿瘤血管生成的刺激因素之一，缺氧可促进VEGF的生成。研究表明缺乏野生型VHL基因的细胞，在低氧及氧含量正常情况下，均能转录产生一系列缺氧诱导的mRNA。但对于正常细胞来讲，其细胞内缺氧诱导的mRNA在有氧条件下迅速降解。pVHL包含两个可识别的亚功能区α、β：α 与Elongin C、Elongin B、Cul2形成的复合物结合，这对保持pVHL空间构象的稳定非常重要；β 与调节VEGF基因的转录起始因子-HIF的 α 亚单位结合。在有氧条件下，HIF的 α 亚单位降解。研究发现VHL患者细胞内的pVHL α、β 亚功能区为突变热点。α、β 亚功能区突变影响了pVHL与HIF或Elongin C的结合，产生过量HIF的靶基因如VEGF基因和TGFα 基因，促进肿瘤血管的生成。

二、VHL基因突变的研究

VHL基因胚系突变的类型包括：点突变、微小基因片段的丢失、大基因片段的丢失甚至VHL基因的完全丢失。以往应用PCR产物直接测序和Southern blot的方法仅能发现67%的胚系突变。1998年Stolle等应用定量Southern blot的方法发现了以往无法检测到的基因大片段缺失，将VHL基因胚系突变检出率提高接近100%。2010年有学者总结了全球945个VHL家系基因胚系突变谱发现：52%错义突变、13%移码突变、11%无义突变、6%微小基因片段的丢失或插入、11%大片段缺失、7%剪接位点突变。研究表明VHL病基因型与表现型之间有相关性。VHL病在临床上分为 Ⅰ 型（不伴有嗜铬细胞瘤）和 Ⅱ 型（伴有嗜铬细胞瘤）。根据是否伴有肾细胞癌将 Ⅱ 型进一步分为 Ⅱ A 型（不伴有肾细胞癌）、Ⅱ B 型（伴有肾细胞癌）和 Ⅱ C 型（只有嗜铬细胞瘤）。大片段缺失或短截突变多发生在 Ⅰ 型家系，而错义突变与 Ⅱ 型家系有密切关系。VHL-HIF通路研究表明 Ⅱ C 型VHL基因突变体仍然保持了正常的降解HIF的能力，而 Ⅱ A 型和 Ⅱ B 型突变体其降解HIF的能力均下降。VHL病基因型与表现型之间相关性存在一定种族差异。作者27个VHL病家系资料显示，中国人VHL病在突变类型和表型关系方面与西方人基本一致。本中心的研究中57%的 Ⅰ 型家系为短截突变，100%的 Ⅱ 型家系为错义突变。但同时我们也发现了一些新变化。两个以前被认为是西方Ⅰ型VHL病特征性的基因突变（Asn78Ser和Ser80Ile）在Ⅱ型中国VHL病家族中被发现。这种类似情况在日本VHL病家族中也有报道。除此之外，就这个基因型为Asn78Ser的中国家系而言，其表型的严重程度，特别是肾细胞癌的发生率，较同样突变的西方家系明显增加（67%vs.26%）（图11-1）。我们认为这种差异可能与不同种族之间遗传背景或环境因素有一定关系。

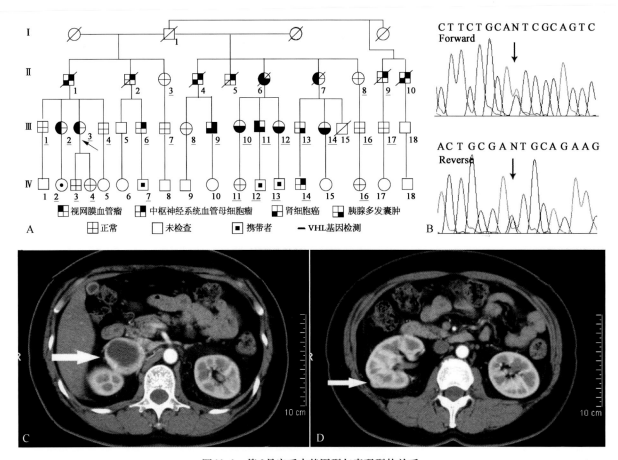

图11-1　第6号家系中基因型与表现型的关系

A. 该家系中包括18例患者；B. 测序图显示存在446核苷酸A→G突变，导致氨基酸发生Asn78Ser变化；C、D. Ⅲ-14患者CT显示肾上腺占位及肾脏占位

三、von Hippel-Lindau病诊断标准

对于有VHL家族遗传病史的患者，只要存在视网膜血管瘤、中枢神经系统成血管瘤、肾细胞癌、嗜铬细胞瘤中的任何一项，即可诊断；对于没有家族史的患者必须具备一个视网膜或中枢神经系统成血管瘤及一个实质性脏器肿瘤方可诊断。在临床上VHL基因胚系突变分析在疾病诊断和家系成员的疾病筛查方面有重要意义。对于符合VHL病临床诊断标准者，诊断相对容易。对

于部分无VHL病家族史或家族史不清楚且仅表现为单一病变者,通过*VHL*基因胚系突变分析可明确诊断。文献报道4% ~ 14%的单发中枢神经系统血管母细胞瘤患者和10%的双侧肾细胞癌患者存在*VHL*基因胚系突变。Catapano等报道对14例无VHL病家族史,仅表现为中枢神经系统血管母细胞瘤的患者进行*VHL*基因胚系突变检测,结果2例为*VHL*基因胚系突变阳性,且同时发现了患者妹妹为无症状患者。本中心曾诊治一位53岁的女性患者,无VHL病家族史,仅表现为异时性双

侧肾细胞癌,其弟有胰腺囊肿病史,疑为VHL病患者,对细胞该患者和家族成员进行了*VHL*基因胚系突变检测,结果该患者和其侄女发现相同的突变(470C → T)(图11-2);其侄女20岁,为致病基因携带者,目前尚无临床表现。在VHL病患者家族中开展*VHL*基因胚系突变检测,可早期发现无症状患者和致病基因携带者。作者曾对27个家系共120名个体进行*VHL*基因胚系突变检测,早期发现10名无症状患者并给予及时治疗;另外发现14名致病基因携带者,目前正在密切随访中。

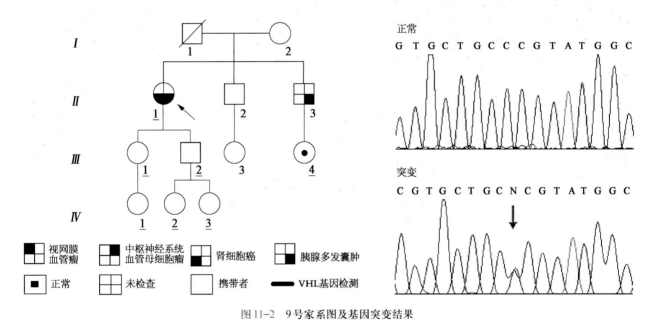

图11-2　9号家系图及基因突变结果

家系图中箭头为先证者,女性,53岁,表现为异时性双侧肾细胞癌肾囊肿和胰腺囊肿,无明确家族史。基因突变检测发现*VHL*基因470位核苷酸C→T突变,该家系确诊为VHL病家系,同时确诊其侄女为致病基因携带者

四、von Hippel-Lindau病肾脏损害的临床特点及其自然病程

VHL病中肾脏损害表现为肾囊肿及肾肿瘤(图11-3)。约半数以上VHL病患者伴有肾囊肿且常为双侧性多发性囊肿。VHL病肾细胞癌与散发性肾细胞癌在肿瘤生物学行为方面存在差异。Neumann等比较了63例来自不同家族的VHL病肾细胞癌与460例无选择性肾细胞癌,发现与散

发性相比VHL病肾细胞癌有以下特点:① 肿瘤发生年龄早,通常早25年。② 常为多灶性和双侧发生,可为同时发生双侧肾细胞癌或异时发生双侧肾细胞癌。③ 多伴肾脏囊肿且为双侧多发性。④ 病理为肾透明细胞癌且Fuhrman分级低,预后好。我们的研究结果与国外研究相似。数据显示,

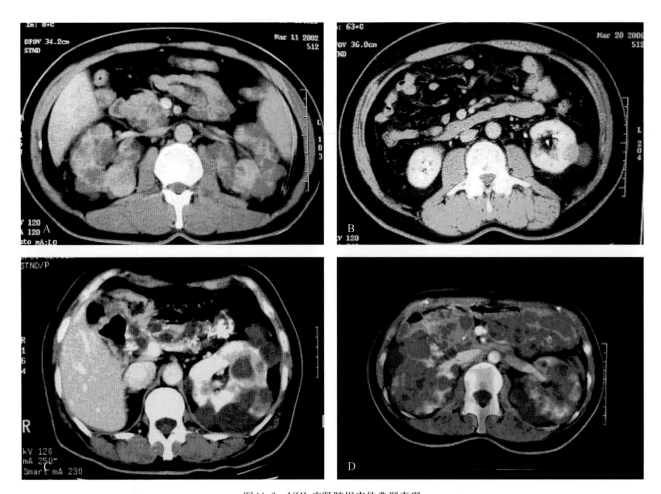

图 11-3　VHL 病肾脏损害的典型表现

A. 双侧肾细胞癌占位伴多发肾囊肿、胰腺多发囊肿；B. 单侧肾细胞癌伴多发肾囊肿；C. 左肾混合性占位，囊壁不规则强化，厚度不均，有壁结节；D. 肾脏体积增大，呈多囊肾样改变，并发胰腺多发囊肿

VHL 病肾细胞癌组患者发病年龄较早，平均初诊年龄为 44.6 岁；而散发性肾细胞癌组平均初诊年龄为 59.6 岁。VHL 病肾细胞癌组中双侧肾细胞癌、单侧多灶性肾细胞癌及肾细胞癌伴双肾多发囊肿的比例明显高于散发组。在我们的研究中 VHL 病肾细胞癌组在 TNM 分期上与散发性肾细胞癌组无差异，但 Fuhrman 分级较低。除了上述特点外，VHL 病肾细胞癌常合并肾外表现，如中枢系统血管母细胞瘤、视网膜血管瘤、胰腺肿瘤多发囊肿、肾上腺嗜铬细胞瘤等。我们的研究样本中大约 78.6% 的 VHL 病肾细胞癌患者合并中枢系统血管母细胞瘤或视网膜血管瘤，64.2% 合并胰腺多发性囊肿。这些特点对

VHL 病肾细胞癌的诊断有指导作用。我们认为双侧肾细胞癌或单侧多灶性肾细胞癌伴双侧多发性囊肿是 VHL 病肾细胞癌形态学上最大的特点。临床上对于双侧肾细胞癌或单侧多灶性肾细胞癌伴双侧多发性囊肿的患者，特别是 50 岁以下者，要考虑 VHL 病。不符合临床诊断标准者需基因检测进一步排除。

VHL 病中有少数患者以成人型多囊肾样改变为主要表现，极易误诊。因此要注意与成人型多囊肾鉴别。大约 70% VHL 病肾囊肿患者并发胰腺多发性囊肿，而成人型多囊肾患者中仅有 9% 并发胰腺囊肿且为单发多伴肝囊肿，因此合并胰腺多发性囊肿可作为鉴别点，确诊需 *VHL* 基因检测。

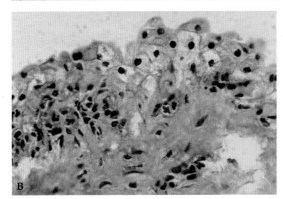

图11-4　不典型囊肿
部分囊壁表面为2～3层透明细胞覆盖（HE染色2A100×,2B400×）

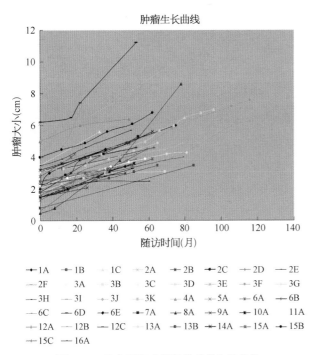

图11-5　42个VHL实性肾肿瘤的生长曲线
16位VHL病患者共计42个实性肿瘤,中位随访时间56个月,肿瘤的平均生长速度为0.529 cm/年

病理学研究表明VHL病肾细胞癌为肾透明细胞癌;肾囊肿分为单纯囊肿、不典型囊肿和恶性囊肿;不典型囊肿和恶性囊肿中含有透明细胞(图11-4)。Poston等分析了12名VHL病肾细胞癌患者术后标本,在病理确定的116个囊性损害中,25个(21%)为恶性。有研究认为囊肿是肾细胞癌的早期表现,肾囊肿上皮细胞和肾细胞癌细胞都存在VHL等位基因的缺失,VHL病肾细胞癌细胞和部分囊肿的上皮细胞能同时表达红细胞生成素及红细胞生成素受体。然而,一组CT影像学随访资料提示VHL病中囊肿转变为肾细胞癌是非常少见的。虽然VHL病中肾细胞癌和囊肿的关系并不完全清楚,但囊肿恶变可能性是存在的。此外,对于大体正常的VHL病患者肾脏标本可以包含600多个肾透明细胞癌微小病灶。

关于VHL病肾细胞癌的自然病程研究显示:尽管肿瘤的生长速度不一致,但多数肿瘤生长较慢,呈现低的转移潜能。Heumann等报道26个肿瘤,平均生长速度为0.26 cm/年,只有7 cm以上的肿瘤发现转移。Choyke等观察42个直径小于3 cm肿瘤,平均生长速度为1.6 cm/年,均未发现肿瘤转移。有学者研究了散发性肾细胞癌中肿瘤大小、生长速度和病理分级三者之间的关系,发现肿瘤越小,病理分级可能越低;生长速度越快,病理分级可能越高。

我们观察了16位VHL病患者共计42个实性肿瘤(图11-5),中位随访时间56个月,肿瘤的平均生长速度为0.529 cm/年。在随访结束时,38个(90.5%)肿瘤生长超过3 cm,直径<4 cm肿瘤均未发现肿瘤转移。在本组资料中,肿瘤生长速度、病理分级和转移三者之间的关系仍然不清楚。但从资料中表明一种趋势:肿瘤生长越快,病理分级可能越高、转移可能性越大。事实上,本组中38个肿瘤生长较慢,平均生长速度为0.430 cm/年(0.036～0.833 cm/年)(图11-6);另外4个肿瘤生长快,年增长1.0 cm以上(1.132～1.870 cm/年)(图11-7),其中2个为Fuhrman Ⅱ级,1个发生转移。

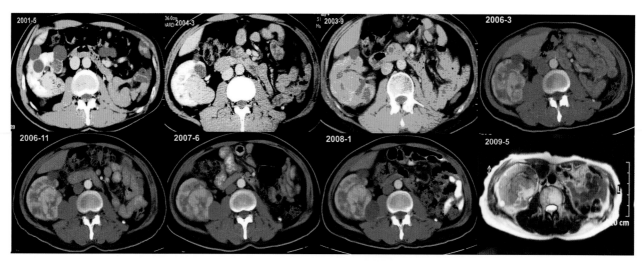

图 11-6　VHL 实性肾肿瘤生长较慢病例

男性，34 岁，VHL 病患者。1994 年因左肾肿瘤行根治性切除术。2001 年 5 月 CT 显示右肾中极 2 个肿瘤，大小分别为 3.0 cm×3.0 cm、2.8 cm×2.8 cm。患者拒绝行根治手术，要求行肿瘤剜除术，术中肾门处 3.0 cm 肿瘤遗留。密切随访中。2006 年 6 月肿瘤增大到 4.5 cm 并伴坏死。2009 年 5 月肿瘤进一步增至 7.0 cm，患者肾功能正常，未发现肿瘤转移。该肿瘤的平均生长速度为 0.488 cm/年。此后患者开始服用索坦治疗中。影像随访显示肿瘤生长相对较慢

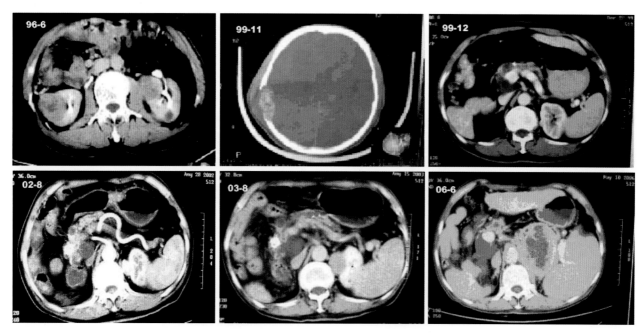

图 11-7　VHL 实性肾肿瘤生长较快病例

男性，58 岁，VHL 病患者。1996 年 6 月 CT 发现双侧肾脏占位，大小分别为 5.5 cm×5.0 cm 和 4.2 cm×3.8 cm，行保肾手术，病理提示为肾透明细胞癌 Ⅱ 级。3 年后发现颅骨转移灶并切除。当时即发现左肾小于 1 cm 肿块，但患者拒绝进一步治疗。密切随访中，以后肿块逐渐增大。至 2006 年 6 月，肿瘤增至 8.6 cm，且发生肾门淋巴结转移。影像随访显示肿瘤生长较快，该肿瘤平均生长速度 1.246 cm/年

五、VHL病肾细胞癌的治疗

VHL病肾细胞癌的治疗原则：在阻止肿瘤转移的基础上，尽可能最大限度保护患者肾功能；减少干预次数，降低手术并发症。目前的治疗方法主要包括：密切观察随访、肾脏部分切除术（partial nephrectomy, PN）、能量消融术、肾脏根治性切除术（radical nephrectomy, RN）以及靶向药物治疗。

由于VHL病肾脏本身隐藏着大量的微小癌性病灶，PN术后肾细胞癌再发是不可避免的；手术治疗的次数是有限度的，因此手术时机的选择是一个非常重要的问题。对于小的VHL病肾细胞癌，可以采取积极观察随访策略。Duffey等研究VHL病肾细胞癌大小与肿瘤转移的关系发现：在肿瘤直径≤3 cm的108例VHL病肾细胞癌患者中无一例发生转移；在肿瘤直径＞3 cm的73例患者中，20例（27.4%）发生转移，而且随着肿瘤体积的增大，发生转移的风险也在增加。在此基础上提出对于小的VHL病肾细胞癌可以随访观察，直到肿瘤最大直径达到3 cm才考虑手术。这样既有助于阻止肿瘤扩散转移，又能减少频繁手术引起的不必要的肾功能损害、肾衰竭或肾移植。此外，通过对VHL病肾细胞癌自然病程的研究也发现，多数肿瘤生长缓慢且呈现低的转移潜能；肿瘤直径≤3 cm未发现转移。目前肿瘤直径3 cm作为VHL病肾细胞癌随访观察的安全界值已被多数学者采纳。

VHL病肾细胞癌往往表现为多灶性、双侧同时性或异时性发生，且为分级低的肾透明细胞癌，PN术是治疗VHL病肾细胞癌的首选，PN手术方法中主要采用肿瘤剜除术（图11-8）。虽然保肾手术后的复发率较高，但却表现出较低的转移率和较好的预后。在一项研究中，56例肾细胞癌患者共接受了30次肾切除手术（33%）、62次肿瘤剜除术（67%），中位随访时间55.9个月，结果17例（27.4%）患者肿瘤局部复发，但无一例转移，患者5年和10年生存率分别为100%和67%。VHL病肾细胞癌首次肾部分切术后，5年局部复发率为29%～46%。对于此类复发患者，行再次肾部分切除仍然是可行的。Johnson等报道再次肾部分切除手术治疗以前肾部分切除术后肾肿瘤复发病例，共47例患者，实行51次肾部分切除手术，其中VHL病患者占48次（94%）。结果显示术中、术后并发症发生率分别为35.3%及45.1%；其中严重并发症发生率19%（1例死亡）；保肾率为93.6%；中位随访56个月，所有患者均存活，2例患者需透析治疗。Bratslavsky等回顾分析11例同侧肾脏曾行3次以上部分切除再次行挽救性部分切除患者的临床资料，尽管围手术期并发症高达46%，术中肾脏切除率23%，但是保肾率仍达77%；中位随访25个月，没有患者需透析治疗。因此，虽然挽救性肾部分切除术技术难度大，并发症高，但多数患者还是有机会保肾，可以避免透析，提高生活质量。

近年来有学者采用射频消融术治疗3 cm以下肿瘤及肾部分切除术后同侧复发肿瘤取得了较好的效果。Park等报道经皮射频治疗11例VHL病患者（其中6例为肾部分切除术后复发）48个肾肿瘤，肿瘤大小（2.0±1.1）cm；术后主要并发症发生率6.9%；平均eGFR下降9.4%；平均随访23个月，8例（73%）成功消融，3例（27%）残留复发。Yang等报道采用经皮和腹腔镜方式消融治疗肾部分切除术后复发14例VHL病肾细胞癌，其中12例为孤立肾；33个肿瘤平均大小（2.6±1.0）cm；无术中和术后并发症，平均随访37.6个月，4例复发，肿瘤特异性生存率100%。然而，对于接近输尿管、大血管、肠管等特殊部位肿瘤，射频消融术可能导致输尿管狭窄、大出血、肠瘘等严重的并发症。开放肾部分切除术结合术中射频治疗肾部分切除术后同侧肾肿瘤（图11-9）。

微创保肾治疗（如能量消融术）在疾病初期、中

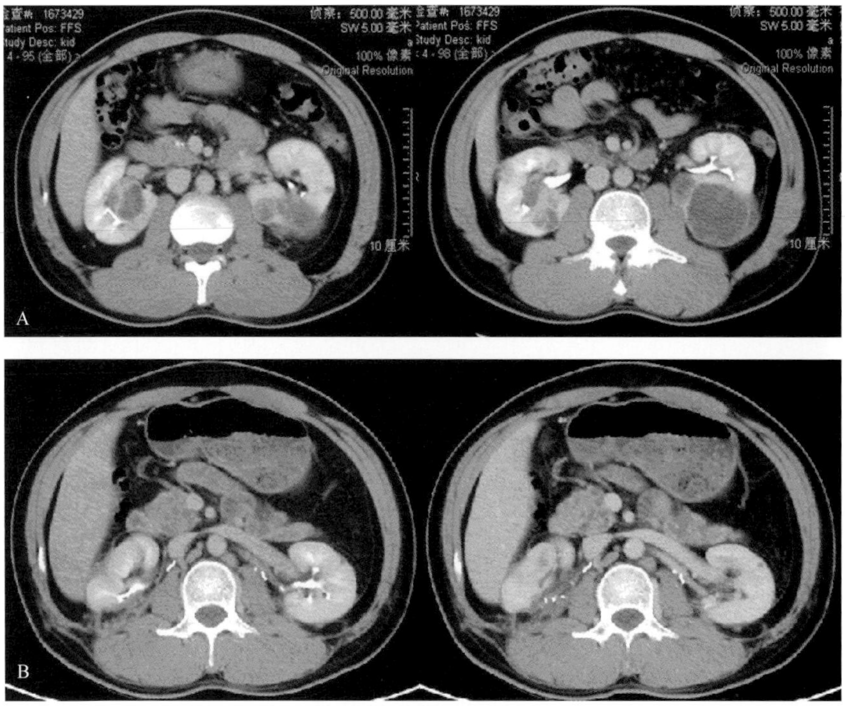

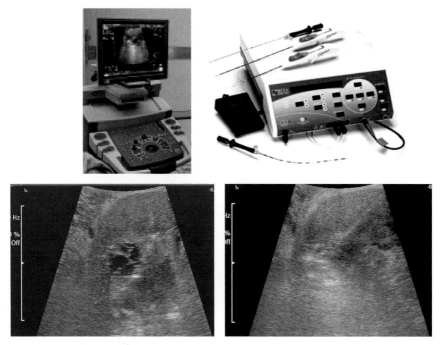

图11-8　VHL病双肾细胞癌行双侧肿瘤剜除术

患者,男性,37岁,VHL病。双肾占位,先行左侧肿瘤剜除术,1个月后行右侧剜除术。A. 术前CT显示:右肾肾门处2枚肿瘤,大小分别为3.2 cm×3.0 cm和2.6 cm×2.4 cm;左肾中下极7.0 cm×6.2 cm囊实性肿瘤。B. 术后CT显示双肾肿瘤完整切除,无残留

图11-9　开放肾部分切除结合术中射频消融治疗肾部分切除术后同侧肾肿瘤复发

患者,男性,40岁,VHL病。10年前因双侧肾肿瘤行双侧肾部分切除术。本次因右侧肾肿瘤复发再次行开放肾部分切除术,术中已切除4.5 cm肿瘤。为清除肾脏深部肿瘤,术中行B超引导下的射频消融术

期是一种有效的治疗方法,但因VHL病患者可能包含无数的微小肿瘤,故其最终会复发进展。部分患者可能无法避免根治性肾切除术后长期血透或行肾移植术。Goldfarb等报道32例VHL病肾细胞癌患者行肾移植术后,1年和5年生存率分别为100%和65%,而对照组为97%和93%;总的复发率为9%。作者认为对于VHL病肾细胞癌患者,肾移植术是一可供选择的方法,但有一定风险。采用肾移植术最大的问题是术后服用免疫抑制药物,可能促使肿瘤复发转移,所以建议对此类患者在进行肾移植以前需观察2年,以确定术前无肿瘤复发。

目前药物靶向治疗主要针对肿瘤血管,是晚期散发性肾细胞癌有效的治疗方法。VHL抑癌基因胚系突变是VHL病的发病基础。*VHL*基因突变上调缺氧诱导因子HIF(HIF1α和HIF2α)及其系列缺氧反应基因(*EPO*、*VEGF*、*Glut1*)的表达,促进新生肿瘤血管的形成。从理论上讲,靶向药物治疗VHL病肾细胞癌是有效的。但是因为VHL病肾细胞癌患者数量少,目前靶向药物(索坦、索拉非尼等)治疗的确切效果仍然是不清楚的,需要开展全球多中心研究进一步证实。

2001年初笔者团队在临床工作中意外地发现3例双肾细胞癌患者,且他们均来自同一个大家族。通过对该家族的调查和基因检测分析,2004年在国际上率先报道了中国人一个von Hippel-Lindau病的大家系调查及基因突变研究。2008年在国际上首次报道中国人*VHL*基因胚系突变谱特点,此为国内最大样本量VHL病家系;并将*VHL*基因胚系突变检测应用于VHL病肾细胞癌的诊断和家系成员的疾病筛查。对VHL病肾细胞癌外科治疗,我们的经验是:① 治疗方法首选肿瘤剜除术。该术式沿肿瘤包膜与正常肾实质间的平面操作,边切边推,完整切除肿瘤;同时最大限度保留正常肾实质;减少对紧贴肿瘤的肾脏分支血管的损伤,对于肾门部及完全内生性肿瘤术后肾功能保留非常重要。② 射频消融治疗主要作为一种挽救性治疗手段,针对肾部分切除术后同侧复发

肿瘤再治疗。对于此类患者,该方法采用经皮或开放路径相对于肿瘤剜除术具有零缺血、零出血、操作简单、可反复治疗、对肾功能影响小的优势。③ 对于同时性双侧肾细胞癌,先做可以保肾一侧,再做根治一侧;先做简单一侧,再做复杂一侧;一般采用分期手术,二期手术在一期手术后1～2个月进行。④ 对于一侧多发性肿瘤、内生性肿瘤,术中超声定位技术对于一次手术解决影像检查发现的所有肿瘤非常重要。⑤ 对于预计缺血时间超过30分钟的复杂多发肾肿瘤、孤立肾肿瘤,采用冰屑肾局部降温法可以有效保护肾功能,同时提供给术者足够的肾脏缺血时间以便从容完成手术。从1988年至2014年3月,我们共收治46例VHL病肾细胞癌患者。其中最多一侧肾脏一次剜除肿瘤15枚;无围手术期临时透析患者。2003年以前的治疗中,因为未采用术中超声定位技术,1例患者术后复查发现1枚内生性2 cm肿瘤被遗漏。我们认同观察结合保肾手术是治疗VHL病肾细胞癌有效且安全的方法。但是我们认为手术时机的选择不仅依赖肿瘤的大小,而且应考虑肿瘤的生长速度。肿瘤直径3 cm不是一个绝对的界限。根据本组肿瘤的生长曲线的研究,我们认为大多数直径4 cm以内的肿瘤在长时间的随访中其生长仍然呈现惰性且不转移。我中心VHL病肾细胞癌的治疗策略如图11-10总结:对于

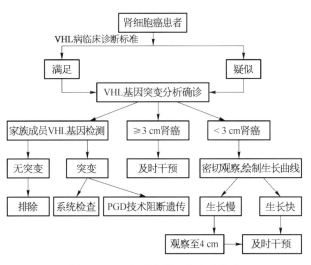

图11-10 VHL肾细胞癌的治疗策略

直径小于3 cm的肿瘤，可以观察；等它长到3 cm，再决定下一步治疗。在初期的观察中，如果肿瘤生长较慢，该肿瘤可继续观察直到4 cm，如果期间肿瘤生长突然加快，需及时手术。对初次诊断肿瘤已超过3 cm者，建议手术治疗。我们强调对于3 cm以上的肿瘤监测必须是积极的，每3个月一次B超检查，每半年一次CT检查，密切监测肿瘤的生长变化。通过该策略可以降低肿瘤转移风险，同时减少外科手术次数对患者肾功能的影响，达到进一步保持患者肾功能，提高生活质量的目的。

六、von Hippel-Lindau病的胚胎植入前遗传学诊断

VHL病是由*VHL*基因突变引起涉及多个系统的常染色体显性遗传性肿瘤综合征，是一种单基因病。VHL病的总胚系突变率近100%，至今有300多个不同的基因突变，绝大多数为基因点突变。目前对VHL病缺乏有效的治疗方法，主要是对VHL病患者采取相应的对症处理方法。因此对VHL病的预防显得尤为重要。为避免VHL病患儿的出生给家庭与社会带来沉重的负担，可通过产前诊断技术加以解决。但目前较为常用的产前诊断技术是羊膜穿刺和绒毛吸取，其操作具有创伤性，可能导致宫内感染、羊膜破裂、流产、胎儿损伤或死亡等，使其在临床的推广和应用受到了限制。胚胎植入前遗传学诊断 (preimplantation genetic diagnosis, PGD) 是在体外受精-胚胎移植 (IVF-ET) 基础上发展起来的，应用分子生物学技术对活检得到的卵母细胞的极体或胚胎的1～2个卵裂球进行遗传学分析，以去除携带严重遗传性疾病的胚胎，选择正常胚胎植入母体 (图11-11)。PGD技术的优点主要表现为：在胚胎发育的最早阶段进行诊断，去除遗传风险；避免传统产前诊断技术取材时引起出血、流产、感染等并发症及因异常胎儿流产时给孕妇带来的生理和心理上的痛苦；在胚胎器官分化之前做出诊断，给基因治疗技术带来新希望。目前PDG主要适用于单基因疾病包括常染色体显性、隐性遗传病、性连锁遗传病、染色体畸变的植入前基因诊断。近来PGD临床应用的范围在扩展，已用于具有遗传性特征的肿瘤疾病。为彻底阻断VHL病在该家族中的传递，我们利用男科研究所的体外受精-胚胎移植 (IVF-ET) 技术结合单细胞全基因组扩增技术，实现单个淋巴细胞、单个胚胎卵裂球细胞全基因组扩增，成功率在90%，为实现国内VHL病的植入前遗传学诊断创造了有利条件。

综上所述，我们认为VHL病是一种涉及多系统的肿瘤综合征，与散发性肾细胞癌相比VHL病肾细胞癌有以下特点：肿瘤发生年龄早，多数小于55岁；绝大多数患者合并肾外表现；常为多灶性和双侧发生，可为同时发双侧肾细胞癌或异时发双侧肾细胞癌；多伴肾脏囊肿且为双侧多发性；多数肿瘤生长速度慢，自然病程长；病理为肾透明细胞癌且分级低，预后好。因此，我们提出对于肾细胞癌尤其是多灶性双侧肾细胞癌合并肾脏多发性囊肿、胰腺多发性囊肿，要考虑到VHL病肾细胞癌的可能；在诊断成人型多囊肾时要主要排除VHL病。结合详细的病史和家族史，必要时行*VHL*基因检测，明确诊断。对于VHL病肾囊肿，仍需长期随访；对于一时难以确诊的肾脏实性占位，应该首先考虑肾细胞癌；密切随访直到证明它是其他肿瘤。VHL病肾细胞癌中大多数生长慢，恶性程度低。多数3 cm以上的肿瘤在长时间的随访中其生长仍然呈现惰性且不转移。VHL病肾细胞癌的治疗原则：在阻止肿瘤转移的基础上，尽可能最大限度保护患者肾功能；减少干预次数，降低手术并发症。观察结合保留肾单位手术是治疗VHL病肾细胞癌有效安全的方法。手

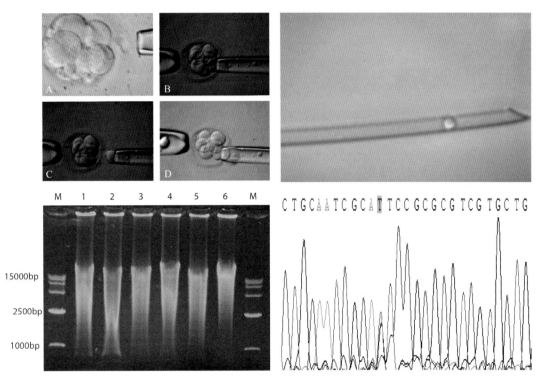

图 11-11　胚胎植入前遗传学诊断技术

术的时机的选择应考虑肿瘤的大小和肿瘤的生长速度，3～4 cm 以下肿瘤是可以观察的。肿瘤剜除术是首选的手术方式；射频冷冻消融治疗主要用于复发肿瘤，有助于提高保肾的成功率。从理论上讲，靶向药物治疗 VHL 病肾细胞癌是有效的；但因患者数量少，目前靶向药物（舒尼替尼、索拉非尼等）治疗的确切效果仍然是不清楚的。到目前为止，对 VHL 病患者仍然无法实现基因治疗，胚胎植入前遗传学诊断（PGD）是彻底阻断该病在后代中传递的有效方法。

第二节
复杂性肾囊肿与囊腺癌

　　肾脏囊性占位可分为单纯性囊肿和复杂性囊肿。1986 年由 Bosniak 提出了肾脏囊性肿物的分级系统，目前已被临床泌尿外科及放射科医师所接受。其中 Bosniak Ⅱ型及以上为复杂性囊肿。

　　Bosniak 分级系统：Ⅰ型为单纯性囊肿，水样均匀密度，与肾实质间边界清晰，囊肿内没有分隔，囊壁薄，没有钙化或增厚，增强 CT 扫描无强化（图 11-12）；Ⅱ型为轻微复杂性囊肿，分隔少（≤2 个）而细小（≤1 mm）且规则，囊壁或分隔可有轻微强化，同时直径＜3 cm的高密度均质囊肿也属于此类（图11-13）；ⅡF型为中等复杂型囊肿，内有多发的细小分隔，囊壁或者分隔可有轻度增厚及强化，钙化增多，＞3 cm高密度囊肿也归于此类（图11-14）。Ⅲ型为较复杂囊肿，囊壁或分隔明显增多增厚（＞1 mm）且不规则，囊壁或分隔可有钙化，钙化较多且不规则，增强CT上有明显的造影剂增强（图11-15）。Ⅳ型囊肿基本具有Ⅲ型的特点，同时囊肿壁有增强或者囊肿内有增强的软组织影（图11-16）。

常规超声是筛选肾囊性占位的主要手段，其判断复杂性肾囊肿的重要特征包括：囊壁的厚度与形态、分隔的厚度与数量、是否存在钙化、囊液的密度以及是否存在实性成分等。但是由于常规超声对于肿瘤血管的血流信号显影不清，所以不能作为定性

诊断。而进一步行肾脏薄层CT平扫和增强是非常必要的，它可以充分利用肾实质肿瘤血供高度丰富和对比度增强的特征进行充分的评估。囊性肾脏占位的Bosniak分型最早是根据CT检查来分类的，CT也一直是囊性肾脏占位诊断的金标准。

近年来由于超声造影及MR技术的日益成熟，使囊性肾脏占位的影像学评估越来越多样化。超声造影可以有效规避常规B超检查的缺陷，充分利用超声造影剂中的微气泡成分，增加了组织与血管间的声阻抗差，提高了界面的反射率，可以更敏感地显示肿瘤内的血管，尤其能明显提高对低速微小血管的显示率，使其对囊性肾脏占位的诊断更敏感。而MR则可以进行多平面的重建，其软组织分辨率高，能较好地显示囊性肾脏占位的体征性改变（图11-16、图11-17）。有文献报道MR与CT对于囊性肾脏

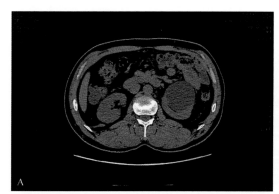
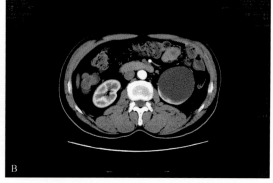

图11-12　左肾 Bosniak Ⅰ型囊肿
A. CT平扫提示左肾一类圆形低密度灶，形态规则，边界光整，内部密度均匀，壁薄；B. 增强后囊腔及囊内均未见明显强化

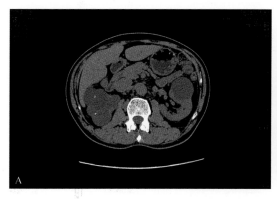
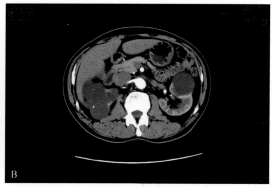

图11-13　双肾囊肿，左侧 Bosniak Ⅱ型，右侧 Bosniak ⅡF型
A. CT平扫提示双肾低密度灶，左侧呈类圆形，边缘光整，壁薄，右侧呈多房状，多发细分隔伴钙化；B. 左侧增强后囊壁轻度强化，Bosniak Ⅱ型，右侧增强后囊壁及分隔轻度强化，Bosniak ⅡF型

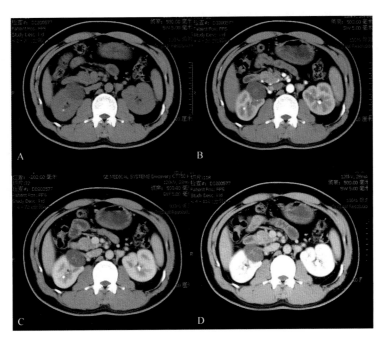

图11-14　右肾囊性占位

CT提示右肾上极囊性灶伴多发强化分隔,Bosniak Ⅲ型。A.平扫期;B.动脉期;C.静脉期;D.排泄期。患者术后病理证实为囊性肾透明细胞癌 Ⅰ 型

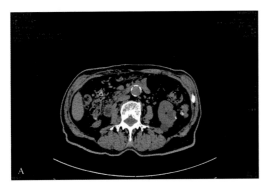
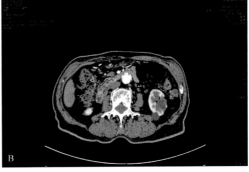

图11-15　左肾囊性占位,CT提示左肾中极囊性灶伴囊壁强化软组织影,Bosniak Ⅳ型

A.CT平扫提示左肾低密度灶,边界清晰,形态规则,壁厚不均匀,伴钙化,囊内密度欠均匀;B.增强后囊壁见强化,囊内局部似见不均匀强化,囊内存在实质性部分,Bosniak Ⅳ型。患者术后病理证实为囊性肾透明细胞癌 Ⅰ 型

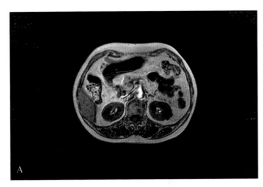
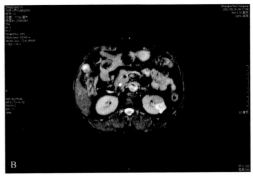

图11-16　左肾 Bosniak Ⅱ F 型囊性占位

A.MRI提示左肾中级囊性占位,T1WI呈低信号,形态不规则,边界光整;B.T2WI-FS呈高信号,周围见薄壁,内见多发分隔,Bosniak Ⅱ F 型

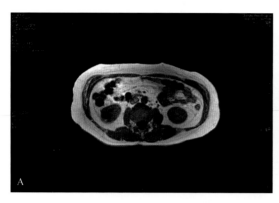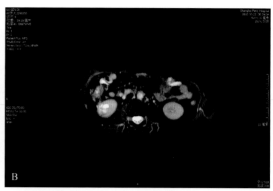

图 11-17　右肾 Bosniak Ⅳ型囊性占位

A. MRI提示右肾囊性占位，T1WI呈低信号，边界清晰，形态不规则；B. T2WI-FS呈偏高信号，但信号不均，病灶内见多发分隔，壁较厚，Bosniak Ⅳ型。术后病理：右肾透明细胞癌Ⅰ～Ⅱ型

占位的诊断分类是一致的、超声造影有助于提高囊性肾脏占位的诊断准确率。

　　囊性肾脏占位无法通过影像学明确其良恶性，有学者则建议行经皮肾脏穿刺活检。有研究报道了199例囊性肾脏占位术前穿刺病理活检的结果，在术后证实为恶性的病例中，穿刺的准确率为71%。但包括Bosniak在内的众多学者仍然不建议穿刺活检，他们认为穿刺活检的结果无法证实囊肿的良恶性，即便穿刺结果阴性，仍有手术探查的指征。同时穿刺还可能造成囊肿破裂、出血、感染等相关并发症，极少数还会导致种植或针道转移。术中冰冻在囊性肾细胞癌的诊断中有一定价值，但有学者认为术中冰冻并不完全可信，存在一定假阴性率，术中病变取材深度不够及位置的偏差都会导致误差。本院也有一例Bosniak Ⅲ型囊肿患者，由于术中冰冻病理提示单纯囊肿，故行囊肿去顶减压术，但最终术后病理提示囊壁散在肾透明细胞癌，Fuhrman分级Ⅰ级，只得再次入院行肾根治性切除术（图11-18）。

　　随着Bosniak分级升高，其恶变的可能性越大，国外学者报道，Bosniak Ⅱ型囊肿其恶性率约为13.7%，ⅡF型为14.3%，Ⅲ型为50.8%，Ⅳ型为90.1%；而国内学者也有报道，Ⅱ型囊肿恶变约为7.7%，ⅡF型为13.0%，Ⅲ型为52.3%，Ⅳ型为89.2%。术后病理证实为恶性肿瘤的囊性占位其Fuhrman分级绝大部分都为Ⅰ型到Ⅱ型，极少有Ⅲ型。Smith发现没有一例ⅡF和Ⅲ型囊肿术后出现病灶局部进展

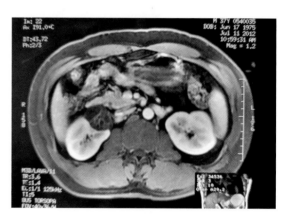

图 11-18　右肾 Bosniak Ⅲ型囊性占位

术中冰冻病理提示单纯囊肿，术后石蜡病理切片提示囊壁见透明细胞，Fuhrman分级1级，考虑囊性肾透明细胞癌

或转移，其预后较好。笔者对上海交通大学医学院附属仁济医院2008年1月至2012年12月期间170例囊性肾脏占位的病例进行了回顾性分析，根据影像学评估，发现Ⅱ型为73例，ⅡF型34例，Ⅲ型38例，Ⅳ型25例；接受手术治疗的80例病例中，Ⅱ型18例，ⅡF型8例，Ⅲ型30例，Ⅳ型25例，其余均进行影像学随访。手术病例中各囊肿的恶性率：Ⅱ型5.6%（1/18），ⅡF型12.5%（1/8），Ⅲ型53.3%（16/30），Ⅳ型中87.5%（21/24），组间比较有明显统计学差异（$P < 0.01$）。术后病理：恶性肿瘤共39例（肾透明细胞癌31例，乳头状肾细胞癌8例），Fuhrman分级均为Ⅰ级。良性病例共41例（单纯囊肿26例，囊肿伴出血3例，囊肿伴感染5例，囊性肾瘤4例，错构瘤3例）。术后患者随访时间为6～65个月，恶性病例均无发生

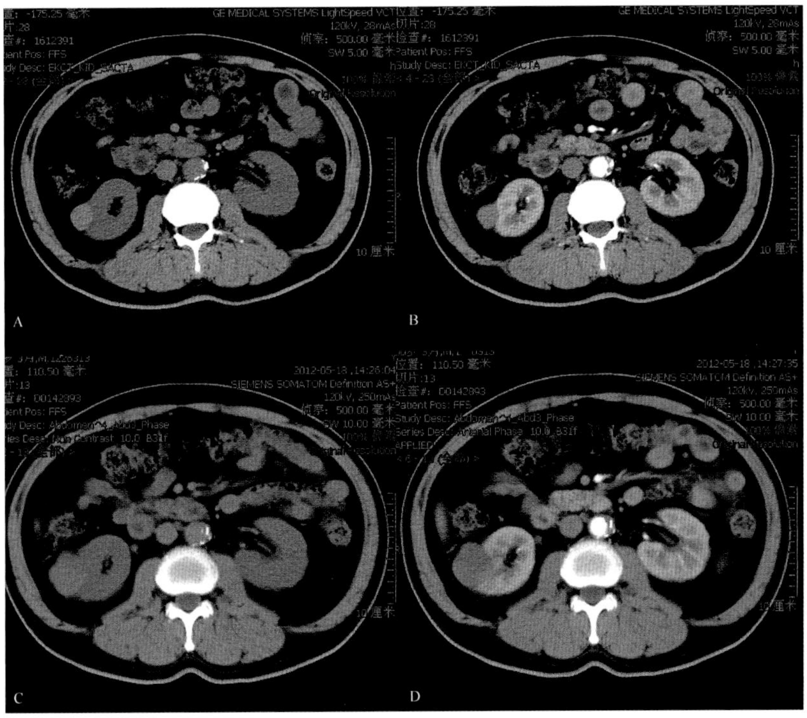

图 11-19 右肾 Bosniak Ⅱ型囊肿，随访半年后增大进展为 Bosniak Ⅲ型
A、B. CT 提示右肾中极一直径 2.4 cm×2.5 cm 高密度囊性占位，增强后无明显强化（Bosniak Ⅱ型）；C、D. 半年后复查 CT
提示囊性占位较前明显增大，直径 4.4 cm×4.0 cm，增强后无明显强化（Bosniak ⅡF型）

局部复发或远处转移。影像学随访病例，其中 1 例 Bosniak Ⅱ型 (1.8%) 病例在随访期间进展至ⅡF型，因患者一般情况较差，未进一步手术明确病理 (图 11-19)，其余病例均未进展。所以对于一些年龄较大，全身一般情况较差，伴有严重心肺疾病的患者，可能随访观察也是很好的选择。

国内外的文献提出Ⅰ型和Ⅱ型囊肿由于其临床恶性概率较低，建议定期随访观察，而Ⅲ型和Ⅳ型囊肿的恶性概率相对较高需要积极处理。对于ⅡF型囊肿目前最安全的诊疗决策是随访观察，Omalley 等通过对 81 例 Bosniak ⅡF型囊肿病例长达 8 年的随访发现共有 12 例患者出现不同程度的进展，进展的中位生存时间为 11 个月。ⅡF型囊肿进展的概率较低，进展往往在早期的 1～2 年，所以 Omalley 提出在确诊为ⅡF型囊肿后应该在半年后复查，如果病变稳定则每年复查一次，持续 2 年，之后则根据患者的具体情况每 2 年一次，持续至少 5 年。恶性概率较高的Ⅲ型和Ⅳ型囊肿积极的外科手术是必要的，

以往的治疗方案以肾细胞癌根治术为主，由于近年来对于保肾手术意识的提高，尤其是囊性肾细胞癌的恶性程度低，局部复发和远处转移的概率小，肾脏部分切除术是这类患者的最佳治疗方案。有文献报道 37 例 Bosniak Ⅲ型及Ⅳ型囊性肾脏占位术后平均 43.7 个月的随访时间中，肾细胞癌根治和肾部分切除的病例均没有发生复发和转移，同时肾部分切除的患者没有一例出现囊液外溢。

作者认为临床医师在诊断与治疗复杂性肾囊肿时必须有清晰的流程图 (图 11-20)，了解复杂性肾囊肿病理特性，掌握临床处理的原则，才能提高治疗的水平。首先，我们要掌握囊性肾脏占位 Bosniak 分型，利用增强 CT 结合超声造影、MR 检查等影像学技术做出比较准确的肾囊肿 Bosniak 分型，尤其是Ⅱ型及以上的复杂性囊肿，提高囊性肾脏占位的诊断准确率。其次，我们必须掌握复杂性肾囊肿处理的基本原则。如前所述Ⅱ型、ⅡF型囊性肾脏占位的恶性概率较低，即便是囊性肾细胞癌其进展缓

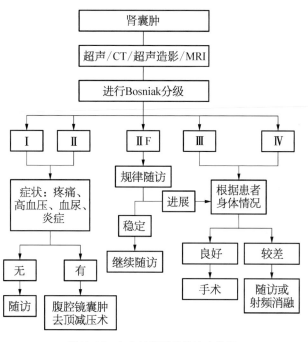

图 11-20　复杂性肾囊肿的诊疗流程

型的恶性肿瘤发生率为80%～90%，根治性肾切除有可能使部分肾良性病变患者丢失肾脏。此外，囊性肾细胞癌组织学分级往往较低，其术后复发、进展及远处转移率较低。因此，肾脏部分切除应该是复杂性肾囊肿首选的外科治疗方法。上海交通大学医学院附属仁济医院对55例复杂性肾囊肿的手术中，13例（23.6%）做根治性肾切除术，32例（76.4%）做肾部分切除术。作者的经验是对于复杂性肾囊肿原则上采取完整的囊性病变切除，尽量避免术中囊肿切开探查。因为部分复杂性肾囊肿术中大体观很难区分良性或恶性，囊肿的囊液清亮，囊内壁也没有结节，术中快速冰冻切片常难获得正确的诊断，而一旦术后石蜡切片病理诊断肾细胞癌，将使进一步的治疗复杂化。作者诊治一位中年女性患者，右肾囊肿Bosniak分型Ⅲ级，曾行腹腔镜下囊肿探查，病理结果为肾囊肿；后右肾囊性肿块逐渐增大（图11-21A），再次手术行右肾囊肿完整切除，大体标本见该囊肿由大量的小囊肿组成，术后病理为肾透明细胞癌，Fuhrman分级Ⅰ级；术后随访3年，无局部复发（图11-21B）。临床诊断为浅表性复杂肾囊肿做肾部分切除较简单，对位置深达肾窦的复杂性肾囊肿，手术难度可能比实质性肿块切除还要大。术前要有一个完整的手术方案，避免囊壁残留。

慢，可以定期随访观察；而Ⅲ、Ⅳ型复杂性囊肿恶性发生率较高，推荐积极手术处理。最后，我们要根据囊性病灶部位、大小以及手术医师的能力制定最合适的手术方法。复杂性肾囊肿的恶性肿瘤发生率随着Bosniak分型增加而提高，但是即便是BosniakⅢ型囊肿，其恶性肿瘤的发生率也只有51%左右，Ⅳ

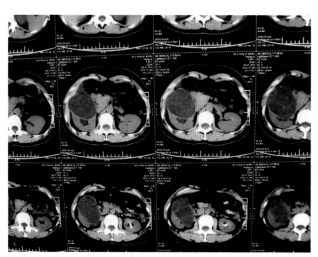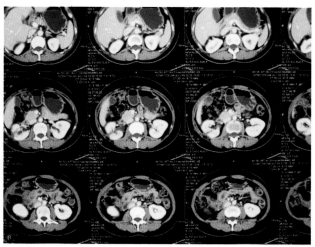

图 11-21　右肾Bosniak Ⅲ型囊肿行肾部分切除及术后随访结果
A. 女性，50岁，右肾囊肿Bosniak分型Ⅲ型，囊肿逐渐增大；B. 术后随访3年，无局部复发

第三节

原发性肾脏类癌

类癌属于神经内分泌肿瘤,大约75%原发于胃肠道,24%原发于呼吸道,只有不到1%原发于泌尿生殖系统,原发性肾脏类癌临床罕见。有关原发性肾脏类癌的文章多数为个案报道,最大一组病例数为21例。自1966年Resnick等报道第一例原发性肾脏类癌以来,迄今为止总数少于100例。目前本病病因不明,组织学来源也不清楚。由于在正常肾组织和肾盂组织中未发现内源性的神经内分泌细胞,一般认为该病的发生可能于下列因素有关:① 慢性炎症诱导尿路上皮细胞发生组织转化。② 未发现原发病灶的肾脏转移瘤。③ 来源于胚胎发育期误入肾脏的神经嵴或胰腺组织。④ 多潜能干细胞中基因序列被激活分化为神经内分泌细胞。⑤ 源于先天性的肾脏异常。在肾类癌患者中合并马蹄肾或肾畸胎瘤的占相当比例。文献报道肾类癌患者合并马蹄肾占18% ~ 26%,合并肾畸胎瘤占15%;马蹄肾患者其肾类癌发生风险为正常人的62倍。这些强烈提示原发性肾脏类癌的形成可能于先天因素密切相关。

本病任何年龄均可发生,中青年多见,男女发病比例大致相同。通常肿瘤生长缓慢,可无临床症状。常见的症状包括腹痛或腰肋部痛、血尿、便秘和发热;很少有类癌综合征表现。Romero等总结了国外文献报道的56例原发性肾脏类癌的临床资料:中位发病年龄为49岁(范围为12 ~ 68岁),40岁以下患者占35.7%,大约28.6%的肾脏类癌为偶发;其最常见的症状依次为腹痛或腰肋部痛、血尿、便秘和发热,仅有12.7%的患者伴有类癌综合征;26.8%的患者可及腹部肿块;影像学上肾脏类癌缺乏特异性,CT影像上多表现少血管或乏血管肿瘤,大约

26.5%肾脏类癌合并钙化;肿瘤易发生转移。通常45.6%的肿瘤初次诊断时已有转移,肿瘤 > 4 cm者,59%已有转移。

本病与常见的肾细胞癌在术前很难鉴别,确诊依靠病理学检查。肿瘤多为界限清楚的单一实性病灶,有假包膜,切面为黄白或红褐色。镜下肿瘤细胞形态为多边形,嗜酸性颗粒状细胞质,边界不清,呈柱状或绶带状排列,混合有实性巢状排列;细胞核呈圆形大小一致,核分裂象难见,大多数肿瘤细胞核分裂象0 ~ 3个/HP (图11-22)。电镜检查有助于明确诊断,可见胞质内大量的高密度的核心神经分泌颗粒,通常呈极性排列。免疫组化中,突触素、嗜铬粒蛋白、波形蛋白多为阳性,有一定的诊断价值。同时本病需与其他神经内分泌肿瘤相鉴别,如小细胞癌、原发性神经内分泌肿瘤 (PNET)、神经节细胞瘤及神经母细胞瘤。由于类癌多来源于胃肠道和呼吸道,肾脏类癌虽经病理确诊,仍需进一步排除转移性肾脏类癌的可能。TAL等报道了支气管类癌肾脏转移1例。除了肺部、腹部CT、胃肠道钡餐、胃镜、纤维肠镜气管镜检查外,全身奥曲肽核素显像被认为是一种敏感的类癌诊断和分期的方法。大约85%以上的类癌表现为对生长抑素受体 (奥曲肽) 的高亲和力。

本病治疗以手术切除为主。对于局部淋巴结转移的患者,根治性切除术结合淋巴结清扫仍可取得较好的效果。资料显示:在手术时已有局部淋巴结转移的患者平均随访43个月,无瘤生存率达到47%。作者曾诊治1位中年男性患者,行腹腔镜下左肾根治性切除 (图11-23),术后病理诊断为肾脏类癌,伴肾门淋巴结转移。考虑到患者年轻且已存

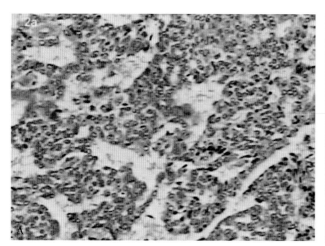
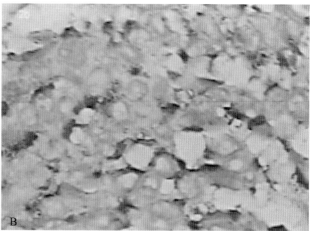

图 11-22　肾类癌的病理特征

A. 镜下见肿瘤细胞呈柱状或缎带状排列，呈多边形，嗜酸性颗粒状细胞质，边界不清；细胞核呈圆形大小一致，核分裂象未见（HE×100）；B. 免疫组化实验显示：突触素阳性（×400）

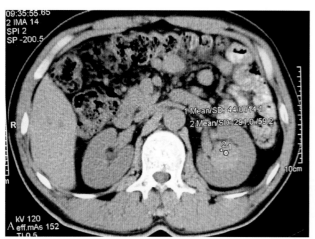
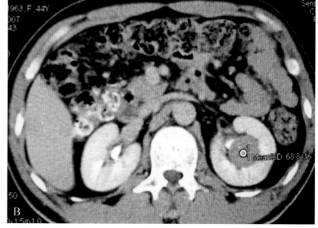

图 11-23　左肾类癌病例

A. 左肾中极肾门处一 3.7 cm × 3.5 cm 大小等密度影，平扫 CT 值 44 HU；B. 增强后病灶均匀强化，CT 值约 68.8 HU；其内伴一钙化点

在肾门淋巴结癌转移，于术后 1 个月再次行开放腹膜后淋巴结清扫术，结果病理提示主动脉旁淋巴结转移。我们认为根治性肾切除应为治疗原发性肾类癌的首选方法。对于早期的局限性肾肿瘤已行肾脏切除患者，如术后病理明确为类癌有必要再次行淋巴结清扫术。如果有远处转移（如肝转移），手术切除原发病灶可减轻症状，术后辅以化疗，但目前尚无标准的方案。

第四节

Wilms 瘤

Wilms瘤 (Wilms Tumor, WT)，又称肾母细胞瘤 (nephroblastoma)，它因1899年 Max Wilms 详尽描述而命名，是婴幼儿最常见的恶性肿瘤之一。发病年龄多在6个月～7岁，高峰为3岁。WT通过综合治疗，包括化疗、手术、放疗等，治愈率大幅度提高。如今其生存率可达到85%以上，成为目前疗效最好的恶性实体瘤之一。

Wilms瘤的发病率在15岁以下的儿童中为 6.7/1 000 000。在部分儿童中 Wilms 瘤是先天性畸形的一部分，与胚系染色体11P缺失有关。根据美国儿童肾母细胞瘤协作组 (National Wilms Tumor Study Group, NWTS) 的研究，分化良好型WT的Ⅰ、Ⅱ期病儿中存在16q杂合性丢失、1q杂合性丢失、两者均丢失、两者均正常时，4年的复发率分别为 82.5%、80.4%、91.2%、74.9% ($P < 0.05$)，说明这两种染色体改变能够增加复发的风险。

一、WT分型

WT是起源于原始后肾胚基的恶性混合瘤，主要含有胚基、间质和上皮3种主要成分，按照以上3种组织成分所占比例不同可以分为4种类型，包括胚基型、间质型、上皮型和混合型。

国际儿童肿瘤协会 (SIOP) 根据组织学特征将儿童肾肿瘤分为以下三组。

1. 低危组 (良好型)　① 囊性和 (或) 部分分化型、纤维样结构型。② 高分化上皮型。③ 术前化疗后完全坏死者。④ 中胚层WT。

2. 中低危组 (标准型)　① 无间变特征。② WT坏死但有＜10%特征残留。

3. 高危组 (不良型)　① 间变的WT。② 肾透明细胞肉瘤和肾横纹肌样瘤。

美国Wilms瘤协作组 (NWTS) 根据组织学特点和细胞分化程度将WT分为：① 分化不良型 (预后不良型, unfavorable histology, UFH)。② 分化良好型 (预后良好型, favorable histology, FH)。FH包括无间变的和其他具有高分化特征的肾肿瘤。UFH主要为间变型WT。间变型WT有以下表现：细胞核的直径大于同类肿瘤细胞核的3倍；染色质增多增粗；有多级核分裂象或多倍体的异常有丝分裂。

二、WT诊断

Wilms瘤最常见的临床表现为腹部肿块或血尿，目前已很少有以晚期或转移的表现而就诊的病例。影像学检查可以基本明确诊断，最常见的转移部位是肺部。

1. B超　肿瘤常原发于肾脏，肿块的部位、大小、质地可由B超检查得到证实，通常肿块密度不匀，可伴有液化灶。B超也可探测到肾静脉和下腔静脉瘤栓。

2. CT或MRI　肿瘤原发于肾脏，肿块常很大，可伴有坏死灶或囊性变，通常无钙化，大部分肿瘤有包膜。当肿瘤沿肾静脉和下腔静脉生长时，CT和MRI可在相应部位发现瘤栓，少数患者的瘤栓直至右心房。应常规在治疗前进行胸部CT扫描。

三、WT分期

分期在Wilms瘤治疗中有着特殊意义，目前应用较广泛的是NWTS与SIOP制定的按照解剖学来划分的临床分期，两者分期大体一致，但因手术时期的不同而存在部分差异，SIOP常采用手术前化疗。两者的分期标准和差别详见表11-2。

表11-2　NWTSG与SIOP的WT分期标准

	NWTS-5 (手术后、化疗前)	SIOP (采用术前化疗)
I 期 (均限于肾)	肿瘤局限于肾包膜内，肾包膜未受侵犯，手术完整切除，切除边缘无肿瘤残留依据 肾窦血管未受累或未做活检 (细针穿刺除外)，切除前或切除中无包膜破裂	肿瘤局限于肾，肾包膜可能有肿瘤浸润，但未浸润包膜外层，切除边缘无肿瘤残留依据 肿瘤可能突入肾盂系统，甚至进入输尿管，但无壁浸润 肾窦血管未受累，肾内血管可能受累
II 期 (超出肾能完整切除)	肿瘤超出肾脏范围，但能完整切除，切除边缘无肿瘤残存依据 肿瘤有局部扩散，如穿透包膜，或侵犯肾窦，或超出肾门的肾血管内 活检 (细针穿刺除外) 局限于侧后腹膜的术前、术中破溃 (现COG将它并入第III期)	肿瘤超出肾脏范围，穿透肾包膜和(或)纤维假包膜达到肾周脂肪，但能完整切除，切除边缘无肿瘤残存依据 侵犯肾窦和(或)肾实质外的血管和淋巴管，或邻近器官、静脉腔，但能完整切除
III 期 (侵犯腹腔，切缘有浸润)	局限于腹部的非血行转移性肿瘤，有术后肿瘤残留依据，可以是以下任何一种情况： ● 腹部或盆腔的淋巴结侵犯 (肾门、主动脉旁) ● 肿瘤穿透腹膜表面 ● 腹膜种植 ● 术后镜下发现切除边缘肿瘤存在 ● 因肿瘤浸润重要组织未能完全切除 ● 超出侧后腹膜的术前、术中破溃	未全切除，术后镜下发现切除边缘肿瘤存在 包含任何腹腔淋巴结 肿瘤穿透腹膜表面 血管或输尿管切缘有瘤栓，横切或逐个切除 术前或化疗前有手术楔形活检。术前或术中肿瘤破裂 (不管其他分期)
IV 期	血行转移 (肺、肝、骨骼、脑等)，腹部或盆腔以外的淋巴结转移	基本同左
V 期	双侧肾肿瘤，在活检之前应该对每侧根据以上标准分期	双侧肾肿瘤

四、外科治疗

Wilms瘤治疗与病理类型和分期密切相关，强调整体治疗原则，需要手术、化疗和放疗联合作为基本治疗手段。完全切除的早期FH型WT (如I和II期) 可仅采用手术和简单的化疗；III～IV

期和UFH型WT常需要联合放疗。对于就诊时手术不能完全切除的肿瘤，在病理活检明确诊断后先化疗5周左右，使肿瘤缩小、转移灶消失。估计肿瘤可完全切除时再手术切除肿瘤，术后放疗和化疗。

1. 外科手术原则　由于Wilms瘤对化疗的敏感性和儿童生长发育的要求等因素决定不能实施单纯毁损性手术切除。当影像学资料提供了无法完整切除的依据时，必须先行肿瘤活检明确病理类型，然后根据肿瘤的病理行新辅助化疗，延期再行手术切除。

根据NWTS以往的经验和SIOP研究显示，术前化疗可以缩小肿瘤体积，使在切除肾肿瘤时减少对邻近组织的损伤破坏。但术前化疗并不能提高生存率，而且会使重要的原始信息丢失。化疗前肿瘤活检是WT诊断与治疗的重要环节。术前化疗时间为5～6周。具体指征如下：① 存在肝静脉水平以上的瘤栓。② 肿瘤侵犯邻近组织，切除肿瘤的同时需要切除相应器官（如脾、胰、结肠等）。③ 外科医师评估结论为肿瘤切除可能导致严重并发症或较高死亡率，肿瘤可能广泛播散或肿瘤残留。④ 广泛远处转移，如肺部转移等。

2. Wilms瘤手术切除原则

(1) 手术切口的选择：为了获得良好的手术野暴露，多做经腹部横切口，切口必须足够大以避免术中过多地挤压肿瘤，必要时可以做胸腹联合切口。

(2) 肿瘤血供的处理：首先应该处理肾蒂血管，次序原则上先动脉后静脉。当暴露困难时右侧肿瘤可以考虑在腔静脉对侧打开主动脉鞘，在起始端结扎右肾动脉以减少手术操作挤压肿瘤可能造成的肿瘤细胞血源性播散转移。特殊情况可以术前先行肾动脉栓塞，48小时内手术。

(3) 仔细探查肾静脉以及下腔静脉内有无肿瘤瘤栓的存在，如果瘤栓局限于肾静脉或肝静脉以下水平下腔静脉，可以手术切除。手术过程中阻断下腔静脉的近端与远端，对侧的肾静脉可以暂时阻断，切开血管壁切除瘤栓。

(4) 为临床正确分期，必须仔细探查淋巴结的情况，部位包括肾门周围、髂部腹主动脉旁以及对侧肾门周围。肿大的淋巴结以及可疑淋巴结均切除病理检查。由于WT对放化疗敏感，不需做大范围淋巴结清扫。

(5) 同侧肾上腺与肿瘤不相连时可以保留，如果与来源于肾上极的肿瘤相连，则同时进行切除。肿瘤与邻近器官（包括脾脏、结肠、胰腺等）相连，手术医师仔细评估，若能够通过邻近器官的少许损伤而达到肿瘤的完整切除，则可以进行手术切除，反之仅做活检明确诊断，先化疗后再做根治手术。输尿管分离至尽可能低的部位予以切除。

(6) 肿瘤床边缘以及可能残留的肿瘤需要钛夹标记。

(7) 手术过程中强调无瘤观念，探查由远而近，动作要轻柔，避免将肿瘤细胞带至其他部位以防肿瘤播散。术中发生肿瘤溃破时应用纱布覆盖包裹以免肿瘤细胞脱落种植。

(8) 肿瘤切除后要求更换手套。创面用温蒸馏水冲洗浸泡，破坏和杀灭脱落的肿瘤细胞。

3. Wilms瘤活检原则

(1) 肿瘤活检只有在术前评估肿瘤无法切除的病例进行。

(2) 开放活检方式，以获得足够活检组织满足病理诊断要求。

(3) 对全身情况极差难以承受手术风险的患者可以在影像引导下行粗针穿刺活检。

4. 转移灶的手术处理：有广泛远处转移者需先接受化疗，化疗至少6周，当仅残留≤2个转移灶时可在切除病灶后考虑择期手术切除。

5. 双侧Wilms瘤治疗原则

(1) 双侧Wilms瘤术前评估一侧肿瘤浸润整个肾脏已无可保留的肾实质，对侧肾脏有足够的肾实质，侵犯部分小于整个肾脏的1/3，未浸润肾脏血管和肾盂，肿瘤边界清楚，则一侧行肾切除，一侧行肾部分切除。评估依据主要通过同位素肾图。

(2) 术前评估一侧肿瘤基本浸润整个肾脏，已无可保留的肾实质，对侧不符合肾部分切除的指征，则一侧行肿瘤切除,另一侧行肿瘤活检术,肿瘤边缘钛夹标记。

(3) 双侧肾脏均大部分肿瘤侵犯,则双侧肿瘤活检,化疗后评估肿瘤体积缩小的情况行双侧肾部分切除术,或一侧肾切除一侧肾部分切除术。

(4) 经过上述治疗后仍然没有保留部分肾实质的可能,但无其他部位转移灶,可以行双肾切除,术后行血液透析,慎重考虑行肾移植。

五、放疗原则

1. 放疗适应证　预后良好型 (FH) Ⅲ、Ⅳ期; UFH型Ⅱ~Ⅳ期。

2. 放疗剂量　全腹式大野,总量 1 080 cGy, 180 cGy/天 ×6次,局部加量 1 080 cGy。对残留肾或双侧Wilms瘤的肾脏,放疗剂量< 1 440 cGy。远处转移灶化疗无效时可考虑放疗。

3. 放疗范围　肿瘤床放疗用于肾门淋巴结侵犯或局部残留。一般根据术前CT扫描来确定肾脏和肿瘤轮廓,加1 cm范围。一般不包括膈顶 (除膈顶有侵犯),过中线应包括层面内完整脊柱,但不包括对侧肾脏。为了避免脊柱生长不对称,如无特殊情况,建议放疗水平完整脊柱的放射剂量应该相同。

全腹放疗应用于腹腔内种植、术后巨大肿块残留或术前放疗。设野上界为膈顶,下界为闭孔,避开股骨头。

六、Wilms瘤化疗

Wilms瘤化疗是治疗的重中之重,近年Wilms瘤治愈率的提高基本源于化疗技术的突破。

(一) 术前化疗

术前化疗主要应用于瘤体巨大或已侵犯其他重要器官且难以手术的晚期病例。化疗前病理活检明确诊断。术前化疗以5周为宜,方案见WT (5) (图11-28)。

(二) 化疗方案

NWTS通过一系列随机分组的近30年研究,渐渐在用药强度和治疗时间上取得了共识。分组及相应的化疗适用方案总结如下。

1. WT (1) 方案 (即 WTSG-5-EE4A)

(1) 适应证:① Ⅰ期FH或局灶性间变型。

② Ⅱ期FH。

(2) 化疗方案:见图11-24。

2. WT (2) (即 WTSG-5-DD4A)

(1) 适应证:① Ⅲ、Ⅳ期FH。② Ⅱ~Ⅲ期局灶性间变型。

(2) 化疗方案:见图11-25。

3. WT (3) (即 WTSG-5-I)

(1) 适应证:① Ⅱ~Ⅲ期,弥漫间变型。② Ⅰ~Ⅲ期,肾透明细胞肉瘤。③ Ⅳ期局灶性间变型。

(2) 化疗方案:见图11-26。

4. WT (4)

(1) 适应证:① Ⅰ~Ⅳ期,肾横纹肌样瘤。② Ⅳ期弥漫性间变型。③ Ⅳ期肾透明细胞肉瘤。

(2) 化疗方案:见图11-27。

```
周  1 2 3 4 5 6 7 8 9 10 11 12 13 14 15 16 17 18 19
    A       A       A         A         A         A         A
    V V V V V V V V V V       V×        V×        V×
```

A—更生霉素 0.023 mg/kg（＜1 岁），0.045 mg/kg（≥1 岁，最大 2.3 mg），第 1 天，静脉点滴。

V—长春新碱 0.025 mg/kg（＜1 岁），0.05 mg/kg（1～3 岁），1.5 mg/m²（＞3 岁，最大 2 mg），第 1 天，静脉推注。

V×—长春新碱 0.033 mg/kg（＜1 岁），0.067 mg/kg（1～3 岁），2 mg/m²（＞3 岁，最大 2 mg），第 1 天，静脉推注。周 1 为术后第 1 周。

图 11-24　WTSG-5-EE4A 化疗方案
（引自：《中国小儿肿瘤专业委员会肾肿瘤诊断治疗建议方案（WT-2009）》）

```
周  1 2 3 4 5 6 7 8 9 10 11 12 13 14 15 16 17 18 19 20 21 22 23 24 25
    A     D⁺    A     D⁺          A          D×          A          D×          A
    V V V V V V V V V V V   V          V×          V×          V×          V×
    XRT
```

A—更生霉素 0.023 mg/kg（＜1 岁），0.045 mg/kg（≥1 岁，最大 2.3 mg），第 1 天，静脉点滴。

V—长春新碱 0.025 mg/kg（＜1 岁），0.05 mg/kg（1～3 岁），1.5 mg/m²（＞3 岁，最大 2 mg），第 1 天，静脉推注。

V×—长春新碱 0.033 mg/kg（＜1 岁），0.067 mg/kg（1～3 岁），2 mg/m²（＞3 岁，最大 2 mg），第 1 天，静脉推注。

D×—阿霉素 1 mg/kg（≤1 岁），30 mg/m²（＞1 岁），第 1 天，静脉点滴。

D⁺—阿霉素 1.5 mg/kg（≤1 岁），45 mg/m²（＞1 岁），第 1 天，静脉点滴。

XRT—腹部放疗在术后 10 天内开始。周 1 为术后或化疗第 1 周。

图 11-25　WTSG-5-DD4A 化疗方案
（引自：《中国小儿肿瘤专业委员会肾肿瘤诊断治疗建议方案（WT-2009）》）

```
周  1 2 3 4 5 6 7 8 9 10 11 12 13 14 15 16 17 18 19 20 21 22 23 24 25
    D         D             D                 D                 D
    V V V   V V V V V       V V V× V×          V×                V×
        C   C×    C         C×        C         C×        C         C×
        E         E             E                 E                 E
    XRT
```

C—CTX 14.7 mg/（kg·d）（≤1 岁），440 mg/（m²·d）（＞1 岁），第 1～5 天，静脉点滴。

C×—CTX 14.7 mg/（kg·d）（≤1 岁），440 mg/（m²·d）（＞1 岁），第 1～3 天，静脉点滴。

V—长春新碱 0.025 mg/kg（＜1 岁），0.05 mg/kg（1～3 岁），1.5 mg/m²（＞3 岁），最大 2 mg，第 1 天，静脉推注。

V×—长春新碱 0.033 mg/kg（＜1 岁），10.067 mg/kg（1～3 岁），2 mg/m²（＞3 岁），最大 2 mg，第 1 天，静脉推注。

D—阿霉素 1.5 mg/kg（≤1 岁），45 mg/m²（＞1 岁），第 1 天，静脉点滴。

E—Vp-16 3.3 mg/（kg·d）（≤1 岁），100 mg/（m²·d）（＞1 岁），第 1～5 天，静脉点滴。

XRT—腹部放疗，术后 9 天内开始。周 1 为术后或化疗第 1 周。

图 11-26　WTSG-5-I 化疗方案
（引自：《中国小儿肿瘤专业委员会肾肿瘤诊断治疗建议方案（WT-2009）》）

注：本类肿瘤预后较差，因此本方案化疗强度较高，药物剂量超出药物说明书，需在有经验的儿童血液肿瘤中心内使用，家长有权拒绝应用。

周	1	2	3	4	5	6	7	8	9	10	11	12	13	14	15	16	17	18	19	20	21	22	23	24	25	26	27
	P	P		C		P			P			C			P			P				P			C		
	E		E		D		E					E				D			E				E			D	
			V	V	V									V	V	V							V		V	V	

XRT X

P—卡铂 15 mg/ (kg·d) (≤1岁), 450 mg/ (m²·d) (>1岁), 第1～2天, 静脉点滴。
E—Vp-16 3.3 mg/ (kg·d) (≤1岁), 100 mg/ (m²·d) (>1岁), 第1～5天, 静脉点滴。
C—CTX 14 mg/ (kg·d) (≤1岁), 440 mg/ (m²·d) (>1岁), 第1～5天, 静脉点滴。
D—阿霉素 1.25 mg/ (kg·d) (≤1岁), 37.5 mg/ (m²·d) (>1岁), 第1天, 静脉点滴。
V—长春新碱 0.025 mg/kg (<1岁), 0.05 mg/kg (1～3岁), 1.5 mg/m² (>3岁), 最大2 mg。第1天, 静脉推注。
×Ⅲ—Ⅳ期需加腹部放疗。周1为术后或化疗第1周。

图11-27　WT-2009 (4) 化疗方案
(引自:《中国小儿肿瘤专业委员会肾肿瘤诊断治疗建议方案(WT-2009)》)

5. WT (5)

(1) 适应证: ① 无手术条件的Ⅳ期。② 包括所有病理类型。

(2) 化疗方案: 见图11-28。

周	1	2	3	4	5	6	7
	Ifo	V		Ifo	V		评
	E			E			估
	V			V			手
							术

Ifo—异环磷酰胺　1.5g/ (m²·d), 第1～5天, 静脉点滴 (年龄<1岁, 75%剂量: 年龄<6个月, 50%剂量)。
美安 (或美斯纳) 0.3/m², q3h×4次/天, 第1～5天, 静脉推注。
V—长春新碱 0.025 mg/kg (<1岁), 0.05 mg/kg (1～3岁), 1.5 mg/m² (>3岁), 最大2 mg, 第1天, 静脉推注。
E—Vp-16 3.3 mg/ (kg·d) (≤1岁), 100 mg/m² (>1岁), 第1～3天, 静脉推注。

图11-28　WT-2009 (5) 化疗方案
(引自:《中国小儿肿瘤专业委员会肾肿瘤诊断治疗建议方案(WT-2009)》)

术后按治疗前分期及病理分型采用相应的化疗方案。

(三) Wilms瘤复发的治疗

合理治疗下Wilms瘤FH型复发率约为15%, 间变型复发率高达50%。复发大部分发生于诊断后2年内, 以肺、胸膜、原发瘤床、肝脏复发多见, 较为少见部位有脑、骨、远处淋巴结。对侧肾"复发"实际是第二次原发肿瘤。复发后的预后与是否已用过阿霉素、是否已有放疗史、复发时间 (12个月后复发较好)、复发

部位 (无放疗史的横隔下局部复发较好) 有关。

异环磷酰胺+卡铂+VP-16 (ICE方案) 或环磷酰胺+卡铂+VP-16为常用的复发后化疗方案。FH型在复发后再治可获得25% ~ 60%的成功率。有关自身造血干细胞支持下大剂量化疗的有效性尚未得到公认。

总之，FH型Wilms瘤预后良好，分期误差是导致预后不良的原因之一，尤其是Ⅲ期肿瘤接受Ⅱ期治疗方案时，复发机会因治疗强度的相对不足而明显增高。正确分型分期前提下，合理采用手术、放疗、化疗等综合治疗手段是改善疗效的关键。

生存率的提高对远期生存质量的问题提出了挑战，治疗的不良反应可能使肾脏、心脏、性腺、肺部等脏器受损。最常见的是急、慢性肾功能衰竭，主要发生于双侧Wilms瘤患者术后或者由放射性损伤引起；其次，使用蒽环类药物容易引发心肌病，需要肺部放疗的患儿更是增加了心力衰竭的危险，并会影响肺功能。性腺损害会影响生育，部分患儿甚至发生第二肿瘤。最终目标是获得高生存率的同时，保证低或无远期并发症。

（黄翼然　张进　金迪）

参考文献

[1] Hwang J J, Uchio E M, Linehan W M, etal. Hereditary kidney cancer[J]. Urol Clin N Am, 2003, 30: 831-842.

[2] Melmon K L, Rosen S W. Lindau's disease. Review of the literature and study of a large kindred[J]. Am J Med, 1964, 36: 595-617.

[3] Maher E R, Iselius L, Yates J R, et al. von Hippel-Lindau disease: a genetic study[J]. J Med Genet, 1991, 28: 443-447.

[4] Maher E R, Yates J R, Harries R, et al. Clinical features and natural history of von Hippel-Lindau disease[J]. Q J Med, 1990, 77: 1151-1163.

[5] Lonser R R, Glenn G M, Walther M,et al. von Hippel-Lindau disease[J]. Lancet, 2003, 361(9374): 2059-2067.

[6] Latif F, Tory K, Gnarra J, et al. Identification of the von Hippel-Lindau disease tumor suppressor gene[J]. Science, 1993, 260: 1317-1320.

[7] Barry R E, Krek W. The von Hippel-Lindau tumour suppressor: a multi-faceted inhibitor of tumourigenesis[J]. Trends Mol Med, 2004, 10: 466-472.

[8] Stolle C, Glenn G, Zbar B, et al.Improved detection of germline mutations in the von Hippel-Lindau disease tumor suppressor gene [J]. Hum Mutat, 1998, 12: 417-423.

[9] Nordstrom-O'Brien M, van der Luijt R B, van Rooijen E, et al. Genetic analysis of von Hippel-Lindau disease[J]. Hum Mutat, 2010 May, 31: 521-537.

[10] Zhang J, Huang Y R, Pan J H,et al. Germline mutations in the von Hippel-Lindau disease (VHL) gene in mainland Chinese Families [J]. J Cancer Res Clin Oncol, 2008, 134: 1211-1218.

[11] Yoshida M, Ashida S H, Kondo K,et al. Germ-line mutation analysis in patients with von Hippel-Lindau disease in Japan: an extended study of 77 families[J]. Jpn J Cancer Res, 2000, 91: 204-212.

[12] Hes F J,van der Luijt R B, Janssen A L W, et al. Frequency of von Hippel-Lindau germline mutations in classic and non-classic von Hippel-Lindau disease identified by DNA sequencing, Southern blot analysis and multiplex ligation-dependent probe amplification[J]. Clin Genet, 2007, 72: 122-129.

[13] Neumann H P, Bender B U, Berger D P, et al. Prevalence, morphology and biology of renal cell carcinoma in VHL disease compared to sporadic renal cell carcinoma[J]. J Urol, 1998, 160: 1248-1254.

[14] Catapano D, Muscarella L A, Guarnieri V, et al. Hemangioblastomas of central nervous system: molecular genetic analysis and clinical management[J]. Neurosurgery, 2005, 56(6): 1215-1221.

[15] 张进, 黄翼然, 刘东明, 等.von Hippel-Lindau病肾癌的临床特征分析[J].现代泌尿外科杂志,2008,13: 91-93.

[16] Poston C D, Jaffe G S, Lubensky I A, et al. Characterization of the renal pathology of a familial form of renal cell carcinoma associated with VHL disease: clinical and molecular genetic implications[J]. J Urol, 1995, 153: 22-26.

[17] Lee Y S, Vortmeyer A O, Lubensky I A, et al. Coexpression of erythropoietin and erythropoietin receptor in VHL disease-associated renal cysts and renal cell carcinoma[J]. Clin Cancer Res, 2005, 11: 1059-1064.

[18] Choyke P L, Walther M M, Zbar B, et al. The natural history of renal lesions in VHL disease: a serial CT study in 28 patients[J]. AJR Am J Roentgenol, 1992, 159: 1229-1234.

[19] Walther M M, Lubensky I A, Venzon D, et al. Prevalence of

microscopic lesions in grossly normal renal parenchyma from patients with von Hippel-Lindau disease, sporadic renal cell carcinoma and no renal disease: clinical implications [J]. J Urol, 1995, 154: 2010−2014.

[20] Masanori K, Takashi S, Yasuyoshi S,et al. Natural history of small renal cell carcinoma: evaluation of growth rate, histological grade, cell proliferation and apoptosis [J]. J Urol, 2004, 172: 863−866.

[21] Zhang J, Pan J H, Dong B J, et al. Active surveillance of renal masses in von Hippel-Lindau disease: growth rates and clinical outcome over a median follow-up period of 56 months [J]. Fam Cancer, 2012, 11: 209−214.

[22] Bausch B, Jilg C, Gläsker S, et al. Renal cancer in von Hippel-Lindau disease and related syndromes [J]. Nat Rev Nephrol, 2013;9(9): 529−538.

[23] Duffey B G, Choyke P L, Glenn G,et al. The relationship between renal tumor size and metatases in patients with von Hippel-Lindau disease [J]. J Urol 2004,172: 63−65.

[24] Herring J C, Enquist E G, Chernoff A, et al.Parenchymal sparing surgery in patients with hereditary renal cell carcinoma: 10-year experience [J]. J Urol, 2001, 165: 777−781.

[25] Hopirtean V, Mejean A, et al. Nephron sparing surgery for renal cell carcinoma and von Hippel-Lindau's disease: a single center experience [J]. J Urol, 2003, 170: 1752−1755.

[26] Ploussard G, Droupy S, Ferlicot S, et al. Local recurrence after nephron-sparing surgery in von Hippel-Lindau disease [J]. Urology, 2007,70: 435−439.

[27] Johnson A, Sudarshan S, Liu J, et al. Feasibility and outcomes of repeat partial nephrectomy [J]. J Urol, 2008, 180: 89−93.

[28] Bratslavsky G, Liu J J, Johnson A D,et al. Salvage partial nephrectomy for hereditary renal cancer: feasibility and outcomes [J]. J Urol, 2008, 179: 67−70.

[29] Park B K, Kim C K. Percutaneous radio frequency ablation of renal tumors in patients with von Hippel-Lindau disease: preliminary results [J]. J Urol, 2010, 183: 1703−1707.

[30] Yang B, Autorino R, Remer E M, et al. Probe ablation as salvage therapy for renal tumors in von Hippel-Lindau patients: the Cleveland Clinic experience with 3 years follow-up [J]. Urol Oncol, 2013, 31: 686−692.

[31] Goldfarb D A, Neumann H P H, Penn I, et al. Results of renal transplantation in patients with renal cell carcinoma and von Hippel-Lindau disease [J]. Transplantation, 1997, 64: 1726−1729.

[32] Huang Y R, Zhang J, Wang J D, et al. Genetic study of a large Chinese kindred with von Hippel-Lindau disease [J]. Chin Med J (Engl), 2004, 117: 552−557.

[33] Bosniak M A. The current radiological approach to renal cysts [J]. Radiology, 1986,158(1): 1−10.

[34] Rsrael G M, Bosniak M A. An update of the Bosniak renal cyst classification system [J]. Urology, 2005,66(3): 484−488.

[35] Shahzad K, Simms M S, Byass O, et al. Evaluation of contrast enhanced ultrasound for investigation of complex cystic renal mass [J]. British Journal of Medical and Surgical Urology, 2011, 4(3): 253−258.

[36] Byung K P, Bohyun K, Seung H K, et al. Assessment of cystic renal masses based on Bosniak classification: comparison of CT and contrast-enhanced US [J]. European Journal of Radiology,2007,61(2): 310−314.

[37] Emilio Q, Michele B, Vincenzo C, et al. Comparison of contrast-enhanced sonography with unenhanced sonography and contrast-enhanced CT in the diagnosis of malignancy in complex cystic renal masses [J]. AJR Am J Roentgenol,2008,191(4): 1239−1249.

[38] Israel G M, Hindaman N, Bosniak M A. Evaluation of cystic renal masses: comparison of CT and MR imaging by using the Bosniak classification system [J]. Radiology,2004, 231(2): 365−371.

[39] Richter F, Kasabian N G, Irwin R J Jr, et al. Accuracy of diagnosis by guided biopsy of renal mass lesion classified indeterminate by imaging studies [J]. Urology,2000,55(3): 348−352.

[40] Lang E K, Macchia R J, Gayle B, et al. CT-guided biopsy of inderterminate renal cystic masses(Bosniak 3 and 2F): accuracy and impact on clinical management [J]. Eur Radiol,2002, 12(10): 2518−2524.

[41] Bosniak M A. Should we biopsy complex cystic renal masses (Bosniak category Ⅲ)? [J]. AJR Am J Roentgenol,2003, 181(5): 1425−1426.

[42] Rybichi F J, Shu K M, Cibas E S, et al. Percutaneous biopsy of renal masses: sensitivity and negative predictive value stratified by clinical setting and size of masses [J]. AJR Am J Roentgenol,2003, 180(5): 1281−1287.

[43] Bosniak M A. The Bosniak renal cyst classification: 25 years later [J]. Radiology,2011, 262(3): 781−785.

[44] 吴小鹏,邹建纲,周忠兴,等.囊性肾癌诊疗体会[J].中华泌尿外科杂志,2008,29(7): 455−457.

[45] Peter W, Tobias K, Matthias W, et al. Complex renal cystic masses: current standards and controversies [J]. Int Urol Nephrol,2012, 44(1): 13−18.

[46] 王杭,王国民,郭剑明,等.Bosniak肾囊性病变分类的临床应用价值[J].中华泌尿外科杂志,2009,30(8): 525−527.

[47] Thome P, Fabia S. Is it safe and effective to treat cystic renal masses by the laparoscopic approach? [J]. J Endouroloy, 2011, 25(3): 471−476.

[48] Smith A D, Remer E M, Cox K L, et al. Bosniak category Ⅱ F and Ⅲ cystic renal lesions: outcomes and associations [J]. Radiology,2012, 262(1): 152−160.

[49] O'malley R L, Godoy G, Hecht E M, et al. Bosniak category Ⅱ F designation and surgery for cystic renal masses [J]. J Urol,2009,

182(3): 1091−109.

[50] Modlin I M, Sandor A. An analysis of 8305 cases of carcinoid tumors. Cancer, 1997, 79(4): 813−829.

[51] Hansel D E, Epstein J I, Berbescu E, et al. Renal carcinoid tumor: a clinicopathologic study of 21 cases [J]. Am J Surg Pathol, 2007, 31: 1539−1544.

[52] Resnick M E, Unterberger H, McLoughlin P T. Renal carcinoid producing the carcinoid syndrome [J]. Med Times, 1966, 94: 895.

[53] Romero F R, Rais-Bahrami S, Permpongkosol S, et al. Primary Carcinoid Tumors of kidney [J]. J Urol, 2006, 176(6 Pt 1): 2359−2366.

[54] Armah H B, Parwani A V, Perepletchikov A M. Synchronous primary carcinoid tumor and primary adenocarcinoma arising within mature cystic teratoma of horseshoe kidney: a unique case report and review of the literature [J]. Diagn Pathol, 2009,14(4): 17−27.

[55] Krishnan B, Truong L D, Saleh G, et al. Horseshoe kidney is associated with an increased relative risk of primary renal carcinoid tumor [J]. J Urol, 1997, 157: 2059.

[56] Tal R, Lask D M, Livne P M. Metastatic renal carcinoid: case report and review of the iterature [J]. Urology, 2003, 61(4): 838−840.

[57] Mufarrij P, Varkarakis I M, Studeman K D, et al. Primary renal carcinoid tumor with liver metastases detected with somatostatin receptor imaging [J]. Urology, 2005, 65: 1002.

[58] Ehrlich P F, Ritchey M L, Hamilton T E, et al. Quality assessment for Wilms tumor: a report from the National Wilms Tumor Study Group−5 [J]. J Pediatr Surg, 2005, 40: 208−213.

[59] deKraker J, Graf N, van Tinteren H, et al. Reduction of postoperative chemotherapy in children with stage Ⅰ intermediate-risk and anaplastic Wilms' tumour (SIOP 93−01 trial): a randomised controlled trial [J]. Lancet, 2004, 364: 1229−1235.

[60] Weirich A, Leuschner I, Harms D, et al. Clinical impact of histologic subtypes in localized non-anaplastic nephroblastoma treated according to the trial and study SIOP−9/GPOH [J]. Ann Oncol, 2001, 12: 311−319.

[61] Szymik-Kantorowicz S, Urbanowicz W, Surmiak M, et al. Therapeutic results in stage Ⅰ Wilms' tumors in children−15 years of surgical experience [J]. Cent European J Urol, 2012, 65(3): 151−155.

[62] Davidoff A M, Giel D W, Jones D P, et al. The feasibility and outcome of nephron-sparing surgery for children with bilateral Wilms tumor. The St Jude Children's Research Hospital experience: 1999−2006 [J]. Cancer, 2008, 112(9): 2060−2070.

[63] Gleason J M, Lorenzo A J, Bowlin P R, et al. Innovations in the management of Wilms' tumor [J]. Ther Adv Urol, 2014, 6(4): 165−176.

[64] Mitchell C, Pritchard-Jones K, Shannon R, et al. Immediate nephrectomy versus preoperative chemotherapy in the management of non-metastatic Wilms' tumour: results of a randomised trial (UKW3) by the UK Children's Cancer Study Group [J]. Eur J Cancer, 2006, 42: 2554−2562.

[65] Ritchey M L. The role of preoperative chemotherapy for Wilms' tumor: the NWTSG perspective.National Wilms' Tumor Study Group [J]. Semin Urol Oncol, 1999, 17(1): 21−27.

[66] Shamberger R C, Guthrie K A, Ritchey M L, et al. Surgery-related factors and local recurrence of Wilms tumor in National Wilms Tumor Study 4 [J]. Ann Surg, 1999, 229: 292−297.

[67] Kalapurakal J A, Li S M, Breslow N E, et al. Intraoperative spillage of favorable histology wilms tumor cells: influence of irradiation and chemotherapy regimens on abdominal recurrence. A report from the National Wilms Tumor Study Group [J]. Int J Radiat Oncol Biol Phys, 2010, 76(1): 201−206.

第十二章
肾细胞癌的预后和进展影响因素

局限性肾细胞癌的预后与进展影响因素

一、肾细胞癌预后概况

传统意义上，肾细胞癌死亡率超过40%。随着腹部断层影像技术的广泛使用，无症状肾细胞癌的意外检出率有了显著的提高，通过这种途径检出的肾细胞癌几乎占到了50%以上，这使得肾细胞癌预后有了较大改观。但是仍然有20%～30%局限性肾细胞癌患者在接受根治性手术后会出现肿瘤全身复发或转移，而转移性肾细胞癌的长期存活率低于5%。随着近年来靶向治疗的发展，转移性肾细胞癌的预后得到改善。这也使得对于肾细胞癌进展高危患者的辅助治疗提上临床研究议程。因此凭借肾细胞癌预后影响因素准确地对肾细胞癌患者进行危险分级、预判生存率，并指导临床治疗策略显得至关重要。本章节主要对局限性肾细胞癌患者的预后影响因素及危险分层进行阐述。

二、影响预后及复发转移的因素

根据美国病理学家学会对于预后影响因素的分类标准，将肾细胞癌的预后影响因素分为三类。① Ⅰ类为被文献广泛支持，并已经用于临床工作中。② ⅡA类为在临床试验中被广泛研究，但是没有经过大量的临床验证；ⅡB类为在生物学试验及相关临床试验中被广泛研究，但是没有经过大量的临床验证。③ Ⅲ类为目前不能达到Ⅰ、Ⅱ类标准的影响因素。

影响肾细胞癌预后的重要因素包括特殊的临床症状、体征，一些实验室指标和肿瘤相关因素。其中患者因肿瘤疾病进展而出现临床反应或实验室表现的因素多归在Ⅰ类，包括ECOG评分、临床症状、体征出现、体重下降、贫血、血清碱性磷酸酶升高、红细胞沉降率加快、高钙血症、血小板增多、蛋白尿等。一些特定的肿瘤相关因素，如病理分期、肿瘤分级、肉瘤样改变和肿瘤转移也被归在Ⅰ类中，其中以病理分期、肿瘤大小、肿瘤分级、组织亚型最具有意义。目前正在研究中的更多其他预后影响因素显示出了不同程度的临床应用前景，但是由于没有通过大规模临床试验验证，所以暂时归为Ⅱ类或Ⅲ类。表12-1及表12-2列出了患者相关预后影响因素和肿瘤相关预后影响因素。同时结合多种影响因素进行多因素分析对判断预后具有较强的指导意义。

表12-1　患者相关预后影响因素[*]

影响因素	异常标准	分类
年龄	—	Ⅲ
性别	—	Ⅲ
种族	—	Ⅲ
地域	—	Ⅲ
社会经济因素	—	Ⅲ
临床症状	有症状	Ⅰ
体重减轻[a]	>体重10%	Ⅰ
生活质量评分	ECOG 2～3	Ⅰ
红细胞沉降率	>30 mm/h	Ⅰ
C反应蛋白	—	ⅡB
血中性粒细胞-淋巴细胞比率	>4.0	ⅡB
贫血	<11.5 g/dl 女性;	Ⅰ
	<13 g/dl 男性	Ⅰ
血钙[a]	高血钙>10 mg/dl	Ⅰ
碱性磷酸酶[a]	↑	Ⅰ
乳酸脱氢酶[a]	>正常上限1.5倍	Ⅰ
血小板增多	>450×10^9/L	Ⅰ

注：[a]仅适用于发生转移的病例；[*]对原表格进行了修改。

表12-2　肿瘤相关预后影响因素[*]

影响因素	异常标准	分类
解剖水平		
切缘	阳性	Ⅰ
pTNM分期	—	Ⅰ
转移	—	Ⅰ
数量	多发	Ⅰ
单发	不能切除	Ⅰ
部位	肝、肺	Ⅰ
组织水平		
分级	高级别	Ⅰ
组织类型	透明细胞	Ⅰ

(续表)

影 响 因 素	异 常 标 准	分 类
	集合管	ⅡB
核型分析	核异形	ⅡB
其他	肉瘤样改变	Ⅰ
分子水平		
DNA 含量	异倍体	ⅡB
增殖分子相关标记物		
Ki-67 (MIB-1)	↑	ⅡB
AgNORs	↑	ⅡB
S 期细胞比例	↑	ⅡB
PCNA	↑	ⅡB
凋亡分子标记物		
p53	—	Ⅲ
bcl-2	—	Ⅲ
p21	—	Ⅲ
生长因子	—	Ⅲ
缺氧诱导分子标记物		
CA-9	↓	ⅡB
HIF	—	Ⅲ
细胞黏附分子	—	Ⅲ
免疫反应因子		
B7-H1	↑	ⅡB
B7-H4	↑	ⅡB
肿瘤致癌基因/抑癌基因 (BAP1、PBRM1)	—	Ⅲ
血管生成相关因子	—	Ⅲ
细胞因子	—	Ⅲ
细胞遗传学异常/杂合性缺失	—	Ⅲ

注：AgNOR：银染核仁组成区 (argyrophilic nucleolar region)；HIF：缺氧诱导因子 (hypoxia-inducible factor)；PCNA：增殖细胞核抗原 (proliferating cell nuclear antigen)。

（一）患者相关预后影响因素

1. 临床症状和体征　经典的肾细胞癌三联征，即血尿、腰痛、肿块，在目前诊断的肾细胞癌患者中已经很少遇到。在现实临床工作中约50%的肾细胞癌患者是体检中意外发现的。多项研究都显示出现临床症状的病例较无临床症状者预后要差。Pantuck等研究显示偶发肾细胞癌5年生存率（85.3%）较出现临床症状者高（62.5%）。其他证实的提示预后不佳的临床表现包括体重下降超过10%，生活质量评分较低。Tsui等研究证实ECOG评分≥1分者5年生存率为51%，而ECOG评分为0分者5年生存率高达81%。

2. 性别　McNichol等研究显示了男女肾细胞癌患者的预后差异，女性肾细胞癌患者在病理分期和肿瘤分级上与男性患者无显著性差异，女性却较男性有更长的生存期。这个差异在病理分期Ⅰ期、肿瘤Fuhrman分级Ⅰ级的病例中最为明显；而在病理分期Ⅲ期、肿瘤Fuhrman分级3级或4级，或病理分期Ⅳ期的病例中则无显著性差异。在美国加利福尼亚大学洛杉矶分校（University of California, Los Angeles, UCLA）肾细胞癌数据库中，男女比例为2.2∶1，这与上海交通大学医学院附属仁济医院肾细胞癌数据库资料男女比例相类似，均提示肾细胞癌在男性患者中更为多见。Green等也发现男性肾细胞癌患者较女性患者预后差，并且有更差的肿瘤分级。但是Selli等研究显示性别对肾细胞癌的生存期并无影响。目前对于患者性别是否为肾细胞癌预后因素这个问题还需进一步研究。

3. 实验室检查　贫血、血小板增多、高钙血症、红细胞沉降率加快、血清碱性磷酸酶升高、血中性粒细胞-淋巴细胞比率（NLR）、蛋白尿都与肾细胞癌患者的预后不佳相关。

Bensalah回顾了804例局限性肾细胞癌和转移性肾细胞癌患者，并评估了血小板增多症对于肾细胞癌预后的意义，最后认为血小板计数与肾细胞癌的TNM分期、Fuhrman分级有很强的相关性。Bensalah在2006年再次证实了上述结论，并统计得到血小板计数低于450×10^9/L的患者5年生存率为70%，几乎两倍于血小板计数大于此数值的患者（38%）。研究认为血小板增多可引发导致肿瘤侵袭力增高的级联瀑布反应，另有学者认为血小板增多症和肿瘤的血管形成有关。

在Motzer进行的多因素生存分析研究中，贫血（女性 < 11.5 g/dl 或男性 < 13 g/dl）、高乳酸脱氢酶（> 正常上限1.5倍）、高钙血症（> 10 mg/dl）均与转移性肾细胞癌患者的不良预后密切相关。

另有研究认为红细胞沉降率（ESR）、C反应蛋白（CRP）、血清碱性磷酸酶浓度（AKP）浓度、血中性粒细胞-淋巴细胞比率（NLR）、蛋白尿也是肾细胞癌的预后因素。

（二）肿瘤相关预后影响因素

1. 解剖水平（pTNM分期）　病理分期被证实是最重要的单个肾细胞癌预后影响因素。多项不同研究都显示Robson病理分期和肾细胞癌的5年生存率存在强相关性（表12-3）。TNM分期则显示了类似但差异更为显著的结果（表12-4），证实了在肾细胞癌中病灶是否局限对于临床预后有重大影响。这些研究显示局限于肾包膜内的肾细胞癌5年生存率为70% ～ 90%，而有肾周脂肪浸润者其生存率下降了15% ～ 20%。肾窦部受累应该被定义为T3a，研究表明这些患者有更高的转移风险，因肿瘤细胞有更高概率进入静脉系统。研究还证实有同侧肾上腺受累的患者（占总病例数的1% ～ 2%），最后大部分进展为全身性疾病，提示有血源性播散和高度侵袭的特性。因此在2010版的AJCC肾细胞癌TNM分期中已经将肾上腺受累的病例归类为T4期或者M1期，以反映其较差的预后。在所有预后影响因素中对肾细胞癌患者预后影响最大的因素是肿瘤是否超出Gerota筋膜侵犯其他邻近器官和是否有淋巴结及远处转移，有上述因素的肾细胞癌患者5年生存率极低。

表12-3　Robson病理分期和肾细胞癌的5年生存率

作　　者	患者总数	患者数量 (5年生存率,%)			
		I	II	III	IV
Robson, 等 (1969)	88	32 (66)	14 (64)	24 (42)	9 (11)
Skinner, 等 (1971)	309	91 (65)	17 (47)	100 (51)	77 (8)
McNichols, 等	506	177 (67)	57 (51)	209 (34)	56 (14)
Selli, 等 (1983)	115	(93)	(63)	(80)	(13)
Golimbu, 等 (1986)	326	52 (88)	39 (67)	73 (40)	88 (2)
Hermanek and Schrott (1990)	872	278 (92)	165 (77)	296 (47)	133 (12)
Dinney, 等 (1992)	312	(73)	(68)	(51)	(20)
Guinan, 等 (1995)	2 473	1 048 (75)	473 (63)	511 (38)	411 (11)
殷长军等 (2002)	326	(75)		(23)	(14)

表12-4　TNM分期与肾细胞癌的5年生存率

影　响　因　素	分　　期			5年生存率 (%)
	Robson	TNM (2002)	TNM (2010)	
肾脏局限性	I	T1～2 N0 M0	T1～2 N0 M0	70～90
≤4.0 cm	I	T1a N0 M0	T1a N0 M0	90～100
>4.0 cm, ≤7.0 cm	I	T1b N0 M0	T1b N0 M0	80～90
>7.0 cm, ≤7.0 cm	I	T2 N0 M0	T2a N0 M0	70～80
>10.0 cm	I	T2 N0 M0	T2b N0 M0	50～70
肾脏脂肪受累	II	T3a N0 M0	T3a N0 M0	50～70
肾静脉瘤栓形成	III A	T3b N0 M0	T3a N0 M0	40～60
下腔静脉瘤栓位于横膈下	III A	T3c N0 M0	T3b N0 M0	30～50
下腔静脉瘤栓超过横膈或侵犯静脉壁	III A	T3c N0 M0	T3c N0 M0	20～40
肾上腺直接受累	II	T3a N0 M0	T4 N0 M0	0～30
肿瘤超出Gerota筋膜	IV A	T4 N0 M0	T4 N0 M0	0～20
淋巴结转移	III B	任何T, N1～2 M0	任何T, N1 M0	0～20
远处转移	IV B	任何T, 任何N, M1	任何T, 任何N, M1	0～10

(1) 静脉癌栓：详见"第二章　肾肿瘤病理"。

(2) 淋巴结转移：详见"第二章　肾肿瘤病理"。

(3) 远处转移：远处转移是肾细胞癌预后极差的影响因素，1年生存率低于50%，5年生存率为5%～30%，10年生存率为0%～5%。数据显示出现同时性转移者预后更差，大多数患者在诊断1年内死亡。对于非同时性转移患者，从诊断到发现转移的无转移间歇期则被证实是一个重要的预后影响因素，因为其周期长短反映了疾病进展的速度。其他影响转移性肾细胞癌患者预后的重要因素包括生活质量评分，包括转移的部位和数量、贫血、高钙血症、碱性磷酸酶升高、乳酸脱氢酶升高、组织学肉瘤样变。单纯肺部转移与其他内脏转移相比有较好的预后，因为采用免疫治疗完全缓解的患者中绝大多数是单纯肺转移者。腹膜后多发性淋巴结转移目前也被证实是转移性肾细胞癌患者的另一个预后影响因素。在这些患者中行肾切除术可以提高生存期。2001年进行的随机对照实验证实减瘤性肾切除术能提高患者的生存期，但其机制正在研究中。另外，在有骨或肝转移的患者中应用靶向治疗往往预后较差。

(4) 集合系统受累：详见"第二章　肾肿瘤病理"。

(5) 肿瘤大小：详见"第二章　肾肿瘤病理"。

2. 组织学水平　主要包括肉瘤样改变和肿瘤组织坏死（详见"第二章　肾肿瘤病理"）。

3. 分子水平

(1) 染色体异常：目前在许多肿瘤中发现有染色体结构或数目的异常，目前的研究发现3号染色体短臂 (3p) 缺失或者失活似乎是肾透明细胞癌发生中的早期事件。多位作者报道3p的失活与肿瘤的发生密切相关。Carroll等发现肾透明细胞癌与3p异常相关，同时该异常似乎仅局限于肾透明细胞癌这种组织类型，而不出现在乳头状肾细胞癌中。Yoshida等也发现在非家族性肾细胞癌中有类似表现。而在 von Hippel-Lindau (VHL) 病合并肾细胞癌患者中，在3p位置上的基因缺失导致了肾细胞癌的发生。

与此相似的是，在其他组织类型的肾细胞癌中，其他特异性染色体变异也具有特征性。在乳头状肾细胞癌或肾嫌色细胞癌中，发现了包括Y染色体缺失和3号染色体长臂，7、12、16、20号染色体3体在内的多种染色体异常。Speicher等检测到肾嫌色细胞癌与多条染色体缺失有关，包括1、2、6、10、13、17、21、Y染色体，而这些异常似乎可以用于肾嫌色细胞癌的诊断。尽管上述染色体的异常能帮助肿瘤诊断，但是目前还不能用于预测肿瘤的预后。

(2) 染色体倍性：染色体的倍性也被证实可以用来预测肾细胞癌的侵袭性。在这部分患者中，非整倍体肿瘤细胞显示了更强的浸润性和转移倾向。AbouRebyeh等发现二倍体肿瘤体积较小，而且随着病理分期的增加非整倍体肿瘤细胞的出现也增多。同时他们还发现染色体非整倍性肿瘤患者生存期较短。在乳头状肾细胞癌中，染色体非整倍性也提示预后不良。Grignon等报道二倍体肿瘤的10年生存率是79%，而非二倍体者仅为49%。同时死亡患者中二倍体肿瘤者平均死亡时间为62.3个月，而非二倍体肿瘤者仅为34.1个月。以上研究都显示，染色体倍性似乎是肾细胞癌的独立预后因素。但是在肾嫌色细胞癌中，并未发现染色体非整倍性与预后之间的联系。因此需要有更多的研究去确立染色体倍性在肾细胞癌预后预测中的价值。

(3) 分子标记物：随着分子生物学技术的进步，如基因芯片和高通量组织芯片等，使得分子标记物的检测变得可行。目前还没有分子标记物被列为Ⅰ类预后影响因素，但有许多都展示了其良好的运用前景。在其他的泌尿生殖系肿瘤特别是睾丸癌中，分子标记物已经能指导治疗方案的制订。

VHL 基因失活是肾透明细胞癌特征性改变，但目前未发现其与肾透明细胞癌的预后有确切的联系。而 *PBRM1* 基因是目前发现在肾透明细胞癌中突变率仅次于 *VHL* 基因的重要基因。Varela等的研究发现在多达41%的肾透明细胞癌中存在此基因突变。*BAP1* 基因突变则存在于约15%的肾透明细胞癌中。近来，来自美国得克萨斯大学达拉斯西南医学中心的研究显示，在接受手术切除的145例肾透明细胞癌患者中，存在 *BAP1* 基因突变的患者中

位生存时间仅为4.6年，显著低于仅存在 *PBRM1* 基因突变患者的10.6年中位生存时间。研究团队的上述结论在美国癌症基因图谱 TCGA 数据库的肾透明细胞癌人群327例患者中加以了验证，也得出了上述类似的研究结果。如果上述推论在多中心临床研究中得以验证，这将是肾细胞癌分子标记物提供特异性预后信息的良好范例。

CA-9 在一些研究中被证实具有提示预后的作用，并且能提示肿瘤的生物学特性。研究发现 CA-9 表达受 *VHL* 基因和 *HIF* 基因的调节，而在许多肾透明细胞癌患者中 CA-9 存在高表达，甚至包括切除的肺转移灶也是如此。CA-9 的高表达与这些患者的生存期延长存在相关性，提示 *VHL* 基因作为肾细胞癌发病的独立因素可能导致肿瘤细胞侵袭性增加，2002年 YAO 等的研究证实了以上的推测。CA-9 除了具有肾透明细胞癌特异性和预测预后的价值外，还与 IL-2 的治疗效果有关。Bui 等研究证实高表达 CA-9 的患者对 IL-2 的反应率较低表达者要高，Atkin 等也证实了以上的结论。

Ki-67 标记指数的下降与肾透明细胞癌患者的生存期延长存在相关性。Jochum 等证实在低病理分期、低肿瘤分级的肾细胞癌中，Ki-67 标记指数极低。Onda 等则显示肾细胞癌复发的患者中 Ki-67 标记指数较高。Rioux-Leclerq 等发现 Ki-67 的标记都局限在细胞核内，而20%是判断预后的重要分界线。在他们的研究中，肾细胞癌标本 Ki-67 标记指数如达到或超过20%则提示预后较差，患者平均生存期为42个月，而标本 Ki-67 标记指数低于20%者，平均生存期为67个月（$P < 0.000\ 01$）。但是也有研究表明 Ki-67 不能提供有价值的预后信息。因此需要有更多的研究去判断 Ki-67 的临床应用价值。

梅奥临床医学中心发表了一系列关于 B7-H1 和 B7-H4 蛋白功能的研究。B7家族成员共调节配体在调节抗原特异性 T 细胞免疫中发挥核心作用。他们研究表明表达 B7-H1 和 B7-H4 的肾细胞癌患者预后较差。

银染核仁组成区（silver-stained nucleolar organizer region, AgNOR）增加与核糖体蛋白合成需求增加有关。Pich 等的研究发现 AgNOR 的量与预后有密切的相关性，AgNOR 表达越高，患者预后越差。

增殖细胞核抗原（proliferating cell nuclear antigen, PCNA）标记指数的升高也与肾细胞癌患者的生存期缩短存在相关性。*VHL* 基因突变及 HIF-1α 的高表达广泛存在于肾细胞癌患者中，上海交通大学医学院附属仁济医院的研究结果显示 *VHL* 基因突变与患者预后无关，但是 HIF-1α 的高表达与患者预后相关。Klatte T 等也有类似研究结果，但也有研究显示 *VHL* 基因突变及 HIF-1α 的高表达均不能提供有价值预后信息，因此需要有更多相关研究判断其临床应用价值。其他被证实有意义的肾细胞癌预后因素包括调节凋亡蛋白 Bcl-2、p53、p21，多种生长因子及其受体，重要细胞黏附分子和蛋白酶。血清和尿液中的 VEGF 或成纤维细胞生长因子水平也被证实与预后评价有相关性，而特别对于酪氨酸激酶抑制剂靶向治疗的疗效评价可能有一定的价值。近年 PD-L1 的表达也被证实与部分肿瘤的预后相关。基因芯片技术和蛋白质组学的进步会使我们在将来找到更多的分子水平的肾细胞癌预后影响因素。

三、肾细胞癌预后综合评估系统

上一节讨论的各个预后影响因素综合影响着患者的肿瘤特异性生存及总生存时间。因此对于每一位患者，只有把所有重要的预后因素整合至一个预后评估系统才能更为准确地评价患者的预后。目前国际上已经有数个肾细胞癌预后综合评价系统用于评价患者的预后，以下主要介绍已通过较大规模临床验证的预后评价系统。

（一）UISS肾细胞癌风险分级系统

美国加利福尼亚大学洛杉矶分校（University of California Los Angeles, UCLA）的研究人员开发了UISS（University of California Los Angeles Integrated Staging System, UISS）肾细胞癌风险分级系统（表12-5和表12-6）。系统依据肾细胞癌TNM分期（1997）、肿瘤病理分级（Fuhrman grade）和ECOG生活质量评分，将肾细胞癌患者分成低、中、高风险组群。初诊无转移肾细胞癌患者，低风险组5年生存率和5年肿瘤特异生存率分别为83.3%和91.1%，中风险组为71.9%和80.4%，高风险组为44%和54.7%。在转移性肾细胞癌患者中，低风险组2年生存率和2年肿瘤特异生存率分别为63%和65%，中风险组为40.5%和40.9%，高风险组为10.1%和10.5%。

该预后评估体系已在一个多中心研究中被证实有效，其评价预测系统准确性指标c指数值为$0.765 \sim 0.863$。但是UISS的缺点之一是它不能提供具体的可能性值，而仅能将不同患者区分成低、中、高风险组群。因此相比于其他系统，对于指导治疗而言，UISS提供的信息意义要小一些。

表12-5 无转移肾细胞癌分级方法

T期	1				2	3				4
分级	1~2		3~4		↓	1		2~4		↓
ECOG-PS	0	≥1	0	≥1		0	≥1	0	≥1	
风险	低	中								高

表12-6 转移肾细胞癌的分级方法

分期	N1M0	N2M0/M1							
分级		1		2		3		4	
ECOG-PS	↓	0	≥1	0	≥1	0	≥1	0	≥1
风险	低	中		低		中		高	

（二）诺摩图

制作诺摩图（Norogram）旨在以绘图的方法来阐述不同变量之间的关系。2001年，纪念斯隆-凯瑟林癌症中心（Memorial Sloan-Kettering Cancer Center, MSKCC）随访并回顾分析了601例肾细胞癌术后患者，以此资料开发了评估肾细胞癌术后预后的Kattan诺摩图。该图用来预测新诊断的肾细胞癌患者5年无瘤生存的可能性；2005年MSKCC在此基础上将患者数量增加至833例，并分析制作了评估肾透明细胞癌复发的Sorbellini诺摩图（图12-1）。该图用来预测肾透明细胞癌患者5年无瘤生存的可能性。该肾细胞癌危险分级系统将多种预后因素列为分析因素，

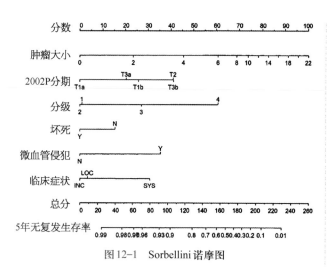

图 12-1　Sorbellini 诺摩图

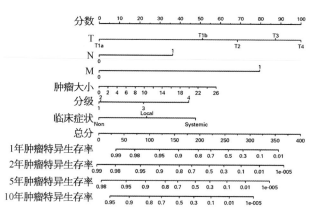

图 12-2　Karakiewicz 诺摩图

包括 TNM 分期 (2002)、Fuhrman 分级、肿瘤大小、是否有肿瘤坏死、血管侵犯、肿瘤发现时的临床症状 (偶发肾细胞癌,有局部症状或有全身症状)。其中微血管侵犯 (P=0.012) 和 Fuhrman 分级 (P=0.002) 在多因素分析中是肾细胞癌预后的独立危险因素。在其后美国哥伦比亚大学 200 例肾透明细胞癌术后患者的有效性检验研究中其 c 指数的值为 0.82。2007 年 Karakiewicz 等随访并回顾了 2 530 例肾细胞癌术后患者开发出了新的 Karakiewicz 诺摩图 (图 12-2)。该图能预测肾部分切除术或根治性肾切除术后患者 1 年、2 年、5 年和 10 年的肿瘤特异性生存率。其预后变量包括病理分期中的 T、N、M 指标,以及肿瘤大小、病理分级和临床表现。在随后 1 422 例患者中检验其预测 1 年、2 年、5 年和 10 年的肿瘤特异性生存率准确性分别为 87.8%、89.2%、86.7% 和 88.8%。

使用 Sorbellini 诺摩图时,按如下步骤操作:将

患者的各预后因素的情况在图中相应的轴上找到相应的点,然后以该点做垂直于横轴的直线,该直线在分数轴上的交点读数即为该项预后因素的分数,将各项预后因素的分数求和即为总分。按照同样的方法,将总分在 5 年无瘤生存可能性轴上读数,读得分数即为该患者 5 年内肿瘤未复发的可能性。而使用 Karakiewicz 诺摩图时依此类推。使用诺摩图软件可以使预后分析更精确高效,相关软件可以参考网站 www.nomograms.org。

(三) SSIGN 评分系统

2002 年梅奥临床医学中心回顾了 1 801 例肾细胞癌病例,开发出一套依据肿瘤分期 (staging)、肿瘤大小 (size)、肿瘤病理分级 (grade) 以及肿瘤坏死 (necrosis) 的评分系统 (SSIGN)。根据 SSIGN 分数,可以估计患者的 1 ~ 10 年生存可能性。其后检测有效性的研究显示其 c 指数为 0.839 和 0.88,并在其他中心进行了有效性验证。依据表 12-7 计算

表 12-7　SSIGN 评分

特点	T 期						N 期				M 期		肿瘤大小		分级				坏死	
	T1	T2	T3a	T3b	T3c	T4	Nx	N0	N1	N2	M0	M1	< 5	≥ 5	1	2	3	4	有	无
分数	0	1	2	2	2	0	0	0	2	2	0	4	0	2	0	0	1	3	0	2

表12-8　基于SSIGN评分的生存情况查询表

SSIGN总分	患者数(%)	预计生存情况% (SE, No. at risk)				
		1年	3年	5年	7年	10年
0～1	402 (22.3)	100.0 (0.0, 378)	97.7 (0.3, 340)	99.4 (0.4, 303)	98.7 (0.6, 235)	97.1 (1.1, 165)
2	235 (13.0)	99.1 (0.6, 221)	95.9 (1.4, 191)	94.8 (1.5, 162)	90.3 (2.2, 131)	85.3 (2.9, 89)
3	199 (11.0)	97.4 (1.1, 185)	90.3 (2.2, 153)	87.8 (2.5, 127)	81.8 (3.1, 95)	77.9 (3.5, 62)
4	206 (11.4)	95.4 (1.5, 182)	87.1 (2.5, 147)	79.1 (3.1, 116)	70.8 (3.6, 86)	66.2 (3.9, 53)
5	153 (8.5)	91.1 (2.4, 131)	71.3 (3.8, 92)	65.4 (4.1, 70)	57.1 (4.5, 48)	50.0 (5.0, 33)
6	88 (4.9)	87.0 (3.7, 73)	69.8 (5.1, 55)	54.0 (5.6, 37)	46.4 (5.8, 30)	38.8 (6.0, 18)
7	200 (11.1)	80.3 (2.9, 152)	52.4 (3.7, 89)	41.0 (3.8, 61)	34.0 (3.7, 45)	28.1 (3.7, 27)
8	61 (3.4)	65.1 (6.1, 39)	38.9 (6.4, 21)	23.6 (5.8, 10)	12.7 (5.1, 4)	12.7 (5.1, 4)
9	100 (5.6)	60.5 (5.0, 57)	26.8 (4.7, 23)	19.6 (4.3, 14)	18.1 (4.2, 12)	14.8 (4.0, 8)
≥10	157 (8.7)	36.2 (4.0, 53)	11.9 (2.8, 14)	7.4 (2.4, 8)	4.6 (1.9, 5)	4.6 (1.9, 4)

注：引自：Frank I, Blute ML, Cheville JC, et al. The Journal of Urology, 2002; 168(6): 2395–2400。

SSIGN总分，然后在表12-8上依据SSIGN总分即可查到1～10年的生存可能性。

肾细胞癌预后受到多种因素的影响，联合多种因素的综合评价系统比单因素的评价要准确，能够更好地对肾细胞癌进行危险分级、预判生存期、指导随访方案制订、判断是否需要辅助治疗等。今后的预后评价系统或治疗反应评价系统将很有可能整合入目前广泛开展研究的分子标记物来进一步完善。

第二节
进展性肾细胞癌预后影响因素

一、进展性肾细胞癌预后概况

转移性肾细胞癌的治疗在过去的数年间因为血管内皮生长因子 (vascular endothelial growth factor, VEGF) 和哺乳动物雷帕霉素靶蛋白 (mTOR) 通路靶向治疗的使用取得了很大进步，患者的生存时间得到显著延长。转移性肾细胞癌患者预后的异质性也已经得到公认，其影响因素也正在研究和确认中。

早期转移性肾细胞癌预后模型大多以肿瘤的解剖学侵犯程度为基础，而现在越来越多的预后模型注重于患者、实验室、肿瘤和治疗相关的影响因素等。通过对患者预后危险因素进行分层分析，可以在患者预后咨询、治疗方式选择和临床试验设计等方面发挥巨大作用。

本节对目前最常见的预测转移性肾细胞癌免疫治疗和靶向治疗的预后模型进行了总结（表12-9）。

目前转移性肾细胞癌的预后危险因素主要可以归为四大类（图12-3）。患者相关因素（包括体能状态）是预后的重要因素之一。肿瘤负荷对转移性肾细胞癌预后的影响则可以直观地理解为肿瘤负荷越大预后越差。在转移性肾细胞癌患者中，炎症指标会因为机体对原发肿瘤的免疫反应而升高。最后，治疗相关因素（例如诊断到治疗间歇期）也对预测预后至关重要，因为间歇时间长短反映了疾病的侵袭程度。

表12-9　预后预测模型中的影响因素总结表[*]

预后因素	预 后 模 型						
	免 疫 治 疗			VEGF 治 疗			
	MSKCC（主要终点OS）	法国模型（主要终点OS）	IKCWG（主要终点OS）	CCF（主要终点PFS）	IMDC（主要终点OS）	苏尼替尼三期试验（主要终点OS）	IKCWG(主要终点OS）
体能状态	✓	✓	✓	✓	✓	✓	✓
诊断到治疗间歇期	✓		✓	✓	✓	✓	✓
转移部位数量		✓	✓				✓
骨转移						✓	
无病间歇期		✓					
炎症指标		✓					
免疫治疗			✓				✓
血红蛋白	✓		✓		✓		✓
血钙	✓		✓	✓	✓	✓	✓
LDH	✓		✓				✓
血中性粒细胞				✓	✓		
AKP			✓				✓
血白细胞计数			✓				✓
血小板计数				✓	✓		

* 对原表格进行了修改。

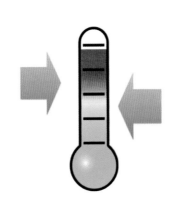

患者相关因素
体能状态评分
症状

肿瘤负荷
减瘤手术
转移部位
LDH
贫血
血钙
血钠

炎症相关因子
白介素-6
红细胞沉降率
血中性粒细胞数
血小板计数
C反应蛋白

治疗相关因素
既往治疗药物
既往放疗
无病间歇期
诊断到治疗间歇期

图12-3　进展性肾细胞癌预后影响因素

二、免疫治疗的预后预测模型

（一）纪念斯隆-凯瑟林癌症中心模型

结合临床和实验室指标的转移性肾细胞癌预后模型最早由来自纪念斯隆-凯瑟林癌症中心（Memorial Sloan-Kettering Cancer Center, MSKCC）的Motze等研究者提出，而后在美国克利夫兰医学中心进行验证。他们回顾性分析了从1975～1996年间在MSKCC进行的24个临床试验（免疫治疗结合化疗）中招募的670例肾细胞癌患者。其纳入条件为Ⅳ期肾细胞癌、肿瘤病灶可以测量、有KPS评分（karnofsky performance status）、其他脏器功能良好、没有严重的合并症。多因素分析显示低血红蛋白（低于正常下限）、高乳酸脱氢酶（lactate dehydrogenase, LDH, ＞1.5倍正常上限）、高血钙（＞10 mg/dl）、未行减瘤手术和低KPS评分（＜80%）是患者总生存时间（overall survival, OS）低下的独立危险因素。通过对这些因素分析将

患者进行危险度分层：低危（0个危险因素），中危（1～2个危险因素），高危（3～5个危险因素），而相对应的患者OS分别为19.9个月、10.3个月、3.9个月。接着研究者进行IFN-α治疗组亚组多因素分析发现LDH、血红蛋白、血钙、KPS评分、诊断到系统治疗间歇期为患者OS的独立预测危险因素。在分析中诊断到系统治疗的间歇期作为更可靠的预测因素取代了减瘤手术成为独立预测危险因素，而减瘤手术则被证明可以延长肿瘤诊断到开始系统治疗的时间。在更新的MSKCC危险因素分组中，低、中、高危组患者中位OS分别为29.6个月、13.8个月、4.9个月。这一危险分层模型也成为各大临床试验危险分层的标准模型。

（二）法国免疫治疗协作组模型（简称法国模型）

为更进一步评价免疫治疗的预后因素，Negrier等在原有指标的基础上纳入了更多的

临床和实验室指标以期得到更好的预后预测效果，即为法国治疗协作组 (Groupe Française d'Immunothérapie) 模型。在研究中，他们评价了5个进行干扰素和 (或) IL-2 治疗的临床试验的 1 563 名受试对象。结果显示：炎症指标异常，肿瘤诊断到转移间歇期 < 1 年，ECOG (Eastern Cooperative Oncology Group) 评分 ≥ 1 分，血中性粒细胞数 > 7.5×10^9/L，存在肝转移或骨转移，转移部位大于 1 处，碱性磷酸酶 (alkaline phosphatase, AKP) > 100 U/L，贫血 (女性 < 115 g/L，男性 < 130 g/L) 是转移性肾细胞癌 OS 预后差的独立预测危险因素。而其中 5 项 (包括 ECOG 评分、转移部位数量、诊断到转移间歇期、炎症指标及血红蛋白水平) 则被最终选择为模型的预测因素用于危险度分层。

(三) 国际肾细胞癌协作联盟模型

在不断协作努力下，国际肾细胞癌协作组 (International Kidney Cancer Working Group Prognostic Model, IKCWG) 模型将美国和欧洲的数据库资料合并，构建了一个时间跨度从 1975 ~ 2002 年，由 3 748 名患者组成的数据库。其中 72% 的患者接受 IFN-α 或 IL-2 的治疗，另外有 25% 的患者仅接受化疗或内分泌治疗，剩余 3% 接受其他治疗。多因素分析显示治疗方式、ECOG 评分、转移部位数量、诊断到治疗开始的间歇期、治疗前血红蛋白水平、白细胞计数、LDH、AKP 和血钙水平是独立的预测危险因素，而采用免疫治疗比较其他方法延长患者 OS。根据这些指标进行危险度分层，低、中、高危组患者 OS 分别为 27.8 个月、11.4 个月、4.1 个月。

三、靶向治疗领域的预后预测因素

随着靶向治疗在转移性肾细胞癌领域的应用，细胞因子治疗已经失去了其作为首选治疗方式的地位。而相应而来的，预后预测因素也发生了一些改变。

(一) 针对 VEGF 通路靶向治疗领域的预后模型

1. 克利夫兰标准　随着针对 VEGF 通路的多种靶向药物的研发和上市，转移性肾细胞癌的预后评估体系的重新建立变得越发重要。Choueiri 等是首批报道克利夫兰医学中心转移性肾细胞癌患者使用 VEGF 抑制剂治疗经验的研究者。他们回顾性分析了 120 名纳入临床试验接受 VEGF 抑制剂治疗的转移性肾透明细胞癌患者，纳入 MSKCC 危险度分组，克利夫兰标准 (Cleveland Clinic Foundation Criteria, CCF) 危险度分组和其他一些可能与预后相关的临床及检验指标。最终 5 个因素被证实在多因素分析中对于无进展生存期 (progression-free survival, PFS) 具有独立的预测作用：ECOG 评分 (≥ 1 分 *vs.* 0 分)，诊断到当前治疗间歇期 (< 2 年 *vs.* ≥ 2 年)，血钙水平 (< 8.5 mg/dl 或 > 10 mg/dl *vs.* 8.5 ~ 10 mg/dl)，血小板计数 (> 300×10^9/L *vs.* ≤ 300×10^9/L)，中性粒细胞数 (> 4.5×10^9/L *vs.* ≤ 4.5×10^9/L) (淋巴细胞计数在自验证阶段被证实没有显著性差异而被剔除)。不同的预后因素都被赋予分值 (除了血钙 2 分，其余均为 1 分)。危险分层为 0 ~ 1 分组、2 分组及大于 2 分组，其中位 PFS 分别为 20.1 个月、13 个月、3.9 个月。

2. 国际转移性肾细胞癌联盟　为更进一步拓展和验证 VEGF 靶向治疗药物的预后预测模型，Heng 等通过收集美国 7 个癌症医疗中心 645 例应用 VEGF 通路靶向药物 (舒尼替尼、索拉非尼、贝伐单抗) 治疗的转移性肾细胞癌患者临床及实验室资料，即组成国际转移性肾细胞癌联盟 (International

mRCC Database Consortium, IMDC），并分析其与 OS 的关系。多因素分析显示：MSKCC 标准、贫血（低于正常下限）、低 KPS 评分（<80%）、从诊断到开始靶向治疗的间歇期<1 年是患者总生存预后差的独立预测因素。除此之外，中性粒细胞计数和血小板计数异常也是患者 OS 预后的独立预测因素。中性粒细胞和血小板计数为何能预测患者生存预后的机制还不甚明确，目前认为可能的解释是：血小板是急性期反应物，并且含有 VEGF、血小板衍生生长因子和转化生长因子-β，这些细胞因子在肿瘤新生血管生成和肿瘤侵袭性增加方面起到重要的作用；中性粒细胞增多可以反映炎症水平，可能间接与患者的肿瘤预后相关。

在此模型中，低危组患者（0 个危险因素）中位 OS 在试验结束时未测算出，中危组患者（1～2 个危险因素）中位 OS 为 27 个月，而高危组患者（3～6 个危险因素）中位 OS 为 8.8 个月。这个研究因为涉及多个医疗中心，而且临床试验涉及多种 VEGF 靶向药物，极大增强了模型的实用性和推广性。因此这个预后模型在舒尼替尼和索拉非尼的临床研究中得到了类似的研究结果。

3. 舒尼替尼三期临床试验预测影响因素　随着转移性肾细胞癌首选治疗方式由细胞因子治疗转向靶向治疗，MSKCC 预后标准的检验也需要重新进行。舒尼替尼三期随机临床试验因为其多中心、大样本及随机分配的优势，成为极为有利的研究数据库。Patil 等报道了 750 例转移性肾透明细胞癌患者（其中 375 例接受舒尼替尼治疗，另外 375 例接受 IFN-α 治疗）PFS 分析的研究结果。研究纳入以下可能的预测因素：血钙，肿瘤转移部位数量，血红蛋白水平，是否进行减瘤手术，是否有肺部、肝脏转移，ECOG 评分，血小板计数，诊断到治疗间歇期，AKP 和 LDH 水平。结果发现血钙水平、转移部位数量、肝脏转移、血小板计数、LDH 水平、诊断到靶向治疗间歇期是 PFS 的独立预测危险因素，同时他们根据这些预测因素整合成了一个预测患者 12 个月时 PFS 的诺摩图。而对于 OS、ECOG 评分>0、诊断到系统治疗间歇期<1 年、LDH 水平、血钙、血红蛋白水平、骨转移则是其独立的预测危险因素。而这 6 个预测 OS 的因素中有 5 个也存在于 MSKCC 模型中。

由于这个研究中临床试验的前瞻性，对应循证医学证据级别很高。通过这个研究证实了在靶向治疗领域，MSKCC 模型也依然适用，同时可以将骨转移这一因素也加入其中进行改良。当然这一新模型还有待在更大规模的临床试验中进一步评估。

近年有文献报道，患者手足综合征、高血压及甲状腺功能异常等药物相关不良反应是舒尼替尼治疗有效的预测因子。2015 年一项研究回顾性分析了在使用舒尼替尼治疗的晚期肾细胞癌患者中，药物不良事件（高血压、粒细胞下降、血小板减少、手足综合征、疲乏）的发生与预后的相关性，并认为治疗过程中的顽固性高血压与粒细胞下降可提示较好的预后；作者将高血压与粒细胞减少与 IMDC 预测模型结合，认为增加了预测的准确性。Di Fiore 等报道出现 III～IV 级不良反应者的 OS 长于未出现者（36 个月 vs.12 个月），在多因素分析中严重不良反应是独立的预后预测因子。

4. VEGF 靶向药物预后模型的验证　2011 年国际肾细胞癌协作组将其 9 因素的 IKCWG 模型在 IMDC 数据库的 645 例接受 VEGF 靶向药物治疗的转移性肾细胞癌患者中进行了验证，结果发现按照 IKCWG 模型进行危险度分层，低、中、高危组患者中位 OS 分别为 26.9 个月、11.5 个月和 4.2 个月。模型较好地预测了拟合度（c 指数 0.741，95% CI: 0.714～0.768），证实了在 VEGF 靶向药物治疗领域，IKCWG 模型也具有很好的实用性。

2013 年，Heng 等研究者为了进一步验证和比较各个模型的有效性，收集了全球 13 个医疗中心 2004～2010 年应用 VEGF 靶向药物（舒尼替尼、索拉非尼、贝伐单抗、阿昔替尼或培唑帕尼）一线治疗的 1 028 例转移性肾细胞癌患者的临床及实验室资料。研究者在这个数据库中比较了 CCF 模型、IKCWG 模型、法国模型、MSKCC 模型和 IMDC 模型的预测准确性。其中849例患者有完整的资料可以进行IMDC模型预测，672例患者有完整资料进行所有全部5个模型预测。结果显示各个模型分层预测各组患者OS的预测拟合度为CCF模型0.662，法国模型为0.640，IKCWC模型为0.668，MSKCC模型为0.657，IMDC模型为0.664。证实了各个模型的有效性。

（二）针对mTOR靶向治疗领域的预后预测因素

在针对高危险组转移性肾细胞癌患者的替西罗莫司三期临床研究中，Hudes G等对患者预后预测因素进行了多因素分析。该研究患者的纳入条件是至少满足以下6项中的3项：LDH > 1.5倍正常上限，血红蛋白低于正常下限，血钙 > 10 mg/dl，诊断到系统治疗间歇期少于1年，KPS评分60 ～ 70分，多发转移部位。该研究发现，年龄小于65岁，血LDH大于1.5倍正常上限是患者OS预后良好的预测因素。目前尚不清楚为何在此研究模型中LDH升高与OS预后良好相关，而在其他模型中LDH升高是患者OS预后差的预测因素。这可能是在本研究纳入标准的6个因素中，LDH升高能够从该研究的特定人群中筛选出针对替西罗莫司受益的患者。这个研究的结果需要在今后再进一步验证。

与之相类似的，在应用依维莫司二线治疗转移性肾细胞癌对比支持治疗的RECORE-1临床研究中，MSKCC标准被证实可以较好预测患者预后。在该研究中，低危组患者的12个月总生存率为70%，中危组56%，高危组26%。多因素分析显示除了MSKCC标准中的影响因素以外，肝或骨转移、中性粒细胞计数升高、一线治疗采用舒尼替尼治疗与患者PFS和OS预后差相关。

四、预后模型的局限性和改进的方向

目前的预后预测模型还有一些局限性。首先，大多数模型都建立在回顾性资料的基础上，缺乏前瞻性数据的验证和模型间的比较；其次，模型建立的人群选择上，一些研究是单中心的，而另外一些临床试验中的数据则因为入组标准的关系，其实选择了患者中相对较为健康的群体，产生了一些选择偏倚。

一个好的预后预测模型必须便于使用，便于推广，能够良好地预测不同危险度的患者。目前使用临床指标的预测模型，能预测的准确度（统计学上使用c指数表示）最高在0.74左右，这或许是这类仅使用临床指标的预测模型所能达到的极限。或许我们可以通过增加一些生物标记物类指标来增加预测的准确性。Tran等检测了344名使用培唑帕尼或安慰剂治疗转移性肾细胞癌的17种血清标记物和血管生成因子，结果发现治疗前4种生物标记物水平（肝细胞生长因子，白介素-8，骨桥蛋白，TIMP-1）可以预测培唑帕尼治疗患者的PFS。Zurita等报道了通过检测69名使用索拉非尼或索拉非尼联合IFN-α治疗的转移性肾细胞癌患者血清中52种细胞因子及血管生成因子的水平，并从中挑选出6种生物标记物（OPN、VEGF、TRAIL、Col IV和VEGFR2）组成6个基因标记，而基因标记和患者PFS及治疗方案选择密切相关。不仅如此，患者血清中其他生物标记物水平，一些基因多态性检测也被证实和患者预后密切相关。这些生物标记物的检测或许能在将来增加现有临床因素预测模型的准确性。

（蔡文 黄吉炜）

参考文献

［ 1 ］ Wein A J, Kavoussi L R, Novick A C, et al. Campbell-Walsh urology ［ M ］. 9th ed. Philadelphia: WB Saunders Company, 2007.

［ 2 ］ Cohen H T, McGovern F J. Renal-cell carcinoma［ J ］. The New England Journal of Medicine, 2005, 353(23): 2477–2490.

［ 3 ］ 殷波, 张辉, 许学文, 等.偶发肾癌98例临床分析［ J ］.中国医科大学学报,2007,36（2）: 175.

［ 4 ］ Rini B I. Metastatic renal cell carcinoma: many treatment options, one patient［ J ］. Journal of Clinical Oncology: Official Journal of the American Society of Clinical Oncology, 2009, 27(19): 3225–3234.

［ 5 ］ Srigley J R, Hutter R V, Gelb A B, et al. Current prognostic factors-renal cell carcinoma: workgroup No.4. Union Internationale Contre le Cancer (UICC) and the American Joint Committee on Cancer (AJCC)［ J ］. Cancer, 1997, 80(5): 994–996.

［ 6 ］ Rosette J J, Sternberg C N, van Poppel H P. Renal cell cancer: diagnosis and therapy［ M ］. New York: Springer, 2008.

［ 7 ］ 《肾细胞癌诊断治疗指南》编写组.肾细胞癌诊断治疗指南.(2008年第一版)［ J ］.中华泌尿外科杂志, 2009, 30(1): 63–69.

［ 8 ］ Pantuck A J, Zisman A, Belldegrun A S. The changing natural history of renal cell carcinoma［ J ］. The Journal of Urology, 2001, 166(5): 1611–1623.

［ 9 ］ Tsui K-H, Shvarts O, Smith R B, et al. Prognostic indicators for renal cell carcinoma: a multivariate analysis of 643 patients using the revised 1997 TNM staging criteria［ J ］. The Journal of Urology, 2000, 163(4): 1090–1095.

［ 10 ］ McNichols D W, Segura J W, DeWeerd J H. Renal cell carcinoma: long-term survival and late recurrence［ J ］. The Journal of Urology, 1981, 126(1): 17–23.

［ 11 ］ Pantuck A J, Zisman A, Dorey F, et al. Renal cell carcinoma with retroperitoneal lymph nodes［ J ］. Cancer, 2003, 97(12): 2995–3002.

［ 12 ］ Green L K, Ayala A G, Ro J Y, et al. Role of nuclear grading in stage I renal cell carcinoma［ J ］. Urology, 1989, 34(5): 310–315.

［ 13 ］ Selli C, Hinshaw W M, Woodard B H, et al. Stratification of risk factors in renal cell carcinoma［ J ］. Cancer, 1983, 52(5): 899–903.

［ 14 ］ Bensalah K, Tostain J, Vincendeau S, et al. Prognostic significance of thrombocytosis in renal cell carcinoma［ J ］. J Urol 2004, suppl., 171: 200, abstract 752.

［ 15 ］ Bensalah K, Leray E, Fergelot P, et al. Prognostic value of thrombocytosis in renal cell carcinoma［ J ］. The Journal of Urology, 2006, 175(3): 859–863.

［ 16 ］ Campbell S C. Prognostic factors for renal cell carcinoma: integrating laboratory and molecular factors［ J ］. The Journal of Urology, 2006, 175(3): 813–814.

［ 17 ］ Motzer R J, Bacik J, Schwartz L H, et al. Prognostic factors for survival in previously treated patients with metastatic renal cell carcinoma［ J ］. Journal of Clinical Oncology, 2004, 22(3): 454–463.

［ 18 ］ Ficarra V, Galfano A, Novara G, et al. Risk stratification and prognostication of renal cell carcinoma［ J ］. World Journal of Urology, 2008, 26(2): 115–125.

［ 19 ］ Hsiao W, Herrel L A, Yu C, et al. Nomograms incorporating serum C-reactive protein effectively predict mortality before and after surgical treatment of renal cell carcinoma［ J ］. International Journal of Urology: Official Journal of the Japanese Urological Association, 2014.

［ 20 ］ Viers B R, Houston Thompson R, Boorjian S A, et al. Preoperative neutrophil-lymphocyte ratio predicts death among patients with localized clear cell renal carcinoma undergoing nephrectomy［ J ］. Urologic Oncology, 2014.

［ 21 ］ Choi Y, Park B, Kim K, et al. Erythrocyte sedimentation rate and anaemia are independent predictors of survival in patients with clear cell renal cell carcinoma［ J ］. British Journal of Cancer, 2013, 108(2): 387–394.

［ 22 ］ Thrasher J B, Paulson D F. Prognostic factors in renal cancer［ J ］. The Urologic Clinics of North America, 1993, 20(2): 247–262.

［ 23 ］ Delahunt B. Histopathologic prognostic indicators for renal cell carcinoma［ J ］. Seminars in Diagnostic Pathology, 1998: 68–76.

［ 24 ］ Kontak J A, Campbell S C. Prognostic factors in renal cell carcinoma［ J ］. Urologic Clinics of North America, 2003, 30(3): 467–480.

［ 25 ］ 殷长军, 眭元庚.能癌根治术326例报告［ J ］.中华泌尿外科杂志,2002,23（7）: 392–394.

［ 26 ］ Edge S B, Compton C C. AJCC cancer staging manual［ M ］. 7th ed. New York: Springer, 2010.

［ 27 ］ Bassil B, Dosoretz D E, Prout Jr G R. Validation of the tumor, nodes and metastasis classification of renal cell carcinoma［ J ］. The Journal of Urology, 1985, 134(3): 450–454.

［ 28 ］ Hermanek P, Schrott K M. Evaluation of the new tumor, nodes and metastases classification of renal cell carcinoma［ J ］. The Journal of Urology, 1990, 144(2 Pt 1): 238–241; discussion 41–42.

［ 29 ］ Leibovich B C, Cheville J C, Lohse C M, et al. Cancer specific survival for patients with pT3 renal cell carcinoma—can the 2002 primary tumor classification be improved?［ J ］. The Journal of Urology, 2005, 173(3): 716–719.

［ 30 ］ Bonsib S M, Gibson D, Mhoon M, et al. Renal sinus involvement in renal cell carcinomas［ J ］. The American Journal of Surgical Pathology, 2000, 24(3): 451–458.

［ 31 ］ Uzzo R G, Cherullo E E, Myles J, et al. Renal cell carcinoma invading the urinary collecting system: implications for staging［ J ］.

The Journal of Urology, 2002, 167(6): 2392-2396.

[32] von Knobloch R, Varga Z, Schrader A J, et al. All patients with adrenal metastasis from RCC will eventually die in tumor progression: there is no cure or benefit from simultaneous adrenalectomy[J]. Journal of Urology, 2004, 171(4): 4.

[33] Siemer S, Lehmann J, Loch A, et al. Current TNM classification of renal cell carcinoma evaluated: revising stage T3a[J]. The Journal of Urology, 2005, 173(1): 33-37.

[34] Thompson R H, Leibovich B C, Cheville J C, et al. Should direct ipsilateral adrenal invasion from renal cell carcinoma be classified as pT3a?[J]. The Journal of Urology, 2005, 173(3): 918-921.

[35] Guinan P, Sobin L H, Algaba F, et al. TNM staging of renal cell carcinoma[J]. Cancer, 1997, 80(5): 992-993.

[36] Novick A C, Kaye M C, Cosgrove D M, et al. Experience with cardiopulmonary bypass and deep hypothermic circulatory arrest in the management of retroperitoneal tumors with large vena caval thrombi[J]. Annals of Surgery, 1990, 212(4): 472-477.

[37] Quek M L, Stein J P, Skinner D G. Surgical approaches to venous tumor thrombus[J]. Seminars in Urologic Oncology, 2001, 19(2): 88-97.

[38] Blute M L, Leibovich B C, Lohse C M, et al. The Mayo Clinic experience with surgical management, complications and outcome for patients with renal cell carcinoma and venous tumour thrombus [J]. BJU International, 2004, 94(1): 33-41.

[39] Golimbu M, Tessler A, Joshi P, et al. Renal cell carcinoma: survival and prognostic factors[J]. Urology, 1986, 27(4): 291-301.

[40] Hatcher P A, Anderson E E, Paulson D F, et al. Surgical management and prognosis of renal cell carcinoma invading the vena cava[J]. The Journal of Urology, 1991, 145(1): 20-23; discussion 3-4.

[41] Phillips C K, Taneja S S. The role of lymphadenectomy in the surgical management of renal cell carcinoma[J]. Urologic Oncology & Seminars and Original Investigations, 2004, 22(3): 214-223.

[42] Terrone C, Cracco C, Porpiglia F, et al. Reassessing the current TNM lymph node staging for renal cell carcinoma[J]. European Urology, 2006, 49(2): 324-331.

[43] Giuliani L, Giberti C, Martorana G, et al. Radical extensive surgery for renal cell carcinoma: long-term results and prognostic factors [J]. The Journal of Urology, 1990, 143(3): 468-473; discussion 73-74.

[44] Herrlinger A, Schrott K M, Schott G, et al. What are the benefits of extended dissection of the regional renal lymph nodes in the therapy of renal cell carcinoma[J]. The Journal of Urology, 1991, 146(5): 1224-1227.

[45] Motzer R J, Mazumdar M, Bacik J, et al. Survival and prognostic stratification of 670 patients with advanced renal cell carcinoma[J]. Journal of Clinical Oncology, 1999, 17(8): 2530.

[46] Motzer R J, Russo P. Systemic therapy for renal cell carcinoma[J]. The Journal of Urology, 2000, 163(2): 408-417.

[47] Negrier S, Escudier B, Gomez F, et al. Prognostic factors of survival and rapid progression in 782 patients with metastatic renal carcinomas treated by cytokines: a report from the Groupe Francais d'Immunotherapie[J]. Annals of Oncology, 2002, 13(9): 1460-1468.

[48] 董柏君, 张进, 陈勇辉. 上海仁济医院肾癌数据库资料分析[J]. 中华泌尿外科杂志, 2008, 29(4): 222-225.

[49] Vasselli J R, Yang J C, Linehan W, et al. Lack of retroperitoneal lymphadenopathy predicts survival of patients with metastatic renal cell carcinoma[J]. The Journal of Urology, 2001, 166(1): 68-72.

[50] Pantuck A J, Zeng G, Belldegrun A S, et al. Pathobiology, prognosis, and targeted therapy for renal cell carcinoma exploiting the hypoxia-induced pathway[J]. Clinical Cancer Research, 2003, 9(13): 4641-4652.

[51] Flanigan R C, Salmon S E, Blumenstein B A, et al. Nephrectomy followed by interferon alfa-2b compared with interferon alfa-2b alone for metastatic renal-cell cancer[J]. New England Journal of Medicine, 2001, 345(23): 1655-1659.

[52] Palapattu G S, Pantuck A J, Dorey F, et al. Collecting system invasion in renal cell carcinoma: impact on prognosis and future staging strategies[J]. The Journal of Urology, 2003, 170(3): 768-772.

[53] Siminovitch J M, Montie J E, Straffon R A. Prognostic indicators in renal adenocarcinoma[J]. The Journal of Urology, 1983, 130(1): 20-23.

[54] Guinan P D, Vogelzang N J, Fremgen A M, et al. Renal cell carcinoma: tumor size, stage and survival. Members of the Cancer Incidence and End Results Committee[J]. The Journal of Urology, 1995, 153(3 Pt 2): 901-903.

[55] Frank I, Blute M L, Cheville J C, et al. Solid renal tumors: an analysis of pathological features related to tumor size[J]. The Journal of Urology, 2003, 170(6): 2217-2220.

[56] Patard J-J, Dorey F J, Cindolo L, et al. Symptoms as well as tumor size provide prognostic information on patients with localized renal tumors[J]. The Journal of Urology, 2004, 172(6): 2167-2171.

[57] Butler B P, Novick A C, Miller D P, et al. Management of small unilateral renal cell carcinomas: radical versus nephron-sparing surgery[J]. Urology, 1995, 45(1): 34-40.

[58] Lerner S E, Hawkins C A, Blute M L, et al. Disease outcome in patients with low stage renal cell carcinoma treated with nephron sparing or radical surgery[J]. The Journal of Urology, 1996, 155(6): 1868-1873.

[59] Cheville J C, Blute M L, Zincke H, et al. Stage pT1 conventional (clear cell) renal cell carcinoma: pathological features associated with cancer specific survival[J]. The Journal of Urology, 2001, 166(2):

453−456.

[60] Goldstein N S. The current state of renal cell carcinoma grading［ J ］. Cancer, 1997, 80(5): 977−980.

[61] Kattan M W, Reuter V, Motzer R J, et al. A postoperative prognostic nomogram for renal cell carcinoma［ J ］. The Journal of Urology, 2001, 166(1): 63−67.

[62] Lang H, Lindner V, de Fromont M, et al. Multicenter determination of optimal interobserver agreement using the Fuhrman grading system for renal cell carcinoma［ J ］. Cancer, 2005, 103(3): 625−629.

[63] Fuhrman S A, Lasky L C, Limas C. Prognostic significance of morphologic parameters in renal cell carcinoma［ J ］. The American Journal of Surgical Pathology, 1982, 6(7): 655−664.

[64] Bretheau D, Lechevallier E, Fromont M D, et al. Prognostic value of nuclear grade of renal cell carcinoma［ J ］. Cancer, 1995, 76(12): 2543−2549.

[65] Medeiros L J, Jones E C, Aizawa S, et al. Grading of renal cell carcinoma［ J ］. Cancer, 1997, 80(5): 990−991.

[66] Cheville J C, Lohse C M, Zincke H, et al. Comparisons of outcome and prognostic features among histologic subtypes of renal cell carcinoma［ J ］. The American Journal of Surgical Pathology, 2003, 27(5): 612−624.

[67] Patard J-J, Leray E, Rioux-Leclercq N, et al. Prognostic value of histologic subtypes in renal cell carcinoma: a multicenter experience［ J ］. Journal of Clinical Oncology, 2005, 23(12): 2763−2771.

[68] 黄吉炜,张进,董柏君,等.68例肾嫌色细胞癌的临床病理特征和预后分析［ J ］.中华肿瘤杂志,2012,34（007）: 510−513.

[69] Leibovich B C, Lohse C M, Crispen P L, et al. Histological subtype is an independent predictor of outcome for patients with renal cell carcinoma［ J ］. The Journal of Urology, 2010, 183(4): 1309−1316.

[70] Klatte T, Pantuck A J, Said J W, et al. Cytogenetic and molecular tumor profiling for type 1 and type 2 papillary renal cell carcinoma［ J ］. Clinical Cancer Research, 2009, 15(4): 1162−1169.

[71] Sukov W R, Lohse C M, Leibovich B C, et al. Clinical and pathological features associated with prognosis in patients with papillary renal cell carcinoma［ J ］. The Journal of Urology, 2012, 187(1): 54−59.

[72] Mancini V, Battaglia M, Ditonno P, et al. Current insights in renal cell cancer pathology［ J ］. Urologic Oncology & Seminars and Original Investigations, 2008, 26(3): 225−238.

[73] Lane B R, Campbell S C, Remer E M, et al. Adult cystic nephroma and mixed epithelial and stromal tumor of the kidney: clinical, radiographic, and pathologic characteristics［ J ］. Urology, 2008, 71(6): 1142−1148.

[74] Gong K, Zhang N, He Z, et al. Multilocular cystic renal cell carcinoma: an experience of clinical management for 31 cases［ J ］. Journal of Cancer Research and Clinical Oncology, 2008, 134(4):

433−437.

[75] Ferlicot S, Allory Y, Compérat E, et al. Mucinous tubular and spindle cell carcinoma: a report of 15 cases and a review of the literature［ J ］. Virchows Archiv, 2005, 447(6): 978−983.

[76] 黄吉炜,董柏君,张进,等.肾脏黏液性管状和梭形细胞癌的临床病理特征及预后［ J ］.中华肿瘤杂志,2014,36（9）: 693−696.

[77] de Peralta-Venturina M, Moch H, Amin M, et al. Sarcomatoid differentiation in renal cell carcinoma: a study of 101 cases［ J ］. The American Journal of Surgical Pathology, 2001, 25(3): 275−284.

[78] Ficarra V, Martignoni G, Maffei N, et al. Original and reviewed nuclear grading according to the Furhman system［ J ］. Cancer, 2005, 103(1): 68−75.

[79] Sengupta S, Lohse C M, Leibovich B C, et al. Histologic coagulative tumor necrosis as a prognostic indicator of renal cell carcinoma aggressiveness［ J ］. Cancer, 2005, 104(3): 511−520.

[80] Eichelberg C, Junker K, Ljungberg B, et al. Diagnostic and prognostic molecular markers for renal cell carcinoma: a critical appraisal of the current state of research and clinical applicability［ J ］. European Urology, 2009, 55(4): 851−863.

[81] Carroll P R, Murty V V S, Reuter V, et al. Abnormalities at chromosome region 3p12−14 characterize clear cell renal carcinoma［ J ］. Cancer Genetics and Cytogenetics, 1987, 26(2): 253−259.

[82] Yoshida M A, Ohyashiki K, Ochi H, et al. Cytogenetic studies of tumor tissue from patients with nonfamilial renal cell carcinoma［ J ］. Cancer Research, 1986, 46(4 Part 2): 2139−2147.

[83] Speicher M R, Schoell B, du Manoir S, et al. Specific loss of chromosomes 1, 2, 6, 10, 13, 17, and 21 in chromophobe renal cell carcinomas revealed by comparative genomic hybridization［ J ］. The American Journal of Pathology, 1994, 145(2): 356.

[84] Abou-Rebyeh H, Borgmann V, Nagel R, et al. DNA ploidy is a valuable predictor for prognosis of patients with resected renal cell carcinoma［ J ］. Cancer, 2001, 92(9): 2280−2285.

[85] Grignon D J, Ayala A G, El-Naggar A, et al. Renal cell carcinoma. A clinicopathologic and DNA flow cytometric analysis of 103 cases［ J ］. Cancer, 1989, 64(10): 2133−2140.

[86] Sun M, Shariat S F, Cheng C, et al. Prognostic factors and predictive models in renal cell carcinoma: a contemporary review［ J ］. Eur Urol, 2011, 60(4): 644−661.

[87] Keefe S M, Nathanson K L, Rathmell W K. The molecular biology of renal cell carcinoma［ J ］. Seminars in Oncology, 2013, 40(4): 421−428.

[88] Varela I, Tarpey P, Raine K, et al. Exome sequencing identifies frequent mutation of the SWI/SNF complex gene PBRM1 in renal carcinoma［ J ］. Nature, 2011, 469(7331): 539−542.

[89] Pena-Llopis S, Vega-Rubin-de-Celis S, Liao A, et al. BAP1 loss defines a new class of renal cell carcinoma［ J ］. Nature Genetics,

2012, 44(7): 751−759.

[90] Kapur P, Peña-Llopis S, Christie A, et al. Effects on survival of BAP1 and PBRM1 mutations in sporadic clear-cell renal-cell carcinoma: a retrospective analysis with independent validation [J]. The Lancet Oncology, 2013, 14(2): 159−167.

[91] Tennstedt P, Schneider P, Oosterwijk E, et al. Investigation of Ca9 expression in pulmonal metastatic lesions from patients with clear cell renal cell carcinoma [J]. The Journal of Urology, 2008, 179(4): 136.

[92] Yao M, Yoshida M, Kishida T, et al. VHL tumor suppressor gene alterations associated with good prognosis in sporadic clear-cell renal carcinoma [J]. Journal of the National Cancer Institute, 2002, 94(20): 1569−1575.

[93] Bui M H T, Seligson D, Han K-r, et al. Carbonic anhydrase IX is an independent predictor of survival in advanced renal clear cell carcinoma implications for prognosis and therapy [J]. Clinical Cancer Research, 2003, 9(2): 802−811.

[94] Atkins M, Regan M, McDermott D, et al. Carbonic anhydrase IX expression predicts outcome of interleukin 2 therapy for renal cancer [J]. Clinical Cancer Research, 2005, 11(10): 3714−3721.

[95] Jochum W, Schröder S, Al-Taha R, et al. Prognostic significance of nuclear DNA content and proliferative activity in renal cell carcinomas: a clinicopathologic study of 58 patients using mitotic count, MIB−1 staining, and DNA cytophotometry [J]. Cancer, 1996, 77(3): 514−521.

[96] Onda H, Yasuda M, Serizawa A, et al. Clinical outcome in localized renal cell carcinomas related to immunoexpression of proliferating cell nuclear antigen, Ki−67 antigen, and tumor size [J]. Oncology Reports, 1999, 6(5): 1039−1082.

[97] Rioux-Leclercq N, Turlin B, Bansard J-Y, et al. Value of immunohistochemical Ki−67 and p53 determinations as predictive factors of outcome in renal cell carcinoma [J]. Urology, 2000, 55(4): 501−505.

[98] Gelb A B, Sudilovsky D, Wu C D, et al. Appraisal of intratumoral microvessel density, MIB−1 score, DNA content, and p53 protein expression as prognostic indicators in patients with locally confined renal cell carcinoma [J]. Cancer, 1997, 80(9): 1768−1775.

[99] Thompson R H, Gillett M D, Cheville J C, et al. Costimulatory molecule B7−H1 in primary and metastatic clear cell renal cell carcinoma [J]. Cancer, 2005, 104(10): 2084−2091.

[100] Frigola X, Inman B A, Lohse C M, et al. Identification of a soluble form of B7−H1 that retains immunosuppressive activity and is associated with aggressive renal cell carcinoma [J]. Clinical Cancer Research & An Official Journal of the American Association for Cancer Research, 2011, 17(7): 1915−1923.

[101] Krambeck A E, Thompson R H, Dong H, et al. B7−H4 expression in renal cell carcinoma and tumor vasculature: associations with cancer progression and survival [J]. Proceedings of the National Academy of Sciences, 2006, 103(27): 10391−10396.

[102] Thompson R H, Kuntz S M, Leibovich B C, et al. Tumor B7−H1 is associated with poor prognosis in renal cell carcinoma patients with long-term follow-up [J]. Cancer Research, 2006, 66(7): 3381−3385.

[103] Krambeck A E, Dong H, Thompson R H, et al. Survivin and b7−h1 are collaborative predictors of survival and represent potential therapeutic targets for patients with renal cell carcinoma [J]. Clinical Cancer Research, 2007, 13(6): 1749−1756.

[104] Pich A, Chiusa L, Margaria E. Prognostic relevance of AgNORs in tumor pathology [J]. Micron, 2000, 31(2): 133−141.

[105] 宣寒青, 黄翼然, 刘东明, 等.von Hippel-Lindau抑癌基因在散发性肾透明细胞癌中的突变及其意义[J].中国癌症杂志, 2007, 17(6): 453−456.

[106] Klatte T, Seligson D B, Riggs S B, et al. Hypoxia-inducible factor 1 α in clear cell renal cell carcinoma [J]. Clinical Cancer Research, 2007, 13(24): 7388−7393.

[107] Lidgren A, Hedberg Y, Grankvist K, et al. Hypoxia-inducible factor 1 α expression in renal cell carcinoma analyzed by tissue microarray [J]. European Urology, 2006, 50(6): 1272−1277.

[108] Zisman A, Pantuck A J, Dorey F, et al. Improved prognostication of renal cell carcinoma using an integrated staging system [J]. Journal of Clinical Oncology, 2001, 19(6): 1649−1657.

[109] Zisman A, Pantuck A J, Dorey F, et al. Mathematical model to predict individual survival for patients with renal cell carcinoma [J]. Journal of Clinical Oncology, 2002, 20(5): 1368−1374.

[110] Patard J-J, Kim H L, Lam J S, et al. Use of the University of California Los Angeles integrated staging system to predict survival in renal cell carcinoma: an international multicenter study [J]. Journal of Clinical Oncology, 2004, 22(16): 3316−3322.

[111] Sorbellini M, Kattan M W, Snyder M E, et al. A postoperative prognostic nomogram predicting recurrence for patients with conventional clear cell renal cell carcinoma [J]. J Urol, 2005, 173(1): 48−51.

[112] Karakiewicz P I, Briganti A, Chun F K H, et al. Multi-institutional validation of a new renal cancer-specific survival nomogram [J]. Journal of Clinical Oncology, 2007, 25(11): 1316−1322.

[113] Frank I, Blute M L, Cheville J C, et al. An outcome prediction model for patients with clear cell renal cell carcinoma treated with radical nephrectomy based on tumor stage, size, grade and necrosis: the SSIGN score [J]. The Journal of Urology, 2002, 168(6): 2395−2400.

[114] Ficarra V, Martignoni G, Lohse C, et al. External validation of the Mayo Clinic Stage, Size, Grade and Necrosis (SSIGN) score to predict cancer specific survival using a European series of conventional renal cell carcinoma [J]. The Journal of Urology, 2006, 175(4): 1235−1239.

［115］ Zigeuner R, Hutterer G, Chromecki T, et al. External validation of the Mayo Clinic stage, size, grade, and necrosis (SSIGN) score for clear-cell renal cell carcinoma in a single European centre applying routine pathology［J］. European Urology, 2010, 57(1): 102-111.

［116］ Motzer R J, Bander N H, Nanus D M. Renal-cell carcinoma［J］. N Engl J Med, 1996, 335(12): 865-875.

［117］ Motzer R J, Hutson T E, Tomczak P, et al. Overall survival and updated results for sunitinib compared with interferon alfa in patients with metastatic renal cell carcinoma［J］. J Clin Oncol, 2009, 27(22): 3584-3590.

［118］ Escudier B, Eisen T, Stadler W M, et al. Sorafenib for treatment of renal cell carcinoma: final ef ficacy and safety results of the phase Ⅲ treatment approaches in renal cancer global evaluation trial ［J］. J Clin Oncol, 2009, 27(20): 3312-3318.

［119］ Sternberg C N, Davis I D, Mardiak J, et al. Pazopanib in locally advanced or metastatic renal cell carcinoma: results of a randomized phase Ⅲ trial［J］. J Clin Oncol, 2010, 28(6): 1061-1068.

［120］ Escudier B, Bellmunt J, Negrier S, et al. Phase Ⅲ trial of bevacizumab plus interferon alfa-2a in patients with metastatic renal cell carcinoma (AVOREN): final analysis of overall survival［J］. J Clin Oncol, 2010, 28(13): 2144-2150.

［121］ Rini B I, Halabi S, Rosenberg J E, et al. Phase Ⅲ trial of bevacizumab plus interferon alfa versus interferon alfa monotherapy in patients with metastatic renal cell carcinoma: final results of CALGB 90206［J］. J Clin Oncol, 2010, 28(13): 2137-2143.

［122］ Hudes G, Carducci M, Tomczak P, et al. Temsirolimus, interferon alfa, or both for advanced renal-cell carcinoma［J］. N Engl J Med, 2007, 356(22): 2271-2281.

［123］ Motzer R J, Escudier B, Oudard S, et al. Phase 3 trial of everolimus for metastatic renal cell carcinoma: final results and analysis of prognostic factors［J］. Cancer, 2010, 116(18): 4256-4265.

［124］ Motzer R J, Hutson T E, Cella D, et al. Pazopanib versus sunitinib in metastatic renal-cell carcinoma［J］. N Engl J Med, 2013, 369(8): 722-731.

［125］ Guinan P, Sobin L H, Algaba F, et al. TNM staging of renal cell carcinoma: workgroup no. 3. Union International Contre le Cancer (UICC) and the American Joint Committee on Cancer (AJCC) ［J］. Cancer, 1997, 80(5): 992-993.

［126］ Vickers M M, Heng D Y, Prognostic Factors in Advanced Renal Cell Carcinoma［M］//Campbell SC, Rini BI, eds. Renal Cell Carcinoma 1st ed. NewYork: Humana Press, 2013, 249-255.

［127］ Motzer R J, Bacik J, Murphy B A, et al. Interferon-alfa as a comparative treatment for clinical trials of new therapies against advanced renal cell carcinoma［J］. J Clin Oncol, 2002, 20(1): 289-296.

［128］ Negrier S, Escudier B, Gomez F, et al. Prognostic factors of survival and rapid progression in 782 patients with metastatic renal carcinomas treated by cytokines: a report from the Groupe Francais d'Immunotherapie［J］. Ann Oncol, 2002, 13(9): 1460-1468.

［129］ Royston P, Bacik J, Elson P, et al. A consensus prognostic factor model for survival in patients with metastatic renal cell carcinoma: a Kidney Cancer Association's International Kidney Cancer Working Group (IKCWG) study［J］. J Clin Oncol, 2007, 25 (Suppl 18).

［130］ Choueiri T K, Rini B, Garcia J A, et al. Prognostic factors associated with long-term survival in previously untreated metastatic renal cell carcinoma［J］. Ann Oncol, 2007, 18(2): 249-255.

［131］ Heng D Y, Xie W, Regan M M, et al. Prognostic factors for overall survival in patients with metastatic renal cell carcinoma treated with vascular endothelial growth factor-targeted agents: results from a large, multicenter study［J］. J Clin Oncol, 2009, 27(34): 5794-5799.

［132］ Patil S, Figlin R A, Hutson T E, et al. Prognostic factors for progression-free and overall survival with sunitinib targeted therapy and with cytokine as first-line therapy in patients with metastatic renal cell carcinoma［J］. Ann Oncol, 2011, 22(2): 295-300.

［133］ Manola J, Royston P, Elson P, et al. Prognostic model for survival in patients with metastatic renal cell carcinoma: results from the international kidney cancer working group［J］. Clin Cancer Res, 2011, 17: 5443-5450.

［134］ Motzer R J, Mazumdar M, Bacik J, et al. Survival and prognostic strati fication of 670 patients with advanced renal cell carcinoma ［J］. J Clin Oncol, 1999, 17(8): 2530-2540.

［135］ Mekhail T M, Abou-Jawde R M, Boumerhi G, et al. Validation and extension of the Memorial Sloan-Kettering prognostic factors model for survival in patients with previously untreated metastatic renal cell carcinoma［J］. J Clin Oncol, 2005, 23(4): 832-841.

［136］ Mohle R, Green D, Moore M A, et al. Constitutive production and thrombin-induced release of vascular endothelial growth factor by human mega-karyocytes and platelets［J］. Proc Natl Acad Sci USA, 1997, 94(2): 663-668.

［137］ O'Byrne K J, Dobbs N, Propper D, et al. Vascular endothelial growth factor platelet counts, and prognosis in renal cancer［J］. Lancet, 1999, 353(9163): 1494-1495.

［138］ Donskov F, von der Maase H. Impact of immune parameters on long-term survival in metastatic renal cell carcinoma［J］. J Clin Oncol, 2006, 24(13): 1997-2005.

［139］ Heng D Y, Xie W, Regan M M, et al. Harshman LC, External validation and comparison with other models of the International Metastatic Renal-Cell Carcinoma Database Consortium prognostic model: a population-based study[J]. Lancet Oncol, 2013, 14(2): 141−148.

[140] Tran H T, Liu Y, Zurita A J, et al. Prognostic or predictive plasma cytokines and angiogenic factors for patients treated with pazopanib for metastatic renal-cell cancer: a retrospective analysis of phase 2 and phase 3 trials[J]. Lancet Oncol, 2012, 13: 827.

[141] Zurita A J, Jonasch E, Wang X, et al. A cytokine and angiogenic factor (CAF) analysis in plasma for selection of sorafenib therapy in patients with metastatic renal cell carcinoma[J]. Ann Oncol, 2012, 23: 46.

[142] Garcia-Roig M, Ortiz N, Lokeshwar V. Molecular marker for predicting treatment response in advanced renal cell carcinoma: does the promise fulfill clinical need?[J]. Curr Urol Rep, 2014,15(1): 375.

[143] McKay R R, Kroeger N, Xie W, et al. Impact of bone and liver metastases on patients with renal cell carcinoma treated with targeted therapy[J]. Eur Urol, 2014, 65: 577−584.

[144] Mathieu R, Pignot G, Ingles A, et al. Nephrectomy improves overall survival in patients with metastatic renal cell carcinoma in cases of favorable MSKCC or ECOG prognostic features[J]. Urol Oncol, 2015, 33: 339.

[145] Patel S P, Kurzrock R. PD−L1 expression as a predictive biomarker in cancer immunotherapy[J]. Cancer Ther, 2015, 14: 847−856.

[146] Donskov F, Michaelson M D, Puzanov I, et al. Sunitinib-associated hypertension and neutropenia as efficacy biomarkers in metastatic renal cell carcinoma patients[J]. British Journal of Cancer, 2015, 113(11): 1571−1580.

[147] Di Fiore F, Rigal O, Menager C, et al. Severe clinical toxicities are correlated with survival in patients with advanced renal cell carcinoma treated with sunitinib and sorafenib[J]. Br J Cancer, 2011, 105: 1811−1813.

第十三章
良性肾肿瘤

最近20多年来，随着超声、CT、MRI等影像学技术的迅猛发展，许多原本很难发现的肾肿瘤在体检时被偶然发现，而术后病理学证实很多为良性肿瘤。最近一篇文献统计了2003～2011年26项有关肾肿瘤的研究，患者总数27 272人，术后病理证实为良性肿瘤的比例平均为14.5%，既往研究也证实了良性肾肿瘤在肾实质占位中占有相当大的比例。除了影像学上有十分明确的特征，比如CT或MRI发现肿块中有确切的脂肪信号提示肿块为肾血管平滑肌脂肪瘤，或单纯性囊肿CT显示有光滑的囊壁且无强化表现，其余大部分情况下肾肿瘤必须在手术治疗后根据病理切片来明确其性质。经皮肾肿块穿刺活检越来越得到人们的重视，成为术前发现、诊断肾脏肿块良恶性的重要手段，特别是随着近些年来组织病理学、免疫组化以及细胞遗传学的迅速发展，经皮肾脏肿块穿刺活检的准确度和灵敏度有了较大的提高。但因为担心种植转移、出血等风险，肾肿瘤穿刺活检并未被广泛推广。

从组织学上来说，良性肾肿瘤是一类具有异质性的大家族，种类繁多。2004年WHO按照其组织来源与组织病理学进行了分类，大致将肾肿瘤分为肾细胞肿瘤、后肾肿瘤、肾间叶性肿瘤以及混合性上皮和间质肿瘤。本章将介绍几种目前最为常见的良性肾肿瘤，重点介绍其临床表现、影像学表现、治疗介入的指征及方法。

一、肾囊肿

肾脏是人体最容易发生囊肿的器官之一，可单侧或双侧发病，因此肾囊肿也是最为常见的肾占位性病变，在50岁以上的人群中约50%都有或大或小的良性单纯性肾囊肿。单纯性肾囊肿绝大多数并无任何临床症状，也不足为害，但随着近年来医学影像学的发展，超声检查广泛应用于健康体检，肾囊肿的发现率大为提高，怎样将其与其他肾肿瘤鉴别也显得越发重要。

肾脏囊性病变是一大类疾病，大致可以分为以下几类：① 单纯性肾囊肿。② 复杂性肾囊肿。③ 囊性肾细胞癌。④ von Hippel-Lindau (VHL) 病。⑤ 肾囊腺瘤。⑥ 常染色体显性遗传的多囊肾病 (autosomal dominant polycystic kidney disease, ADPKD)。⑦ 常染色体隐性遗传的多囊肾病 (autosomal recessive polycystic kidney disease, ARPKD)。⑧ 先天性肾病综合征等。本节主要讨论单纯性肾囊肿的诊断与治疗，复杂性肾囊肿、囊性肾细胞癌、von Hippel-Lindau (VHL) 病将放在相关章节讨论。

单纯性肾囊肿都是良性病变，其发生率随年龄的增长而升高，一般临床上并无明显的不适症状，因此一般都是体检时偶然发现的。单纯性肾囊肿可分为肾皮质囊肿和肾盂旁囊肿，可发生在单侧也可发生在双侧，可以是单发的也可以是多发的。

肾皮质囊肿的发病机制并不清楚，但有证据显示其可能来源于肾小管结构。肾皮质囊肿可位于肾脏皮质、皮髓质交界或髓质。肾盂旁囊肿则位于肾门部，但并不与肾脏集合系统相连，其病理学来源可能为淋巴管或胚胎残留组织，囊肿中往往含有稻草色的囊液。多发的肾盂旁囊肿可与肾积水相混淆。

单纯性肾囊肿往往无任何临床症状，少数可能因为囊肿内出血或囊肿压迫尿路引起症状，其发生依赖于囊肿的大小和位置。单纯性肾囊肿也有可能引起发热和腰痛等感染症状，此时应与肾盂肾炎和肾脓肿相鉴别。

单纯性肾囊肿在CT上往往表现为界限清楚、均一的圆形囊性占位，囊壁很薄，无钙化、增厚或结节,静脉注射造影剂后无强化。肾囊肿的密度一般在 10 ~ 20 Hu,也就是水在CT成像中的密度。

由于肾囊肿发病率较高,必须严格掌握外科治疗的指征,避免肾囊肿的无效治疗或过度治疗。原则上出现下述情况可以考虑外科手术:① 肾囊肿体积大,张力高,影像学上有囊肿张力大的改变,并且囊内压力大引起部位明确的胀痛,且影响正常生活。② 肾囊肿特别是肾盂旁囊肿压迫集合系统,继发肾结石、肾盂感染、肾积水,产生明确临床症状,或影响肾功能等。临床常以囊肿直径大于 4 cm 作为手术的标准,但作者认为只有囊肿直径大于 4 cm,并且伴有上述临床情况者才具有相对手术指征。无症状肾囊肿不会引起严重的后果,可以定期随访观察。

单纯性肾囊肿的临床处理主要是超声引导下经皮肾囊肿抽吸术和腹腔镜下肾囊肿去顶术。单纯经皮肾囊肿抽吸术的疗效不佳,常在吸净囊液后向肾囊肿腔内注入无水乙醇等硬化剂,烧灼囊壁减少术后复发。单纯性肾囊肿手术相对比较简单,但是临床医师在处理肾囊肿时要注意以下几个问题,否则会酿成严重并发症或延误治疗。

1. 肾盏源性囊肿 在处理单纯性肾囊肿时必须要与肾盏源性囊肿鉴别。肾盏源性囊肿是肾小盏的漏斗部狭窄引起肾小盏扩张积水,但是该囊肿具有分泌尿液功能,而且囊肿与肾集合系统相通。在影像学上单以超声影像难以鉴别,增强CT排泄相单纯性肾囊肿内无增强,而肾盏源性囊肿内囊液有增强。临床上仅依据超声影像诊断处理肾囊肿有一定风险。如果是肾盏源性囊肿采取经皮肾囊肿抽吸术,吸净囊液后,囊腔注入无水乙醇等硬化剂烧灼囊壁,无水乙醇等硬化剂将顺肾小盏的漏斗部流入肾盂输尿管,破坏集合系统,造成术后集合系统狭窄或闭锁,使患肾功能受损。如果采取腹腔镜下肾囊肿去顶术,则术后囊壁继续分泌尿液导致较长时间漏尿或肾周积液,继发感染引起肾周积脓。

2. 重复肾 肾重复畸形为双肾盂畸形,是一种由于胚胎期输尿管芽发育异常导致的先天性泌尿系统畸形,发病率在 0.8% 左右。肾重复畸形常伴有输尿管或肾脏的其他畸形,常见的有输尿管开口异位、输尿管开口囊肿、上半肾发育不良、膀胱输尿管反流和肾盂输尿管交界处狭窄等。肾重复畸形主要引起上半肾发育不良、肾积水、肾功能下降,容易与肾囊肿混淆。临床上单以超声影像学诊断难以鉴别,CTU 或 MRU 可以显示双肾盂畸形。如果将重复肾作为单纯性肾囊肿处理,会出现与肾盏源性囊肿处理类似的并发症。

3. 囊性肾细胞癌 囊性肾细胞癌的诊断与鉴别诊断详见相关章节,在处理肾囊肿时要有"该囊肿可能是囊性肾细胞癌"的概念。在超声引导下经皮肾囊肿抽吸术中,抽吸出的囊液若为血性液体,需停止治疗,行CT和MRI排除囊性肾细胞癌。在腹腔镜下肾囊肿去顶术中,吸净囊液后镜头要伸到囊腔内,观察囊壁是否光整,如果囊壁有结节,要做活检送病理,排除囊性肾细胞癌。对于临床上不能排除囊性肾细胞癌的患者不能只行囊肿去顶术,而应囊肿完整切除。

二、肾血管平滑肌脂肪瘤

肾血管平滑肌脂肪瘤 (renal angiomyolipoma, RAML) 也称肾错构瘤,是最为常见的来自肾间叶组织的良性肿瘤。顾名思义,肾血管平滑肌脂肪瘤由血管、平滑肌以及脂肪组织构成,最新研究将其归为血管周上皮样细胞肿瘤 (neoplasms of perivascular epithelioid cells, PEComas)。这种肿瘤在1911年被Fischer首先发现,并于1951年被Morgan命名,其尸检的发病率为 0.3%,在人群中超声筛查的发病率为

0.13%。由于女性多发且青春期前极为罕见,因此推测其生长是激素依赖性的,有研究发现RAML瘤体中高度表达雌激素受体β,也印证了这一点。

在过去,RAML往往都是在出现症状之后才被诊断出来,其常见的体征和症状主要包括:腰痛、血尿、可触及的肿块和低血容量性休克,以及一些比较隐蔽的症状如贫血和高血压。其最为严重的并发症为腹膜后大出血,又称Wunderlich综合征,如果没有及时诊断和治疗,将会危及患者的生命。

RAML与结节性硬化症有很密切的关系,30%～50%的RAML患者都合并这种疾病。结节性硬化症是一种以智力迟钝、癫痫、皮脂腺腺瘤为特征的常染色体显性遗传病,反之,80%的结节性硬化症的患者会发生RAML。是否合并结节性硬化症,RAML的临床表现也有所不同。合并结节性硬化症的患者多为30～40岁的年轻女性,RAML往往没有特殊不适主诉,多为影像学检查偶尔发现。而不合并结节性硬化症的患者年龄往往偏大(多为40～60岁),同样也是多发于女性。这类患者常有腰痛、血尿、肿块等症状出现,有大约25%的风险发生肿瘤的破裂出血。

RAML的临床表现与瘤体各构成成分的比例以及瘤体的大小同样关系密切。部分RAML病例中,其瘤体含有丰富的畸形血管成分,且这些血管的血管壁较脆,极易形成动脉瘤或引起出血。如果瘤体直径大于4 cm,或者合并直径大于5 mm的动脉瘤形成,则肿瘤发生出血的风险也会大大增加。

虽然RAML被公认为良性肿瘤,但仍有恶性生物学行为的病例报道,包括肾门淋巴结、腹膜后腔、肝等处出现病灶或直接扩散至静脉系统。许多RAML病灶组织中表现为局限的细胞异性(称为上皮样肾血管平滑肌脂肪瘤),还需根据肿瘤中脂肪、血管和平滑肌组织的相对含量与一些肉瘤亚型相鉴别,如纤维肉瘤、平滑肌肉瘤和脂肪肉瘤等。黑色素瘤抗体(HMB-45)在RAML中的梭形肌细胞上呈特征性的阳性表达,也可以用来与肉瘤相鉴别。

由于瘤体中脂肪成分的存在,RAML的影像学表现十分具有特征性,RAML也是唯一通过影像学检查即可确诊的肾脏良性肿瘤。CT扫描是目前诊断RAML最有效和最可靠的手段,当CT在肾脏病变中发现即使极微量的脂肪组织(CT值为-20 Hu或更低)时,基本上可以排除肾细胞癌的诊断而考虑RAML(图13-1A)。而MRI则是通过脂肪抑制序列进行诊断,脂肪组织在MRI脂肪抑制序列中表现为被抑制的信号,从而发现肾脏病变中的脂肪组织而诊断RAML(图13-1B、图13-1C)。研究发现,如果肾脏肿块中包含CT值小于-20 Hu的像素大于20个或者包含CT值小于-30 Hu的像素大于5个,其诊断为错构瘤的预测准确率可达100%。

即使有脂肪信号作为诊断标志物,但个别情况下仅依靠影像学不能完全确诊,主要包括以下几种情形。① 大体积的RAML与脂肪肉瘤相混淆。② 与含脂肪组织的肾细胞癌相混淆。③ 乏脂肪RAML误诊为肾细胞癌。其中①和②都是很罕见的

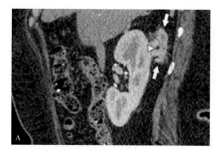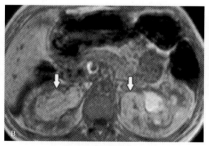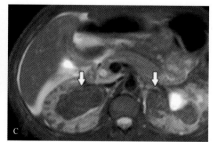

图13-1 肾血管平滑肌脂肪瘤的影像学表现
A. 58岁女性RAML患者,增强CT显示肾脏一外生性肿瘤并包含极少量脂肪组织(箭头所示);B、C. 38岁结节性硬化症合并RAML患者MRI影像,B为T1WI成像,显示脂肪高信号,C为T2WI脂肪抑制序列,显示脂肪受抑制呈低信号

情况,国际上也只有少数几例病例报道,最为常见的诊断问题是第三点。大约4.5%的RAML在其影像学检查中找不到明显的脂肪信号,即所谓的乏脂肪RAML,这就使其与肾细胞癌等肾脏占位性病变很难鉴别(图13-2)。Lane及其同事通过研究发现乏脂肪RAML通常为单发,体积较小且多发生于老年女性患者。而另一项研究则显示在双回波化学移位FLASH MRI中,RAML的增强与肾细胞癌相比显得更加均匀且强度更强(具体鉴别要点详见"第三章 肾肿瘤影像学")。

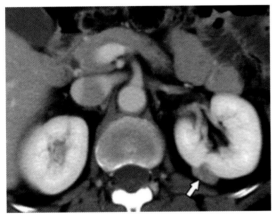

图13-2 乏脂肪RAML的CT影像

患者,女性,55岁。体检发现左肾占位,增强CT显示左肾外生性软组织肿块,CT影像上未见脂肪成分。患者行左肾部分切除术,术后病理组织学检查为AML

一旦出现上述不能确诊的情况,大多数患者都将按照恶性肾肿瘤的处理方式进行治疗。然而这些模棱两可的影像学特征也会促使一些较为细心的泌尿外科医师考虑治疗前先行穿刺活检以确诊,因此经皮肾肿块穿刺活检在这类病例中的应用越来越多,因为从肿块中心取材进行病理学检查对于诊断RAML而言比影像学更为准确。

1. 肾错构瘤的处理 RAML极少恶变,治疗需考虑到其自然病程以及疾病本身的特点,如肿瘤的大小、是否存在症状以及患者的状态,特别是出血的危险。一般来讲,有症状的肿瘤一般直径也较大,多数研究将直径4 cm作为临界值,随访中发现肿瘤直径大于4 cm的患者其出现症状的比例以及肿瘤生长发展的速度均比肿瘤直径小于4 cm的患者要高。肿瘤直径小于4 cm的患者只须观察随访,每半年到1年复查影像学检查(如B超和CT等)。对于较大的肿瘤或有临床症状的肿瘤,往往需要外科干预,特别是育龄期妇女或无条件进行随访观察和急诊处理的患者,需要更为积极的处理,以免肿瘤出血危及生命。在处理RAML时还要考虑患肾和对侧肾的肾功能以及全身健康情况。

AML最大的危害是肿瘤出血,特别当肿瘤直径大于8 cm。临床上无症状且小于4 cm的AML一般无须干预;直径介于4 ~ 8 cm的AML需要密切随访评估,如果肿瘤大小或症状有显著改变,应做好及时干预的准备;对于直径>8 cm的AML,不论是否伴有临床症状,均应建议手术干预。

2. 药物靶向治疗 药物保守治疗适用于有结节性硬化症(TSC)合并RAML的患者。对于无症状但肿瘤连续生长且直径>3 cm的患者,新的诊疗指南推荐一线选择mTOR抑制剂治疗,选择性栓塞或肾部分切除术作为二线治疗。正常状态下肿瘤抑制基因TSC1/TSC2编码的蛋白复合物可从上游抑制细胞生长调节因子为哺乳动物雷帕霉素靶蛋白(mTOR)的活性。结节性硬化症患者由于TSC1/TSC2突变使mTOR活性上调,促使细胞过度增殖,形成肿瘤样变。雷帕霉素(Rapamycin)和依维莫司(Everolimus,雷帕霉素的羟乙基衍生物)是mTOR抑制剂。除了免疫抑制作用外,它们能持续抑制mTOR靶点,达到抑制肿瘤生长与增殖、抑制肿瘤营养代谢和抑制肿瘤新生血管形成等抗肿瘤作用。mTOR在国外已被批准用于治疗晚期肾细胞癌、乳腺癌、不能外科切除的进展性或转移性胰腺神经内分泌瘤以及伴有结节性硬化症(TSC)的室管膜下巨细胞星形细胞瘤(SEGA);在我国也已被批准用于晚期肾细胞癌。雷帕霉素或依维莫司可直接抑制mTOR活性,使RAML停止增长或体积缩小。有研究表明,应用雷帕霉素后使RAML体积缩小38% ~ 95%,也可作为保留肾单位切除术的新辅助治疗。2013年3月,Bissler等发表了mTOR

抑制剂依维莫司治疗 TSC 相关 RAML 的 Ⅲ 期临床研究 (EXIST-2) 结果,显示依维莫司治疗有临床获益。在这项多中心、随机、双盲、安慰剂对照研究中,入组 118 例合并 TSC 或肺淋巴管肌瘤病的 RAML 患者,随机接受依维莫司 (n=79) 或安慰剂 (n=39) 治疗。6 个月时依维莫司治疗组有 42% 的患者肿瘤体积缩小≥50%,而安慰剂组为 0 ($P < 0.01$)。接受依维莫司治疗的患者有 95% 出现肿瘤不同程度缩小。这一结果说明选择 mTOR 抑制剂 (依维莫司) 治疗 TSC 合并 RAML 是有效并且安全的。

从不良事件来看,不同临床试验报道的药物相关不良事件发生率及严重程度不同,主要有感染、胃炎、皮疹、腹泻、疲倦、口腔炎、贫血等症状,一般经对症治疗或经暂时性减量或停药后可缓解。

3. 选择性血管栓塞治疗　单纯选择性肾动脉栓塞治疗 RAML 可以最大限度地保留正常肾实质,安全简单且痛苦较小。栓塞在临床上被越来越广泛地应用于 RAML 的治疗,并取得了良好的疗效,对破裂出血的患者,其止血成功率为 83% ～ 100%,且在长期随访中,肿瘤体积可缩小 57% ～ 80%。选择性动脉栓塞对双侧多发性 RAML 和孤立 RAML 的治疗有着重要的意义。RAML 血管丰富且脆弱,一旦破裂出血后难以用结扎或缝扎方法控制,但导致出血的部分对栓塞较敏感,可预防出血或对发生自发性破裂出血的 RAML 进行止血。体积巨大者 (有报告最大 26 cm) 可采取术前选择性血管栓塞来减少术中出血。选择性血管栓塞也可作为全身基础情况较差而不能耐受手术患者的姑息治疗。根据新版的 TSC 诊疗共识,当 RAML 出现急性出血时,首选选择性肾动脉栓塞联合皮质激素治疗,尽量避免全肾切除。

栓塞的材料很多,宜选用直径较小的永久栓塞剂,如海藻酸钠或聚乙烯醇颗粒 (PVA) 等,以彻底栓塞肿瘤血管床,使瘤体缺血坏死。碘化油是液态栓塞材料,能进入肿瘤血管的细小分支将其栓塞,且作用较温和,即使少量反流入其他组织,一般不会造成严重损害。微弹簧圈是长效栓塞材料,能保证其长远疗效,且定位准确。采用微导管送入,能尽量避

免对正常肾组织的损伤。多种栓塞材料相结合,能充分发挥各自优势,彻底栓塞肿瘤的供血动脉。对于肿瘤的破裂部分,可用弹簧圈将其栓塞;对于肿瘤未破裂的部分,首先注入适量碘化油,再以弹簧圈栓塞。也有学者使用平阳霉素+碘油、无水乙醇栓塞治疗,亦取得满意疗效。

约 85% 的患者会发生栓塞后综合征,表现为:腰腹剧痛、恶心、呕吐、发热 (可高达 39.5℃)、白细胞增多,一般由炎性介质引起而非感染所致。经对症治疗后可恢复,反应严重、持续时间长者采用激素治疗有效。栓塞的并发症约为 10%,可有再次出血 (2%) 以及被栓塞的瘤体液化坏死继发感染和脓肿形成 (5%) 和胸腔积液 (3%) 等,可经皮穿刺引流处理。

4. 手术治疗　手术治疗多采取保留肾单位的方法,包括肿瘤剜除术和肾部分切除 (PN),但下列情况可考虑肾切除:当整个肾脏完全被 RAML 所替代;孤立的肿瘤体积巨大或位于肾门行肾部分切除的风险太大;生长速度类似恶性肿瘤,且术中冷冻病理报告不能排除恶性的肿瘤;少部分 RAML 患者并发自发性破裂出血,瘤体出血后,组织充血水肿,瘤体与肾组织界限模糊不清,只能行肾切除术,特别是行选择性动脉栓塞失败因而需要行肾切除来控制出血的患者。一般情况下,手术切除不适用于双侧、多发性或融合性 RAML 病灶。而在手术切除或栓塞治疗后,肿瘤仍有可能继续生长或复发。

RAML 是肾脏的良性肿瘤,PN 是 RAML 治疗的主要手段。RAML 行 PN 有其特殊性,作者的临床经验如下。

(1) 无论肿瘤有多大,肿瘤与正常肾脏组织通常有蒂连接,靠肾脏为其提供血供。只要控制和切断连接的蒂,其余部分界限清晰,肿瘤能完全剥离切除。因而肾切除在绝大多数 RAML 的治疗上是不必要的 (图 13-3)。

(2) 位于肾脏背侧和上极的肿瘤其生长常常受到限制,而位于腹侧和下极的肿瘤通常因空间上不受限制而形成较大的瘤体。RAML 的生长形式有外向性生长和内向性生长两种,后者表现为肿瘤与

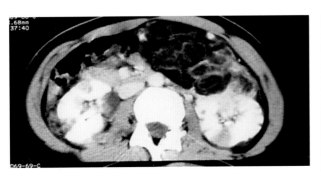

图13-3 双肾RAML,其中左肾巨大RAML可见蒂部与肾实质相连

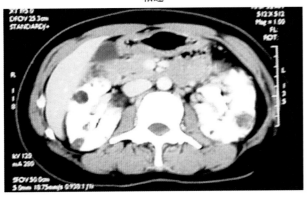

图13-4 双肾多发RAML,大多数呈内向性生长

正常肾脏共肾脏包膜,在包膜下肿瘤与肾脏有蒂相连。切开肾包膜可以找到肿瘤与肾脏实质的清晰界限(图13-4)。

(3)选择手术路径的原则是如何快速地控制肾动脉和方便游离肾脏,游离肿瘤只在前面两项操作后,切断肿瘤蒂,缝合肾脏创面后再游离切除。因此,多数患者经腰途径或许更加合理,因为经腰途径肾的暴露更加清晰,从而处理肿瘤蒂部变得更加容易。如图13-5这一例患者的肾脏上生长有3个直径超过4.5 cm的RAML,其中一个瘤体直径>25 cm向腹腔内生长并越过腹中线,我们选择经腰途径使得肿瘤蒂的暴露以及后续巨大瘤体的摘除都变得简单易行(图13-5)。

(4)肾细胞癌与正常肾组织间存在假包膜,而RAML与肾实质之间通畅没有明显的界面。RAML是良性肿瘤,组织如"豆渣"状,在肿瘤与肾实质界面将RAML剜除即可,不需要像肾细胞癌那样在肿瘤外0.5～1 cm切除肿瘤。作者报道过42例RAML术后12年临床观察结果,在所有的随访病例中,没有局部复发。

(5)肿瘤内的出血及缺血性坏死可能会导致瘤体周围严重的炎性粘连,特别是有过出血史的RAML,术中需要小心分离以免损伤周围脏器。

(6)根据报道,RAML伴结节硬化症患者伴发肾细胞癌的发生率为1%～3%,因此NSS术中应注意排除肾细胞癌的可能。

(7)巨大RAML行PN术前要行DSA或CTA,确定肾动脉有无变异以及肿瘤的血供(图13-6),利于手术中减少出血量。

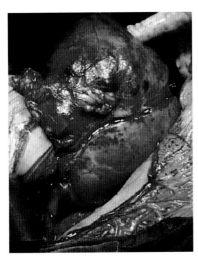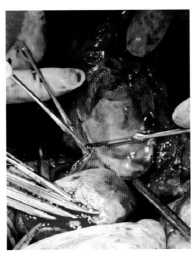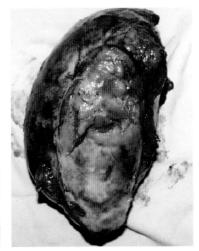

图13-5 经腰途径暴露肿瘤蒂,摘除巨大瘤体

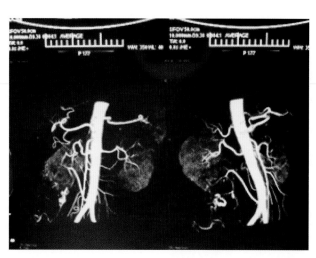

图13-6 右肾RAML的术前CTA,可见瘤体周围多发曲张血管,部分动脉呈动脉瘤样改变

三、肾嗜酸细胞腺瘤

肾嗜酸细胞腺瘤是肾脏上皮来源的肿瘤,占全部肾肿瘤的3%～7%,是由Zippel于1942年首次发现的。但直到1976年Klein和Valensi报道了13例肾嗜酸细胞腺瘤的病例之后,其良性特征和诊断标准才被确定下来。肾嗜酸细胞腺瘤肉眼观察呈亮褐色或黄褐色,均质,界限清楚,但没有真包膜,超过33%的肿瘤会出现中央星状瘢痕,但缺乏明显的坏死或血管过度生长(图13-7A)。目前一般认为肾嗜酸细胞腺瘤的组织来源是集合管的闰细胞,显微镜下可见主要为均质圆形或多角形的嗜酸细胞,大部分呈巢状或类细胞器样生长(图13-7B)。

1. 临床表现 肾嗜酸细胞腺瘤大部分为体检

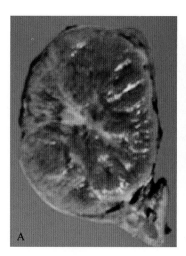
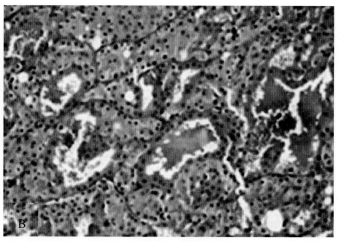

图13-7 肾嗜酸细胞腺瘤的大体观和镜下病理表现
A. 肾嗜酸细胞腺瘤大体标本,中央可见星状瘢痕;B. 肾嗜酸细胞腺瘤镜下可见大量嗜酸细胞呈巢状排列

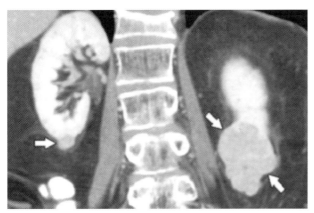

图 13-8 双肾嗜酸细胞腺瘤
患者为 72 岁男性,患有遗传性嗜酸细胞瘤综合征,其 CT 可见双侧肾脏、多发的实质性占位(箭头所示)

时偶然发现,并无临床症状,也有少部分患者会出现腰痛、肉眼或镜下血尿以及体重减轻等情况。肾嗜酸细胞腺瘤在男性、老年人多发,男女发病比例为 (2～3):1,其发病高峰年龄为 70 岁。大多数肾嗜酸细胞腺瘤为单发肿瘤,但在一些遗传性综合征 (如 BirtHogg-Dubé 综合征) 中也可以呈现双侧、多发的肾嗜酸细胞腺瘤 (图 13-8)。

肾嗜酸细胞腺瘤的良性特征是比较明确的,虽然也有文献报道肾嗜酸细胞腺瘤呈恶性生长的表现,但有很大的可能是将其与肾嫌色细胞癌的嗜酸性类型混淆了,或者同时并发了其他肾脏恶性肿瘤。

2. 影像学表现　肾嗜酸细胞腺瘤的影像学表现

与肾透明细胞癌十分相像,单纯通过影像学检查很难鉴别这两种肾肿瘤。其典型的影像学特征包括轮辐状的滋养动脉 (发生率为 17%～80%) 以及肿瘤中央的纤维性坏死 (发生率为 6.7%～50%) (图 13-9),然而这些影像学特征在肾透明细胞癌中也会存在。

3. 肾嗜酸细胞腺瘤的治疗　前文提到,肾嗜酸细胞腺瘤的影像学表现与肾透明细胞癌十分相像,单纯通过影像学检查难以进行鉴别。肾嗜酸细胞腺瘤与肾透明细胞癌的发病年龄和性别比例相似,虽然大部分无临床症状,但目前通过体检发现、无任何临床症状的肾细胞癌同样很多见,而且肾嗜酸细胞腺瘤平均直径为 4～6 cm,与肾透明细胞癌也相似,因此很难鉴别。另一方面,细针穿刺活检行组织病理学检查同样很难将肾嗜酸细胞腺瘤与传统肾透明细胞癌、嗜色肾透明细胞癌以及肾嫌色细胞癌区别开,因此很少使用。而且,有文献报道肾嗜酸细胞腺瘤可能与肾透明细胞癌发生于同一病变部位,或同时发生于肾脏的不同部位,这也限制了穿刺活检的应用。

鉴于这些术前诊断手段的不确定性,治疗的选择应考虑肿瘤的临床特征。如果怀疑是嗜酸性细胞瘤,瘤体的大小和位置影响不大,应选择保留肾单位手术;如果采用消融治疗,尽管术前会常规会活检,但由于不确定性,仍要求长期随访;对于有家族史的患者,优先选择保留肾单位手术。

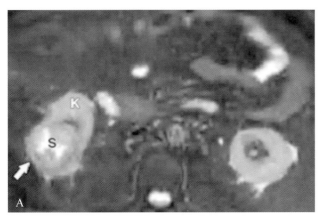

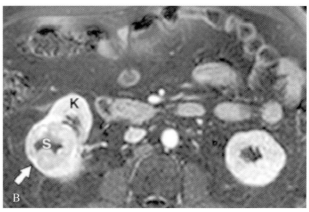

图 13-9 右肾嗜酸细胞腺瘤的 MRI 表现
患者为 64 岁男性,右肾占位,经组织学证实为肾嗜酸细胞腺瘤
A. T2WI 成像;B. T1WI 成像。K 代表肾脏,S 代表肿瘤中央的星形纤维性坏死

四、肾皮质腺瘤

肾皮质腺瘤是指体积小且明显为良性的肾皮质实质性病变,大部分肾皮质腺瘤都发现于尸检(尸检发现率为7%～23%)。肾皮质腺瘤的典型组织学表现是体积小且边界清晰,内部含有均质嗜碱或嗜酸性细胞,细胞核与细胞质特征相同,病变呈乳头管状或单纯乳头状方式生长(图13-10)。

肾皮质腺瘤的发病率随年龄的增长而增大,男女比例约为3 : 1,同时发现在VHL综合征、获得性肾囊性病晚期肾衰的患者以及吸烟人群中比较多见。绝大多数肾皮质腺瘤没有症状,且因直径小于1 cm而无法经影像学检查发现。

肾皮质腺瘤与分化较好的乳头状肾细胞癌具有相似的组织学特征,因此有研究认为这两者是同一肿瘤的不同发展阶段。过去一直以肿瘤大小来区分肾皮质腺瘤的良恶性,小于3 cm为腺瘤,大于3 cm为腺癌,现在则倾向于通过组织病理学表现来进行鉴别,凡是病理上发现透明细胞、核分裂相、多形性核等特征,即以乳头状肾细胞癌来对待。

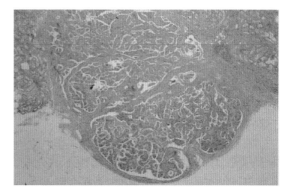

图13-10　肾皮质腺瘤典型的乳头状结构

五、后肾腺瘤

后肾腺瘤最早由Pages和Granier发现于1980年,而1995年Davis及其同事报道了50例类似病例,进行了更为深入的研究。

1. 临床表现　后肾腺瘤高发年龄为50～60岁,女性多发,发病率约为男性的2倍。后肾腺瘤一般为单发肿瘤,绝大部分患者并无特殊临床症状,为无意中发现,少数患者存在腹痛或血尿的症状。后肾腺瘤还有一个特征性的临床表现是红细胞增多症,大约出现在10%的患者中,但在手术切除肿瘤后,此症状也随之消失。

2. 影像学表现　后肾腺瘤在CT上一般表现为乏血供的、直径较大的肿瘤(图13-11),出血和坏死灶比较常见,大约20%的病例会出现钙化灶。在MRI检查中一般呈现T1WI成像时低信号,T2WI成

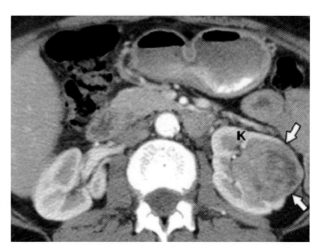

图13-11　左肾后肾腺瘤的影像学表现

患者为60岁女性,主诉为血尿。CT显示左肾1枚膨胀性生长肿块,术后病理为后肾腺瘤。K为肾脏

像时稍高信号。而在B超检查中则表现为膨胀性生长的低回声团块或高回声团块。纯粹囊性的后肾腺瘤非常少见。

3. 后肾腺瘤的治疗 一般认为后肾腺瘤的生物学行为是良性的，预后较好，无恶性潜能，但也曾有后肾腺瘤发生转移的报道。诊断后肾腺瘤应结合患者的病史，但主要还是依靠病理。考虑到其潜在的恶性可能，多数患者仍应行手术治疗。

六、肾平滑肌瘤

肾平滑肌瘤是比较少见的肾脏良性肿瘤，成人多发，多为偶然发现，也可有腹痛、血尿等临床表现。大多数肾平滑肌瘤来源于肾被膜，少数来源于肾盂或肾皮质。

肾平滑肌瘤的影像学表现通常为界限清晰的、均一的、外生性的单发性肿瘤（图13-12），肿瘤如果生长较大，则可能因为出血、囊性变或黏液性变而变得不均一。钙化在肾平滑肌瘤影像学表现中比较少见。

肾平滑肌瘤临床表现差异显著，影像学特征也多种多样，一些肾平滑肌瘤可被造影剂强化，很难与恶性肾肿瘤鉴别。肾平滑肌瘤多为梭形细胞肿瘤，显微镜下罕见有丝分裂和多形性核，有丝分裂增加或多形性显著时常提示可能为平滑肌肉瘤。对于体积较大的平滑肌瘤常采用根治性肾切除术，但对于位于肾脏外周、瘤体较小或明确为肾被膜来源的肿瘤可以考虑采用保留肾单位手术。

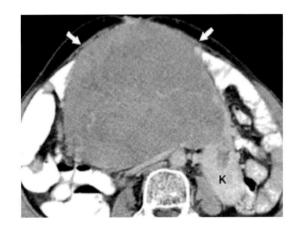

图13-12 肾平滑肌瘤的影像学表现
患者为43岁女性，CT显示左肾一个巨大、均质性的外生性肿瘤。K为肾脏

七、其他肾脏良性肿瘤

其他类型的肾脏良性肿瘤都比较少见，主要来源于肾脏及肾周间叶组织，如肾混合性上皮和间质肿瘤、血管瘤、淋巴管瘤、髓样纤维瘤等（图13-13A～图13-13D）。

肾球旁细胞瘤（又称肾素瘤）是另外一个比较罕见但却受人关注的肾脏良性肿瘤。肾球旁细胞瘤来源于肾小球入球小动脉旁细胞，发病高峰年龄为20～30岁，女性多发，发病率约为男性2倍。难以控制的高血压、高钾血症以及高血浆肾素活性是诊断肾球旁细胞瘤的主要依据，其影像学表现常为单发的、界限清晰的实质性肿块，直径一般小于3 cm，血供较少（图13-13E），这可能是因为肾素收缩血管的作用引起的。几乎所有肾球旁细胞瘤患者都可经手术治疗治愈，血压恢复正常，症状消失。

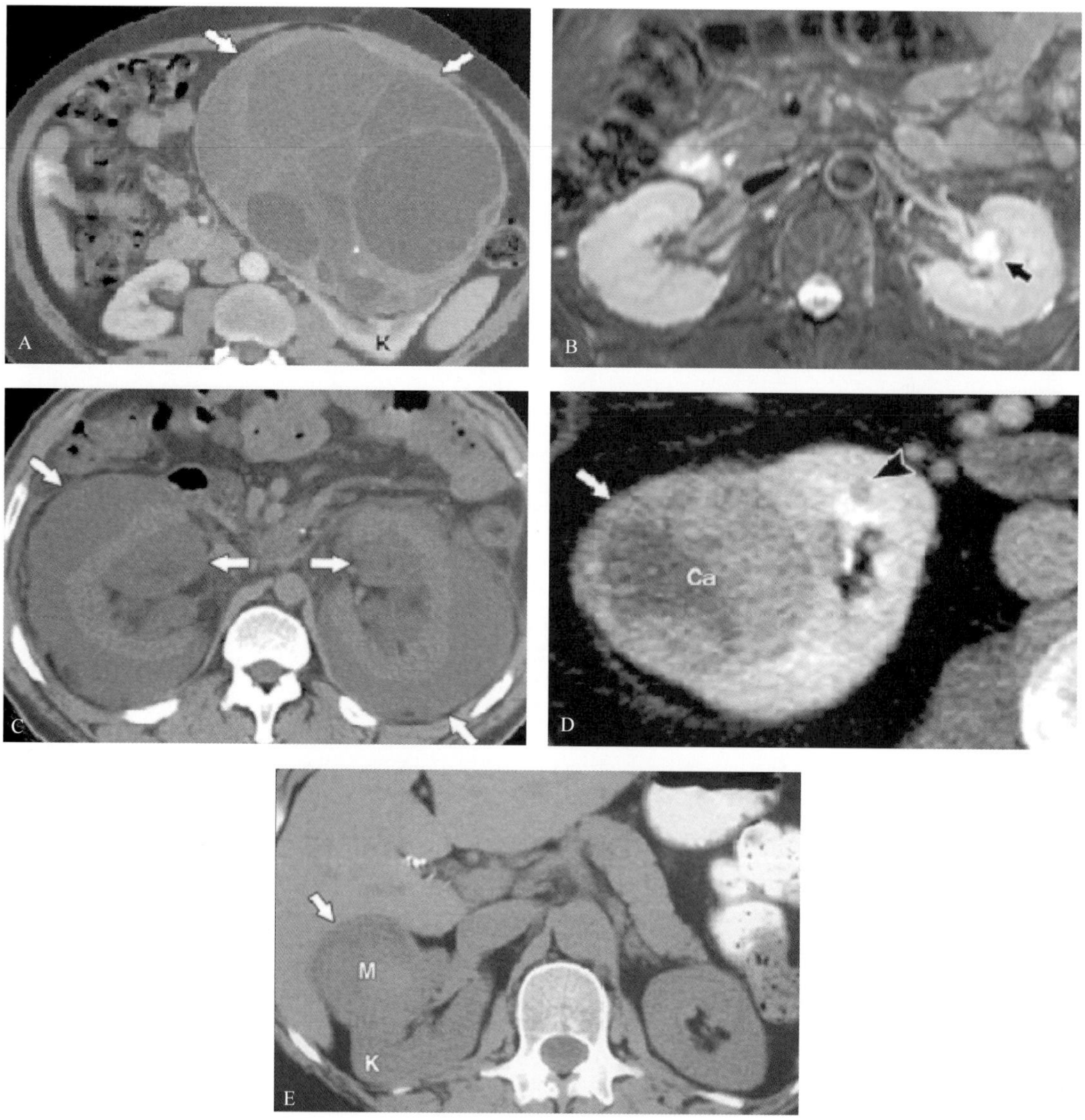

图13-13　各类少见型肾良性肿瘤的影像学表现

A. 左肾混合性上皮和间质肿瘤：患者为40岁女性，组织学证实为肾混合性上皮和间质肿瘤，影像学表现为左肾巨大复杂囊性占位；B. 左肾血管瘤：患者为60岁男性，主诉为血尿，组织学证实为血管瘤，MRI T2WI成像显示左肾高信号占位；C. 双肾淋巴管瘤：患者为47岁男性，双肾多发淋巴管瘤；D. 右肾髓样纤维瘤：患者为57岁女性，偶发性右肾髓样纤维瘤；E. 右肾肾球旁细胞瘤：患者为23岁女性，难治性高血压，组织学证实为AML（K为肾脏，M为肿瘤）

（黄吉炜　黄翼然）

参考文献

［1］ Hollingsworth J M, Miller D C, Daignault S, et al. Rising incidence of small renal masses: a need to reassess treatment effect［J］. J Natl Cancer Inst, 2006, 98: 1331-1334.

［2］ Corcoran A T, Russo P, Lowrance W T, et al. A review of

contemporary data on surgically resected renal masses-benign or malignant?［J］. Urology, 2013, 81(4): 707-713.

［3］ Beland M D, Mayo-Smith W W, Dupuy D E, et al. Diagnostic yield of 58 consecutive imaging-guided biopsies of solid renal masses:

should we biopsy all that are indeterminate? [J]. AJR, 2007, 188: 792-797.

[4] Maturen K E, Nghiem H V, Caoili E M, et al. Renal mass core biopsy: accuracy and impact on clinical management [J]. AJR, 2007, 188: 563-570.

[5] Vasudevan A, Davies R J, Shannon B A, et al. Incidental renal tumours: the frequency of benign lesions and the role of preoperative core biopsy [J]. BJU Int, 2006, 97: 946-949.

[6] Shah R B, Bakshi N, Hafez K S, et al. Image-guided biopsy in the evaluation of renal mass lesions in contemporary urological practice: indications, adequacy, clinical impact, and limitations of the pathological diagnosis [J]. Hum Pathol, 2005, 36: 1309-1315.

[7] Eble J N, Sauter G, Epstein J I, et al. World Health Organization classification of tumors: pathology and genetics of tumors of the urinary system and male genital organs [M]. Lyon, France: IARC Press, 2004.

[8] Siegel C L, McFarland E G, Brink J A, et al. CT of cystic renal masses: analysis of diagnostic performance and interobserver variation [J]. AJR Am J Roentgenol, 1997, 169: 813-818.

[9] Yu J H, Du Y, Li Y, et al, CT-guided sclerotherapy for simple renal cysts: value of ethanol concentration monitoring [J]. Korean J Radiol, 2014, 15(1): 80-86.

[10] Hidalgo H, Dunnick N R, Rosenberg E R. Parapelvic cysts: appearance on CT and sonography [J]. AJR Am J Roentgenol, 1982, 138: 667-671.

[11] Weber T M. Sonography of benign renal cystic disease [J]. Radiol Clin North Am, 2006, 44: 777-786.

[12] Hartman D S, Aronson S, Frazer H. Current status of imaging indeterminate renal masses [J]. Radiol Clin North Am, 1991, 29: 475-496.

[13] Israel G M, Bosniak M A. Calcification in cystic renal masses: is it important in diagnosis? [J]. Radiology, 2003, 226: 47-52.

[14] Parienty R A, Pradel J, Parienty I. Cystic renal cancers: CT characteristics [J]. Radiology, 1985, 157: 741-744.

[15] Warren K S, McFarlane J. The Bosniak classification of renal cystic masses [J]. BJU Int, 2005, 95: 939-942.

[16] Prasad S R, Sahani D V, Mino-Kenudson M, et al. Neoplasms of the perivascular epithelioid cell involving the abdomen and the pelvis: cross-sectional imaging findings [J]. J Comput Assist Tomogr, 2007, 31: 688-696.

[17] Boorjian S A, Sheinin Y, Crispen P L, et al. Hormone receptor expression in renal angiomyolipoma: clinicopathologic Correlation [J]. Urology, 2008, 72(4): 927-932.

[18] Casper K A, Donnelly L F, Chen B, et al. Tuberous sclerosis complex: renal imaging findings [J]. Radiology, 2002, 225: 451-456.

[19] Steiner M S, Goldman S M, Fishman E K. The natural history of renal angiomyolipoma [J]. J Urol, 1993, 150: 1782-1786.

[20] Eble J N. Angiomyolipoma of kidney [J]. Semin Diagn Pathol, 1998, 15: 21-40.

[21] Yamakado K, Tanaka N, Nakagawa T, et al. Renal angiomyolipoma: relationships between tumor size, aneurysm formation, and rupture [J]. Radiology, 2002, 225: 78-82.

[22] Riviere A, Bessede T, Patard J J. Nephron sparing surgery for renal angiomyolipoma with inferior vena cava thrombus in tuberous sclerosis, case report and literature review [J]. Case Rep Urol, 2014, 285613.

[23] Simpfendorfer C, Herts B R G, Lockwood D, et al. Angiomyolipoma with minimal fat on MDCT: can counts of negative-attenuationpixels aid diagnosis? [J]. AJR, 2009, 192(2): 438-443.

[24] Lane B R, Aydin H, Danforth T L, et al. Clinical correlates of renal angiomyoli- poma subtypes in 209 patients: classic, fatpoor, tuberous sclerosis associated and epithelioid [J]. J Urol, 2008, 180(3): 836-843.

[25] Kim J K, Kim S H, Jang Y J, et al. Renal angiomyolipoma with minimal fat: differentiation from other neoplasms at double-echo chemical shift FLASH MR imaging [J]. Radiology, 2006, 239: 174-180.

[26] Nelson C P, Sanda M G. Contemporary diagnosis and management of renal angiomyolipoma [J]. J Urol, 2002, 168(4 pt 1): 1315-1325.

[27] Boorjian S A, Frank I, Inman B, et al. The role of partial nephrectomy for the management of sporadic renal angiomyolipoma [J]. Urology, 2007, 70(6): 1064-1068.

[28] Bissler J J, Kingswood J C, Radzikowska E. Everolimus for renal angiomyolipoma in patients with tuberous sclerosis complex or sporadic lymphangioleiomyomatosis: extension of a randomized controlled trial [J]. Nephrol Dial Transplant, 2016, 31(1): 111-119.

[29] Bissler J J, Kingswood J C, Radzikowska E. Everolimus for angiomyolipoma associated with tuberous sclerosis complex or sporadic lymphangioleiomyomatosis (EXIST-2): a multicentre, randomised, double-blind, placebo-controlled trial [J]. Lancet, 2013, 381(9869): 817-824.

[30] Zippel L. Zur Kenntnis der Onkocyten [J]. Virchows Arch(A), 1942, 308: 360-382.

[31] Klein M J, Valensi Q J. Proximal tubular adenomas of kidney with so-called oncocytic features: a clinicopathologic study of 13 cases of a rarely reported neoplasm [J]. Cancer, 1976, 38: 906-914.

[32] Prasad S R, Narra V R, Shah R, et al. Segmental disorders of the nephron: histo-pathological and imaging perspective [J]. Br J Radiol, 2007, 80: 593-602.

[33] Perez-Ordonez B, Hamed G, Campbell S, et al. Renal oncocytoma: a clinicopathologic study of 70 cases [J]. Am J Surg Pathol, 1997, 21: 871-883.

[34] Amin M B, Crotty T B, Tickoo S K, et al. Renal oncocytoma: a reappraisal of morphologic features with clinicopathologic findings in 80 cases[J]. Am J Surg Pathol, 1997, 21: 1–12.

[35] Ligato S, Ro J Y, Tamboli P, et al. Benign tumors and tumor-like lesions of the adult kidney. Part I: benign renal epithelial neoplasms [J]. Adv Anat Pathol, 1999, 6(1): 1–11.

[36] Rowsell C, Fleshner N, Marrano P, et al. Papillary renal cell carcinoma within a renal oncocytoma: case report of an incidental finding of a tumour within a tumour[J]. J Clin Pathol, 2007, 60: 426–428.

[37] Renshaw A A.Subclassification of renal cell neoplasms: an update for the practicing pathologist[J]. Histopathology, 2002, 41(4): 283–300.

[38] Davis C J Jr. Pathology of renal neoplasms[J]. Semin Roentgenol, 1987, 22(4): 233–240.

[39] Moch H, Gasser T, Amin M B, et al. Prognostic utility of the recently recommended histologic classification and revised TNM stage system of renal cell carcinoma: a Swiss experience with 588 tumors [J]. Cancer, 2000, 89: 604–614.

[40] Pages A, Granier M. Le nephrome nephronogene[J]. Arch Anat Cytol Pathol, 1980, 28: 99–103.

[41] Davis C J, Barton J H, Sesterhenn I A, et al. Metanephric adenoma,

clinicopathological study of fifty patients[J]. Am J Surg Pathol, 1995, 19: 1101–1114.

[42] Lerut E, Roskams T, Joniau S, et al. Metanephric adenoma during pregnancy: clinical presentation, histology, and cytogenetics[J]. Hum Pathol, 2006, 37: 1227–1232.

[43] Araki T, Hata H, Asakawa E, et al. MRI of metanephric adenoma [J]. J Comput Assist Tomogr, 1998, 22: 87–90.

[44] Lai Y, Chen D, Xu X, et al. Metanephric adenoma: a report of two cases and review of the literature[J]. Mol Clin Oncol, 2013, 1(6): 1087–1089.

[45] Lee S Y, Hsu H H, Chang C T, et al. Renal capsular leiomyoma: imaging features on computed tomography and angiography[J]. Nephrol Dial Transplant, 2006, 21: 228–229.

[46] Nagar A M, Raut A A, Narlawar R S, et al. Giant renal capsular leiomyoma: study of two cases[J]. Br J Radiol, 2004, 77: 957–958.

[47] Martin S A, Mynderse L A, Lager D J, et al. Juxtaglomerular cell tumor: a clinicopathologic study of four cases and review of the literature[J]. Am J Clin Pathol, 2001, 116: 854–863.

[48] Conn J W, Cohen E L, Lucas C P, et al. Primary reninism: hypertension, hyperreninemia, and secondary aldosteronism due to renin-producing juxtaglomerular cell tumors[J]. Arch Intern Med, 1972, 130: 682–696.

第十四章
肾窦肿瘤

肾窦位于肾脏内侧缘中部,为肾门向肾内延续的盲袋状腔隙。肾窦四周由肾实质包围,临床称肾门。肾门的肾实质有腹侧的前唇和背侧的后唇,从前唇和后唇之间进入肾脏有肾动脉、肾静脉、肾盂,三者组合称为肾蒂。肾蒂的组织排列:从上到下,排列顺序为肾动脉、肾静脉、肾盂;从前到后,肾静脉、肾动脉、肾盂(图14-1)。肾脏前唇和后唇与肾蒂之间的间隙称为肾窦间隙,正常肾窦内为脂肪组织。肾窦分为背侧肾窦和腹侧肾窦。背侧肾窦显露相对比较简单,紧贴肾盂外膜钝性分离,可以顺利进入肾窦。肾内肾盂的鹿角型结石的肾盂切开取石术都是通过该途径将结石取出。腹侧肾窦的结构非常复杂,肾静脉的分支在前,形成丰富的静脉网,肾动脉及其二级分支在肾静脉分支的后上方,但是,肾动脉的后支跨过肾静脉的分支,支配肾实质的后段。肾静脉的分支可以结扎切断,而肾动脉的分支不能随意结扎。Helenon 等将肾窦病变分为 3 种:第一类是肾窦内固有成分发生的病变,如脂肪组织、集合系统、血管及神经组织来源的;第二类是外来的从肾实质发生进入肾窦内的病变;第三类是继发的,包括转移或腹膜后肿瘤累及肾窦的肿瘤。本章我们将肾窦的肿瘤分为非肿瘤性病变与肾窦肿瘤性病变两个类型。

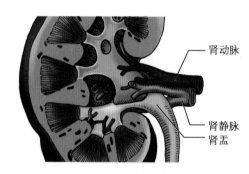

肾动脉

肾静脉
肾盂

图 14-1　肾窦解剖

一、肾窦非肿瘤性病变

1. 肾窦脂肪增厚　正常的肾窦由大量脂肪组织填充,随着年龄的增加,肾窦内的脂肪会逐渐增多。此外,一些病理原因,如肾实质萎缩或胆固醇代谢异常也都会引起肾窦内脂肪增多,但单纯的脂肪增厚并不会压迫肾盂肾盏引起尿路梗阻。对于单纯的肾窦脂肪增厚,IVU 的敏感性较差,有时可表现为部分肾盂的放射显影不佳,以及肾盂肾盏变细变长(图 14-2A);B 超上可发现肾窦内回声欠均,而 CT 和 MRI 则是发现单纯肾窦脂肪增多症的常规手段(图 14-2B)。

肾脏替代性脂肪瘤病(renal replacement lipomatosis, RRL)是一种罕见但较为严重的肾窦脂肪病变,指由于长期慢性感染,结石或反复炎症刺激导致肾实质严重萎缩,继发肾窦脂肪大量增生,甚至替代部分肾实质的良性病变。对于该疾病的影像学表现,IVU 可显示患肾接近无功能,CT 和 MRI 可清楚地显示萎缩的肾实质和增生的肾窦脂肪,以及局部的结石影。有时 RRL 的影像学表现与肾窦错构瘤、肾窦脂肪瘤等相混淆,但后者极少会出现严重的肾实质萎缩。

2. 肾窦囊肿　肾窦部囊肿的发病率较高,在人群中可达 1.28% ~ 1.5%。在影像学上肾窦囊肿主要有两种不同表现形式:① 表现为肾窦部多个小囊肿,各囊肿之间可相互融合,该类型囊肿大多数来源于间叶组织,最常见的是肾盂旁淋巴管囊肿,常为双侧病变,极少出现症状。普通超声或平扫 CT 检查常误认为肾盂积水,进一步行 IVU 或 CTU 检查可清楚地分辨肾盂和囊肿,从而明确诊断(图 14-3)。该类型囊肿若无症状一般不需要手术处理,只需长期随访即可。② 单一、较大、均质的囊肿,其主要来源

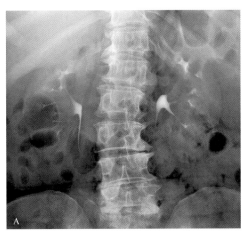
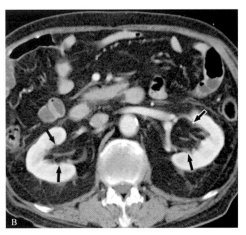

图 14-2　肾窦脂肪增多症的影像学表现
A. IVU 表现为部分肾盂的放射显影不佳,肾盏变细变长;B. CT可清楚地显示增生的肾窦脂肪

于周围的肾实质,影像学表现也与普通的肾皮质囊肿类似。肾盂旁囊肿多数无症状,原则上不做处理。如果肾盂旁囊肿压迫集合系统引起肾盂肾盏扩张积水,肾功能下降;或肾盂旁囊肿压迫集合系统继发肾结石引起疼痛、血尿;或肾盂旁囊肿压迫集合系统肾盂肾盏扩张积水继发肾盂肾炎;或肾盂肾盏扩张积水,压迫肾门部血管导致出现高血压等情况时,则需要手术解除梗阻。肾盂旁囊肿原则上不能行经皮囊肿穿刺抽吸囊液,并注入无水乙醇或硬化剂,应首选腹腔镜下行肾盂旁囊肿去顶术。

在做腹腔镜下肾盂旁囊肿去顶术时要注意两个重要问题:① 在肾盂旁囊肿的表面近肾实质部位有一些静脉甚至肾动脉的后支跨过,切开囊肿囊壁时切断其表面的血管,血管会随着囊肿退缩而退缩,给止血带来困难。② 位于肾盂腹侧的肾盂旁囊肿会将肾盂挤压至囊肿的表面,切开囊肿时损伤肾盂,术后漏尿。对于这类患者行腹腔镜下肾盂旁囊肿去顶术时,经膀胱镜下行输尿管置管,术中经输尿管导管注射亚甲蓝观察集合系统是否损伤。如果肾盂损伤需做肾盂修补或留置 D-J 管内引流。

3. 肾窦血管病变　肾窦血管病变可包括肾动脉瘤、动静脉瘘和胡桃夹综合征等,其中大多数可凭彩色多普勒超声、增强CT和MRI及血管造影明确诊断。肾动脉瘤的常见原因为肾动脉粥样硬化,其

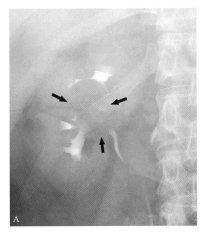
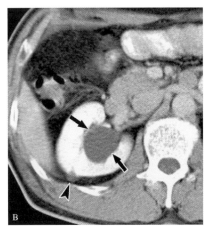

图 14-3　肾窦部囊肿的影像学表现
A. IVU 显示肾盂结构不清,周围肾盏被压迫;B. 增强CT可见肾周围实质小囊肿及肾盂旁囊肿,无强化

中有50%的肾动脉瘤患者伴有肾动脉管壁钙化,故在行肾结石相关治疗(如ESWL等)之前,原则上应行多普勒超声检查以区分肾结石和肾动脉管壁钙化。肾动静脉瘘根据病因的不同可分为先天性、后天性和特发性,后天性肾动静脉瘘可由肾脏手术、外伤、恶性肿瘤等因素造成。绝大多数的动静脉瘘无明显症状,偶尔可出现血尿、腹部血管杂音、心力衰竭、高血压或腹痛等。在影像学上,微小的肾动静脉瘘很难直接发现,有时彩色多普勒和MRI上可提示局部血流流速加快、静脉搏动明显、血管迂曲等间接征象,最终诊断还需依赖肾动脉造影。对于小的无症状的肾动脉瘤和动静脉瘘可以随访观察。如果肾动脉瘤和动静脉瘘增大或出现血尿或肾周血肿,首选DSA选择性肾动脉分支栓塞。

4. 炎性病变　肾窦部一般很少出现局部原发性炎症,但周围组织的感染(如急慢性肾盂肾炎等),可引起肾窦部的炎性细胞聚集,甚至出现"假肿瘤"征象。经消炎治疗"假肿瘤"会消失。

5. 其他非肿瘤性病变　肾窦部还可出现尿源性囊肿、血肿等,前者可能由于损伤集合系统所致,而后者常与局部外伤相关,CT检查常可明确诊断:若在动脉相或静脉相局部积液增强,则血肿可能性大,若于排泄相增强,则多数为尿源性囊肿。肾窦部的尿源性囊肿及血肿可引起肾周血肿和肾周尿液囊肿。肾周血肿按肾外伤治疗原则处理,局限性肾周血肿卧床观察3～4周,如果血肿进行性增大,血红蛋白和红细胞比容下降,生命体征不稳定,则需做DSA选择性肾动脉分支栓塞,甚至手术探查。对于肾周尿液囊肿原则上行肾周穿刺引流,如果并有上尿路梗阻还需行输尿管D-J管内引流或PCN肾造瘘外引流。

二、肾窦肿瘤性病变

1. 肾盂肿瘤　详见第十五章肾盂癌。

2. 原发性间叶源性肿瘤　单纯肾间叶源性肿瘤来源的肿瘤极其少见,根据之前的文献报道,良性肾间叶源性肿瘤包括血管瘤、脂肪瘤、平滑肌瘤、纤维瘤、畸胎瘤、神经源性肿瘤等;恶性肾间叶源性肿瘤包括纤维肉瘤、肾血管平滑肌肉瘤、脂肪肉瘤、恶性纤维组织细胞瘤等。

肾窦间叶源性肿瘤在增强CT或MRI上有如下特点:肿瘤的中心多位于肾窦部,与周围肾组织的边界清晰,肾盂由于肿瘤的压迫而变得细长,可伴有肾积水等(图14-4)。但总体来说现有的影像学检查对肾窦间叶源性肿瘤的特异性较差,所以经常有些良性的肾窦间叶源性肿瘤术前被误诊为肾细胞癌或肾盂癌而行肾脏根治性切除术。

3. 肾实质肿瘤　中央型肾实质肿瘤瘤体较大时,可压迫甚至侵犯肾窦组织,其中常见的有肾细胞癌、肾错构瘤及多房性肾囊肿等。肾细胞癌为最常见的肾实质恶性肿瘤,其向肾窦内生长时可压迫肾盂肾盏,导致局部肾积水。在影像学上,肾窦部肾细胞癌和肾盂癌有时很难区分,或许可利用CT或MRI行三维血管和尿路重建以确定肿瘤来源和侵犯范围,并指导后续治疗。在治疗上,对于直径小于4 cm,未侵犯至肾窦脂肪、肾周脂肪和集合系统的肾窦部肾细胞癌,多主张行肾部分切除术。但肿瘤若已侵犯至肾窦脂肪,是预后不良的标志,单纯行肾部分切除术无法彻底切除肿瘤,应该行根治性肾切除。

4. 其他后腹膜肿瘤　由于肾窦为后腹膜空间在肾脏内侧的延伸,故任何后腹膜来源的肿瘤都可累及肾窦,其中最常见的为淋巴瘤,常表现为肾窦部巨大肿块,包绕肾盂和肾动静脉,甚至向外弥漫至肾周。位于肾窦的淋巴瘤多为进展期非霍奇金淋巴瘤。在CT和MRI上,淋巴瘤多表现为肾门部均质不规则病

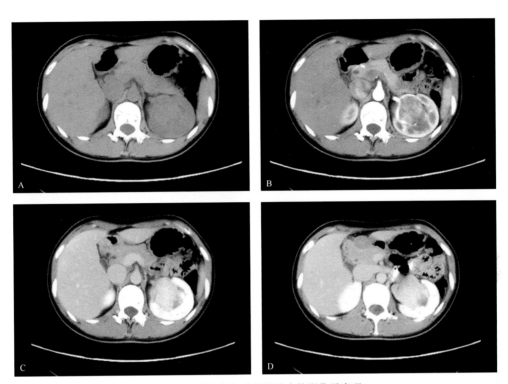

图14-4 肾窦部间叶源性肿瘤的影像学表现
A. 平扫期；B. 动脉期；C、D. 静脉期
可见肾窦部实质性占位,增强可见强化,动脉期与周围肾皮质同步强化,静脉期持续延迟强化,CT上与肾盂肿瘤鉴别较难

灶,肿瘤包绕而不压迫肾动静脉,集合系统受累时可出现局部肾积水。CT增强时病灶强化不明显；MRI平扫时T1WI为稍低信号,T2WI为低信号,增强后病灶略微强化,但强化程度一般均低于正常肾实质。

三、肾窦内肿瘤切除手术

对于肾窦肿块,首先应该从影像学诊断上判断肿块来源于肾实质、肾窦,还是肾盂。肾实质内肿瘤一般呈膨胀性生长,多为圆形,外部有假包膜存在；肾盂来源肿瘤最多见的是尿路上皮肿瘤,大体呈菜花样,影像学上表现为肾盂肾盏内不规则充盈缺损,且患者一般有无痛性肉眼血尿病史；肾窦是由肾门延伸至肾实质内,包围肾盂肾盏和肾脏血管的不规则间隙,由脂肪组织填充,肾窦来源肿瘤可因空间限制而呈不规则状,并且对集合系统造成压迫。其次影像学上定性诊断,肾间叶来源的恶性肿瘤多为肉

瘤,进展迅速,肾窦组织结构消失,肾盂肾盏浸润,伴淋巴结肿大；肾间叶来源良性肿瘤肾窦组织显像清晰,肿块膨胀性生长,肾盂肾盏受压。肾窦恶性肿瘤应该做根治性肾切除,而良性肾窦肿瘤可以做保留肾单位的手术。因为肾窦的特殊解剖结构,做肾窦肿瘤切除有一定的难度,作者根据临床经验提出下述手术要点。

（1）背侧肾窦内肿瘤切除应该紧贴肾盂外膜分离肾窦,该平面是无血管区,术者可以钝性分离至肾盏。腹侧则紧贴肾静脉以及分支分离肾窦,肾窦内

血管丰富，必须直视下分离，避免损伤血管。进入肾窦后，影响手术分离的肾静脉分支可以细丝线结扎或钛夹夹闭后切断，肾动脉的分支不能随意结扎（图14-5）。

（2）肾窦内肿瘤较大者，肾门前唇或后唇的肾实质做放射性切开，这是做肾窦内肿瘤切除非常重要步骤。可以使手术的空间增加，直视下分离肿瘤，处理供应肿瘤的血管，缝扎损伤的血管，缝合损伤的集合系统，防止术后严重出血和漏尿。

（3）肾窦肿瘤与其他部位肿瘤不同，切除的难度大，操作精度高，时间长。为了减少热缺血对肾脏的损伤，可以先处理肿瘤表面的血管和切开肾前后唇的肾实质，尽量显露手术创面后再阻断血管（图14-6）。肾腹侧肾窦肿瘤切除在阻断肾动脉的同时建议阻断肾静脉，尤其右肾手术，防止腔静脉的血从损伤的肾静脉分支倒流至创面。

（4）肾脏热缺血时间估计超过30分钟，可以采取低温下肾部分切除术。将肾脏内温度降至20～25℃，肾耐受缺血的时间可达3小时。局部降温的方法常用冰屑做肾脏局部降温，肾周纱布保护，肾动脉阻断后，全部肾脏包埋冰屑10～15分钟，肾内温度可降至20℃左右，可以有足够时间完成手术，而且不会对肾脏功能产生永久性损伤。在手术操作过程中，要不停给肾脏表面加冰屑，保证肾脏内持续的低温，防止肾脏快速复温，产生热缺血损伤。

（5）肾窦肿瘤切除后创面可适当填塞可吸收止血纱布，主要依靠放射性切开的肾实质的对合缝扎

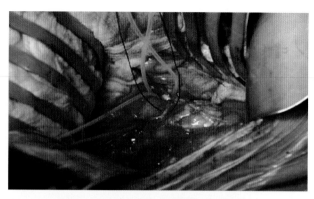

图14-5　沿着肾静脉的表面向肾窦游离，见肾动脉的后支跨过肾静脉，显露肾窦肿瘤以及肿瘤表面肾静脉分支

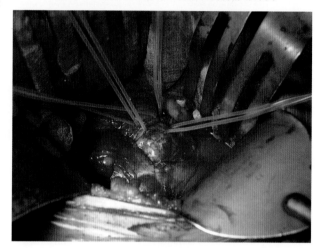

图14-6　术中需切开肾前唇的肾实质，尽量显露手术创面后再阻断血管

和加压包扎。此外，在游离肾门时尽量保留肾周脂肪组织，这些脂肪组织与肾门的肾实质缝合也有加压止血作用。

（黄翼然）

参考文献

[1] Helenon O, Khairoune A, Correas J, et al. Renla sinus disorders: imaging findings and pitfalls[J]. Radiol, 2000, 81 (Suppl 9): 1055-1068.

[2] Karasick S, Wechsler R J. Replacement lipomatosis of the kidney [J]. Radiology, 2000, 215: 754-756.

[3] Morin R P, Dunn E J, Wright C B. Renal arteriovenous fistulas: a review of etiology, diagnosis, and management[J]. Surgery, 1986, 99: 114-118.

第十五章
肾 盂 癌

一、概　述

肾盂癌是一种较为罕见的泌尿系统肿瘤，其发病率约占肾肿瘤的10%，尿路上皮肿瘤的5%～10%。肾盂癌病理类型多为尿路上皮癌，少数为鳞状细胞癌及腺癌。后者常因肾盂黏膜长期受到慢性刺激（如结石或炎症），诱发恶变而形成。由于尿路上皮癌具有多中心和易种植的特点，30%～50%肾盂尿路上皮癌患者可伴发膀胱尿路上皮癌。若肾盂与输尿管同时有肿瘤，则出现膀胱癌的可能性增至75%。肾盂癌最常见的症状为血尿，可发生于70%～80%的患者，可为全程无痛性肉眼血尿，也可表现为镜下血尿。尿路造影常可显示肾盂内充盈缺损，形态不规则，与集合系统相连。CTU检查有助于鉴别肾细胞癌与肾盂癌。部分患者尿脱落细胞学检查可找到癌细胞。对于诊断不确定的患者，有条件时，可行输尿管镜检查及标本刷活检。肾盂癌的治疗以外科手术为主，必要时辅以化疗。传统观念认为肾盂尿路上皮癌患者应行肾盂癌根治术，即患肾连同全长输尿管及包括输尿管开口部位在内的膀胱袖状切除。这类患者如行肾盂癌局部切除，高度恶性者几乎100%复发，低度恶性者50%左右复发。但随着上尿路腔内技术（如输尿管软镜及经皮肾镜）的成熟，低度恶性肾盂癌的腔内治疗及随访成为可行的手段，尤其对于孤立肾患者（包括功能性孤立肾），提供了一种保存肾单位的手术方案。

二、流行病学

肾盂癌好发于70～90岁的人群中，其中男性的发病率约为女性的3倍。国内由于受含有马兜铃酸中草药的影响，流行病学特征同西方人群有所差异，发病年龄在70岁以上者占78%，女性比例略高于男性。

三、病　因　学

肾盂癌的发生与很多环境因素有关。职业接触染料、皮革、橡胶、油漆等工业原料中的芳香胺类物质（如苯胺、β-萘胺、联苯胺等）是一个危险因素，吸烟是另一个外源性危险因素，吸烟人群发生上尿路尿路上皮癌的风险增加了2.5～7倍。色胺酸代谢紊乱及长期服用非那西丁类药物者，肾盂癌发病率也会明显增高。反复感染或长期结石刺激可引起鳞癌或腺癌。囊性肾盂炎、腺性肾盂炎也可发展为肾盂癌。

发生于尿路上皮器官的肿瘤接触的致癌物质是相同的，故尿路上皮肿瘤有多中心发病倾向，且常是顺尿流方向发病。膀胱在泌尿器官中容量大，尿液停留时间长，水解酶激活致癌物质成分，因此其发生肿瘤的机会远高于其他器官。

在膀胱癌切除的标本里10%输尿管末端存在原位癌。因此可以假设若膀胱癌患者生存时间更长些,则有可能发现更多的上尿路尿路上皮癌的病例。

四、病理学

(一) 病理类型

肾盂癌绝大多数为尿路上皮细胞癌,可分为4级。Ⅰ级:乳头状伴正常黏膜;Ⅱ级:乳头状伴少量多形性变和核分裂;Ⅲ级:扁平移行细胞伴显著多形性变和核分裂;Ⅳ级:极度多形性变。因肾盂壁薄易发生淋巴或血行转移,故预后不良。

鳞状细胞癌小于10%,病变扁平、质硬、迅速浸润达肾脏周围肾门及区域淋巴结,确诊时多已转移,预后差。腺癌极为少见 (<1%)。

肾盂肿瘤可发生于肾盂的任何部位,有多中心发生的特点,可同时或先后发生输尿管肿瘤或膀胱肿瘤,在非浸润性乳头状肿瘤患者中较为多见,而在平坦型或浸润性乳头状肾细胞癌患者中较为少见。关于肾盂肿瘤的多发现象,目前有4种解释:① 淋巴途径扩散。② 经黏膜直接扩散。③ 多中心病灶。④ 肿瘤细胞脱落种植在输尿管或膀胱黏膜上,继续生长而成。

(二) 病理分期

详见表15-1。

表15-1 上尿路尿路上皮癌TMN分期 (国际抗癌联盟2009版TMN分期)

T-原发肿瘤
TX 原发肿瘤无法评估
T0 未发现原发肿瘤的证据
Ta 非浸润性乳头状肾细胞癌
Tis 原位癌
T1 肿瘤浸润至上皮下结缔组织
T2 肿瘤侵犯肌层
T3 (肾盂) 肿瘤浸润超过肌层至肾盂旁脂肪或肾实质;(输尿管) 肿瘤浸润超过肌层至输尿管外脂肪组织
T4 肿瘤浸润至邻近脏器,或突破肾脏浸润至肾周脂肪
N-局部淋巴结
NX 局部淋巴结无法评估
N0 无局部淋巴结转移
N1 单个淋巴结转移,最大径≤2 cm
N2 单个淋巴结转移,最大径为2～5 cm;或多个淋巴结转移,但最大径≤5 cm
N3 淋巴结转移,最大直径超过5 cm
M-远处转移
M0 无远处转移
M1 有远处转移

五、临床诊断

（一）症状

血尿是肾盂癌患者最常见的症状，可发生于70%～80%的患者中，可表现为无痛性肉眼血尿或镜下血尿。少数患者因肿瘤阻塞肾盂输尿管交界处或肾盏出口，造成局部肾盏积水，可引起腰部不适、隐痛及胀痛。偶可因血块或肿瘤脱落引起肾绞痛，但血尿往往先于肾绞痛。因肿瘤长大或梗阻引起积水出现腰部包块者少见。尚有少部分患者有尿路刺激症状。晚期患者可出现厌食、消瘦、乏力、发热、盗汗、咳嗽等转移症状。

（二）临床表现

注意发病年龄及有无下列临床表现：① 早期无症状，当肿瘤生长过快，血供无法满足时，出现局部瘤体坏死出血，即出现肉眼血尿、肾绞痛及肾积水。② 静脉尿路造影显示肾盂不规则充盈缺损，肾盏、肾盂积水；输尿管癌，尤其是浸润性的输尿管癌，因早期管腔内肿块不明显，而且肿瘤浸润输尿管肌层，造成输尿管蠕动波传递中断，因此肾积水程度往往较梗阻症状更为明显。③ 可于尿中查到脱落的癌细胞；如果无法行输尿管镜或肾盂镜检查，可于可疑侧输尿管内留置输尿管导管，留取肾盂尿寻找癌细胞。④ B超、CT等影像学检查发现肾盂占位，伴或不伴肾积水。

（三）辅助检查

1. 实验室检查　主要包括以下几个方面。

(1) 尿常规检查常可发现红细胞。

(2) 尿相差显微镜可见大部分为均一红细胞，从而与肾性血尿相鉴别。

(3) 尿液脱落细胞学检查在2015年最新版EAU上尿路尿路上皮癌诊疗指南中被列为A级建议，需多次检查，敏感性较低，特异性高，采用吖啶橙染色荧光显微镜检查阳性率可高达80%。

(4) 荧光原位杂交技术 (fluorescent in situ hybridization, FISH)。FISH是一种细胞遗传学技术，可通过检测脱落细胞的3、7、9、17号染色体数目异常用于肾盂癌的诊断。其敏感性明显高于尿脱落细胞学检查，而特异性与尿细胞学检查相当。

2. 影像学检查

(1) CT扫描：CT对于肾盂癌的诊断和分期具有重要意义，能够直接显示肿物的位置、形态、大小、浸润范围及与周围器官的关系，常表现为肾盂壁的增厚或软组织块影。其中CT尿路造影 (CTU) 具有较高的敏感性 (67%～100%) 和特异性 (93%～99%)，已被2015年最新版EAU上尿路尿路上皮癌诊疗指南列为A级建议。当肾盂癌与浸润肾盂的肾细胞癌发生的部位较为类似时，两者的鉴别诊断十分困难。有文献报道仅有43%的肾盂癌能在术前被正确诊断。由于肾盂癌与肾细胞癌采用的手术方式不同，前者多采取根治性肾输尿管切除术，而后者则采取根治性肾切除术，因此术前的正确诊断极其重要。

肾盂癌按CT表现分为3型。Ⅰ型：肾盂 (盏) 内肿块型，表现为肾盂或肾盏内软组织肿物，易于诊断，不易误诊，但可因病灶太小而漏诊，排泄期薄层扫描发现肾盂内小充盈缺损有利于诊断。此型主要与阴性结石、血块等相鉴别。阴性结石平扫CT值较高 (80～120 HU)，短时间复查位置可移动或因结石排出而消失；血块边缘不整，无强化，常在数日内排出，充盈缺损形态、位置、密度、大小可随时间不同而变化。Ⅱ型：实质浸润型，表现为肾实质受侵，肾盂 (盏) 内可有或无肿物，主要与肾细胞癌鉴别。相较于肾细胞癌，肾盂癌在CT上有以下6个影像学特征：① 肿瘤在集合系统呈向心性生长。② 肾盂 (盏) 内可呈现病灶的充盈缺损。③ 受累肾脏仍能维持肾脏的形状。④ 坏死、囊变较为少见。⑤ 肿瘤呈均匀强化。⑥ 肿瘤可侵犯至肾盂输尿管连接处。Ⅲ型：管壁增厚型，表现为肾盂或肾盏壁增厚或扁平状肿物，主要与炎症引起的肾盂壁增厚相鉴别，后者管壁增厚较均匀，累及范围相对较长，而前者管壁呈不规则增厚。目前对于CT检查诊断肾盂癌是否足够有效仍有争议，一些学者建议也可同时行细胞学检查、逆行肾盂造影及组织活检。

(2) 磁共振：MRI对判定肾盂周围脂肪、肾盂肌层及肾实质的累及比较准确。因此可以区分早期（Ⅰ、Ⅱ期）和进展期（Ⅲ、Ⅳ期）肿瘤。MRU无辐射、无创伤，不受肾功能影响，适用于因碘对比剂过敏而无法行CTU的患者，可以提供肾实质和集合系统影像，充分显示肿瘤，对有梗阻不显影病例的诊断具有重要意义。肾盂癌与肾细胞癌在MRI上的鉴别在于：肾盂癌在MRI上表现为：肿块呈长T1等T2信号，T1WI与肌肉信号相似，T2WI信号与周围肾实质相似，DWI呈高信号，增强扫描肿块轻度不均匀延迟性强化。MRU则显示肾盂内软组织实性占位，病变侧肾盂、肾盏明显扩大，肾盂内可见充盈缺损。而肾细胞癌在MRI上表现为：肿块在T1WI上信号强度常低于正常肾皮质；T2WI上肿块常呈混杂高信号，增强扫描动脉期呈不均匀明显强化，静脉期及延迟期强化逐渐减退。MRU则显示病变侧肾盂、肾盏形态呈受压改变，少数情况下肿瘤浸润突破肾盏肾盂可在扩张肾盂内见不规则软组织信号充盈缺损。此外，MRI可较为精确地显示癌栓的大小及位置，这对诊断合并静脉癌栓的肾盂癌有重要的价值。

(3) 肾盂造影：IVU结合逆行肾盂造影是肾盂肿瘤定位诊断、估计肿瘤大体形态和肿瘤分期的基本手段。IVU或逆行肾盂造影可发现肾盂内充盈缺损，形态不规则，与集合系统相连。IVU有时因肾盂癌引起的梗阻使肾盂、肾盏集合系统显影欠佳或不显影，这时可行逆行肾盂造影进一步了解肾盂充盈缺损病变。但充盈缺损需与阴性结石、血凝块等相鉴别。

在X线征象上，肾实质肿瘤与肾盂肿瘤有时因肾脏外形及肾盏形态改变相似而不易区别。一般肾脏外形无改变而肾盂内充盈缺损较大，则以肾盂肿瘤可能性大。肿瘤较小时常需多次行肾盂造影方能明确。逆行肾盂造影时宜用浓度较淡的造影剂，并从不同角度摄片有助于发现。

(4) B超检查：对早期肾盂肿瘤的诊断价值有限，无法分辨较小的肿瘤，但对发展到一定程度的肾盂肿瘤可做出正确的诊断。肾盂肿瘤行肾盂造影显示的充盈缺损常难与透光结石和血块相鉴别，B超则可以定性将肾盂肿瘤与阴性结石和血块相区别。但当肿瘤表面有钙化时，容易与结石混淆。肾盂肿瘤B超图像表现为肾窦回声分离，内见低回声肿块，并能清晰显示肿瘤的表面形态。当相应部位肾脏正常皮质髓质结构紊乱，表明肿瘤已突破肾盂、肾盏，侵犯肾实质；如果在此基础上肾脏轮廓有不规则变形，则提示肿瘤已侵及肾实质深层或浸润已超越肾包膜；如因肿瘤导致梗阻时可兼有肾积水的超声图像。

(5) PET-CT：对于输尿管内性质不明的梗阻性病变，可通过检测其FDG代谢水平，鉴别其病变性质。

3. 内镜检查

(1) 膀胱镜：肾盂癌为顺尿流方向多器官发生潜能的肿瘤，并发膀胱癌的概率较高。因此若发现肾盂癌，须常规行膀胱镜检查，最好于发生肉眼血尿时检查，可发现患侧输尿管口喷血，或见膀胱内种植癌，输尿管下段的肿瘤有些会突出输尿管口，呈"海葵状"。

(2) 输尿管肾镜：影像学上可疑的一侧或膀胱镜下输尿管口喷血的一侧，可行输尿管肾镜检查，因输尿管肾镜视野较小，故严重血尿时会影响判断，应等血尿减轻或消失后进行。硬性输尿管镜不易达到肾中下盏，易发生漏诊，且可能穿透输尿管壁，损伤尿路上皮黏膜，发生肿瘤种植。输尿管软镜则很好地解决了上述问题，其镜体纤细、柔软，易通过输尿管扭曲及狭窄处，对输尿管、肾盂损伤小，可观察和处理硬镜不能达到的肾盂和肾盏，使肾盂癌检查的成功率达到95%。镜检时发现肿瘤，可行组织活检，但因活检组织较小，无法抓取基底部，因此只能定性诊断，而无法提供明确的病理分期。

在行内镜检查时，必须注意与输尿管息肉相鉴别：输尿管息肉多发于年轻人，是间叶组织上覆的一层薄的良性尿路上皮，蒂很长，且可以有分支，表面光滑，细胞学检查阳性。组织内混有血管和纤维组织，血管多的被称为"血管瘤"，纤维多者称"纤维瘤"。

六、治 疗 学

（一）根治性手术

1. 开放手术　肾输尿管癌行肾、全长输尿管及膀胱袖状切除已有50年历史，目前仍为手术治疗的金标准。手术过程必须严格遵守无瘤原则，术中不可切破尿路以防肿瘤种植。如不做输尿管全长切除则输尿管发生肿瘤的可能性高达84%，约41.2%保留输尿管的病例在3年内残端出现肿瘤，其中半数在1年内出现。有的认为是肾盂癌种植至输尿管，实际是因为肿瘤多中心性发生，致癌物质的作用多于种植。

如输尿管肿瘤位于输尿管中下段，且影像学显示与周围组织关系紧密，考虑切除有困难，可先行下腹部切口，确保游离出输尿管后，再行患侧肾切除。

根治手术是否应常规行淋巴结清扫术，目前尚无定论。按病理分期，Ta及T1期患者无须行淋巴清扫，因为仅有2.2%的pT1期患者淋巴结阳性，而16%的pT2～pT4期患者淋巴结阳性。但也有学者对高分期患者行淋巴清扫持否定态度，因为有淋巴结转移者生存期很少超过1年。

孤立肾或双肾同时有肿瘤者如属低分期、低分级，尿细胞学阴性者应争取尽可能保留肾单位，高分期、高分级者建议做好透析准备后行根治手术。

2. 腹腔镜手术　腹腔镜下肾盂癌根治术的切除范围与开放性根治术相同，肾切除时可经腹或经后腹腔建立腹腔镜通道，离断肾蒂血管后游离肾周组织，并尽可能向下游离输尿管，再做下腹部切口，取出肾脏并切除全程输尿管及输尿管开口处部分膀胱。此术式较传统开放手术具有耗时短、创伤小、出血少、并发症少的优点，且可避免腰切口对腰背部肌肉的损伤，利于患者术后恢复。

（二）保肾手术

1. 开放手术　近年来，随着对肿瘤生物学特征的认识了解，肾输尿管癌手术也不再千篇一律。低分期、低分级的肾输尿管癌行部分肾输尿管切除和根治手术疗效相近。高分期、高分级癌则应行根治性手术，否则难以治愈，特别是细胞学阳性者。有学者主张高分期、高分级的局限性病变仍行部分切除的手术，最后发现90%患者死于肿瘤进展癌，而接受根治手术的患者死于肿瘤的比例仅30%。输尿管切除必须包括膀胱壁间段，否则易发生膀胱癌。

开放性保留肾单位手术尤其适合于低分期、低分级肿瘤局限在肾脏一极的病例，可行肾部分切除或半肾切除术，如肿瘤局限于肾盂、输尿管上段，可行肿瘤所在位置及远端肾盂及输尿管切除，关闭集合系统，同时行永久肾造瘘，引流尿液，并作为软性肾镜术后随访的操作通道。

2. 腔内手术　随着腔内技术及器械的成熟和普及，肾盂癌的腔内治疗成为可能，以往内镜手术仅用于孤立肾、肾功能不全、双侧上尿路癌或无法耐受根治手术患者的姑息治疗。近年来，其适应证逐渐放宽,可用于肿瘤较小(直径<1 cm)、低级别的上尿路尿路上皮癌患者。

对于表浅、带蒂的低级别肿瘤,可行输尿管软镜下钬激光切除术(图15-1);因为手术时间可能较长,对手术视野要求较高,因此建议一期先留置输尿管内支架,2周后再行软镜下肿瘤切除术,这样可使输尿管被动扩张,利于置入输尿管软镜镜鞘,以便于镜体反复进出,保持肾内低压,保证清晰的手术视野。对于较小的带蒂肿瘤,可先切割肿瘤蒂部,从而控制根部血管,减少术中出血;对于瘤体较大的带蒂肿瘤,可使用软镜下金属套石篮,套住瘤体后,利用套石篮金属丝的切割作用,切割抓取瘤体(图15-2),并通过软镜镜鞘取出(图15-3),反复多次直至剩下肿瘤根部,再行钬激光切除术。

对于基底较宽的肿瘤,软镜下钬激光切除的难度较大,可考虑行经皮肾穿刺造瘘,建立24Fr通道后,置入电切镜,进行经皮肾镜下肾盂癌电切术(percutaneous resection of pelvic tumor, PCR-PT)(图

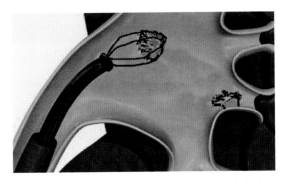

图15-3　在输尿管软镜下应用金属石篮抓取瘤体后,
通过输尿管镜鞘取出

15-4)。因手术患者肾功能储备一般较差,手术风险大,对穿刺定位要求高,故建议在熟练掌握经皮肾镜技术的中心选择性地开展这一术式。术中冲洗是否会引起肿瘤播散及种植,尤其是经穿刺通道的种植,尚无大样本报道支持,仍需累积病例,随访预后情况。

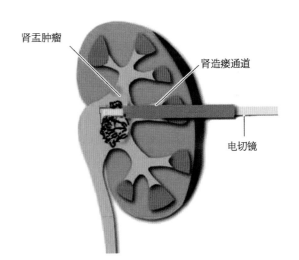

图15-4　经皮肾镜处理肾盂肿瘤

(三) 姑息性手术

如肿瘤累及范围广、邻近器官已受累、身体一般条件差而不能切除时,可行姑息性肾动脉栓塞,并行患侧输尿管结扎,减少血尿。如条件允许,可辅以放疗和化疗。

(四) 放疗、化疗

肾盂癌的放化疗方案可参考膀胱癌的方案。

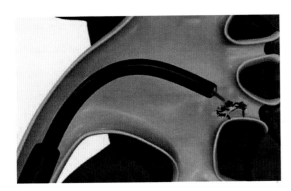

图15-1　输尿路软镜下钬激光切除术治疗浅表带蒂的
低分级肾盂肿瘤

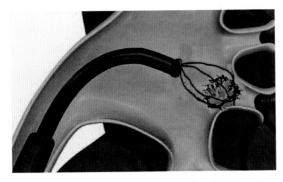

图15-2　在输尿管软镜下应用金属套石篮抓取瘤体

七、预后与随访

1. 预后　根据2015版EAU上尿路尿路上皮癌指南，预后主要与病理分期和分级有关。侵犯肌层的肾盂癌通常预后较差。pT2/T3的患者5年生存率不足50%，pT4的患者则小于10%。其他影响预后的因素主要分为术前和术后两大类。术前因素包括肿瘤的大小（>3 cm）、数目、是否吸烟、手术等待时间等；术后因素则包括是否存在淋巴结转移、脉管淋巴侵犯、手术切缘阳性、肿瘤有无坏死、是否伴有原位癌及有无膀胱癌病史等。

2. 随访　由于上尿路尿路上皮癌具有多中心的特点，故肾盂癌患者术后易出现膀胱复发，复发率为22%～47%，保肾手术后同侧上尿路局部复发率较高。故术后严格的随访极其重要，应定期随访其余尿路上皮发生肿瘤的可能，包括膀胱、同侧（保肾手术患者）或对侧泌尿道及泌尿系统外其他可能发生转移的器官。随访内容包括尿脱落细胞学检查、CT、输尿管镜检查、膀胱镜检查等。2015版EAU上尿路尿路上皮癌诊疗指南关于肾盂癌术后随访的建议如表15-2所示。

表15-2　肾盂癌患者术后随访推荐

根治性肾输尿管切除术后，至少随访5年	推荐等级
非浸润性肿瘤	
•膀胱镜/细胞学检查：术后3个月时检查，之后每年1次	C
•CT扫描：每年1次	C
浸润性肿瘤	
•膀胱镜/细胞学检查：术后3个月时检查，之后每年1次	C
•CTU：术后2年，每6个月1次，之后每年1次	C
保守治疗后，至少随访5年	
•尿细胞学和CTU：术后3个月、6个月时检查，之后每年1次	C
•膀胱镜、输尿管镜、病灶处细胞学：术后3个月、6个月时检查，之后每6个月1次持续2年，之后每年1次	C

八、发展与展望

随着腔内技术的成熟，尤其是高清电子输尿管软镜的使用，提高了上尿路尿路上皮肿瘤随访的准确性，同时降低了随访的难度，使肾盂癌患者的保肾手术成为一种可行、可随访的手术选择。对于低分期、低分级、孤立肾或肾功能不全的患者，保肾手术是一种值得探索的治疗方法。

（黄吉炜）

参考文献

[1] Munoz J J, Ellison L M. Upper tract urothelial neoplasms: incidence and survival during the last 2 decades. J Urol 2000 Nov;164(5): 1523–1525.

[2] Siegel R, Naishadham D, Jemal A. Cancer statistics, 2012 [J]. CA Cancer J Clin, 2012, 62(1): 10–29.

[3] Cowan N C. CT urography for hematuria [J]. Nat Rev Urol, 2012, 9(4): 218–226.

[4] Shariat S F, Favaretto R L, Gupta A, et al. Gender differences in radical nephroureterectomy for upper tract urothelial carcinoma [J]. World J Urol, 2011, 29(4): 481–486.

[5] Lughezzani G, Sun M, Perrotte P, et al. Gender-related differences in patients with stage Ⅰ to Ⅲ upper tract urothelial carcinoma: results from the Surveillance, Epidemiology, and End Results database [J]. Urology, 2010, 75(2): 321–327.

[6] Chen X P, Xiong G Y, Li X S,et al.Predictive factors for worse pathological outcomes of upper tract urothelial carcinoma: experience from a nationwide high-volume centre in China [J]. BJU Int,2013,112(7): 917–924.

[7] Colin P, Koenig P, Ouzzane A, et al. Environmental factors involved in carcinogenesis of urothelial cell carcinomas of the upper urinary tract [J]. BJU Int, 2009, 104(10): 1436–1440.

[8] McLaughlin J K, Silverman D T, Hsing A W, et al. Cigarette smoking and cancers of the renal pelvis and ureter [J]. Cancer Res, 1992, 52(2): 254–257.

[9] Sobin L, Gospodarowicz M, Wittekind C. TNM Classification of Malignant Tumours. Urological Tumours. Renal Pelvis and Ureter [M]. 7th revised ed. New Jersey: Wiley-Blackwell, UICC, 2009: 258–261.

[10] Cowan N C. CT urography for hematuria [J]. Nat Rev Urol, 2012, 9(4): 218–226.

[11] Rouprêt M, Babjuk M, Compérat E, et al. European Association of Urology Guidelines on Upper Urinary Tract Urothelial Cell Carcinoma: 2015 Update [J]. Eur Urol, 2015, 68(5): 868–879.

[12] Chen A A, Grasso M.Is there a role for FISH in the management and surveillance of patients with upper tract transitiona-l cell carcinoma? [J].J Endourol,2008,22(6): 1371–1374.

[13] Wang L J, Wong Y C, Huang C C, et al. Multidetector computerized tomography urography is more accurate than excretory urography for diagnosing transitional cell carcinoma of the upper urinary tract in adults with hematuria [J]. J Urol, 2010, 183(1): 48–55.

[14] Vikram R, Sandler C M, Ng C S.Imaging and staging of transitional cell carcinoma: part 2, upper urinary tract [J]. AJR, 2009, 192(6): 1488–1493.

[15] Raza S A, Sohaib S A, Sahdev A, et al. Centrally infiltrating renal masses on CT: differentiating intrarenal transitional cell carcinoma from centrally located renal cell carcinoma [J]. AJR Am J Roentgenol, 2012, 198: 846–853.

[16] Taneja S S. Re: Centrally infiltrating renal masses on CT: differentiating intrarenal transitional cell carcinoma from centrally located renal cell carcinoma [J]. J Urol, 2012, 188: 1719–1720.

[17] Kanematsu M, Hoshi H, Imaeda T, et al.Renal pelvic and ureteral carcinoma with huge hydronephrosis: US, CT, and MR finding [J]. Radiat Med, 1996, 14(6): 321–323.

[18] Takahashi N, Glockner J F, Hartman R P, et al. Gadolinium enhanced magnetic resonance urography for upper urinary tract malignancy [J]. J Urol, 2010, 183(4): 1330–1365.

[19] Oba K, Suga A, Shimizu Y, et al. Transitional cell carcinoma of the renal pelvis with vena caval tumor thrombus [J]. Int J Urol, 1997, 4: 307–310.

[20] Rojas C P, Castle S M, Llanos C A, et al. Low biopsy volume in ureteroscopy does not affect tumor biopsy grading in upper tract urothelial carcinoma [J]. Urol Oncol, 2013, 31(8): 1696–1700.

[21] Margulis V, Shariat S F, Matin S F, et al. Outcomes of radical nephroureterectomy: a series from the Upper Tract Urothelial Carcinoma Collaboration [J]. Cancer, 2009, 115(6): 1224–1233.

[22] Lughezzani G, Jeldres C, Isbarn H, et al. A critical appraisal of the value of lymph node dissection at nephroureterectomy for upper tract urothelial carcinoma [J]. Urology, 2010, 75(1): 118–124.

[23] Park B H, Jeon S S. Endoscopic management of upper urinary tract urothelial carcinoma [J]. Korean J Urol, 2013, 54(7): 426–432.

[24] Lughezzani G, Burger M, Margulis V, et al. Prognostic factors in upper urinary tract urothelial carcinomas: a comprehensive review of the current literature [J]. Eur Urol, 2012, 62(1): 100–114.

[25] Xylinas E, Rink M, Margulis V, et al. Multifocal carcinoma in situ of the upper tract is associated with high risk of bladder cancer recurrence [J]. Eur Urol, 2012, 61(5): 1069–1070.

[26] Bagley D H, Grasso M 3rd. Ureteroscopic laser treatment of upper urinary tract neoplasms [J]. World J Urol, 2010, 28(2): 143–149.